Bildatlas der ästhetischen Botulinumtoxin-Therapie

Dosierung | Lokalisation | Anwendung

Die Deutsche Nationalbibliothek verzeichnet diese Publikation in der Deutschen Nationalbibliografie; detaillierte bibliografische Daten sind im Internet über *http://dnb.d-nb.de* abrufbar.

Anschrift des Verlags:
KVM – Der Medizinverlag
Dr. Kolster Verlags-GmbH
Ifenpfad 2–4
12107 Berlin

Korrespondenz per E-Mail:
info@kvm-verlag.de

Wichtige Hinweise:

Wie jede Wissenschaft ist die Medizin ständigen Entwicklungen unterworfen. Forschung und klinische Erfahrung erweitern unsere Erkenntnisse. Soweit in diesem Werk Behandlungsempfehlungen gegeben werden, darf der Leser darauf vertrauen, dass Autoren, Herausgeber und Verlag große Sorgfalt darauf verwandt haben, dass diese Angabe dem Wissensstand bei Fertigstellung des Werkes entspricht.

Für Angaben über Anwendungsformen, -techniken und -häufigkeiten kann vom Verlag jedoch keine Gewähr übernommen werden. Jeder Benutzer ist angehalten, beim Verwenden von Präparaten durch sorgfältige Prüfung der Beipackzettel bzw. Fachinformationen und gegebenenfalls nach Konsultation eines Spezialisten festzustellen, ob die dort gegebene Empfehlung für Dosierungen oder die Beachtung von Kontraindikationen gegenüber der Angabe in diesem Buch abweicht. Eine solche Prüfung ist besonders wichtig bei seltenen Indikationen, Lokalisationen oder selten verwendeten Präparaten oder solchen, die neu auf den Markt gebracht worden sind.

Jede Behandlung erfolgt auf eigene Gefahr und Verantwortung des Benutzers. Autoren und Verlag appellieren an jeden Benutzer, dem Verlag ihm etwa auffallende Ungenauigkeiten mitzuteilen.

www.kvm-medizinverlag.de

1. Auflage 2009
2., überarbeitete und erweiterte Auflage 2017
3., überarbeitete und erweiterte Auflage 2025

Lektorat: Renate Mannaa, Berlin
Redaktion: Marie Bühler, Köln
Layout & Satz: Gay & Sender, Bremen
Fotos: Stephan Ziehen, Hamburg; Marcus Karsten, Leipzig; Gerhard Sattler, Darmstadt
Grafiken: David Kühn, Karl H. Wesker, Berlin
Gesamtproduktion: KVM – Der Medizinverlag, Berlin
Druck: GZH d.o.o. (www.gzh.hr), Zagreb

Printed in Croatia

ISBN: 978-3-86867-757-7

Bildatlas der ästhetischen Botulinumtoxin-Therapie

Dosierung | Lokalisation | Anwendung

Gerhard Sattler
Fabienne Bradfisch
Bernard C. Kolster

3., überarbeitete und erweiterte Auflage

K|V|M

In dankbarer Erinnerung an Gerhard,
einen Pionier der ästhetischen Medizin,
dessen Beitrag in unseren Herzen
und auf diesen Seiten
immer lebendig bleiben wird

Liebe Kolleginnen und Kollegen,

es ist mir eine besondere Freude und Ehre, Ihnen die dritte Auflage des „Bildatlas zur ästhetischen Botulinumtoxin-Therapie" vorzustellen.

Die Neuauflage ist das Ergebnis von anderthalb Jahren intensiver Arbeit und zugleich Zeichen unserer persönlichen Leidenschaft für die ästhetische Medizin. Mit diesem Buch möchten wir nicht nur aktuelles Wissen, sondern auch innovative Methoden und Techniken vermitteln, die unseren Alltag in Praxis und Klinik bereichern werden.

Die dritte Auflage enthält zahlreiche Neuerungen und wichtige Erweiterungen, z. B. neueste Präparate und Behandlungsmethoden. Innovative Techniken wie das Anheben der Nasenspitze, Lip Flip, Meso-Botox und die Narbenkorrektur mit Botulinumtoxin Typ A sind nur einige der spannenden Neuerungen, die in dieser Ausgabe eingeführt werden. Wir haben die Struktur und den Inhalt der Kapitel überarbeitet, um die Verständlichkeit zu optimieren, und dabei insbesondere die Abschnitte zu Nebenwirkungen und Komplikationen neu gestaltet. Hinzugekommen ist ein Abschnitt über die wichtigen Aspekte des Marketings und der rechtlichen Rahmenbedingungen, was Ihnen in der Praxis einen zusätzlichen Nutzen bietet.

Um die Anwendbarkeit der Verfahren in der Praxis zu verdeutlichen, haben wir neue Illustrationen aufgenommen sowie das Buch um neue Foto- und Videodemonstrationen ergänzt. Die visuellen Hilfsmittel sollen Ihnen das Verständnis der Techniken erleichtern und ihre erfolgreiche Anwendung unterstützen.

An dieser Stelle noch einige persönliche Worte:

In unserem beruflichen wie persönlichen Leben begegnen wir gleichermaßen Momenten des Glücks und der Trauer. Diese Erfahrung machte ich auch während der Arbeit an der Neuauflage. Einerseits war die Geburt meiner Tochter Amelie ein leuchtender Moment des Glücks, der mir inmitten des intensiven Schaffensprozesses viel Freude brachte. Andererseits mussten wir den schmerzhaften Verlust von Gerhard Sattler hinnehmen, dessen viel zu früher Tod uns alle tief berührte. Ich hatte das Glück, Gerhard als einen inspirierenden Mentor und Visionär kennenzulernen, der sein umfangreiches Wissen stets bereitwillig teilte. Seine Kreativität und sein leidenschaftliches Engagement haben nicht nur dieses Buch bereichert, sondern die gesamte ästhetische Medizin nachhaltig und positiv beeinflusst. Seine fröhliche Natur hat uns oft bis spät in die Nacht arbeiten lassen, ohne dass es je zu viel oder langweilig wurde. In Gedenken an ihn haben wir uns bemüht, diese Ausgabe zu etwas Besonderem zu machen.

Mein Dank gilt dem Team des KVM-Verlags, insbesondere David Kühn, und dem medizinischen Illustrator Karl Wesker, deren Arbeit dieses Buch lebendig und verständlich macht. Ein herzlicher Dank geht an das Team der Rosenpark Klinik für ihre tatkräftige Unterstützung während der Videodrehs. Renate Mannaa, die das Lektorat durchgeführt hat, hat maßgeblich zur Qualität des Buches beigetragen.

Ein ganz besonderer Dank gilt meiner Familie, die mich während des gesamten Projekts mit unermüdlichem Einsatz unterstützt hat. Ohne sie wäre die Neubearbeitung dieses Buches nicht möglich gewesen.

Ich bin überzeugt, dass die Neuauflage Ihnen als wertvolles Werkzeug in der Praxis dienen wird, um weiterhin auf höchstem Niveau ästhetische Behandlungen durchzuführen und so zur Zufriedenheit und Schönheit Ihrer Patientinnen und Patienten beizutragen. Ich wünsche Ihnen viel Erfolg und Freude bei der Arbeit und freue mich auf Ihr Feedback.

Frankfurt, im Dezember 2024
Fabienne Bradfisch

Inhaltsverzeichnis

1 Der Wirkstoff Botulinumtoxin 1

1.1 Einleitung 2
1.2 Medizinischer Werdegang des Botulinumtoxins 2
1.3 Molekulare Struktur 2
1.4 Wirkmechanismus 3
1.5 Klinische Wirkung 3
1.6 Präparate und Dosierung 6
1.7 Kontraindikationen 9
1.8 Nebenwirkungen 10
1.9 Toxizität 10
1.10 Therapieversagen 10
1.11 Antidot 11
1.12 Off-Label-Anwendung 11

2 Patientenmanagement 13

2.1 Das Gespräch 14
2.2 Der Befund 16
2.3 Dokumentation 22
2.4 Datenarchivierung 22
2.5 Praxisorganisation 23

3 Fotodokumentation und Bildarchivierung 25

3.1 Fotodokumentation 26
3.2 Bildarchivierung 33

4 Behandlung 35

4.1 Behandlungsumgebung/Setting 36
4.2 Lagerung und Beleuchtung 36
4.3 Ergonomie 37
4.4 Hilfsmittel 37
4.5 Spritzen und Nadeln 39
4.6 Herstellung der Injektionslösung 40
4.7 Injektionstechniken 41
4.8 Vor- und Nachbehandlung des Gesichts 49
4.9 Markierung 49

5 Regionäre Anwendungen 51

5.1 Übersicht über die Behandlungsareale 52
5.2 Horizontale Stirnfalten – M. epicranius, Venter frontalis 54
5.3 Glabella (Zornesfalte) – M. procerus, M. corrugator supercilii, M. depressor supercilii 58
5.4 Ideale Brauen 62
5.5 Brauenhebung (Chemical Brow Lift) 64
5.6 Mephisto-Braue 67
5.7 Seitliche Kanthalfalten („Krähenfüße") – M. orbicularis oculi 68
5.8 Knitterfalten in der Unterlidregion – M. orbicularis oculi 72
5.9 Lidspaltenvergrößerung – M. orbicularis oculi 76
5.10 Nasenfalten („Bunny Lines") – M. nasalis 80
5.11 Nasenspitze – M. nasalis (Pars transversalis), M. depressor septi nasi 84
5.12 Zahnfleischlachen („Gummy Smile") – M. levator labii superioris 88
5.13 Falten im Ober- und Unterlippenbereich – M. orbicularis oris 92
5.14 Lip Flip – M. orbicularis oris 96
5.15 Marionettenlinien – M. depressor anguli oris 100
5.16 „Pflastersteinkinn" – M. mentalis 104
5.17 Bruxismus – M. masseter 108

5.18 Meso-Botox – Micro-Botox 112
5.19 Narbenbehandlung 116
5.20 Platysmastränge – Platysma 120
5.21 Primäre Hyperhidrose – Ekkrine Schweißdrüsen 124

6 Falldokumentationen 129

Horizontale Stirnfalten
- Fall 1 130
- Fall 2 131

Glabella (Zornesfalte)
- Fall 1 132
- Fall 2 133

Brauenhebung
- Fall 1 134
- Fall 2 135

Seitliche Kanthalfalten („Krähenfüße")
- Fall 1 136
- Fall 2 138

Knitterfalten in der Unterlidregion 140

Nasenfalten („Bunny Lines")
- Fall 1 142
- Fall 2 144

Zahnfleischlachen („Gummy Smile") 145
Falten im Ober- und Unterlippenbereich 146
Marionettenlinien 148

„Pflastersteinkinn"
- Fall 1 149
- Fall 2 150

Platysmastränge
- Fall 1 151
- Fall 2 152

Oberes Gesichtsdrittel
- Übersicht 153
- Fall 1 154
- Fall 2 156
- Fall 3 158
- Fall 4 160
- Fall 5 162

7 Arbeitshilfen 165

Dokumentationsbogen für ästhetische Behandlungen 166
Merz-Skalen 167

Aufklärungs- und Fragebögen
- Faltenbehandlung 178
- Hyperhidrose 182

8 Anhang 187

Produktinformationen 188
Herstellernachweise 189
Internetlinks 189
Bildquellen 189
Videoverzeichnis 190
Literaturverzeichnis 192
Index 195

Abkürzungen und Symbole

In diesem Buch wurden folgende Abkürzungen und Symbole verwendet:

A./Aa.	Arteria/Arteriae
ACh	Acetylcholin
BTX	Botulinumtoxin
BTX-A	Botulinumtoxin Typ A
cm	Zentimeter
Da	Dalton
E	biologische Einheit
EMG	Elektromyografie, Elektromyogramm
kDa	Kilodalton
Lig./Ligg.	Ligamentum/Ligamenta
M./Mm.	Musculus/Musculi
MG	Molekularmasse
ml	Milliliter
mm	Millimeter
MU	Mouse Unit
N./Nn.	Nervus/Nervi
Proc.	Processus
R./Rr.	Ramus/Rami
SMAS	superficial musculo aponeurotic system
SNAP-25	synaptosomal-associated protein
SNARE	soluble N-ethylmaleimide-sensitive-factor attachment receptor
VAMP	vesicle associated membrane protein

⟶	Bewegungsrichtung
········· ———	gedachte und im Text beschriebene Hilfslinien
● ○	Injektionsstellen
X	Orientierungspunkt
	Link zur Videosequenz

1 Der Wirkstoff Botulinumtoxin

1.1 Einleitung ... 2
1.2 Medizinischer Werdegang des Botulinumtoxins ... 2
1.3 Molekulare Struktur ... 2
1.4 Wirkmechanismus ... 3
1.5 Klinische Wirkung ... 3
1.6 Präparate und Dosierung ... 6
1.7 Kontraindikationen ... 9
1.8 Nebenwirkungen ... 10
1.9 Toxizität ... 10
1.10 Therapieversagen ... 10
1.11 Antidot ... 11
1.12 Off-Label-Anwendung ... 11

1 Der Wirkstoff Botulinumtoxin

1.1 Einleitung

In seiner ursprünglichen Form ist Botulinumtoxin (BTX) ein hochwirksames Nervengift, das vor über 250 Jahren als Verursacher einer lebensgefährlichen Lebensmittelvergiftung, dem Botulismus, entdeckt wurde. Es handelt sich um das Exotoxin von Clostridium botulinum, einem grampositiven anaeroben Stäbchenbakterium. Es ist das potenteste derzeit bekannte Gift und kann schon in geringen Mengen tödlich sein. Die lebensbedrohliche Dosis (mg/kg KG) ist mit 0,001 mg pro kg Körpergewicht zweimillionstel Mal geringer als die von Curare und tausend Mal geringer als die des Diphterietoxins.

Das biologisch aktive Toxin wirkt, indem es die Signalübertragung an cholinergen Synapsen präsynaptisch hemmt und die muskulären oder neuronalen Zielstrukturen der Nervenendigung vorübergehend denerviert. Die gestörte Reizweiterleitung kann im therapeutischen Gebrauch zur passageren Ruhigstellung ausgewählter Muskeln oder aber im Falle einer Vergiftung zum Atemstillstand durch Zwerchfelllähmung führen. Die Latenzzeit bis zum Beginn der Symptome liegt in diesem Fall im Bereich von vier bis sechs Stunden, im Extremfall bis zu 14 Tagen. Nach initial gastroenteritischen und später zentralnervösen Störungen, wie Augenflimmern, Doppeltsehen, Lichtscheue, Schluckstörungen und verminderter Speicheldrüsenaktivität, kann die Intoxikation infolge eintretender Atemlähmung zum Tode führen, wenn keine Behandlung erfolgt.

Gering dosiert und hoch gereinigt wird Botulinumtoxin seit über 30 Jahren erfolgreich und sicher als Therapeutikum bei verschiedenen medizinischen und kosmetischen Indikationen eingesetzt. Neben der Behandlung unterschiedlicher neurologischer Krankheitsbilder kommt Botulinumtoxin vor allem in der kosmetischen Behandlung von mimisch bedingten Gesichtsfalten zum Einsatz.

1.2 Medizinischer Werdegang des Botulinumtoxins

Mit der Beschreibung der neuromuskulären Wirkung des Botulinumtoxins in der Mitte des 20. Jahrhunderts keimte auch das Interesse an einer potenziellen therapeutischen Verwendung auf. Von Scott in den 1980er-Jahren erprobt, konnte das hoch gereinigte Botulinumtoxinprotein seinen medizinischen Nutzen zunächst in der Therapie von neurologischen Erkrankungen und Muskeldystonien unter Beweis stellen. 1989 erhielt das erste Botulinumtoxin-Präparat Botox® seine Zulassung für die Therapie des Strabismus, des hemifazialen Spasmus und des Blepharospasmus.

Nur kurze Zeit später startete der Wirkstoff eine rasante Karriere in der ästhetischen Medizin. Durch einen Zufall entdeckten die Ärzte und Eheleute Carruthers die faltenglättende „Nebenwirkung" von Botulinumtoxin-Injektionen im Augenbrauenbereich, ursprünglich zur Therapie des Blepharospasmus angewandt. Infolge der Publikationen der Carruthers erlebte die kosmetische Anwendung von Botulinumtoxin in den 1990er-Jahren einen regelrechten Hype. Dermatologen, HNO-Ärzte, Augenärzte und plastische Chirurgen füllten die Hörsäle auf Kongressen und Workshops, um das Therapieverfahren zu erlernen. Nachfolgende Studien über die Patientenzufriedenheit und Langzeiteffekte bestätigen den Erfolg und die Sicherheit der Methode. Unter dem Namen Vistabel® wurde das erste Medikament 2006 für eine rein ästhetische Indikation, die Behandlung der „Zornesfalte" zugelassen. Heute können in Deutschland sechs unterschiedliche Botulinumtoxin-Präparate für diesen Zweck bezogen werden (s. Tab. 1.2, S. 7).

Aber auch das medizinisch-wissenschaftliche Interesse an dem Wirkstoff ist ungebrochen. Neben der Entwicklung von Richtlinien zur präzisen Anwendung der verschiedenen Präparationen rücken aktuell vor allem die potenziellen psychoneurologischen Effekte einer Faltenbehandlung mit Botulinumtoxin in den Mittelpunkt des Interesses. Schon seit den Anfängen der ästhetischen Botulinumtoxin-Behandlungen wurde begleitend zu der gewünschten Faltenglättung eine signifikante stimmungsaufhellende Wirkung auf die Patienten beobachtet. Zur Erklärung dieses Phänomens konnten in der Zwischenzeit einige interessante Hintergründe aufgedeckt werden, die eine bereits im 19. Jahrhundert (unter anderem durch die Ideen von Charles Darwin) entstandene Theorie möglicherweise wissenschaftlich belegen. Die sogenannte Facial-Feedback-Hypothese postuliert, dass das Äußern von Gesichtsausdrücken die Gefühlslage beeinflussen kann. Ausschlaggebend dafür seien afferente Stimuli von Haut und Muskeln, die an der mimischen Bewegung beteiligt sind. Einige Gesichtsausdrücke stünden demnach mit einer positiven, andere mit einer negativen emotionalen Wirkung und mit einer latenten Belastung der Psyche durch Daueraktivität in Verbindung.

Neuere Studien stützen diese Hypothese. Bei Aktivierung des M. procerus im Sinne des Hervorbringens der Glabellafalte werden neuronale Schaltkreise aktiviert, die mit der zentralen Emotionssteuerung interagieren und unsere Grundstimmung verändern können. Durch eine denervierende Behandlung mit Botulinumtoxin kann das negative emotionale Feedback der Zornesfalte nachweislich abgeschwächt und der emotionale Zustand gebessert werden. Eine Studie aus dem Jahr 2021 belegt erneut die signifikanten Erfolge einer Botulinumtoxin-Behandlung der Glabellaregion bei chronischen Depressionen. Neben seiner etablierten Anwendung bei neurologischen und kosmetischen Indikationen kann dem Wirkstoff durch diese neuen Erkenntnisse möglicherweise auch eine potenzielle Bedeutung in der adjuvanten Depressionsbehandlung beigemessen werden.

1.3 Molekulare Struktur

Beim Exoprotein Botulinumtoxin handelt es sich um einen hochmolekularen Proteinkomplex, der sich aus einem Neurotoxin und nicht toxischen Komplexproteinen (Hüllproteinen) zusammensetzt. Die Hüllproteine lassen sich in Hämagglutinine und Nicht-Hämagglutinine, auch nicht toxische Proteine genannt, unterscheiden. Beide stabilisieren das Neurotoxin und schützen es im Falle einer oralen Aufnahme vor einem proteolytischen Abbau durch Magensäure. Das Neurotoxin ist verantwortlich für die synaptische Bindung, Internalisierung und neuromuskulare Wirkung des Proteins.

Vom Clostridium botulinum zunächst einkettig gebildet, entfaltet das Toxin seine biologische Aktivität erst durch die enzymatische Spaltung einer Disulfidbrücke in eine zweikettige Form. Diese besteht aus einer leichten Kette (L-Kette, ca. 50 kDa) und einer schweren Kette (H-Kette, ca. 100 kDa). In Abhängigkeit von den Hüllproteinen werden sieben serologische Subtypen (A–G) unterschieden, die hinsichtlich ihrer Wirkdauer und -potenz divergieren. Zur therapeutischen Applikation von Botulinumtoxin, insbesondere bei ästhetisch bezogenen Indikationen, wird hauptsächlich Typ A verwendet, der die stärkste Wirkung und längste Wirkdauer aufweist.

Molekulare Struktur des Botulinumtoxins

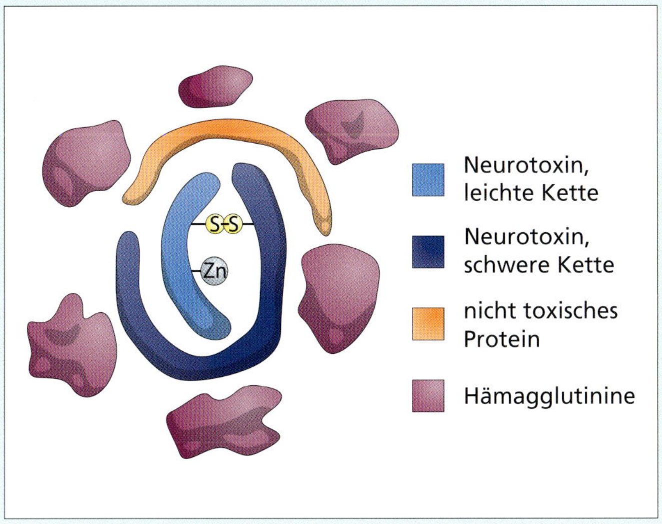

1.4 Wirkmechanismus

Botulinumtoxin wirkt an der neuromuskulären Endplatte sowie anderen cholinergen Synapsen. Es hemmt dort die Freisetzung des Neurotransmitters Acetylcholin und führt dadurch zur Minimierung bis Hemmung der muskulären Aktivität bzw. zu einem Funktionsverlust der Zielorgane. Die unterschiedlichen Serotypen des Toxins binden alle am gleichen Membranrezeptor, entfalten ihre Wirkung jedoch an unterschiedlichen intrazellulären Proteinen der cholinergen Nervenendigungen. Der Wirkmechanismus des Botulinumtoxins lässt sich in vier Schritte untergliedern:

1. Bindung
2. Internalisierung
3. intrazelluläre toxische Wirkung
4. Abbau

1.4.1 Bindung

Nach Injektion oder Resorption des Toxins aus dem Gastrointestinaltrakt bindet dieses zunächst mit der schweren H-Kette an spezifische Rezeptoren der Plasmamembran cholinerger Nervenendigungen. Diese Bindung an die präsynaptische Membran ist hochaffin und spezifisch.

1.4.2 Internalisierung

Die Aufnahme des Neurotoxins in die Nervenzelle erfolgt durch rezeptorvermittelte Endozytose. Es entsteht ein Endosom, in dessen Inneren das Neurotoxin aufgrund des vorherrschenden sauren Milieus seine Konformation ändert. Die Disulfidbrücke zwischen der schweren H-Kette und der leichten L-Kette wird gespalten. Anschließend bildet der aminoterminale Teil der schweren Kette eine Pore in der Vesikelmembran, wodurch der L-Kette das Eindringen in das Zytoplasma des Neurons ermöglicht wird.

1.4.3 Intrazelluläre toxische Wirkung

Die leichte Kette des Botulinumtoxins wirkt als zinkabhängige Endopeptidase mit proteolytischer Aktivität. Sie spaltet im Zytosol je nach Serotyp ein bestimmtes Protein des SNARE-Komplexes, der für die Exozytose der Acetylcholinvesikel verantwortlich ist. Der SNARE-Komplex ist ein Fusionskomplex, der aus drei Proteinen besteht: dem Synaptobrevin (auch VAMP: vesicle-associated membrane protein), dem SNAP-25 und dem Syntaxin. Alle drei Proteine sind an der Verschmelzung der Acetylcholinvesikel mit der Plasmamembran beteiligt. Die Inaktivierung von nur einem der drei Proteine resultiert in einem funktionslosen Fusionskomplex. Botulinumtoxin Typ A und E greifen das SNAP-25 an. Die Typen B, D, F und G spalten VAMP, während Typ C sowohl SNAP-25 als auch Syntaxin inaktiviert. Durch die Inaktivierung des SNARE-Komplexes verhindern die Botulinumtoxine die Ausschüttung von Acetylcholin in den synaptischen Spalt. Die Erregungsübertragung wird dadurch unterbunden. In der quergestreiften Muskulatur führt diese chemische Denervierung zu einer schlaffen Parese, in glatter Muskulatur führt sie zu Atonie. Die Hemmung sympathischer cholinerger Nervenfasern bewirkt eine verminderte oder fehlende Schweißproduktion, eine sogenannte Hypo- oder Anhidrose. Die beschriebene Wirkung der Botulinumtoxine kann man sich zur therapeutischen Anwendung zunutze machen.

1.4.4 Abbau

Das Neurotoxin wird in weiterer Folge durch Proteasen abgebaut. Das für die Exozytose notwendige Fusionsprotein SNAP-25 wird neu gebildet; die Synapsen erlangen ihre Funktion nach etwa drei Monaten wieder. Bis dahin erfolgt die Remission der Synapse durch kollaterales Aussprossen des Axons mit Bildung neuer Nervenendigungen. Diese bilden sich nach der Synthese von SNAP-25 in der denervierten Synapse graduell wieder zurück. Die Aufnahme von BTX-A in die Synapse ist an die Ausschüttung von Acetylcholin gekoppelt. Daher ist eine erneute Verabreichung von BTX-A erst sinnvoll, wenn die Synapsen zumindest partiell ihre Aktivität wiedererlangt haben.

1.5 Klinische Wirkung

Zur therapeutischen Applikation von Botulinumtoxin wird hauptsächlich der Serotyp A verwendet. Die erste Wirkung tritt frühestens 24 bis 48 Stunden nach Injektion auf. Klinisch relevante Verbesserungen werden nach etwa drei bis zehn Tagen beobachtet. Nach etwa zwei Wochen hat die Wirkung der therapeutischen Intervention ihr Maximum erreicht. Die gehemmten Nervenendigungen erlangen ihre Funktion wie oben geschildert wieder. Dieser Vorgang dauert in der Regel zehn bis zwölf Wochen. Somit hält die Wirkung einer Injektion von Botulinumtoxin Typ A etwa drei Monate an. Allerdings kann der klinische Effekt aufgrund weiterer Faktoren, z. B. entsprechender Verhaltensänderungen oder Atrophie, bedeutend länger erhalten bleiben.

Bei der Behandlung von Hyperhidrosen werden vornehmlich längere Wirkungszeiten beobachtet. Hier kommt es im Durchschnitt nach sechs bis zwölf Monaten, vereinzelt erst nach 18 Monaten, zur Remission. Nur in wenigen Ausnahmen zeigt sich eine Remission bereits nach drei Monaten. Die Ursachen für prolongierte, aber auch verkürzte Wirkdauer sind noch nicht vollständig geklärt.

1

Physiologische Vorgänge der neuromuskulären Innervation

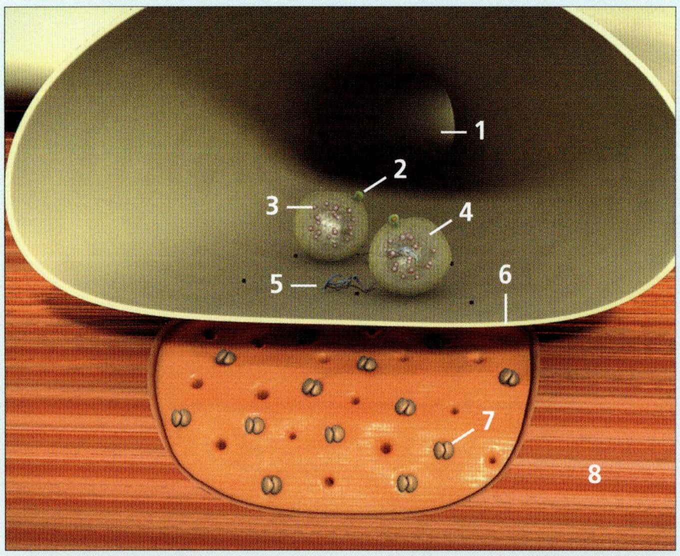

Übersicht – Blick in eine Synapse: Infolge eines Nervenreizes verschmelzen die synaptischen transmitterhaltigen Vesikel mit der Zellmembran. Dadurch erfolgt die Ausschüttung von Acetylcholin (ACh) in den synaptischen Spalt. ACh bindet an die postsynaptischen ACh-Rezeptoren auf der motorischen Muskelzelle. Die dadurch ausgelöste Depolarisation führt zu einer Kontraktion der Muskelfaser.

1 Synapse
2 SV2-Protein
3 Acetylcholin
4 transmitterhaltige Vesikel
5 SNARE-Komplex
6 präsynatpische Plasmamembran
7 Acetylcholin-Rezeptor
8 quergestreifte Muskulatur

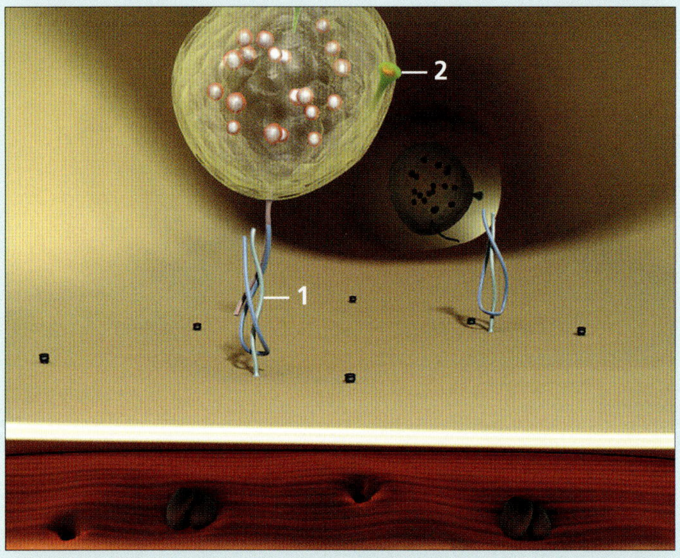

Die Freisetzung von ACh aus der Synapse erfolgt mittels eines synaptischen Fusionskomplexes, dem SNARE-Komplex (soluble N-ethylmaleimide-sensitive-factor attachment receptor). SNAP-25 (synaptosomal-associated protein of 25 kDa) und Syntaxin sind an der zytosolischen Seite der präsynaptischen Membran lokalisiert. Sie formen mit dem in der Vesikelmembran integrierten Synaptobrevin einen Komplex.

1 SNARE-Komplex
2 SV2-Protein

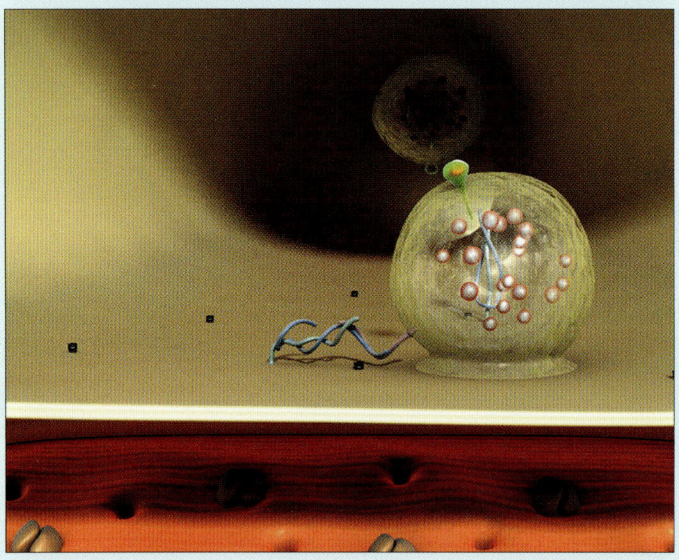

Dieser aus den drei Proteinen bestehende Komplex leitet das Andocken und die Fusion der Vesikel mit der präsynaptischen Plasmamembran ein. Die Fusion führt zu einer Ausschüttung von ACh in den synaptischen Spalt.
Zeitgleich wird das memabranständige Vesikelprotein SV2 aktiviert und sorgt für eine regulierte Freisetzung des Acetylcholins.

1

Molekularer Wirkmechanismus von Botulinumtoxin

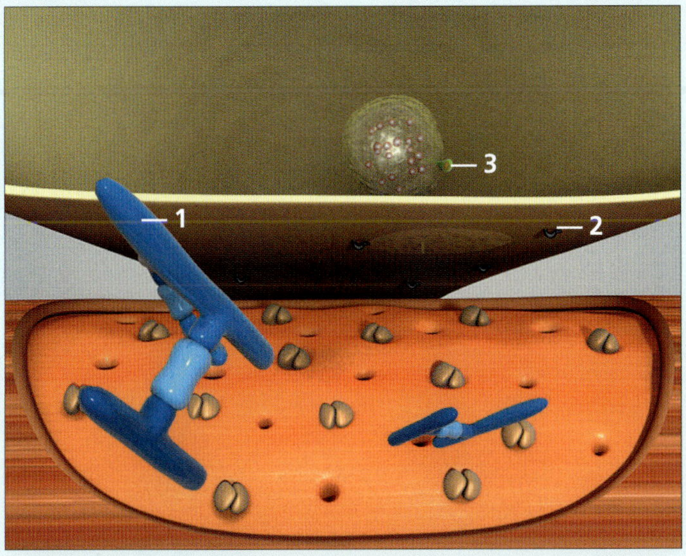

Nach Injektion des Neurotoxins in den Muskel bindet dieses zunächst mit dem carboxyterminalen Teil der schweren H-Kette an das Gangliosid-Akzeptormolekül (GT1b). Für die Aufnahme in die Synapse benötigt das Toxin einen weiteren Rezeptor, das membranständige Vesikelprotein SV2. Dieses ist erst bei der Ausschüttung von Acetylcholin in den synaptischen Spalt aktiv und somit zugänglich.

1 schwere H-Kette
2 Gangliosid-Akzeptormolekül (GT1b)
3 SV2-Rezeptor

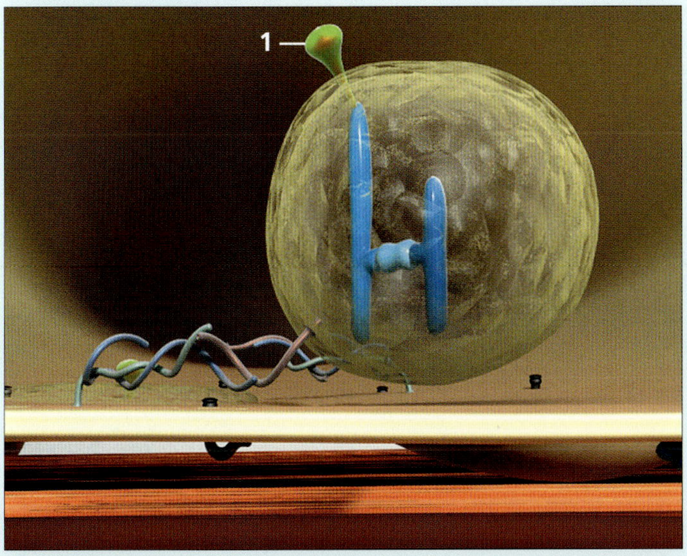

Botulinumtoxin, das bis dahin über die Gangliosidbindung an der präsynaptischen Zellmembran fixiert ist, bindet nun mit hoher Affinität an SV2 und wird durch Endozytose in die Synapse aufgenommen.

1 SV2-Protein (welches als Rezeptor für Acetylcholin dient)

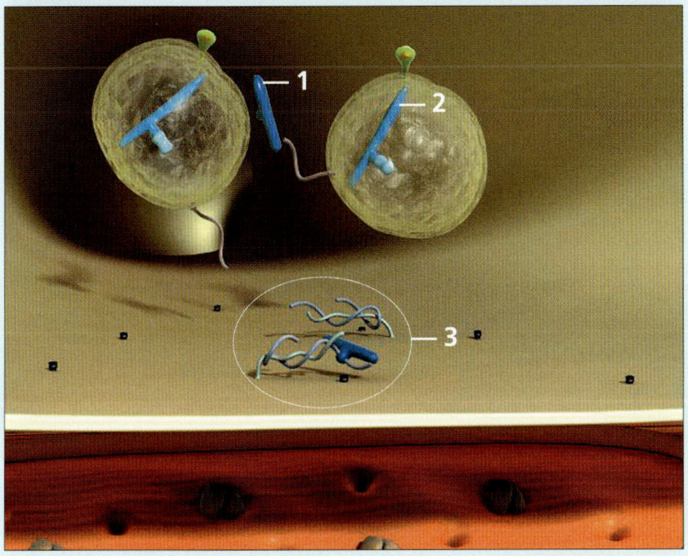

Der Inhalt des Vesikels wird durch eine Protonenpumpe angesäuert. Dadurch ändert sich die Konformation von Botulinumtoxin: Der aminoterminale Teil der schweren Kette des Neurotoxins bildet eine Pore in der Vesikelmembran, die Disulfidbrücke wird gespalten und die leichte Kette des Neurotoxins wird in das Zytosol ausgeschleust.
Die leichte Kette des Botulinumtoxins wirkt als zinkabhängige Endopeptidase, spaltet proteolytisch SNAP-25 des SNARE-Fusionskomplexes und verhindert so die Ausschüttung von ACh in den synaptischen Spalt.

1 leichte Kette
2 schwere Kette
3 SNAP-25

1.6 Präparate und Dosierung

Auf dem deutschen Markt werden Botulinumtoxin Typ-A-Präparate unter verschiedenen Handelsnamen angeboten (s. Tab. 1.1 und 1.2):

- Botox® (Allergan Pharmaceuticals [AbbVie], Irland)
- Vistabel® (Allergan Pharmaceuticals [AbbVie], Irland)
- Dysport® (Ipsen Pharma, Frankreich)
- Azzalure® (Ipsen Pharma, Frankreich; Vertrieb Galderma Laboratorium GmbH)
- Alluzience® (Ipsen Pharma, Frankreich; Vertrieb Galderma Laboratorium GmbH)
- Xeomin® (Merz Pharmaceuticals GmbH, Deutschland)
- Bocouture® (Merz Pharmaceuticals GmbH, Deutschland)
- Nuceiva® (Evolus Pharma B.V., Niederlande)
- Letybo® (Croma Pharma, Österreich)

Der Serotyp B des Botulinumtoxins wird unter dem Namen NeuroBloc® von der Firma Eisai (Eisai Co., Ltd., Großbritannien) vertrieben. Die Serotypen C–G finden derzeit im medizinischen Alltag keine Anwendung.

Name	Botox®	Xeomin®	Dysport®
Hersteller	**Allergan**	**Merz Pharmaceuticals**	**Ipsen Pharma**
Botulinumtoxin Serotyp	Typ A	Typ A	Typ A
Internat. Bezeichnung des Präparats	Onabotulinumtoxin A	Incobotulinumtoxin A	Abobotulinumtoxin A
Einheiten pro Durchstechflasche[1]	50/100/200 Allergan-Einheiten	50/100/200 Einheiten	300/500 Einheiten
Wirkstoff (Molekulargewicht)[2]	Clostridium botulinum Toxin Typ A	Botulinum Neurotoxin Typ A (150 kDa), frei von Komplexproteinen	Clostridium botulinum Toxin Typ A
Hilfsstoffe[2]	Humanalbumin, Natriumchlorid	Humanalbumin, Sucrose	Humanalbumin, Lactose-Monohydrat
Darreichungsform[2]	Pulver zur Herstellung einer Injektionslösung. Weißes Pulver in Durchstechflasche aus ungefärbtem Glas mit Gummistopfen und Aluminiumverschluss.	Pulver zur Herstellung einer Injektionslösung. Weißes Pulver in Durchstechflasche aus ungefärbtem Glas mit Gummistopfen und Aluminiumverschluss.	Pulver zur Herstellung einer Injektionslösung in Durchstechflasche aus ungefärbtem Glas mit Gummistopfen und Aluminiumverschluss.
Lagerung und Haltbarkeit (ungeöffnete Durchstechflasche)	Im Kühlschrank (2–8 °C) oder Gefrierschrank lagern (bei –5 °C oder darunter). Haltbarkeit 3 Jahre.	Nicht über 25 °C lagern. Haltbarkeit 4 Jahre.	Im Kühlschrank lagern (2–8 °C). Haltbarkeit 2 Jahre.
Lagerung und Haltbarkeit nach Rekonstitution[2]	Studien zur Wirksamkeit haben gezeigt, dass das Arzneimittel nach Rekonstitution bis zu 5 Tage bei 2–8 °C gelagert werden kann. Sofern die Rekonstitution nicht unter kontrollierten und validierten aseptischen Bedingungen erfolgt, ist diese nicht länger als 24 Stunden bei 2–8 °C aufzubewahren.	Stabilität der Lösung über 24 Stunden bei 2–8 °C nachgewiesen, sofern die Rekonstitution nicht unter kontrollierten und validierten aseptischen Bedingungen erfolgt.	Stabilität der Lösung über 24 Stunden bei 2–8 °C nachgewiesen, sofern die Rekonstitution nicht unter kontrollierten und validierten aseptischen Bedingungen erfolgt.
Indikationen[2]	Fokale Spastizität, Blepharospasmus, hemifazialer Spasmus und koexistierende fokale Dystonien, zervikale Dystonie, chronische Migräne, idiopathische überaktive Blase, Harninkontinenz bei Erwachsenen mit neurogener Detrusorhyperaktivität, Hyperhidrosis axillaris	Blepharospasmus, zervikale Dystonie, Spastik der oberen Extremitäten, bei chronischer Sialorrhö	Blepharospasmus, hemifazialer Spasmus und koexistierende fokale Dystonien, zervikale Dystonie (Torticollis spasmodicus), fokale Spastizität, Harninkontinenz bei Erwachsenen mit neurogener Detrusorhyperaktivität

Tabelle 1.1 Übersicht der in Deutschland zugelassenen Botulinumtoxin-Typ-A-Präparate (Stand: 03/2024, Quelle: Aktuelle Fachinformationen der genannten Präparate)

1 Botulinumtoxin-Einheiten sind nicht von einem Präparat auf das andere übertragbar.

2 Die hier aufgeführten Angaben dienen einer Übersicht und sind nicht vollständig. Weiterführende Informationen sind den Fachinformationen der Präparate zu entnehmen.

Name	Bocouture®	Vistabel®	Azzalure®
Hersteller	**Merz Pharmaceuticals**	**Allergan**	**Ipsen Pharma; Vertrieb Galderma**
Botulinumtoxin Serotyp	Typ A	Typ A	Typ A
Internat. Bezeichnung des Präparats	Incobotulinumtoxin A	Onabotulinumtoxin A	Abobotulinumtoxin A
Einheiten pro Durchstechflasche[1]	50/100 Einheiten	50/100 Allergan-Einheiten	125 Speywood-Einheiten
Wirkstoff (Molekulargewicht)[2]	Botulinumtoxin Typ A (150 kDa), frei von Komplexproteinen	Clostridium botulinum Toxin Typ A	Clostridium botulinum Toxin Typ A
Hilfsstoffe[2]	Humanalbumin, Sucrose	Humanalbumin, Natriumchlorid	Humanalbumin, Lactose-Monohydrat
Darreichungsform[2]	Pulver zur Herstellung einer Injektionslösung. Weißes Pulver in Durchstechflasche aus ungefärbtem Glas mit Gummistopfen und Aluminiumverschluss.	Pulver zur Herstellung einer Injektionslösung. Weißes Pulver in Durchstechflasche aus ungefärbtem Glas mit Gummistopfen und Aluminiumverschluss.	Pulver zur Herstellung einer Injektionslösung. Weißes Pulver in Durchstechflasche aus ungefärbtem Glas mit Gummistopfen und Aluminiumverschluss.
Lagerung und Haltbarkeit (ungeöffnete Durchstechflasche)	Nicht über 25 °C lagern. Haltbarkeit 3 Jahre.	Im Kühlschrank lagern (2–8 °C). Haltbarkeit 3 Jahre.	Im Kühlschrank lagern (2–8 °C). Nicht einfrieren. Haltbarkeit 2 Jahre.
Lagerung und Haltbarkeit nach Rekonstitution[2]	Gebrauchsfertige Injektionslösung unverzüglich verbrauchen. Stabilität der Lösung über 24 Stunden bei 2–8 °C nachgewiesen.	Gebrauchsfertige Injektionslösung unverzüglich verbrauchen. Stabilität der Lösung über 24 Stunden bei 2–8 °C nachgewiesen.	Gebrauchsfertige Injektionslösung unverzüglich verbrauchen. Stabilität der Lösung über 24 Stunden bei 2–8 °C nachgewiesen.
Indikationen	Anwendung zur vorübergehenden Verbesserung der Falten der oberen Gesichtshälfte bei Erwachsenen unter 65 Jahren, sofern diese eine erhebliche psychologische Belastung darstellen: – mittelstarke bis starke vertikale Falten zwischen den Augenbrauen, sichtbar bei maximalem Stirnrunzeln (Glabellafalten) und/oder – mittelstarke bis starke seitliche Kanthalfalten („Krähenfüße"), sichtbar bei maximalem Lächeln, und/oder – mittelstarke bis starke horizontale Stirnfalten, sichtbar bei maximaler Kontraktion	Anwendung zur vorübergehenden Verbesserung von folgenden Gesichtsfalten, sofern diese eine erhebliche psychologische Belastung für erwachsene Patienten darstellen: – moderate bis starke vertikale Falten zwischen den Augenbrauen, sichtbar bei maximalem Stirnrunzeln (Glabellafalten) – moderate bis starke seitliche Kanthalfalten („Krähenfüße"), sichtbar bei maximalem Lächeln – moderate bis starke Stirnfalten, sichtbar bei maximalem Anheben der Augenbrauen	Anwendung zur vorübergehenden Verbesserung des Erscheinungsbildes von mittelstarken bis starken Falten der folgenden Regionen bei Patienten unter 65 Jahren, wenn das Ausmaß der Falten eine erhebliche psychische Belastung für den Patienten darstellt: – Glabellafalten (vertikale Falten zwischen den Augenbrauen) bei maximalem Stirnrunzeln und/oder – laterale Augenfalten („Krähenfüße") bei maximalem Lächeln

Tabelle 1.2 Übersicht der Präparate, die in Deutschland eine Zulassung für bestimmte ästhetische Indikationen haben (Stand: 03/2024, Quelle: Aktuelle Fachinformationen der genannten Präparate)

(Fortsetzung nächste Seite)

1 Botulinumtoxin-Einheiten sind nicht von einem Präparat auf das andere übertragbar.
2 Die hier aufgeführten Angaben dienen einer Übersicht und sind nicht vollständig. Weiterführende Informationen sind den Fachinformationen der Präparate zu entnehmen.

1

Name	Alluzience®	Nuceiva®	Letybo®
Hersteller	**Ipsen Pharma; Vertrieb Galderma**	**Evolus Pharma B.V., Niederlande**	**Croma Pharma, Österreich**
Botulinumtoxin Serotyp	Typ A	Typ A	Typ A
Internat. Bezeichnung des Präparats	Abobotulinumtoxin A	Prabotulinumtoxin A	Letibotulinumtoxin A
Einheiten pro Durchstechflasche[1]	125 Speywood-Einheiten	50/100 Einheiten	50/100 Einheiten
Wirkstoff (Molekulargewicht)[2]	Clostridium botulinum Toxin Typ A	Clostridium botulinum Toxin Typ A	Clostridium botulinum Toxin Typ A
Hilfsstoffe[2]	L-Histidin, Saccharose, Natriumchlorid, Polysorbat 80	Humanalbumin, Natriumchlorid	Humanalbumin, Natriumchlorid
Darreichungsform[2]	Gebrauchsfertige Injektionslösung in einer Durchstechflasche mit Gummistopfen und Aluminiumverschluss	Pulver zur Herstellung einer Injektionslösung. Weißes Pulver in Durchstechflasche aus ungefärbtem Glas mit Gummistopfen und Aluminiumverschluss.	Pulver zur Herstellung einer Injektionslösung. Weißes Pulver in Durchstechflasche aus ungefärbtem Glas mit Gummistopfen und Aluminiumverschluss.
Lagerung und Haltbarkeit (ungeöffnete Durchstechflasche)	Im Kühlschrank lagern (2–8 °C). Nicht einfrieren. Haltbarkeit 2 Jahre.	Im Kühlschrank lagern (2–8 °C). Haltbarkeit 30 Monate.	Im Kühlschrank lagern (2–8 °C). Nicht einfrieren. Haltbarkeit 3 Jahre.
Lagerung und Haltbarkeit nach Rekonstitution[2]	Unverzüglicher Verbrauch nach Öffnung der Durchstechflasche	Gebrauchsfertige Injektionslösung unverzüglich verbrauchen. Stabilität der Lösung über 72 Stunden bei 2–8 °C bei aseptischer und 24 Stunden bei nicht aseptischer Rekonstitution nachgewiesen.	Gebrauchsfertige Injektionslösung unverzüglich verbrauchen. Stabilität der Lösung über 24 Stunden bei 2–8 °C nachgewiesen.
Indikationen	Anwendung zur vorübergehenden Verbesserung mittelstarker bis starker Glabellafalten bei Erwachsenen unter 65 Jahren, sofern diese eine psychologische Belastung darstellen.	Anwendung zur vorübergehenden Verbesserung des Aussehens von mittelstarken bis starken vertikalen Falten zwischen den Augenbrauen, sichtbar bei maximalem Stirnrunzeln (Glabellafalten) bei Erwachsenen im Alter unter 65 Jahren, sofern diese eine erhebliche psychologische Belastung darstellen.	Anwendung zur vorübergehenden Verbesserung des Aussehens von mittelstarken bis starken senkrechten Falten zwischen den Augenbrauen bei Patienten unter 75 Jahren, sofern diese eine erhebliche psychische Belastung darstellen.

Tabelle 1.2 ***(Fortsetzung)*** Übersicht der Präparate, die in Deutschland eine Zulassung für bestimmte ästhetische Indikationen haben (Stand: 03/2024, Quelle: Aktuelle Fachinformationen der genannten Präparate)

1 Botulinumtoxin-Einheiten sind nicht von einem Präparat auf das andere übertragbar.

2 Die hier aufgeführten Angaben dienen einer Übersicht und sind nicht vollständig. Weiterführende Informationen sind den Fachinformationen der Präparate zu entnehmen.

1

Die unterschiedlichen Wirkstoffpräparationen, deren Dosierung in Einheiten angegeben wird, unterscheiden sich im Hinblick auf ihre biologische Aktivität und die damit verbundene, erwartete klinische Wirkung.

Klinische Studiendaten im Bereich der Glabella legen nahe, dass die Injektion von 1 MU Bocouture® bzw. 1 U Vistabel®, Letybo® oder Nuceiva® in dieser Region in etwa der Wirkung von 2,5 S.E. Azzalure® bzw. Alluzience® entspricht.

Für die Dosierung der einzelnen Präparate ist die biologische Aktivität des Serotyps, aber auch der speziellen Wirkstoffaufbereitung maßgeblich. Dosisangaben werden in Einheiten gemacht. Die Definition einer Einheit ist herstellerspezifisch und nicht von einem Präparat auf das eines anderen Herstellers zu übertragen (siehe hierzu die Fachinformationen der Präparate, S. 188).

In den USA bedient man sich einer eigenen Nomenklatur, um die Wirkstoffpräparationen eindeutig zu differenzieren: Onabotulinumtoxin A (entspricht Vistabel®/Botox®), Abobotulinumtoxin A (entspricht Azzalure®/Dysport®) sowie Letibotulinumtoxin A (entspricht Letybo®) und Prabotulinumtoxin A (entspricht Nuceiva®) sind Aufbereitungen des Botulinum Neurotoxins vom Typ A mitsamt seiner Komplexpartner. Incobotulinumtoxin A (entspricht Bocouture®/Xeomin®) ist hingegen ein von Komplexproteinen und Hämagglutininen gereinigtes Präparat, das allein das biologisch aktive Neurotoxin vom Typ A enthält.

Neben der Behandlung von mittelstarken bis starken Glabellafalten hat sich der Einsatz von Botulinumtoxin Typ A auch für andere ästhetische Indikationen zunehmend etabliert. So sind drei der sechs Präparate mit ästhestischer Indikation mittlerweile für die Behandlung der lateral-kanthalen Falten („Krähenfüße") zugelassen. Zwei Produkte haben eine Zulassung für die Behandlung der horizontalen Stirnfalten. Weiterhin finden auch Behandlungen außerhalb des Zulassungsbereichs eine breite Anwendung und überzeugen durch reproduzierbare klinische Ergebnisse, beispielsweise die Augenbrauenkorrektur (vgl. auch Kapitel 5.4, S. 62 ff.). Derartige Behandlungen – sowie der Einsatz anderer Präparate als der in Tab. 1 genannten – fallen nach wie vor unter den Off-Label-Use. Patienten müssen vor Behandlungsbeginn über eine Off-Label-Anwendung informiert und aufgeklärt werden.

1.7 Kontraindikationen

Die Kontraindikationen lassen sich in absolute und relative Kontraindikationen unterscheiden. Eine Sonderstellung nehmen dabei die Schwangerschaft und Stillzeit ein, die daher separat abgehandelt werden.

Absolute Kontraindikationen:

- Neuromuskuläre Erkrankungen wie Myasthenia gravis, Lambert-Eaton-Rooke-Syndrom
- Allergien gegen den Wirkstoff oder die Zusatzstoffe
- Infektionen im Behandlungsgebiet

Relative Kontraindikationen:

- Koagulopathien
- Behandlung mit Antikoagulanzien
- Medikamente wie Aminoglykosid-Antibiotika (Gentamicin, Spectinomycin, Tobramycin, Netilmicin, Amikacin): mögliche Wirkverstärkung, daher Injektion mit Botulinumtoxin im Idealfall erst drei Tage nach Beendigung der antibiotischen Therapie
- Arzneimittel mit Wirkung auf die neuromuskuläre Reizleitung (z. B. Muskelrelaxanzien des Tubocurarin-Typs): mögliche Wirkungverstärkung
- Amyotrophe Lateralsklerose und andere Erkrankungen, die zur peripheren neuromuskulären Dysfunktion führen
- Ausgeprägte Atrophie des zu injzierenden Muskels
- Unrealistische Erwartungshaltung

Achtung
Trifft eine der oben genannten nicht überempfindlichkeitsbedingten Kontraindikationen zu, darf Botulinumtoxin nur mit größter Vorsicht und nach sorgfältiger Überlegung angewendet werden.

1.7.1 Schwangerschaft und Stillzeit

Zur Frage, ob eine Schwangerschaft oder die Stillzeit als Kontraindikation gilt, ist die Datenlage weiterhin sehr dünn. Ursache hierfür sind primär ethische Fragen, da verständlicherweise niemand eine Schwangere zur Durchführung einer kontrollierten Studie einem Risiko aussetzen möchte. Die spärliche Datenlage stammt primär von schwangeren Frauen, die an Botulismus erkrankten oder erst während der Teilnahme an einer Botulinumtoxin-Studie von ihrer Schwangerschaft erfahren haben. Studien an Tieren haben eine reproduktionstoxische Wirkung nachgewiesen. Es ist aber nicht bekannt, ob Botulinumtoxin, das therapeutisch weit unterhalb der letalen Dosis injiziert wird, in Konzentrationen systemisch werden kann, die für den Fötus gefährlich sind (siehe auch Absatz 1.8.5). Zudem besteht die Annahme, dass die Moleküle des Toxins zu groß sind, um die Plazentaschranke zu passieren. Die in der Literatur verfügbaren Fallstudien gehen größtenteils von keinem Risiko für den Fötus oder das Neugeborene aus.

Es bedarf jedoch weiterer Studien mit größeren Fallzahlen, um diese Fragestellung abschließend klären zu können. Bis dahin empfehlen wir weiterhin eine Nichtbehandlung von schwangeren oder stillenden Frauen bzw. die Behandlung nur in Ausnahmefällen und nach sorgfältiger Kosten-Nutzen-Abwägung.

1.8 Nebenwirkungen

Die Anwendung von Botulinumtoxin-Präparaten ist bei fachgerechter Handhabung und unter Beachtung geltender Kontraindikationen im Allgemeinen komplikationsarm; bei der Behandlung können dennoch Nebenwirkungen auftreten. Das Ausmaß und die Häufigkeit der unerwünschten Effekte sind je nach Lokalisation, Dosierung, Injektionsvolumen und Art des Präparats sehr unterschiedlich. Ebenso wie die erwünschten Wirkungen sind auch die unerwünschten Wirkungen der Botulinumtoxin-Präparate normalerweise vollständig reversibel.

Über Besonderheiten der Botulinumtoxin-Anwendung, wie beispielsweise den langsamen, über mehrere Tage verlaufenden Wirkeintritt, sollten die Patienten im obligatorischen Aufklärungsgespräch informiert werden. Im Rahmen dieses Gespräches sollte eine sorgfältige Bewertung der Erwartungen des Patienten vorgenommen werden. So kann der Behandelnde bereits im Vorfeld überzogenen Erwartungshaltungen entgegenwirken und additive Verfahren wie Filleraugmentationen, die auch bei fortgeschrittener solarer Elastose zum Einsatz kommen, besprechen. Durch eine solch umfassende Aufklärung können Effekte, die sonst durch den Patienten als Nebenwirkung oder unerwünschte Wirkung verkannt werden, im Vorfeld vermieden werden.

1

1.8.1 Unter- und Überkorrektur

Eine schwache Ruhigstellung bei einer Erstbehandlung kann durchaus erwünscht sein. Durch eine oder mehrerer Nachinjektionen kann die Dosis gewissermaßen aufgebaut werden, bis eine zufriedenstellende Wirkung erzielt ist.

Eine zu starke Ruhigstellung der Zielmuskeln kann zu starrer, maskenhafter Mimik führen. So bewirkt eine zu starke Sedierung des M. epicranius, Venter frontalis, die Unfähigkeit, die Stirn zu runzeln – und damit eine Einschränkung des im sozialen Kontext erwünschten Mienenspiels. Im Mundbereich verursacht eine zu starke Ruhigstellung im Bereich des M. orbicularis oris möglicherweise eine Beeinträchtigung des Mundschlusses, was sich beim Kauen oder Pfeifen negativ bemerkbar machen kann.

1.8.2 Unbeabsichtigte Ruhigstellung angrenzender Muskeln

Die Diffusion des Toxins in benachbarte Muskeln gehört zu den unangenehmsten Komplikationen einer Behandlung mit Botulinumtoxin. Gefährdet sind der Periorbitalbereich und die Kehlkopfregion. In der Periorbitalregion kann es zu einer Ptosis oder zum Auftreten von Doppelbildern kommen. Eine Diffusion im Bereich des Kehlkopfs kann zu Schluck- und Sprechstörungen führen. Solche Nebenwirkungen lassen sich durch die korrekte Injektionstechnik vermeiden.

1.8.3 Wirkungen bei Nichtbeachtung der Kontraindikationen

Die Beachtung der Kontraindikationen ist eine unabdingbare Voraussetzung jeder medikamentösen Behandlung, auch der mit Botulinumtoxin Typ A (s. Kap. 1.7, S. 9).

1.8.4 Lokale Wirkungen

Die intramuskuläre, subkutane oder intrakutane Injektion kann lokale Schmerzen verursachen. Zudem kann es zu Schwellungen und Rötungen des Gewebes sowie zu lokalen Hämatomen und diskreten Blutungen kommen. Unsaubere Einstichstellen können zu Infektionen führen. Auch allergische Reaktionen sind möglich. Ferner wurden laut Herstellerangaben in einzelnen Fällen ein Erythema multiforme, Urtikaria, psoriasisartiger Ausschlag oder Pruritus beobachtet.

Detaillierte Einzelheiten bezüglich der lokalisationsabhängigen unerwünschten Wirkungen finden sich bei der Beschreibung regionärer Anwendungen im Kapitel 5.

1.8.5 Systemische Wirkung

Elektrophysiologische Untersuchungen lassen vermuten, dass bei einer Injektion mit Botulinumtoxin-Präparaten eine geringe Menge des Toxins in den Kreislauf übergeht und systemische Wirkungen entfaltet. So konnten per Elektromyogramm (EMG) Veränderungen an nicht injizierten, weit entfernten Muskeln beobachtet werden. Auch die Untersuchung des vegetativen Nervensystems zeigte in einigen Versuchen leichte Veränderungen in der cholinergen Innervation. Einige Nebenwirkungen könnten hierauf zurückzuführen sein. So ist für Mundtrockenheit und Akkomodationsstörungen (unerwünschte Wirkungen bei der Behandlung mit Botulinumtoxin Typ B) eine systemische Wirkung des Toxins verantwortlich. Darüber hinaus können die meisten systemischen Wirkungen lediglich mittels äußerst feinfühliger EMG-Messungen erfasst werden. Für diese besteht allerdings keine besondere klinische Relevanz.

1.9 Toxizität

Die therapeutische Breite der Botulinumtoxin-Präparate ist sehr hoch. Zwar liegen LD50-Werte für den Menschen nicht vor, die letale Dosis wird aber aus Versuchen an Affen auf etwa 200 ng, d. h. 5.000 MU Botox® geschätzt. Das entspricht ca. 50 Ampullen. Die höchste empfohlene Dosis pro Injektionssitzung wird in der therapeutischen Anwendung bei der Behandlung von Spastiken großer Muskeln benötigt. Sie beträgt nur selten über 400 MU Botox®.

1.10 Therapieversagen

Bei der Anwendung von Botulinumtoxin-Präparaten kann es aufgrund einer Antikörperbildung zu einem Therapieversagen kommen. Die anfänglich guten Effekte der Behandlung lassen dann bei wiederholten Injektionen nach. Botulinumtoxin ist ein Protein und kann somit Zielstruktur einer Antikörperproduktion werden. Die Antikörper blockieren die Wirkung des Toxins und führen unter Umständen zu einem dauerhaften Therapieversagen. Risikofaktoren für die Antikörperbildung sind hohe Dosen und geringe Zeitintervalle zwischen den einzelnen Injektionen. Incobotulinumtoxin weist aufgrund des Fehlens von Komplexproteinen ein geringeres Risiko für die Bildung von Antikörpern im Vergleich zu den anderen Präparaten auf. Insgesamt tritt jedoch wegen der niedrigen Dosierungen von Botulinumtoxin Typ A, insbesondere in der kosmetischen Behandlung, ein Therapieversagen durch Antikörperproduktion äußerst selten auf. In der Behandlung von zervikalen Dystonien mit Botulinumtoxin Typ A hingegen wurde in 2–5 % der Fälle ein Therapieversagen beschrieben; in neueren Untersuchungen wurde dies jedoch nur noch bei etwa 1 % beobachtet.

Um den betroffenen Patienten eine weitere Therapiemöglichkeit zu geben, wurden andere Serotypen, in diesem Falle die Typen B, C und F, getestet. Serotyp B zeigte hierbei den größten Effekt. Auch Serotyp F erwies sich als erfolgreich bei der Behandlung einer gegen Botulinumtoxin Typ A resistenten Sialozelle der Glandula parotis. Weitere Studien zeigten jedoch, dass bei Patienten mit Immunresistenz gegen Botulinumtoxin Typ A auch bei der Behandlung mit Typ B rasch ein Therapieversagen auftritt.

Um die Resistenzlage einer Patientin zu bestimmen, können im klinischen Alltag verschiedene Antikörper-Suchtests eingesetzt werden. Im „biologischen Antikörpertest" wird mithilfe eines Oberflächen-EMGs des M. extensor digitorum brevis die Amplitude eines Aktionspotenzials aufgezeichnet und dokumentiert. Vier Wochen nach Injektion einer definierten Dosis des Toxins wird die Messung wiederholt und die Amplitude mit dem Ausgangswert verglichen. Bei Patienten mit Antikörperbildung bleibt die Amplitude des Aktionspotenzials unverändert. Ist die Amplitude jedoch im Vergleich zur Ausgangsmessung reduziert, ist ein Ansprechen auf Botulinumtoxin Typ A wahrscheinlich und der fehlende Therapieeffekt auf andere Gründe (Indikation, Muskelauswahl, Injektionstechnik etc.) zurückzuführen.

Nach etwa zwei bis drei Jahren kann der Antikörpertiter sinken, sodass nach dieser Zeit eventuell ein erneuter Therapieversuch zu empfehlen ist.

> **Um das Risiko eines Therapieversagens durch Antikörperproduktion zu vermeiden, sollte zwischen den einzelnen Injektionen ein möglichst langer Abstand eingehalten werden. Die Autoren raten zu mindestens drei Monaten, abhängig ist dies aber vom individuellen klinischen Befund.**

1.11 Antidot

Als Antidot des Nervengiftes Botulinumtoxin steht ein polyvalentes Botulismus-Antitoxin vom Pferd zur Verfügung. Es gehört in größeren Krankenhäusern zum Notfalldepot und wird in der Behandlung der schweren Botulinumtoxin-Vergiftung intravenös eingesetzt. Auch wenn der Einsatz häufig zu spät erfolgt, um Toxin zu stoppen, das bereits an Neuronen gebunden hat, kann das Antidot immer noch im Blut zirkulierendes Toxin neutralisieren. In der therapeutischen Anwendung entstandene Nebenwirkungen können jedoch durch das Antidot nicht mehr aufgehoben werden. Wenn das Toxin die Membran der Synapsen bereits gebunden hat, bleibt der Einsatz des Gegengifts ohne Effekt.

1.12 Off-Label-Anwendung

Die medizinische Anwendung zugelassener Fertigarzneimittel außerhalb des in der Zulassung genehmigten Gebrauchs (s. Tab. 1.1 und Tab. 1.2, S. 6–8) bezeichnet man als Off-Label-Use oder zulassungsüberschreitende Anwendung von Arzneimitteln. Wie viele andere Medikamente finden auch die verschiedenen Präparate von Botulinumtoxin breite Anwendung bei Indikationen außerhalb des Zulassungsbereichs. Hierzu zählt insbesondere das Anwendungsgebiet der ästhetischen Medizin. So sind auf dem deutschen Markt lediglich Bocouture® und Vistabel® bei der Glättung von Stirnfalten zugelassen. Einsatz im täglichen Praxisalltag finden jedoch alle auf dem deutschen Markt verfügbaren Präparate. Auch Behandlungen wie die Therapie der oberen und lateralen Nasenfalten („Bunny Lines") oder die Therapie des sog. „Pflastersteinkinns" stellen einen Off-Label-Use dar.

Patienten müssen vor Behandlungsbeginn über eine Off-Label-Anwendung informiert und aufgeklärt werden.

> **Die Behandlung anderer außer der in Tab. 1.2 (s. S. 7–8) aufgeführten mimischen Falten sowie der Einsatz anderer Präparate bei ästhetischen Indikationen fallen nach wie vor unter den Off-Label-Use.**

2 Patienten-management

2.1 Das Gespräch 14
2.2 Der Befund 16
2.3 Dokumentation 22
2.4 Datenarchivierung 22
2.5 Praxisorganisation 23

2 Patientenmanagement

2.1 Das Gespräch

Ästhetisch indizierte Maßnahmen wie die Faltenkorrektur mit Botulinumtoxin Typ A sind bekanntermaßen Selbstzahlerleistungen. Der Behandlung von Gesunden, die sich aus eigener Motivation für einen Eingriff entscheiden, muss ein besonders umfassendes und transparentes Aufklärungsgespräch vorausgehen, das im Rahmen einer unterzeichneten Einverständniserklärung dokumentiert wird. Ein geduldiges und ehrliches Beratungsgespräch ist das Fundament für zufriedene Patienten und gelungene Behandlungsergebnisse.

Das Vorgespräch ist von einem Arzt durchzuführen und sollte die folgenden Aspekte beinhalten:

- Evaluierung der Wünsche
- Exploration des Möglichen und eventuell Relativierung übertriebener Erwartungen
- Anamnese und Ausschluss von Kontraindikationen
- Aufklärungsgespräch mit Einverständniserklärung
- Kostenvereinbarung und Aushändigung der Einverständniserklärung bzw. einer Kopie

2.1.1 Anamnese

Im Unterschied zur klassischen Anamnese, bei der ein Patient seine Beschwerden vorträgt, kommen bei der dermatologisch-ästhetischen Anamnese in erster Linie seine Bedürfnisse zur Sprache. Der Anamneseprozess führt hier also nicht zu einer Diagnose, sondern zur Konkretisierung und Beurteilung der Wünsche und Erwartungen des Patienten. In diesem Gespräch können unrealistische Erwartungen seitens der Patienten relativiert werden. Im Extremfall sollte von einer Behandlung abgeraten werden.

Zu klären ist, ob und welche ästhetischen Behandlungen bereits stattgefunden haben und wie der Erfolg aus Sicht des Patienten beurteilt wurde. Zu erfragen sind insbesondere vorangegangene operative Eingriffe im Gesichtsbereich wie beispielsweise Blepharoplastiken oder Facelifts. Aufgrund der veränderten anatomischen Verhältnisse ist bei Letzteren besondere Vorsicht geboten.

Neben der Evaluierung der Erwartungshaltung und vorangegangener Korrekturen müssen in der Anamnese die Kontraindikationen einer Behandlung mit Botulinumtoxin Typ A ausgeschlossen werden. Dazu werden gezielt verschiedene Punkte abgefragt, die für die Wirkung der Injektionsbehandlung von Bedeutung sein können (vgl. Tab. 2.1).

Zu erheben ist die regelmäßige Einnahme von Medikamenten, deren Wirkstoffe mit Botulinumtoxin Typ A interagieren können. Neben Unverträglichkeiten gegenüber dem Wirkstoff oder den sonstigen Bestandteilen der Präparate können auch bestehende Erkrankungen eine Behandlung mit Botulinumtoxin Typ A kontraindizieren. Wegen des Fehlens hinreichender Daten sollte Botulinumtoxin Typ A in Schwangerschaft und Stillzeit nicht angewendet werden.

Die dritte Komponente, die systematisch zu eruieren ist, sind die für die Behandlung relevanten Lebensgewohnheiten des Patienten. Die Art der Berufstätigkeit, Ernährungsgewohnheiten, die Einnahme von Nahrungsergänzungsmitteln, die verwendeten Hautpflegeprodukte

Checkliste: Ausschluss von Kontraindikationen

Medikamente	**Mögliche Interaktion mit Botulinumtoxin-Typ-A-Injektionen**	
Aminoglykosid-Antibiotika (Gentamicin, Spectinomycin, Tobramycin, Netilmicin, Amikacin)	Verstärkung der Wirkung	● (gelb)
Muskelrelaxanzien des Tubocurarin-Typs	Verstärkung der Wirkung	● (gelb)
Antikoagulanzien	Erhöhung der potenziellen Blutungsneigung	● (gelb)
Acetylsalicylsäure	Erhöhung der potenziellen Blutungsneigung	● (gelb)
4-Aminochinoline (z. B. Resochin®)	Abschwächung der Wirkung	● (gelb)
Erkrankungen		
Neuromuskuläre Erkrankungen wie Myasthenia gravis, Lambert-Eaton-Rooke-Syndrom		● (rot)
Allergien gegen den Wirkstoff oder die Zusatzstoffe		● (rot)
Koagulopathien		● (gelb)
Infektionen im Behandlungsgebiet		● (rot)
Körperdysmorphe Störungen		● (rot)
Schwangerschaft und Stillzeit		● (rot)
Übertriebene Erwartungshaltung		● (gelb)

Tabelle 2.1 Absolute ● (rot) und relative bzw. temporäre ● (gelb) Kontraindikationen, die in der Anamnese vor einer Botulinumtoxin-Typ-A-Behandlung zu klären sind.

sowie der regelmäßige Aufenthalt in Solarien bzw. die individuelle Sonnenexposition sollten erfragt werden.

2.1.2 Aufklärungsgespräch und Einverständniserklärung

Einer Behandlung mit Botulinumtoxin muss ein ausführliches Aufklärungsgespräch vorangehen, welches im Rahmen einer unterzeichneten Einverständniserklärung dokumentiert wird.

Die folgenden Punkte müssen im Vorgespräch der Behandlung Platz finden:

- Detaillierte Erläuterung des Verfahrens
- Darstellung von Risiken und Nebenwirkungen
- Deskription des anschließenden Behandlungsverlaufs und der Erfolgsaussichten inkl. Korrekturen und Anschlussbehandlungen
- Aufklärung über Verhaltensmaßnahmen post injectionem
- Ggf. Hinweise auf mögliche alternative oder adjuvante Behandlungsformen
- Ggf. auf die Anwendung als Off-Label-Therapie aufmerksam machen (im Falle einer Behandlung mit Botulinumtoxin Typ A unbedingt erforderlich)
- Kostenklärung

Checkliste: Aufklärungsgespräch

1. Es ist über Chancen, eingriffsspezifische Risiken, Behandlungsziel, Nutzen für die Patientin und Alternativen aufzuklären, wenn davon ausgegangen werden kann, dass diese einem medizinischen Laien nicht aufgrund von Allgemeinwissen bekannt sind oder sein sollten.
2. Je weniger der Eingriff medizinisch indiziert, notwendig oder dringlich ist, desto umfassender hat die Aufklärung zu erfolgen.
3. Je größer das Risiko eines Eingriffs ist, desto umfassender ist über seltene Risiken aufzuklären.
4. Je riskanter die Nebenwirkungen und Wechselwirkungen eines Medikaments sind, desto umfassender ist über Risiken aufzuklären. In diesem Zusammenhang ist besonders die Aufklärung über eine für die Indikation nicht zugelassene Medikation (Off-Label-Use) bedeutsam.
5. Nach den Anforderungen der Rechtsprechung kann über sehr seltene Risiken aufzuklären sein, sofern diese im Falle ihrer Verwirklichung die Lebensführung schwer belasten und trotz ihrer Seltenheit für den Eingriff spezifisch, für den Laien aber überraschend sind.

Weitergehende Hinweise zu Indikationen, Kontraindikationen, Wechselwirkungen, Dosierungen und Gegenanzeigen finden sich in den einschlägigen Produktmonografien sowie in den Pflichttexten (s. S. 188).

Das alleinige Aushändigen eines Aufklärungsbogens ersetzt nicht die notwendige mündliche Aufklärung durch den Arzt.

Nach Erörterung der geplanten Vorgehensweise sollte der Patient gezielt über die Besonderheiten einer Behandlung mit Botulinumtoxin Typ A informiert werden. Bei der Botulinumtoxin-Therapie ist die gewünschte Verbesserung nicht unmittelbar nach der Injektion des Wirkstoffs zu erwarten. Erste klinische Effekte treten frühestens nach 2 bis 3, in der Regel nach 3 bis 10 Tagen ein. Nach etwa zwei Wochen ist das Wirkungsmaximum dann erreicht. Die Faltenglättung ist vorerst passager und nach etwa drei Monaten rückläufig, da letztlich die leichte Kette des Botulinumtoxins proteolytisch abgebaut und neue SNARE-Proteine gebildet werden. Eine dauerhafte Verbesserung, insbesondere bei chronisch hypertrophierten Mm. corrugatores, lässt sich in der Regel nur durch einen längerfristigen Behandlungsplan erreichen. Eine wiederholte Behandlung der Glabellaregion über ein bis zwei Jahre in drei- bis viermonatigen Behandlungsintervallen fördert die Wirkung und führt so zu einer dauerhaften Faltenglättung sowie zur Rückbildung chronisch hypertrophierter Muskelanteile. Des Weiteren sollte angesprochen werden, dass im Augenbrauen- und Stirnbereich häufiger korrigierende Nachinjektionen in Kauf genommen werden müssen, um das Behandlungsergebnis individuell zu optimieren.

In diesem Zusammenhang erfolgt auch die Aufklärung darüber, dass Botulinumtoxin Typ A bei durch mimische Aktivität verursachten Falten besonders gute Therapieergebnisse erzielt. Bei altersbedingten Hautveränderungen (Elastosis actinica) sind nur eingeschränkt gute Ergebnisse zu erwarten. In diesen Fällen kommen zusätzliche Verfahren infrage, wie die Augmentationstherapie mit Fillern, Eigenfett- oder Laser-Resurfacing.

Ferner wird die Patientin über Verhaltensmaßnahmen nach der Behandlung in Kenntnis gesetzt, um ein optimales Wirkergebnis zu erzielen. Hierbei ist zu erwähnen, dass die Meinungen bezüglich des Verhaltens post injectionem stark divergieren. Wir verweisen auf folgende Punkte:

- Keine Massage der behandelten Areale für 3–4 Stunden
- Aufrechte Haltung für 3–4 Stunden
- Keine sportliche Aktivitäten, Sauna, Solarium oder Alkohol binnen 24 Stunden

Die einstige Empfehlung, innerhalb der ersten 4 Stunden die behandelten Muskelgruppen für eine optimalere Diffusion aktiv zu bewegen, konnte in vielen Studien nicht belegt werden, sodass wir derzeitig darauf verzichten.

Zudem begegnet der Arzt im Aufklärungsgespräch immer wieder Vorurteilen seitens des Patienten, die es aufzuheben gilt. Häufig kommt zur Sprache, dass es sich bei Botulinumtoxin Typ A um ein Gift handle, das zu einer Lähmung führen würde. Hier ist vom Arzt zu relativieren, dass es sich um ein „Medikament" handelt, das in kontrollierter, minimalster Dosis eingesetzt wird und auf diese Weise zu einer vorübergehenden „Entspannung" der Muskulatur führt. Der Arzt und auch das Team sollten die Termini „Gift" oder „Lähmung" bewusst durch positive Ausdrücke substituieren. Ein weiterer bedeutsamer Punkt im Rahmen des Aufklärungsgesprächs ist die Erörterung der Kosten für die Behandlung. Bei Botulinumtoxin Typ A handelt es sich um einen teuren Wirkstoff. Diese Kosten und die Kosten für die Behandlung müssen vom Patienten in der Regel privat aufgebracht werden. Dabei sollte klar kommuniziert werden, dass eine Faltenbehandlung nach drei bis sechs Monaten wiederholt werden muss. Die Aufwandspauschale ist natürlich individuell verhandelbar, dennoch kristallisieren sich in entsprechenden Foren inzwischen Richtgrößen heraus, die man im Auge behalten sollte. Wichtig sind für den Patienten Nachvollziehbarkeit und Transparenz des Kostenaufwands. Insofern sollte es klare Richtgrößen geben – entweder nach Regionen oder für verabreichte Einheiten. Bei der Verwendung von Botulinumtoxin Typ A könnten Pauschalen pro verabreichter Einheit angesetzt werden. Damit wären die Kosten direkt an das Medikament gebunden und es ergibt sich ein transparenter Verrechnungsmodus.

Die Aufklärung und Kostenvereinbarung werden im Rahmen einer unterzeichneten Einverständniserklärung dokumentiert. Entsprechende Muster zur Aushändigung finden sich auch im Abschnitt *Arbeitshilfen* (s. S. 178 ff.). Da es sich um ein elektives Verfahren handelt, muss zwischen Aufklärung und Behandlung ein angemessener Zeitraum von mindestens 24 Stunden liegen, in dem der Patient die Konsequenzen der Behandlung in Ruhe überdenken kann.

Aufklärungsgespräch
Aufklärungs- und Fragebogen als PDF zum Download

2.2 Der Befund

Die Befunderhebung oder die Erfassung des Status quo ist die Basis für die Erstellung eines individuellen Behandlungsplans und für eine erfolgreiche Behandlung. Daher sollte der Behandelnde für die Erfassung des Ist-Befundes stets genügend Zeit einplanen.

Folgende Schritte sollten nacheinander durchgeführt werden:

1. Untersuchung der mimischen Region(en)
2. Allgemeine dermatologische Untersuchung
3. Dokumentation

Neben den rein organisatorischen Vorteilen dieser Abfolge gibt man der Patientin auf diese Weise zudem die Sicherheit, sich optimal auf ihre Bedürfnisse einzustellen – Basis für ein solides, auf Vertrauen und Verständnis beruhendes Arzt-Patienten-Verhältnis.

2.2.1 Untersuchung der mimischen Region(en)

Die Untersuchung der behandlungsrelevanten Mimikareale dient primär der Erfassung der Faltentiefe und Muskelaktivität. Die hierbei erhobenen Befunde sollten zur Erleichterung und Präzisierung der Therapieplanung, unter anderem zur Festlegung der individuell erforderlichen Wirkstoffmenge und zur Festlegung der Injektionsstellen, objektiviert werden.

Zusätzlich erlaubt eine Befunderhebung vor und nach der Behandlung, die Effizienz der Therapie zu bestimmen. Insofern ist die Objektivierung auch hilfreich, um dem Patienten realistische Ziele der Maßnahme zu verdeutlichen und das Ergebnis im Therapieverlauf zu erläutern. Im Rahmen der Dokumentation der Behandlung ist sie außerdem eine bedeutende Maßnahme zur Qualitätssicherung.

Die objektivierte Befunderhebung der Faltentiefe und der Muskelaktivität erfolgt auf zwei Ebenen: palpatorisch und inspektorisch.

Inspektion

Man unterscheidet zwischen einer direkten und einer indirekten Inspektion. Bei der indirekten Inspektion beobachtet man die Patientin in ihrem natürlichen Verhalten, ihr Mienenspiel beim Sprechen, beim Lachen und in Ruhe. Bei der direkten Inspektion werden gezielt einzelne mimische Maßnahmen wie Stirnrunzeln, Augenzusammenkneifen oder Nasenrümpfen beobachtet. Dabei ist insbesondere auch auf Asymmetrien in den beiden Gesichtshälften zu achten, beispielsweise hinsichtlich der Position der Augenbrauen. Die Inspektion erfolgt sowohl von frontal als auch von der Seite.

Zur Objektivierung der so erhobenen Faltentiefe gibt es validierte Skalen. Im Abschnitt *Arbeitshilfen* (s. S. 167 ff.) sind beispielhaft die „Merz-Skalen" dargestellt. Erfasst werden:

- Stirnfalten (statisch und dynamisch)
- Glabellafalten (statisch und dynamisch)
- Augenbrauenposition
- Lateral-kanthale Falten (statisch und dynamisch)
- Periorale Falten (statisch und dynamisch)
- Marionettenfalten
- Hals

Andere Skalen oder Einstufungssysteme können ebenfalls genutzt werden. Entscheidend ist, dass diese einheitlich sowohl vor als auch nach dem ästhetischen Eingriff angewandt werden.

Objektivierung von Faltengrad und Muskeltonus: Glabellaregion

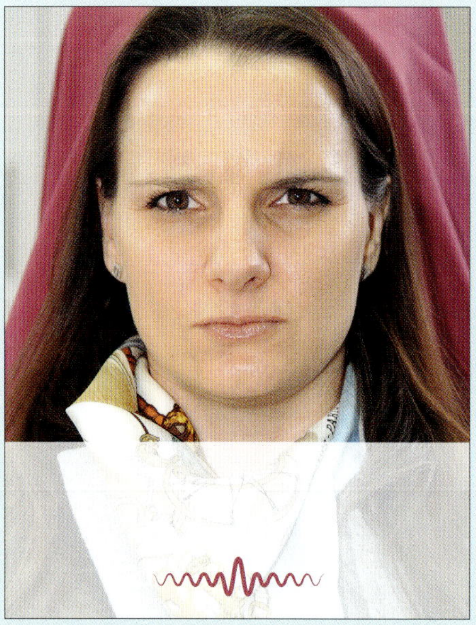

Mäßiger dynamischer Faltenbefund (Grad 1–2) bei eher niedrigem Muskeltonus (hypokinetischer Typ).

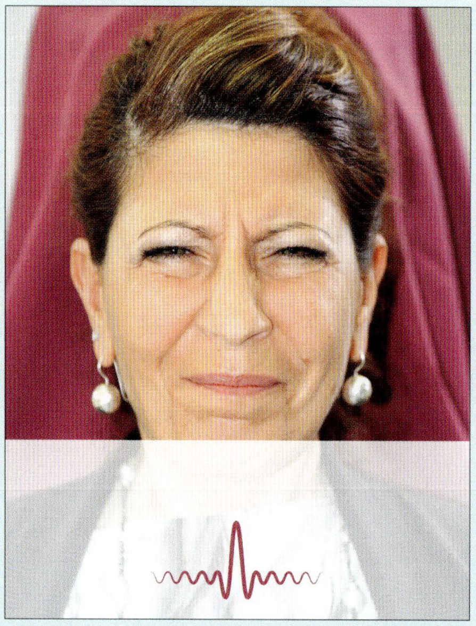

Moderater dynamischer Faltenbefund (Grad 2–3) bei guter Muskelaktivität (hyperkinetischer Typ).

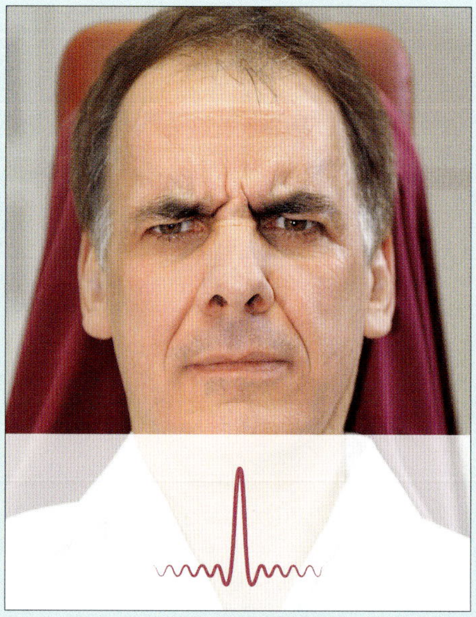

Tiefer dynamischer Faltenbefund (Grad 4–5) bei hypertrophierter Glabellamuskulatur und übermäßig starker Aktivität.

Beobachtungskriterien in der Frontalansicht

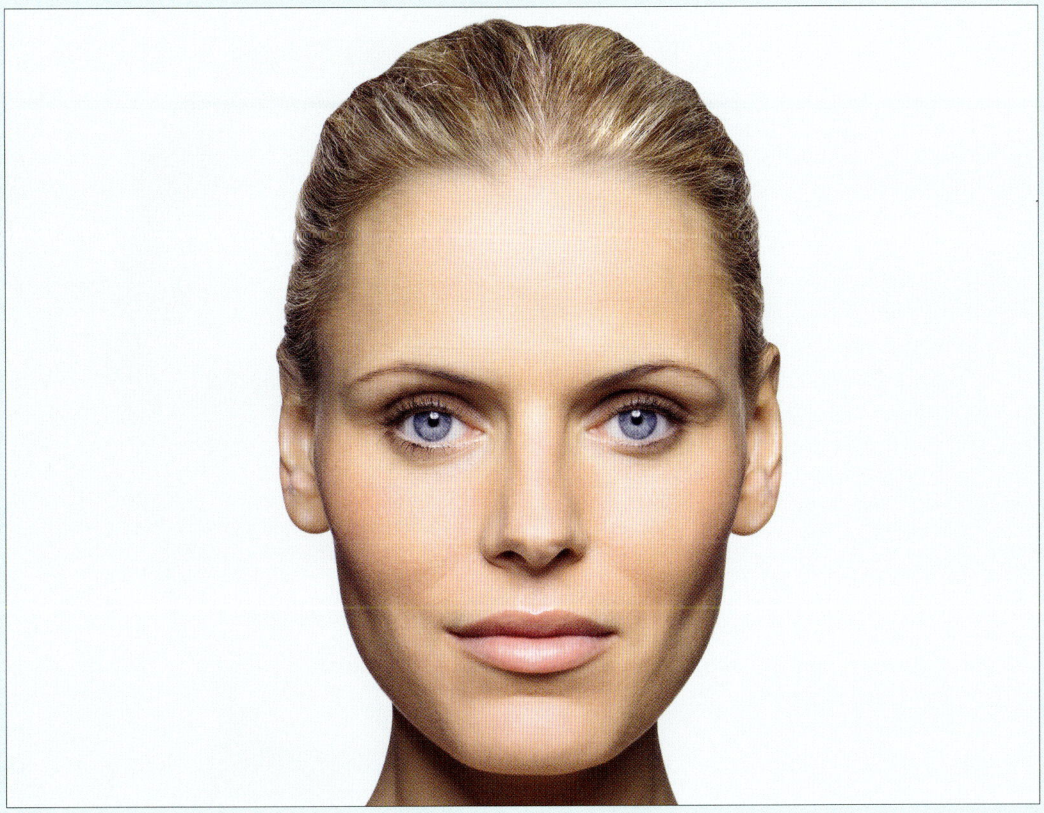

- Mienenspiel
- Beurteilung der Falten in Ruhe
- Beurteilung der Falten bei Provokation
- Stirnrunzeln
- Bilden einer Zornesfalte
- Zusammenkneifen der Augen
- Naserümpfen
- Herabziehen der Mundwinkel
- Symmetrie der Gesichtspartien

Beobachtungskriterien in der Seitenansicht

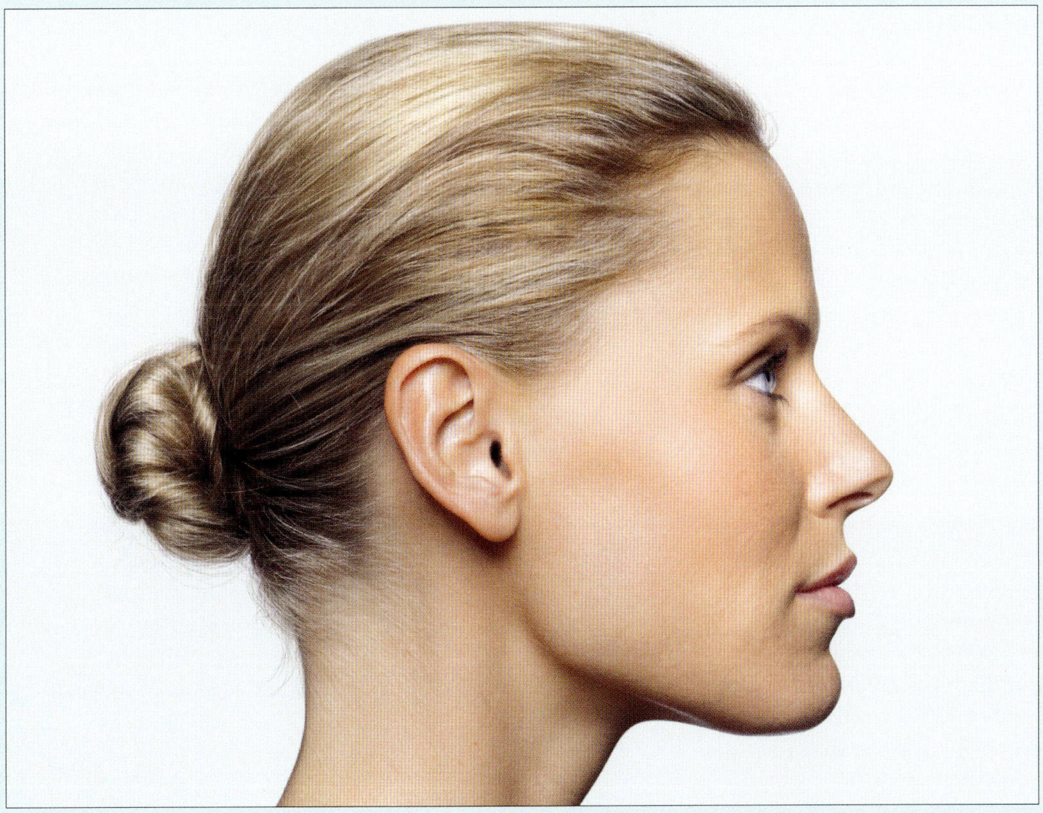

- Beurteilung des Profils
- Beurteilung des Faltenzustands in Ruhe
- Beurteilung der Falten bei Provokation
- Beurteilung der Kinnform
- Vor- oder zurücktretendes Kinn
- Kinn-Hals-Winkel (Doppelkinn)

Palpation
Während der Patient bestimmte mimische Aktivitäten bewusst hervorruft, kann durch Tasten die Kontraktionskraft der in das Mienenspiel involvierten Muskeln im Rahmen einer Funktionsprüfung erfasst werden.

Ferner können die im Gesicht tastbaren knöchernen Vorsprünge, wie beispielsweise der obere und seitliche Orbitarand, das Jochbein, der Unterkiefer und die Kinnspitze, der anatomischen Orientierung für die geplanten Injektionen dienen.

Funktionsprüfung
Injektionen von Botulinumtoxin Typ A führen zu einer dosisabhängigen Abschwächung der Muskelspannung. Aus diesem Grund ist eine möglichst präzise Beurteilung des Aktivitätsniveaus der an der Faltenausbildung beteiligten Muskeln essenziell für die Wahl der individuell richtig abgestimmten Wirkstoffmenge. Eine korrekt eingestellte Dosierung von Botulinumtoxin Typ A beugt sowohl Überreaktionen als auch unerwünschten Behandlungsfolgen vor.

Indem der Patient eine bestimmte mimische Bewegung – beispielsweise Stirnrunzeln, Zusammenkneifen der Augen, Naserümpfen oder Herabziehen der Mundwinkel – bewusst hervorruft, lässt sich die Muskelaktivität visuell und palpatorisch abschätzen. Um einige Beispiele für die Funktionsprüfung zu visualisieren, wählten die Autoren die Beschreibung des Muskeltonus in Form von Amplituden, deren Ausschlag die maximale Kontraktionskraft auf einer Skala zwischen 0 und 1 repräsentiert.

Aus klinischer Sicht lassen sich drei Aktivitätsniveaus unterscheiden: Zunächst differenziert man zwischen Individuen mit einem **hypokinetischen** und einem **hyperkinetischen Bewegungstyp**. Erstere zeichnen sich durch ein gering ausgeprägtes Mimikspiel aus. Hyperkinetische Bewegungstypen weisen dagegen ein aktives Mienenspiel auf.

Hierbei ist klinisch relevant, dass der Wirkstoff umso höher dosiert werden darf bzw. soll, je mehr Muskelaktivität vorhanden ist. Hyperkinetische Muskeltypen sind folglich mit einer verhältnismäßig hohen Dosis Botulinumtoxin Typ A zu behandeln, damit der Zielmuskel in dem therapeutisch gewünschten Ausmaß geschwächt wird. Bei hypokinetischen Typen hingegen genügt eine geringe Dosis, damit sich der Therapieeffekt einstellt; eine Überdosierung kann hingegen zur Muskelstarre führen. In der Regel korreliert die mimische Muskelaktivität mit dem Alter und Geschlecht des Patienten. Männer verfügen über ein aktiveres Mienenspiel als Frauen.

Die in diesem Werk aufgeführten Dosisangaben beziehen sich auf Frauen mit moderater Muskelaktivität (≈ 0,5). Abhängig von Geschlecht und Alter, aber in erster Linie vom individuellen Befund im Zuge der Funktionsprüfung, ist eine Anpassung der Dosierung vorzunehmen. Zur Orientierung dient ein Dosis-Korrekturfaktor (vgl. S. 57 ff.), letztendlich kommt es jedoch auf das Fingerspitzengefühl und die therapeutische Erfahrung des Behandelnden an.

Knochenvorsprünge

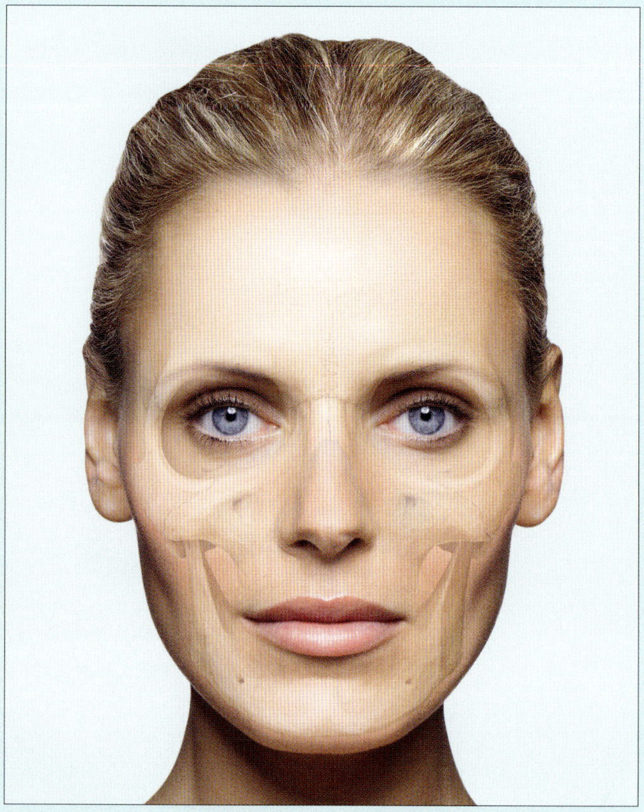

Übersicht der tastbaren Knochenvorsprünge

Veranschaulichung des Muskeltonus

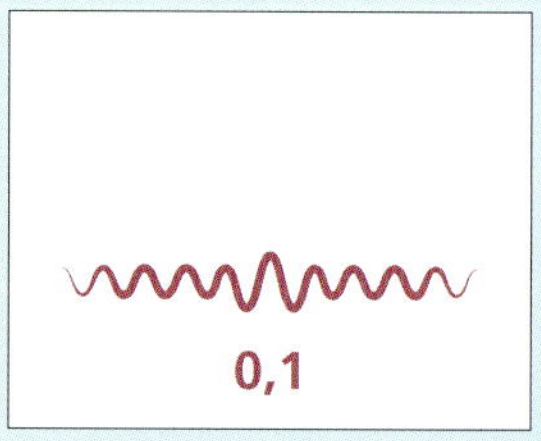

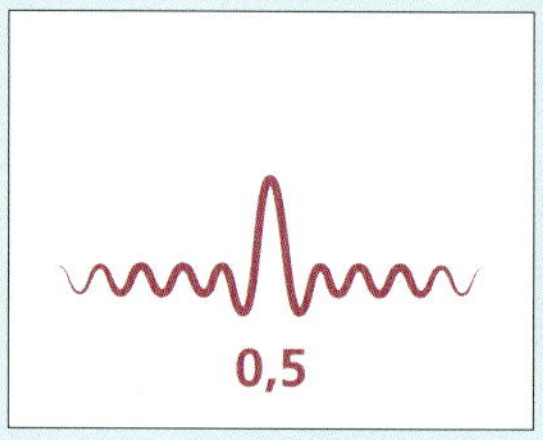

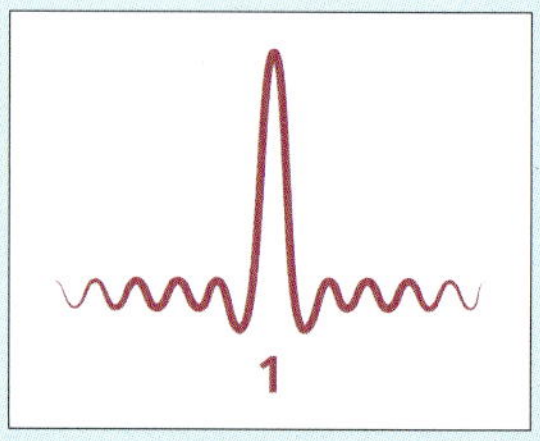

Die Ausschläge der Amplituden veranschaulichen die maximal hervorbringbare Kontraktionskraft am Zielmuskel. Hiervon abhängig ist die Dosiseinstellung für den beabsichtigten Therapieeffekt. Patienten mit einer besonders geringen Muskelkraft (oben) müssen mit vorsichtigen, sehr niedrigen Dosen Botulinumtoxin Typ A behandelt werden, während solche mit einem außergewöhnlich kraftvollen Zielmuskel (unten) eine Dosisanpassung im positiven Bereich benötigen. Die mittlere Amplitude repräsentiert eine moderate, durchschnittliche Muskelaktivität, wie sie für gewöhnlich bei jüngeren, weiblichen Patienten vorkommt.

2

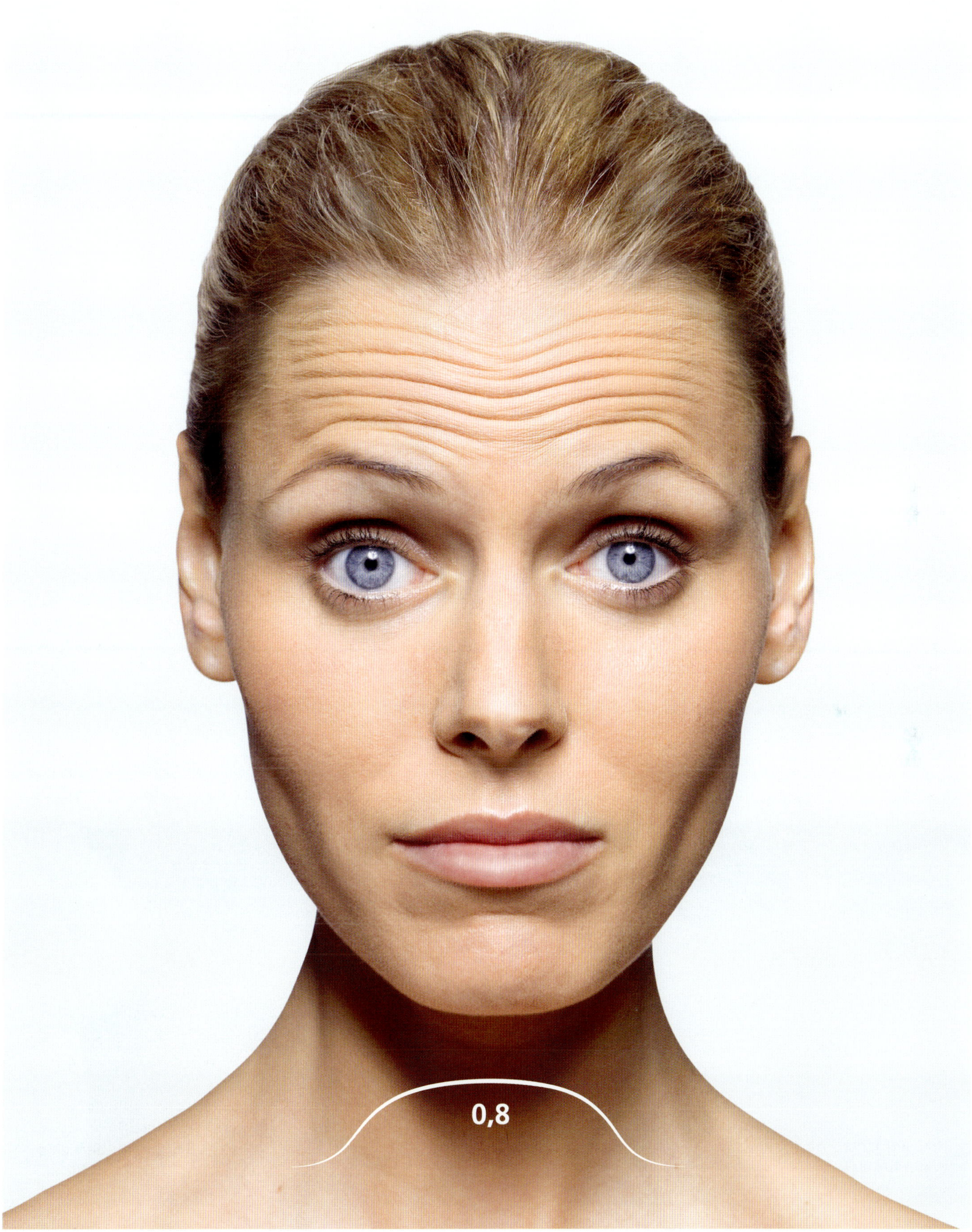

Patientin mit hypertoner Stirnmuskulatur, exemplarisch. Wenn die Falten dauerhaft persistieren und nicht willkürlich hervorruf- und abschwächbar sind, ist eine Therapie mit Botulinumtoxin Typ A schwieriger.

Ein weiterer Typus, der **hypertone Typ**, ist aus klinischer Sicht ebenfalls von Bedeutung. Bei diesem Typus befindet sich der Muskeltonus in einer Daueranspannung, ohne dass es den Betreffenden bewusst ist. In diesem Fall sind wiederholte Behandlungen in kleineren Abständen erforderlich. Man sollte dem Patienten im Vorfeld auf diesen Umstand hinweisen, um überzogenen Behandlungserwartungen entgegenzutreten.

2.2.2 Dermatologische Untersuchung

Im Rahmen einer allgemeinen dermatologisch-ästhetischen Untersuchung sind ferner die wesentlichen Hautqualitäten des Patienten und ihr Gesundheitszustand zu erheben, da diese für die Planung der Behandlung und ihr absehbares Ergebnis von Bedeutung sind. Inspektorisch werden zunächst Farberscheinung, Porengröße, Hydro-Lipid-Zustand und Effloreszenzen sowie die Ebenmäßigkeit der Hautfelderung beurteilt. Anschließend werden durch Palpation die Qualitäten Temperatur, Oberflächenbeschaffenheit und Turgor erfasst. Der Turgor zeigt den vom Flüssigkeitsgehalt abhängigen Spannungszustand des Gewebes an. Um ihn beurteilen zu können, bildet man zwischen Daumen und Zeigefinger eine Hautfalte (Snap-Test). Lässt man diese Hautfalte los, glättet sich im Normalfall die Haut unverzüglich. Bei einem verminderten Flüssigkeitsgehalt bleibt die Hautfalte stehen oder bildet sich nur langsam zurück. Auch bei einer altersbedingten Elastose zieht sich die durch den Untersucher erzeugte Falte nur langsam zurück.

2

Hautfarbe

Im Normalfall ist die kaukasische Haut rosig. Die Hautfarbe ändert sich abhängig von der zugrunde liegenden Störung:

- Eine Rötung kann Zeichen eines erhöhten Blutdrucks, einer lokalen Entzündung, von Alkoholabusus oder einer umschriebenen oder flächenhaften Hauterkrankung sein.
- Eine bläuliche Hautverfärbung durch eine Verminderung des Hämoglobins oder durch einen reduzierten Sauerstoffgehalt im Blut kann bei pulmonalen Erkrankungen, wie Asthma bronchiale und anderen Erkrankungen, beobachtet werden.
- Eine gelbliche Verfärbung kann durch Lebererkrankungen oder die Einnahme von bestimmten Nahrungsergänzungsmitteln, wie Carotinoiden, verursacht werden.
- Braun-gelbe Flecken können vermehrt während der Schwangerschaft sowie auch bei Lebererkrankungen auftreten.

Hydro-Lipid-Zustand

Verschiedene Einflüsse, wie die Art der Körperpflege(-produkte), psychische Gegebenheiten oder der Hormonhaushalt, haben Einfluss auf den Hydro-Lipid-Zustand der Haut.

- Trockene Haut ist in den häufigsten Fällen das Ergebnis einer zu intensiven Körperpflege. Sie kann aber auch Zeichen einer Hypothyreose sein, bei der die Haut besonders im Gesicht verdickt und rau erscheint.
- Vegetative Begleitreaktionen, wie sie bei Angst oder Nervosität auftreten, können zu einer erhöhten Feuchtigkeit der Haut führen.
- Auf der Basis der fettigen Haut bildet sich häufiger eine Akne, insbesondere in hormonellen Umstellungsphasen (Pubertät, Behandlung mit Hormonpräparaten).

Effloreszenzen

Effloreszenzen sind häufig zu beobachten; sie können auf entzündliche Hauterkrankungen hinweisen, die möglicherweise eine Kontraindikation für eine Injektionsbehandlung in dem betroffenen Gebiet darstellen.

Snap-Test

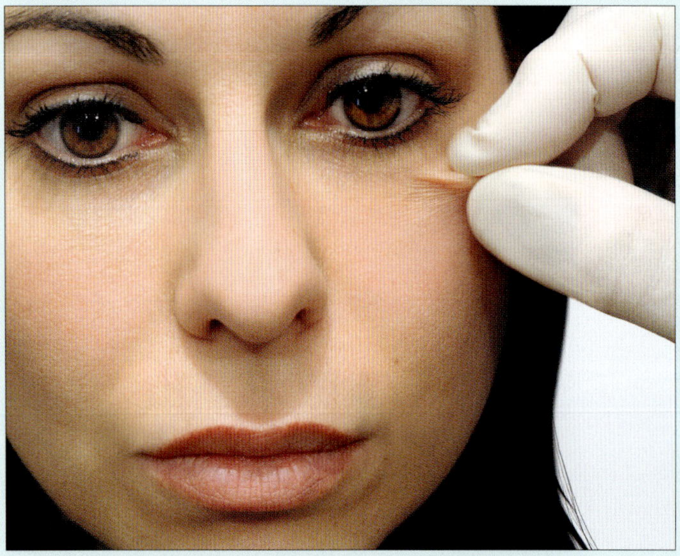

Bilden einer Hautfalte zwischen Daumen und Zeigefinger

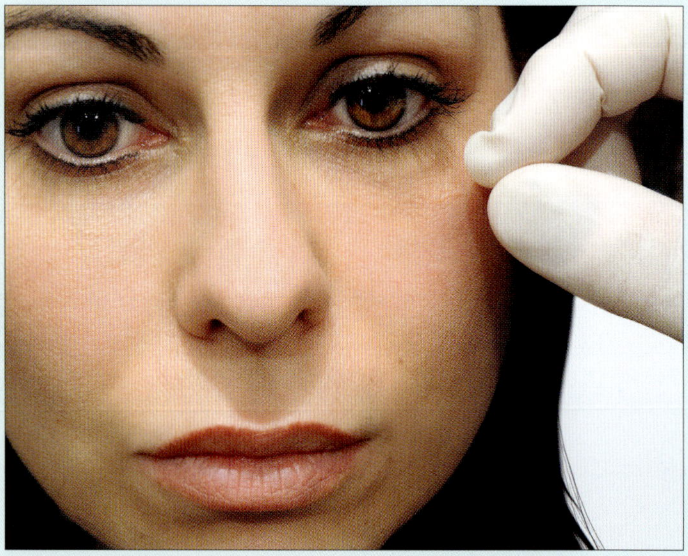

Im Normalfall glättet sich die Haut unverzüglich

Effloreszenzen

Makula: Die Makula ist eine umschriebene Farbänderung der Haut, die weder eine Erhöhung noch eine Verhärtung oder Schuppung zeigt.

Squama: Als Squama bezeichnet man eine Schuppe. Sie besteht aus flachen Hornzellen, die sich vom Stratum corneum (Hornschicht) gelöst haben.

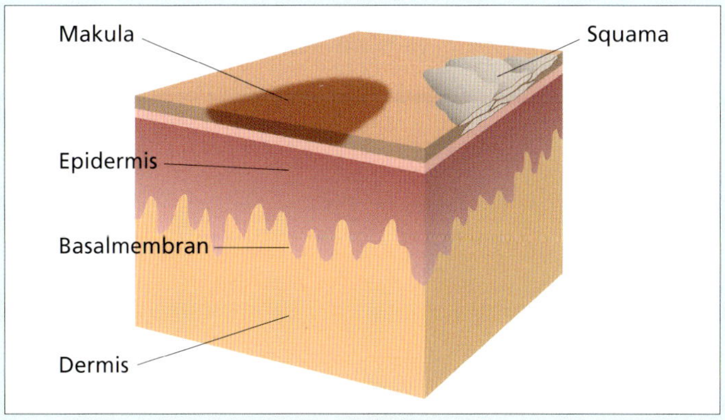

Papel: Die Papel ist eine umschriebene Hauterhebung, die kleiner als 1 cm ist. Ist sie größer als 1 cm, wird sie als Knoten bezeichnet.

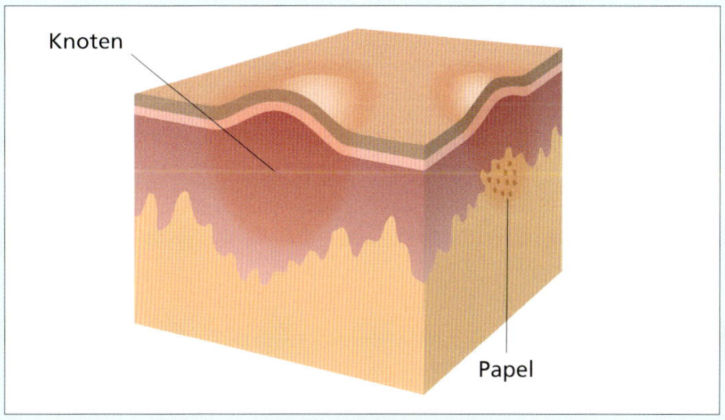

Blase: Als Blase bezeichnet man einen mit Flüssigkeit gefüllten Hohlraum. Ist die Effloreszenz kleiner als 1 cm, wird sie als Bläschen bezeichnet.

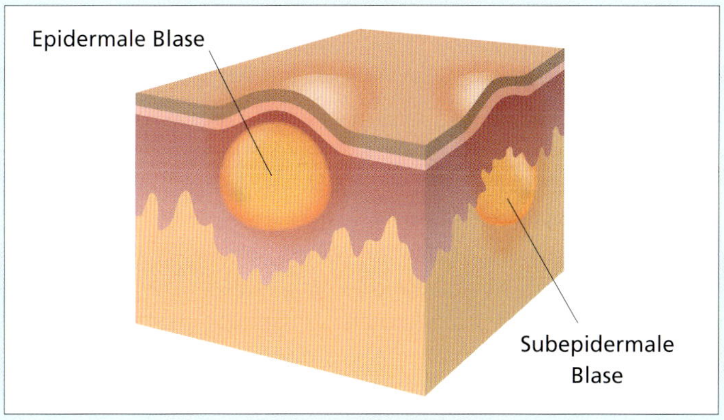

Pustel: Eine Pustel ist ein mit Eiter gefüllter Hohlraum.

Quaddel: Die Quaddel ist eine vorübergehend auftretende, stark juckende, meist rosafarbene Plaque, die durch ein Ödem in der Dermis entsteht.

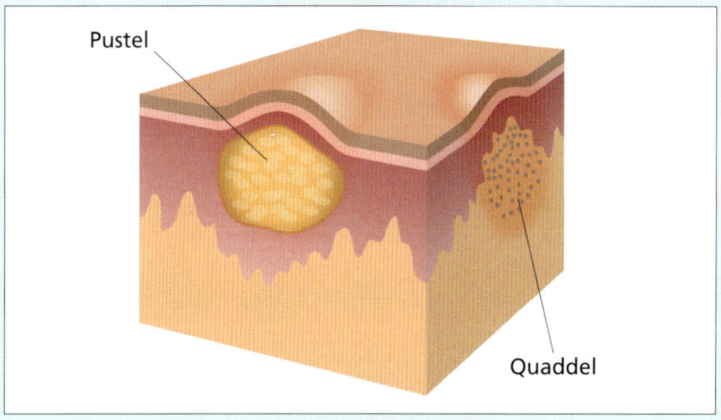

2

Erosion: Als Erosion bezeichnet man den Verlust des Epithels (beispielsweise durch Abschürfung) bis zur Basalmembran. Sie heilt ohne Narbenbildung ab.

Exkoriation: Eine Veränderung der Hautoberfläche durch Kratzen nennt man Exkoriation. Der Gewebedefekt reicht bis ins Stratum papillare.

Ulkus: Ein Ulkus ist ein Substanzdefekt, der bis in die Dermis oder Subkutis reicht. Er heilt stets narbig ab.

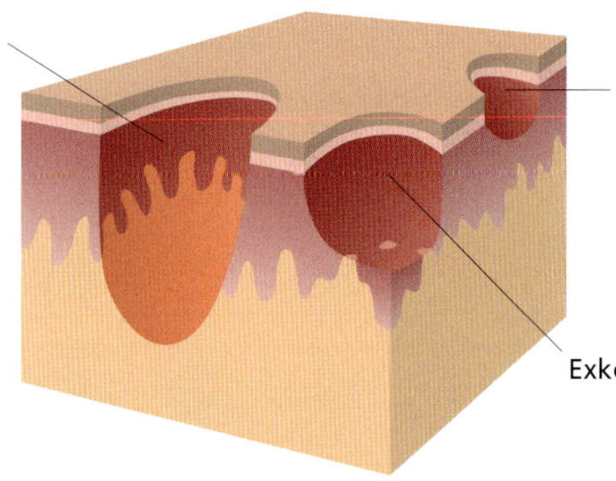

2.3 Dokumentation

Die Dokumentation ist für die Effizienzsicherung einer Behandlung und das Qualitätsmanagement der Praxis von entscheidender Bedeutung. Neben der bereits geschilderten Dokumentationspflicht aller schriftlichen Vereinbarungen, die während oder nach dem Aufklärungsgespräch getroffen wurden, sollten die Anamnese, der Eingangsbefund, die therapeutische Intervention, aber auch das Behandlungsergebnis professionell dokumentiert und anschließend archiviert werden. Hierzu empfehlen sich spezielle Dokumentationsvorlagen, die in der Patientenakte aufbewahrt werden können. Entsprechende Muster finden sich im Abschnitt *Arbeitshilfen*.

2

Zur Erfassung der Intervention werden neben den Patientendaten und dem (fotografischen) Ausgangsbefund die anatomische Lokalisation der Injektionspunkte und das verwendete Präparat mit folgenden Parametern eingetragen:

- Einheiten pro Punkt
- Gesamtdosis
- Verdünnung
- Chargennummer

Eine fotografische Verlaufsdokumentation sollte nach Möglichkeit ebenfalls durchgeführt werden. Die Verlaufsdokumentation erfolgt mittels digitaler Aufnahmen, die nach Möglichkeit unter standardisierten Bedingungen angefertigt werden sollten und im folgenden Kapitel detailliert beschrieben werden. Die aussagekräftige Fotodokumentation einer Behandlung ermöglicht nicht nur eine transparente Kommunikation bei der Beratung, sondern ist bei längerfristigen Therapiekonzepten auch der Patiententreue förderlich. Eine professionelle Verlaufsdokumentation sollte die folgenden Anforderungen erfüllen:

- Standardisierung von Erst- und Folgeaufnahmen für eine optimale Vergleichbarkeit
- Einfache Handhabung, damit der Aufnahmeprozess delegiert werden kann
- Verwendbarkeit für Berichte und Publikationen

Wer die Patientenbilder für Vorträge oder Publikationen verwenden möchte, benötigt hierzu eine schriftliche Einwilligungserklärung des Patienten.

2.4 Datenarchivierung

Dokumentationen benötigen ein Archivierungssystem. Daten müssen zuverlässig gespeichert und schnell wiederauffindbar sein. Hierfür gibt es für alle Anwendungsbereiche verschiedene spezialisierte Systeme. Folgende Punkte sind beim Archivieren von Daten zu beachten:

- Regelmäßige Sicherung
- Professionelle Datenspeicher inklusive Backup-Lösungen und Verschlüsselung
- Berufsrechtliche Aufbewahrungsfristen: Alle ärztlichen Aufzeichnungen müssen für die Dauer von mindestens zehn Jahren nach Abschluss der Behandlung aufbewahrt werden.
- Geltende Datenschutzregeln
- Zu archivieren sind insbesondere die Anamnese, Diagnose, Untersuchungen, Befunde, angewendete Therapien und ihre Wirkungen, Eingriffe und ihre Wirkungen, Einwilligungen und Aufklärungen. Arztbriefe sind ebenfalls in die Patientenakte aufzunehmen.

2.4.1 Archivierung in der Cloud

Zur Archivierung von Daten ist das Sichern in der Cloud mittlerweile eine kostengünstige und bequeme Lösung. Einmal eingerichtet, werden sämtliche Dokumente, Fotos und sonstige relevante Dateien, inklusive Backup, auf einem Server abgelegt. In der Regel lassen sich verschiedene Systeme, Computer, Tablets, Smartphones und andere digitale Geräte anbinden und auch die Hersteller von Praxisverwaltungssystemen nutzen die Vorteile.

Ein Thema beim Speichern in der Cloud ist aber der Datenschutz: Die Patientendaten liegen auf den Servern einer externen Firma. Patientendaten sind hochsensibel, unterliegen der ärztlichen Schweigepflicht und müssen vor unberechtigter Einsichtnahme und Zugriff geschützt werden. Die Verantwortung hierfür trägt der Arzt. Daher sollten Sie auf Anbieter mit Rechenzentren in der EU und eine entsprechende Verschlüsselung achten.

Natürlich ist die Speicherung auch auf physischen Speichersysteme in der Praxis möglich, achten sie hier aber auf geeignete Backups, z. B. über eine zusätzliche mobile Festplatte. Nicht empfehlenswert ist die Archivierung auf CDs, da viele optische Datenträger bereits nach wenigen Jahren erste Fehler aufweisen und unter Umständen nicht mehr gelesen werden können.

2.4.2 Archivierung mit Praxissoftware

Die Sortierung sollte sich an die in der Praxis verwendete Software anlehnen. Denkbar ist beispielsweise eine Ordnung nach Patientennummer und in der zweiten Ebene nach Datum der Bildaufnahme. In jedem Fall sollte vorher gut überlegt werden, wie die Sortierung erfolgen soll, denn spätere Änderungen des Prinzips bedürfen sonst der Änderung aller Daten, um die Übersichtlichkeit zu gewährleisten. Viele Hersteller von Praxissoftware bieten in ihren Lösungen für die Verwaltung von Patientendaten eigene Fotodatenbanken an. Diese Möglichkeit zur Speicherung von Bildern ist zu favorisieren, da hier zusätzlich alle wichtigen Patientendaten vorliegen und man schnell und gezielt auf diese zugreifen kann.

2.5 Praxisorganisation

Leistungen wie die Verabreichung von Botulinumtoxin Typ A zur Behandlung mimisch bedingter Falten sind bekanntermaßen Selbstzahlerleistungen. Darauf sollte man Patienten vorab auch aufmerksam machen. Bei aufwendigeren Behandlungen empfiehlt sich die Erstellung eines Kostenvoranschlags. Sollte der Materialeinsatz während der Behandlung höher liegen als ursprünglich kalkuliert, sollte immer Transparenz über (zusätzliche) Kosten bestehen. Dazu gehört, dass das gesamte Personal das Leistungsspektrum kennt und schon entsprechende Vorinformationen zu den einzelnen Zusatzangeboten geben kann.

2.5.1 Terminplanung

Bei der Terminplanung sollte schon bei der Nachfrage nach oder bei Interesse an einer Behandlung mit Botulinumtoxin Typ A ein entsprechender Zeitbedarf eingeplant werden. Diese Zeit ist wichtig, um umfassend und kompetent auf die Bedürfnisse der Patienten einzugehen. Der Lohn für die Zeitinvestition sind zufriedene und aufgeklärte Patienten mit dem Potenzial zum „Stammkunden". Wenn Patienten in einer Praxis rundum wohl und kompetent betreut werden und das Behandlungsergebnis sich mit den beiderseitigen Erwartungshaltungen deckt, entsteht eine solide und dauerhafte Patientenbindung. Hinzu kommt, dass sich eine gute Behandlung auf der Basis eines angemessenen Preis-Leistungs-Verhältnisses herumspricht und eine perfekte, gezielte Werbung darstellt.

2.5.2 Informationsmaterial

Sowohl geschulte Mitarbeiter als auch entsprechende Informationsmaterialien sind eine Möglichkeit, das Praxisangebot zu kommunizieren. Dies können z. B. das sogenannte Wartezimmer-TV oder im Wartezimmer ausliegende Tablets und Broschüren sein. Diese Medien werden genutzt, um die verschiedenen Verfahren, wie beispielsweise die Möglichkeiten der Faltenbehandlung, didaktisch gut aufbereitet darzustellen und so auch eine aktive Nachfrage auszulösen. Es gibt Hersteller von Botulinumtoxin-Präparaten, die ein sehr hochwertiges Informationsangebot bereitstellen.

Andere Möglichkeiten sind Vortragsabende zu bestimmten Themen. Gute Veranstaltungen mit Fallvorstellungen bzw. Behandlungsdokumentationen, kombiniert mit einem professionellen Vortrag, vermitteln Kompetenz und Erfahrung. Gleichzeitig können bei solchen Vorträgen auch Fragen der Interessenten beantwortet und bestehende Vorurteile relativiert oder ausgeräumt werden.

Natürlich dienen diese Medien auch dazu, das individuelle Angebot der Praxis und das Praxisteam vorzustellen. Unter den gleichen Gesichtspunkten kommt der eigenen Website eine zentrale Rolle zu. Ergänzend wird zur Adressierung jüngerer Patienten zunehmend von Social-Media-Kanälen Gebrauch gemacht.

2.5.3 Medizinrechtliche Grenzen im Marketing

Bei der Erstellung sämtlicher Informations- und Werbematerialien ist zu beachten, dass für Werbung bei medizinischen Schönheitsbehandlungen die Vorschriften des Heilmittelwerbegesetzes (HWG) und des Gesetzes gegen den unlauteren Wettbewerb (UWG) sowie die einschlägigen berufsrechtlichen Regelungen einen eng gesteckten rechtlichen Rahmen bilden. Die heilmittelwerberechtlichen Vorschriften sollten Ärzte bei der Veröffentlichung von Informationen zu ihrem Leistungsspektrum deshalb stets im Blick haben.

Zentral ist dabei die Frage, ob, wie mit diesem Buch, Fachkreise adressiert werden, es sich um eine bloße Auflistung der angebotenen Behandlungen und sachliche Informationen handelt oder ein klar werblicher Charakter gegeben ist. Am stärksten reguliert ist die Werbung außerhalb von Fachkreisen, die sogenannte Laienwerbung. Sie ist nur unter sehr strengen Voraussetzungen erlaubt.

Beispielsweise ist die Werbung mit Vorher-nachher-Bildern für operative bzw. plastisch-chirurgische Verfahren ohne medizinische Notwendigkeit nicht gestattet. Dazu zählen primär operative plastisch-chirurgische Eingriffe wie Fettabsaugung und Brustvergrößerungen. Allerdings hat die Rechtsprechung in der jüngsten Vergangenheit die Vorschriften des HWG zunehmend enger ausgelegt. So wurden die Regelungen zu operativen plastisch-chirurgischen Eingriffen auch auf weniger invasive Eingriffe wie Unterspritzungen der Haut ausgedehnt. Zudem sollte bei Marketingaussagen auf die offiziell zugelassenen Anwendungsbereiche geachtet werden und nicht darüberhinausgehende Aussagen getroffen werden.

Im Zweifel sollte bei der Erstellung von Informationsmaterialien immer ein Anwalt zu Rate gezogen werden. Andernfalls können rechtliche Konsequenzen drohen. Diese reichen von einer berufsrechtlichen Rüge über die Verhängung einer Geldbuße bis hin zu einer wettbewerbsrechtlichen Abmahnung.

2.5.4 Haftpflichtversicherung und Rechtsschutz

Nicht jede Berufshaftpflichtversicherung beinhaltet einen Deckungsschutz für ästhetische Behandlungen. Vor der ersten Behandlung mit Botulinumtoxin (Gleiches gilt für Hyaluronsäure, Unterspritzungen mit Eigenfett und sonstige, der ästhetischen Medizin zugerechnete Eingriffe) ist daher eine Rücksprache mit der zuständigen Versicherung ratsam. Bei Fehlen des entsprechenden Schutzes sollte dieser dringend nachgeholt werden. Zur Erstellung eines Angebotes wird die betreffende Versicherung das ästhetische Leistungsspektrum der Praxis mittels eines vorgefertigten Fragebogens ermitteln und bedarfsweise Unterlagen wie Aufklärungsbögen anfordern.

Auch wenn auftretende Nebenwirkungen passager sind, können gerichtliche Verfahren aufgrund von Schadensersatzklagen auf den behandelten Arzt zukommen. Dies ist besonders wichtig für die Behandlung der Perioralregion bei Patienten, die beruflich Blasinstrumente spielen und aufgrund einer übermäßigen Hemmung des M. orbicularis oris einen Berufsausfall erleiden. Aufgrund der vorübergehenden Wirkung sowie Nebenwirkungen sind uns ansonsten nur wenige Rechtsfälle bzw. -urteile bekannt. Eine entsprechende Rechtsschutz- und Haftpflichtversicherung empfiehlt sich dennoch.

3 Fotodokumentation und Bildarchivierung

Marcus Karsten

3.1 Fotodokumentation 26

3.2 Bildarchivierung 33

3 Fotodokumentation und Bildarchivierung

3.1 Fotodokumentation

Als objektive und einfache Methode spielt die Fotografie in Dermatologie und Ästhetik eine wichtige Rolle. So kann die Fotodokumentation aus forensischen Gründen erfolgen. Gleichsam bietet die Fotodokumentation sowohl für den Patienten als auch den Behandelnden eine Möglichkeit zur Beurteilung des Behandlungserfolges und vereinfacht folglich auch die Patientenführung – vielfach haben die Patienten ihren Ausgangsbefund nicht mehr in Erinnerung. Dieser Abschnitt gibt einen Überblick, wie die Dokumentation in der Praxis eingeführt und wie die Qualität der fotografischen Dokumentation mit einfachen Mitteln optimiert werden kann.

3.1.1 Hintergrund

Der Hintergrund sollte prinzipiell frei von störenden bzw. vom Motiv ablenkenden Objekten wie Büchern, Pflanzen oder Personen sein. Optimal ist die Einrichtung eines festen Dokumentationsortes inner-

Unruhige, nicht homogene Hintergründe lenken vom Motiv ab

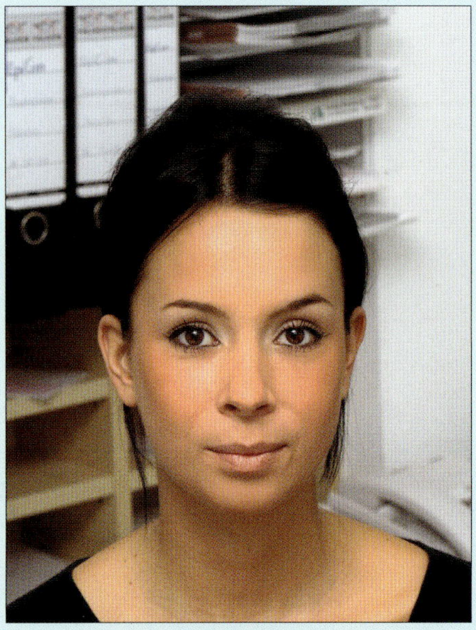

Einrichtungsgegenstände im Bild

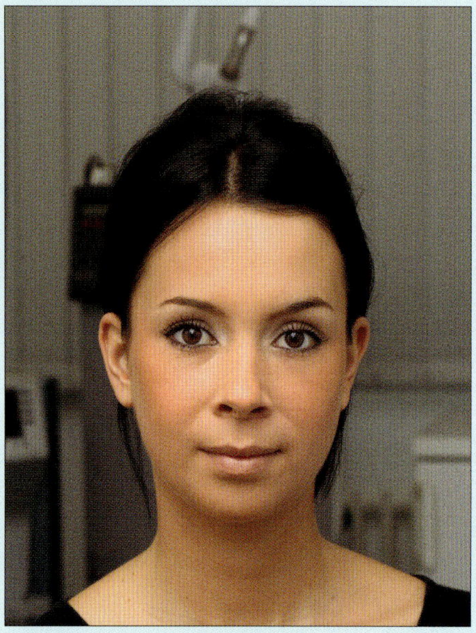

Geräte im Hintergrund

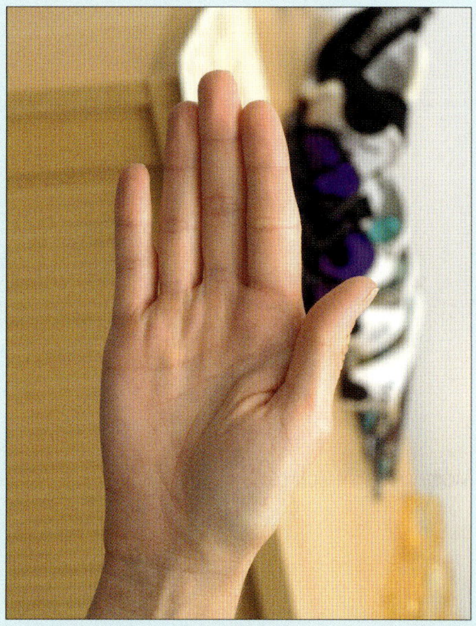

Verbandsmaterial im Hintergrund

Hintergründe mit einfachen Mitteln verbessern

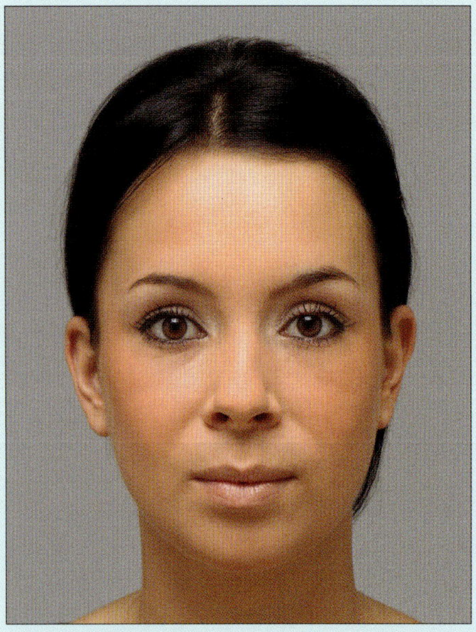

Tür als Hintergrund

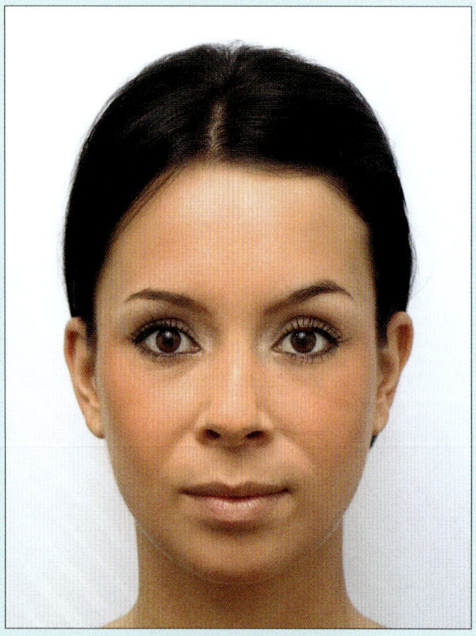

Raumtrenner als Hintergrund

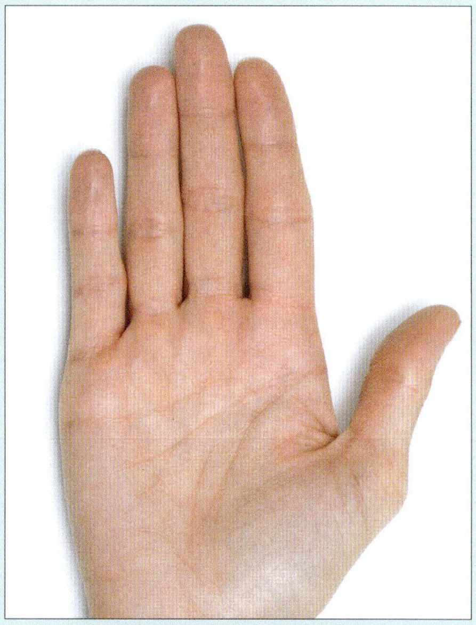

Patientenliege als Hintergrund

3

halb der Praxis mit einem gleichförmigen, neutralen Hintergrund – z. B. Tür, (Lein-)Wand oder Raumtrenner. Auf dem neutralen und kontrastreichen Untergrund einer Patientenliege lassen sich beispielsweise gut Hände, Arme, Beine und Füße ablichten, ohne dass störende Objekte im Hintergrund zu sehen sind.

Der ideale Hintergrund ist einfarbig in homogenen, gedeckten Farben. Zu grelle oder zu dunkle Farbtöne sind zu vermeiden. Ideal für die Beurteilung von Veränderungen der Haut ist Normalgrau. Der Hintergrund sollte über den gesamten Dokumentationszeitraum reproduzierbar sein.

> **Praxistipp**
> **Als Hintergrund für Motive eignen sich homogene Flächen in Farbtönen wie Creme, Weiß, Grau oder Blau.**

3.1.2 Beleuchtung

Jede Lichtquelle hat unterschiedliche Farbtemperaturen und wirkt sich anders auf die Farbwiedergabe aus. Künstliche Lichtquellen bereiten besondere Probleme, denn Mischungen aus verschiedenen Lichtquellen lassen wegen der Farbabweichungen keine guten Verlaufsdokumentationen zu.

In der Praxis treten fast immer Mischlichtsituationen (Tageslicht, diverse Leuchtstoffröhren oder andere Kunstlichtquellen) auf, was die Reproduzierbarkeit des Befundes hinsichtlich der Farben erschwert und/oder mit einem hohen Nachbearbeitungsaufwand bei gleichzeitiger Qualitätsminderung verbunden ist.

Mischlichtsituationen werden vermieden, wenn eine helle, künstliche Lichtquelle bei den Aufnahmen verwendet wird. Dies kann z. B. der Einsatz eines **Lichtringes** oder eines **Systemblitzgerätes** sein:

Damit lassen sich unabhängig vom Tageslicht und in den meisten Fällen auch unabhängig vom vorhandenen Umgebungslicht reproduzierbare Ergebnisse erzielen. Geeignete Belichtungszeiten für das Ausschließen von Umgebungslicht erreicht man mit kürzeren Verschlusszeiten ab 1/125 s.

Die Ausleuchtung unter Verwendung eines **Blitzlichtes** bietet, sofern die entsprechenden Grundregeln beachtet werden, einige Vorteile. Man unterscheidet zwei Varianten: das direkte und das indirekte Blitzen. Beim direkten Blitzen richtet man den schwenkbaren Reflektor zum Objekt hin, das fotografiert werden soll. Beim indirekten Blitzen richtet man den Reflektor auf eine große weiße Fläche, z. B. die Raumdecke oder die Wand. Die Reflexion des Blitzlichtes erhellt dann indirekt das Motiv.

Vor- und Nachteile des direkten Blitzens

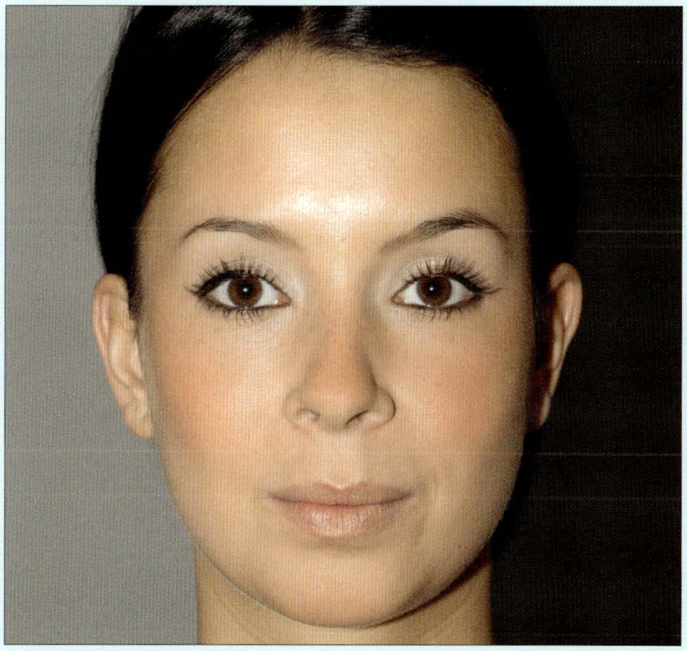

Direktes Blitzen
+ Konturen werden hervorgehoben
+ benötigt weniger leistungsstarke Blitzgeräte
+ lässt sich leicht steuern
+ funktioniert mit jedem Blitzlicht
– keine gute Lichtverteilung
– Makroaufnahmen sind schwer zu realisieren, da es durch den Abstrahlwinkel zu Schatten am unteren Bildrand kommt
– rasches Abfallen des Lichts lässt Nasenspitze, Stirn und Wangen meist heller erscheinen

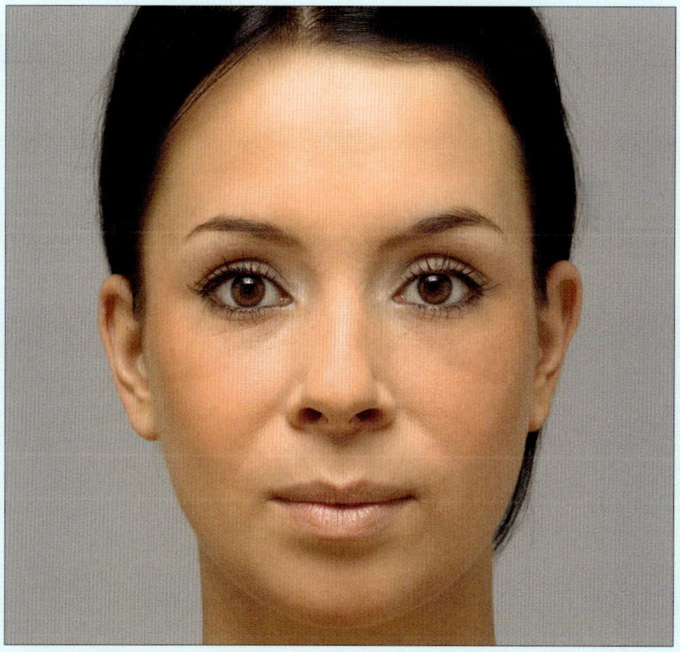

Indirektes Blitzen
+ weiches Licht
+ gleichmäßige Ausleuchtung
+ Licht ist überall verteilt
+ Licht fällt nicht so schnell ab
– benötigt leistungsstärkere Blitzgeräte
– Gegebenheiten der Wände müssen beachtet werden (nur weiß, sonst Farbverfälschung)
– erfordert Erfahrung

Auswirkungen unterschiedlicher Lichtquellen auf das Motiv

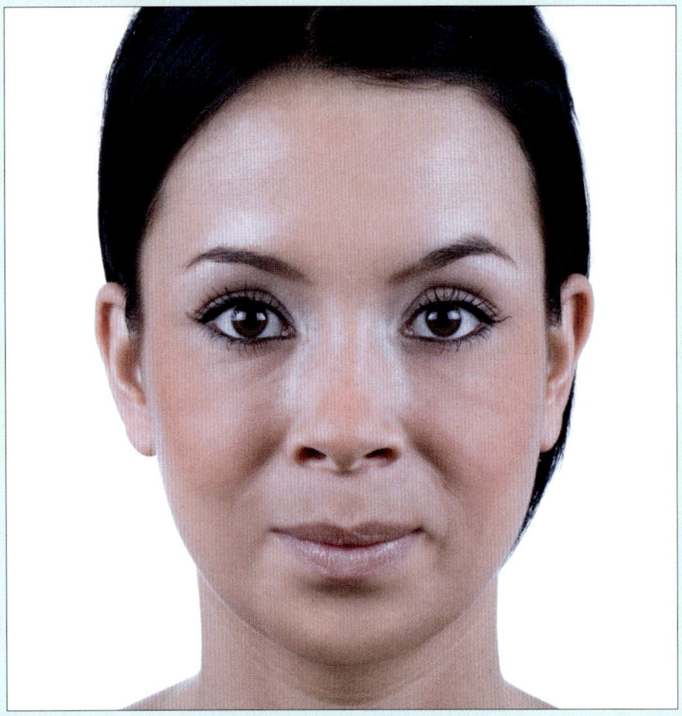

Vorhandenes Licht: Blitzlicht, manuell eingestellt auf Kaltlicht → Farbverfälschung

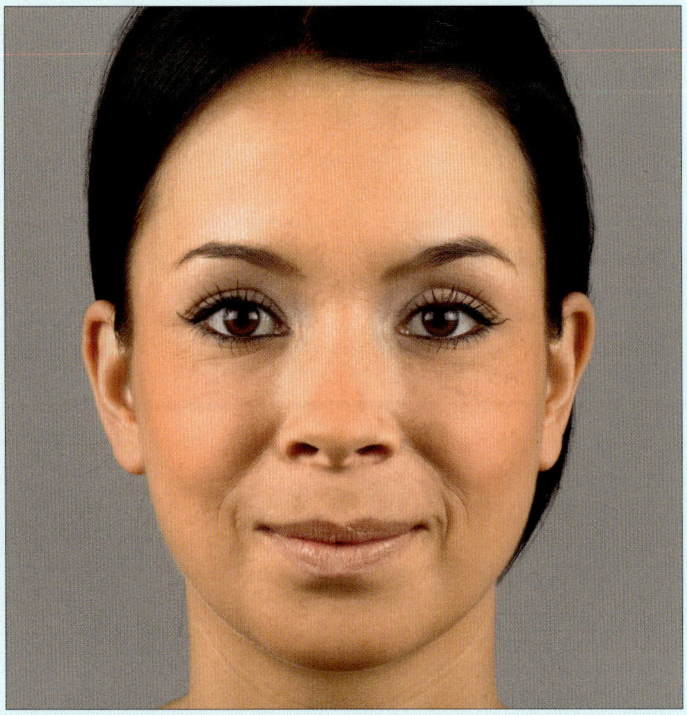

Vorhandenes Licht: Blitzlicht, manuell eingestellt auf Glühlampe → Farbverfälschung

3.1.3 Kamera

Es stehen drei Kameratypen zur Wahl: Kompakt-, Spiegelreflex- oder Bridgekameras (s. Tab. 3.1, S. 29).

Kompaktkameras sind Allroundgeräte. Sie sind klein, handlich, haben einen eingebauten Blitz und eignen sich für einfache Dokumentationsaufgaben.

Der Standard ist die digitale **Spiegelreflexkamera** mit allen Möglichkeiten der Erweiterung für Objektive, Blitz, Dermatoskopaufsatz oder Objektivfilter. Die digitale Spiegelreflexkamera weist bei entsprechender Konfiguration die höchste optische Leistung auf.

Daneben stehen sogenannte **Bridgekameras** zur Wahl. Sie vereinen in kompakter Bauweise die Vorzüge der digitalen Spiegelreflexkamera und einer Kompaktkamera.

Die Auswahl zwischen diesen drei Varianten orientiert sich an den individuellen Bedürfnissen des Benutzers. Generell soll die ausgewählte Kamera für den speziellen Verwendungszweck der medizinischen Dokumentation geeignet sein.

Von der Verwendung von Handykameras raten wir ab – zum einen, um einen professionellen Auftritt sicherzustellen, zum anderen erreichen einige Systeme noch nicht die notwendige Detailtiefe, und voreingestellte Filterfunktionen können die Dokumentation verfälschen. Weiter sind datenschutzrechtliche Fragestellungen zu beachten.

Praxistipp
Vor dem Kamerakauf sollte die Kamera getestet werden. Dazu werden Testaufnahmen von Hautarealen vor einfarbigen Hintergründen angefertigt, und zwar mit langem und kurzem Abstand. Sind die Ergebnisse nicht reproduzierbar, eignet sich die Kameraautomatik nicht für diesen Verwendungszweck.
Vor dem Einsatz neuer Kameras sollte man sich in Ruhe mit den technischen Möglichkeiten und der Bedienung vertraut machen.

3.1.4 Aufnahme

Im Folgenden werden die praktischen Grundzüge der Fotodokumentation dargestellt. Die hier gezeigten Beispiele wurden mit einer digitalen Spiegelreflexkamera erstellt, da dieser Kameratyp nach Abwägung aller Vor- und Nachteile für die Dokumentation in Dermatologie und Ästhetik am besten geeignet ist.

Grundlagen
Beim Fotografieren sind Körperhaltung, ein ruhiger Stand und die richtige Bedienung der Kamera Grundvoraussetzungen für ein optimales Ergebnis. Die Erstaufnahme bei einer Dokumentationsserie sollte sehr gewissenhaft und sorgfältig durchgeführt werden, da sie die Referenzaufnahme darstellt. Mit dieser Referenz werden alle

Digitale Kompaktkamera	Digitale Spiegelreflexkamera	Bridgekamera
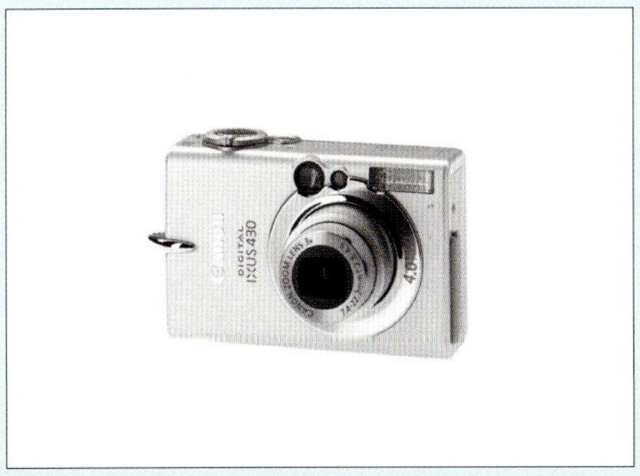	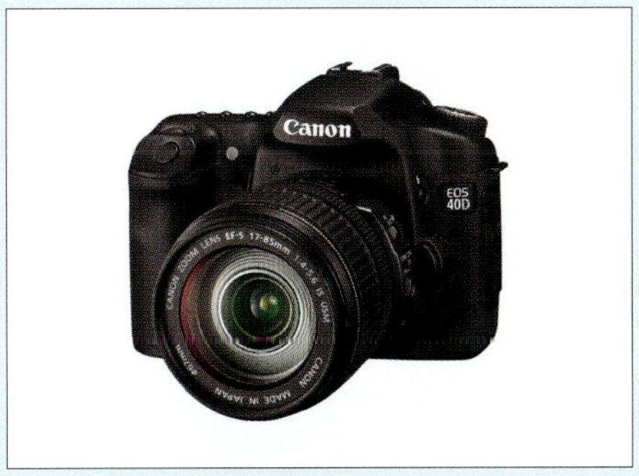	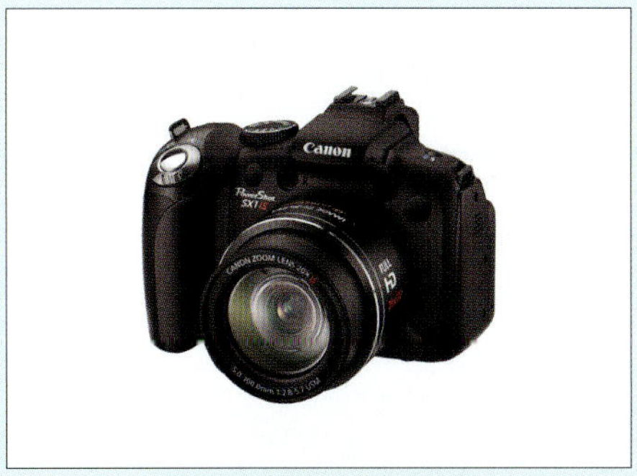
Vorteile		
+ leicht zu bedienen	+ großes Zubehörangebot	+ klein und kompakt
+ Motivprogramme	+ einfaches manuelles Arbeiten	+ manuelles Arbeiten möglich
+ günstig in der Anschaffung	+ hohe optische Leistung	
+ klein und kompakt	+ Objektivwechsel möglich	
	+ Spezialaufsätze (z. B. Dermatoskop)	
Nachteile		
– kaum Zubehör	– unhandlich	– wenig und teures Zubehör
– beschränktes Einsatzgebiet	– Bedienung erfordert Grundkenntnisse der Fotografie	– kein Objektivwechsel möglich
– manuelles Arbeiten mühsam / wenig Möglichkeiten		– Bedienung erfordert Grundkenntnisse der Fotografie
– kein indirektes Blitzen möglich		

Tabelle 3.1 Kameratypen im Vergleich

Bilder, die im Rahmen einer Verlaufsbeobachtung entstehen, verglichen.

> **Referenzaufnahme**
> **Bei der Fotografie des Gesichts sollten Aufnahmen sowohl in Ruhe als auch bei mimischer Anspannung erfolgen. Zusätzlich empfiehlt es sich, neben einer Frontalaufnahme jeweils eine Dreiviertel- und Profilaufnahme anzufertigen.**

Detailaufnahmen

Bevor Details fotografiert werden, sollte man sich stufenweise an die Lokalisation herantasten. Oft weiß man nach einer gewissen Zeit nicht mehr, an welcher Stelle die letzte Aufnahme gemacht wurde. Ein Übersichtsfoto hilft dann, die richtige Lokalisation im Verlauf wiederzufinden.

Verlaufsdokumentation

Während einer Verlaufsdokumentation sollte immer das Referenzfoto herangezogen werden. Hieran erkennt man Abstand, Winkel, Lichteinstellung und Lokalisation, die ausgewählt wurden. Diese Kriterien reichen für die meisten Verlaufsdokumentationen völlig aus. Für Studien gibt es preisintensive Komplettlösungen (Kamera, Stativ, Licht), mit denen die Fotos immer unter den gleichen Bedingungen angefertigt werden können.

Abstand zum Aufnahmeareal

Zum fotografierten Areal muss ein gewisser Abstand gehalten werden, da es sonst zu Verzerrungen oder Unschärfen kommt. Dabei hat jede Brennweite ihre Vor- und Nachteile. Bei Aufnahmen im Weitwinkelbereich unter 50 mm beispielsweise kommt es – ähnlich wie bei einem Türspion – zu unerwünschten Verzerrungen, die bei der Dokumentationsfotografie nicht erwünscht sind. Besser ist es, aus einem etwas größeren Abstand an das Motiv heranzuzoomen. Andererseits sollte man auch nicht zu nah heranzoomen, da sonst die Bilder verwackeln können.

Aufnahmeebene

Die Kamera sollte immer parallel zum Aufnahmeobjekt ausgerichtet sein, denn die üblichen Kameras können nur auf einer zum Aufnahmesensor bzw. zur Kamera parallelen Ebene ein scharfes Bild liefern. Ein Verkippen oder Verkanten der Kamera zur Aufnahmeebene führt zu einem partiell unscharfen Bild.

Detailaufnahmen

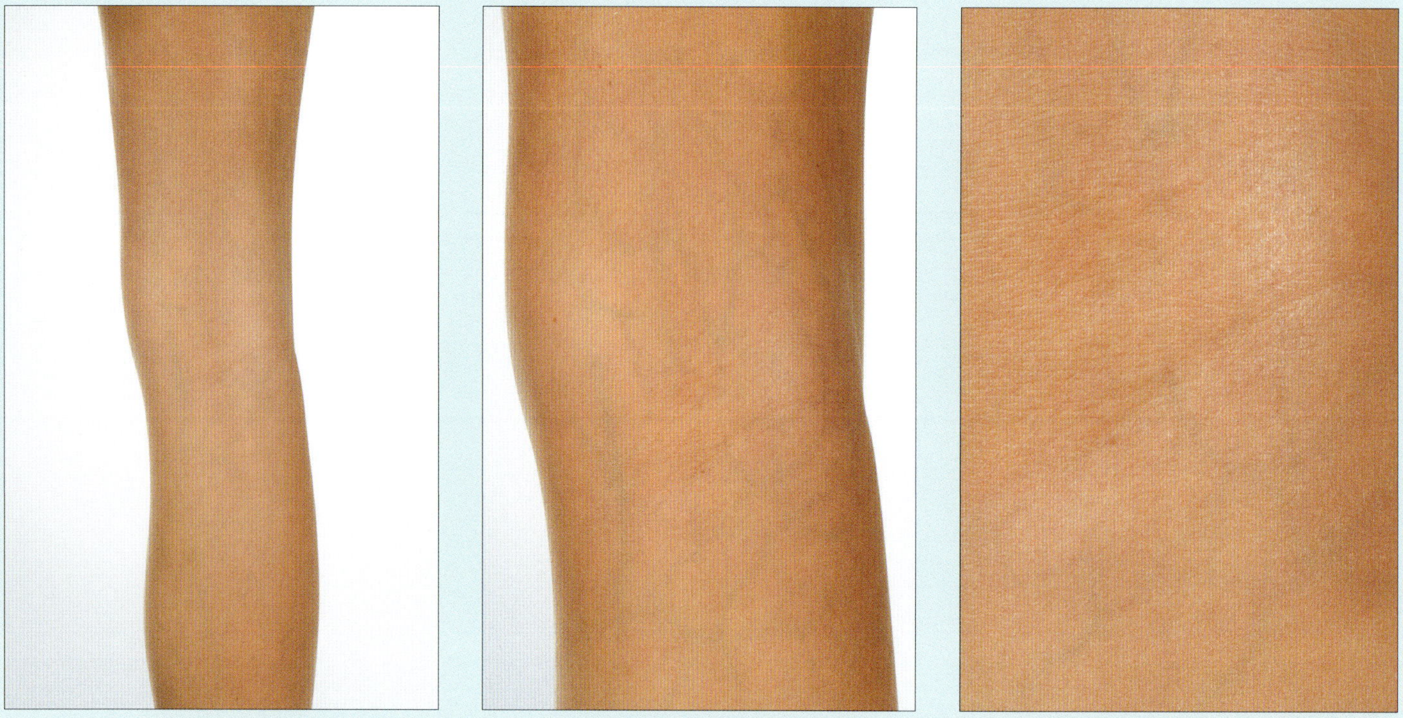

Zunächst ein Übersichtsbild anfertigen und dann in mehreren Schritten an das Motiv heranzoomen

Verlaufsdokumentation: Orientierung am Referenzbild

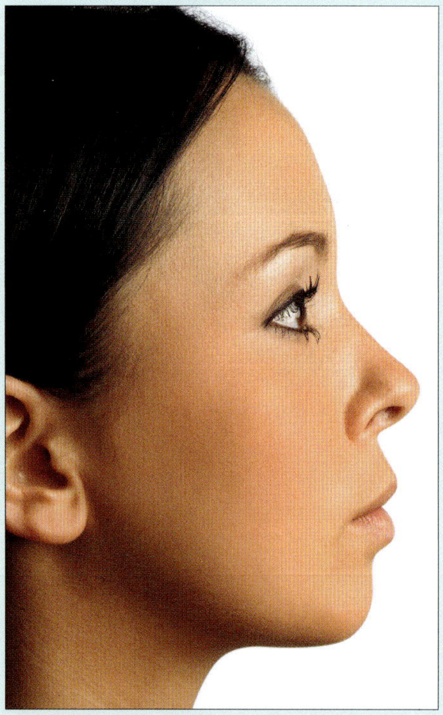

Referenzbild

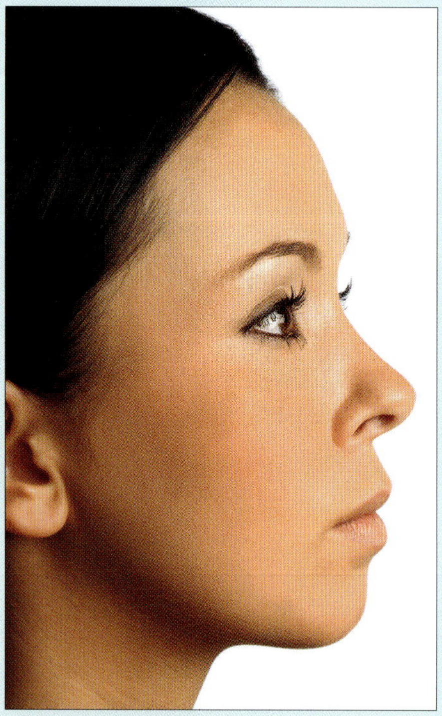

Verlaufsbild 1

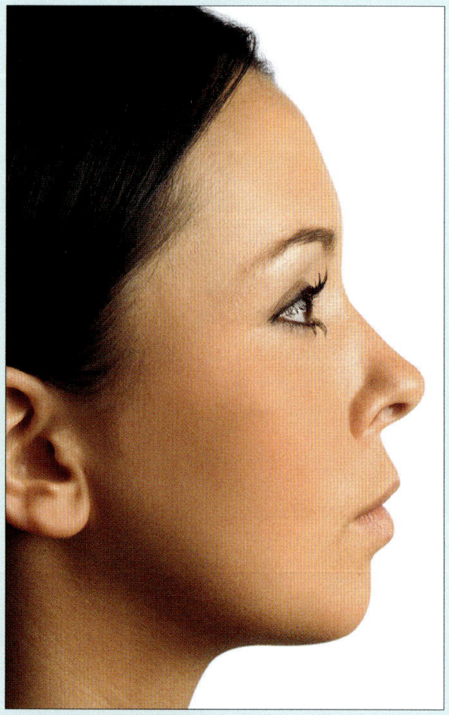

Verlaufsbild 2

Der richtige Abstand zum Aufnahmeareal

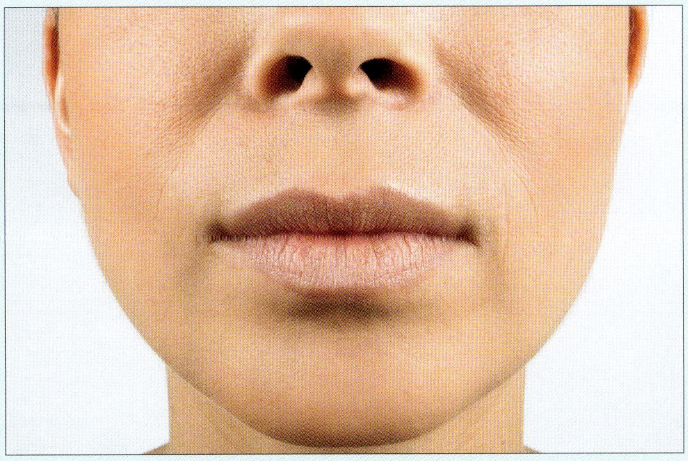
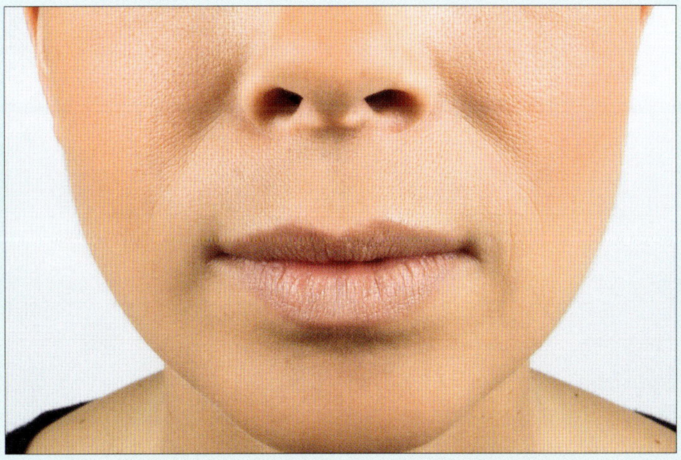

Verzeichnungen durch zu große Nähe zum Aufnahmeareal

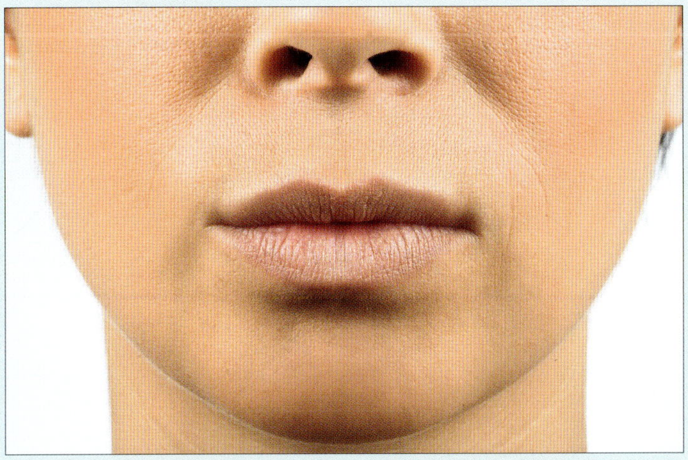
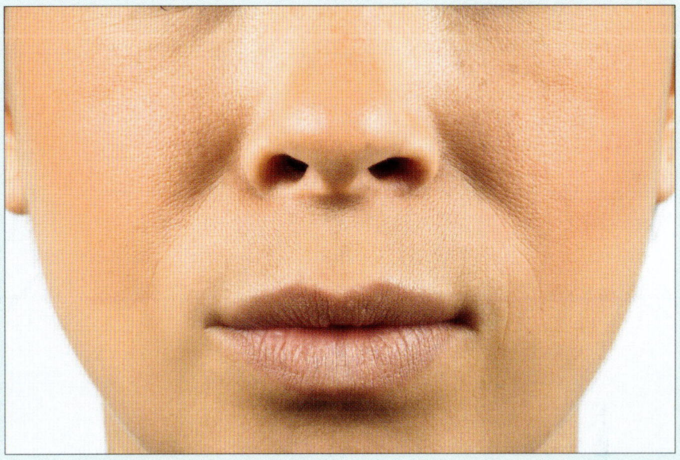

Besser: Aufnahme aus der Distanz mit Heranzoomen (100 mm Brennweite)

Richtige Aufnahmeebene

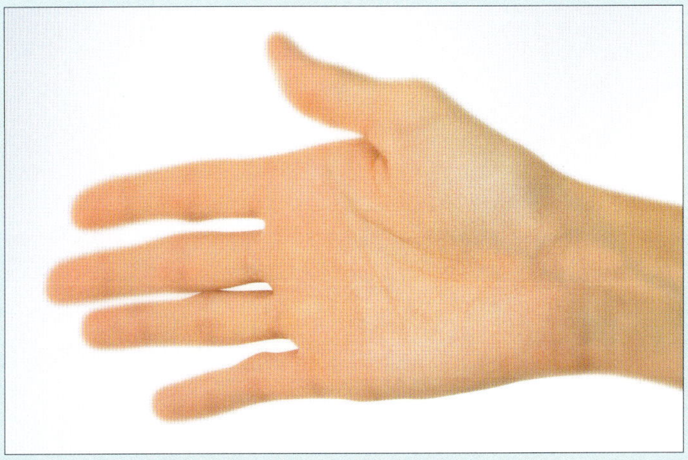

„Verkippte" Kamera führt zu unscharfen Bereichen

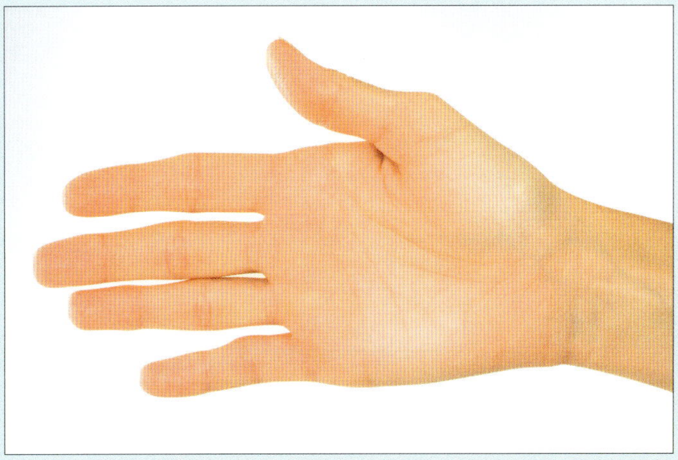

Kamera parallel zum Aufnahmeebene liefert durchgehend scharfe Bilder

Histogramm und Helligkeitswerte

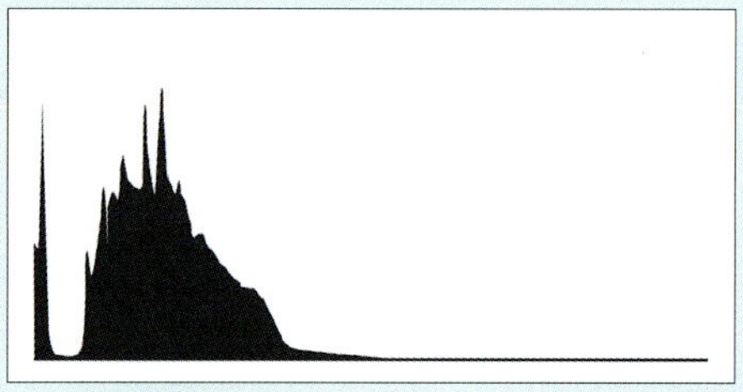

Unterbelichtetes Foto

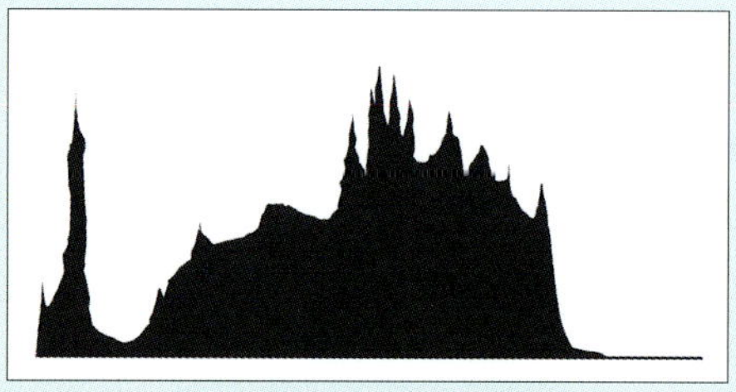

Normale Belichtung

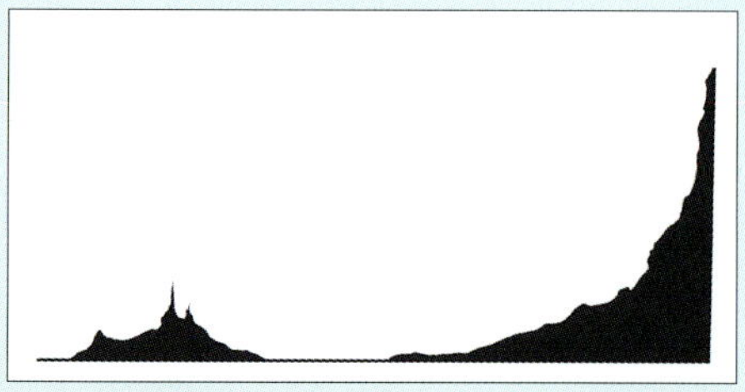

Überbelichtetes Foto

Belichtung
Die Beurteilung der Lichtverhältnisse allein durch das Kameradisplay liefert allenfalls Anhaltspunkte. Ein zu dunkles Bild auf dem Display ist ein Hinweis auf Unterbelichtung, ein sehr helles ist ein Hinweis auf Überbelichtung. Verschiedene Kameras (selbst vom selben Typ) können unterschiedliche Displays haben und somit abweichend auf Belichtungsunterschiede reagieren. Folgende Parameter müssen bei der Belichtung berücksichtigt werden:

- ISO-Wert
- Blendenwert
- Leistung des Blitzgerätes

Sinnvolle Einstellungen sind: ISO-Wert im Bereich von 200–800, die Blende sollte den größtmöglichen Wert haben, die Belichtungszeit sollte bei Blitzbenutzung das meiste Umgebungslicht ausblenden, aber niemals länger als 1/50 s sein.

Die Autoren empfehlen die Nutzung der Automatikfunktion, um Fehler in den Einstellungen, die nicht trivial sind, zu vermeiden.

Größenmessung
Messungen im Bild können am einfachsten mit einem Lineal realisiert werden. Wenn Merkmale mit einem „Maßstab" dokumentiert werden sollen, kann man aus hygienischen und praktischen Gründen ein Einmallineal verwenden. Dieses ist meist 10 cm lang und 2 cm breit, selbstklebend und lässt sich einfach mit Kugelschreiber beschriften.

Größenmessung

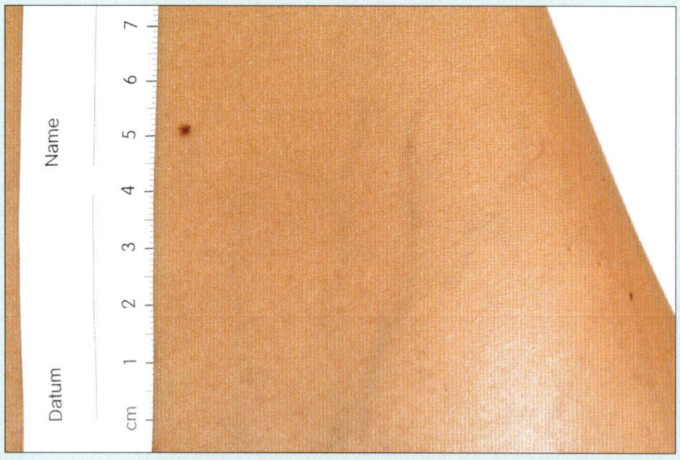

Um die Größe oder eine Veränderung im Verlauf zu dokumentieren, können selbstklebende Einmallineale als Maßstab verwendet werden

3.1.5 Übersichten zur Fotodokumentation

Checkliste: Ausstattungsanforderungen zur Verlaufsdokumentation	
Hintergrund	• Drei Meter breite, einfarbige Wand in gedeckten Farben • Ggf. Hintergrundsystem
Kamera	• Aktuelle digitale Spiegelreflexkamera • Niedriges Rauschverhalten bei hohen ISO-Werten • Automatische Sensorreinigungsfunktion empfehlenswert
Blitzlicht	• Systemblitz vom jeweiligen Kamerahersteller • Schwenkbarer Reflektor
Objektive	• 28- bis 80-mm-Zoom-Objektiv, kleinste Blendenöffnung 5,6 • 100-mm-Makro-Objektiv, kleinste Blendenöffnung 5,6
Zubehör	• Speicherkarte • Kartenlesegerät • Reinigungsset für Objektive und Sucher • Tasche

Checkliste: Ablaufschema Fotodokumentation

1. Raum vorbereiten (abdunkeln, sich für eine Lichtquelle entscheiden)
2. Hintergrund auswählen (je nach Lokalisation)
3. Kameraeinstellungen auswählen
4. Patientin positionieren, Übersichtsaufnahme und danach Detailaufnahme erstellen
5. Für spätere Archivierung: Namen der Patientin abfotografieren oder Bild in Datenbank einlesen

Checkliste: Kameragrundeinstellungen	
ISO	Nicht höher als 800
Brennweite **Übersichtsaufnahmen** **Details**	 35–50 mm 85–100 mm
Bildformat	JPEG
Komprimierung	Mittlere Komprimierung
Weißabgleich	Manuell, abgestimmt auf das verwendete Licht
Belichtungszeit	1/60 bis 1/250
Blende	5,6 bis 11
Picture Styles	Hauttöne

3.2 Bildarchivierung

Alle angefertigen Bilder sollten gemeinsam mit den weiteren Patientendaten gespeichert werden (s. Kap. 2.4). Im Rahmen der Fotodokumentation und der Archivierung ist auf die Richtlinien der gültigen Datenschutz-Grundverordnung (EU-DSGVO) sowie der berufsrechtlichen Vorgaben zu achten. Prinzipiell gilt, dass für jede fotografische Dokumentation und Archivierung das Einverständnis des Patienten einzuholen ist.

4 Behandlung

4.1 Behandlungsumgebung / Setting 36
4.2 Lagerung und Beleuchtung 36
4.3 Ergonomie 37
4.4 Hilfsmittel 37
4.5 Spritzen und Nadeln 39
4.6 Herstellung der Injektionslösung 40
4.7 Injektionstechniken 41
4.8 Vor- und Nachbehandlung des Gesichts 49
4.9 Markierung 49

4 Behandlung

Nachdem in den vorangegangenen Kapiteln alle Schritte, die einer Behandlung vorausgehen, beschrieben wurden, werden in diesem Kapitel die notwendigen Behandlungsschritte und Rahmenbedingungen dargestellt.

4.1 Behandlungsumgebung / Setting

Die Behandlungsumgebung bzw. die Atmosphäre sollte ein möglichst großes Maß an professioneller Fürsorge vermitteln. Dazu trägt ein heller, gut belüfteter und angenehm temperierter Behandlungsraum bei. Das Behandlungsgebiet ist für den Therapeuten und seine Assistenz idealerweise von allen Seiten bequem zugänglich.

Die Behandlung selbst sollte ohne Zeitdruck durchgeführt werden. Trotz optimaler Vorbereitungsgespräche werden unmittelbar vor der Behandlung immer noch Fragen, Sorgen oder erweiterte Behandlungswünsche von den Patienten vorgetragen. Auf diese sollte der Behandler offen, geduldig und ohne Hast reagieren. Nur bei vollkommener Patienten-Compliance ist ein optimales Ergebnis der Behandlung zu erwarten. Aus dieser Sicht empfiehlt es sich, nochmals genau die geplante Behandlung zu beschreiben. Erst wenn alle offenen Fragen geklärt bzw. alle Unsicherheiten beseitigt sind, folgt die eigentliche Behandlung.

4.2 Lagerung und Beleuchtung

Die Durchführung der Behandlung erfolgt in der Regel auf einem speziellen Behandlungsstuhl. Dieser lässt sich sowohl in der Höhe als auch in der Neigung verstellen. Die Arbeitshöhe wird dabei an die Größe des Behandlers angepasst, um eine rückenschonende und ergonomische Arbeitsweise bei aufrechter Körperhaltung zu gewährleisten. Die Rückenlehne des Behandlungsstuhls sollte sich stufenlos bis hin zur Liegeposition absenken lassen. Dabei ist zu berücksichtigen, dass sich die Proportionen des Gesichts im Vergleich zur aufrechten Haltung bei einer liegenden Haltung verändern. Die Behandlungsplanung erfolgt daher am Gesicht in halbsitzender oder aufrechter Position. Die Behandlung in halb liegender Position ermöglicht es der Patientin, sich besser zu entspannen.

Um das Hautrelief und die Falten besser sichtbar zu machen, sollte die Ausleuchtung eher aus seitlicher Richtung erfolgen. Bei voller frontaler Ausleuchtung des Behandlungsareals sind die Falten schlechter sichtbar.

4

Behandlungspositionen

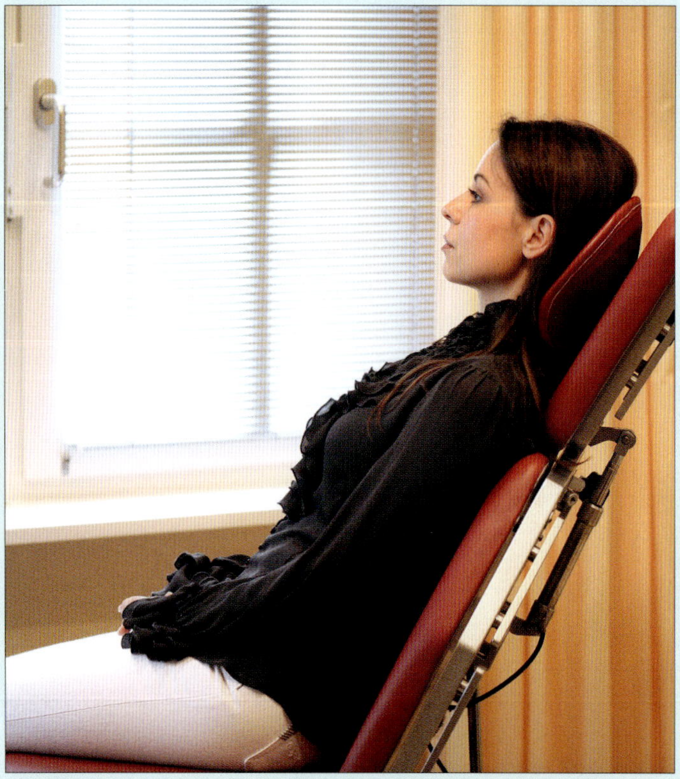

Aufrechte Position: Da sich die Proportionen mit der Position ändern, erfolgt die Behandlungsplanung in aufrechter Position.

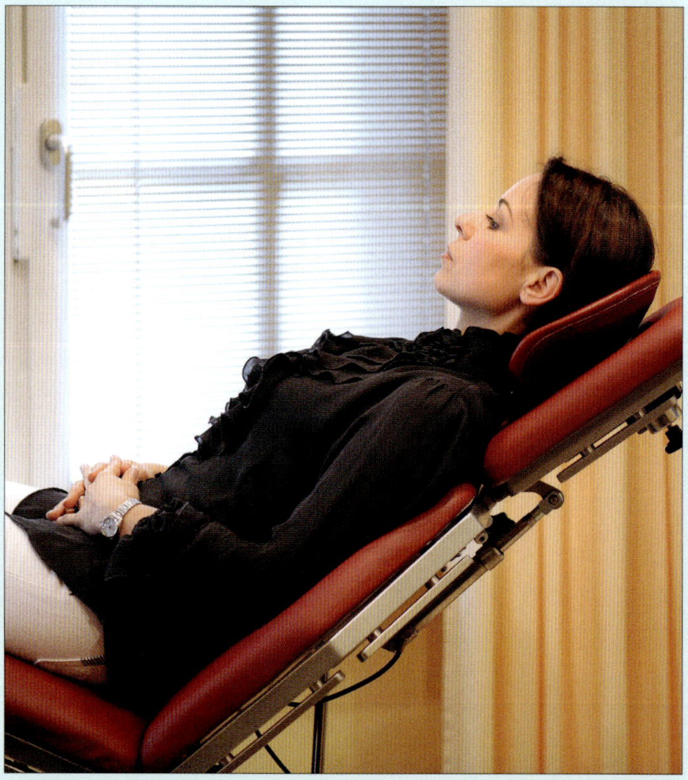

Halb liegende Position: Die halb liegende Position erleichtert der Patientin die Entspannung und ermöglicht dem Behandler, ergonomischer zu arbeiten, da alle Bereiche des Gesichts in dieser Position gut erreichbar sind.

4.3 Ergonomie

Unter Ergonomie wird in diesem Zusammenhang die rückenschonende Körperhaltung des Therapeuten verstanden. Eine ergonomische, rückenschonende Haltung ermöglicht es ihm, entspannt zu behandeln und Rückenproblemen gezielt vorzubeugen. Zu den Grundprinzipien der ergonomischen Arbeitshaltung gehört das Arbeiten mit gerade aufgerichtetem Oberkörper. Rotationsbewegungen zwischen Becken und Schultergürtel sollten vermieden werden. Drehungen und Positionsänderungen erfolgen unter Einbeziehung des gesamten Körpers.

Optimal ist die Höhe der Behandlungsfläche dann, wenn sich das Behandlungsgebiet in Brusthöhe des Therapeuten befindet. Die Schultern des Behandlers hängen locker herab und der Injektionsarm kann mit dem Ellenbogen auf der Behandlungsliege abgestützt werden. Dies ermöglicht eine entspannte Haltung bei der Durchführung der Injektionen.

4.4 Hilfsmittel

In diesem Abschnitt werden Hilfsmittel beschrieben, die helfen, einerseits die Technik des Therapeuten zu optimieren und andererseits die schmerzarme Therapie für die Patientin noch erträglicher zu machen. Nadeln und Spritzen werden im nächsten Abschnitt beschrieben (s. Kap. 4.5).

4.4.1 Topische Lokalanästhetika

Bei besonders empfindlichen Patienten können vor der Behandlung Lokalanästhetika in Salbenform aufgetragen werden. Eines der Standardmedikamente ist eine Kombination aus Lidocain und Prilocain (Emla®). Ebenfalls sehr wirksam ist eine Rezeptur aus Lidocain und Tetracain in Gelform. Dieses Gel wirkt schnell und sehr intensiv.

4.4.2 Lupenbrille

Eine Lupenbrille ermöglicht das stereoskopische Sehen im Nahbereich. Lupenbrillen besitzen ein großes Sichtfeld und ermöglichen auch in Randzonen ein scharfes Bild, das frei von Verzerrungen ist. Da die Injektionen mit feinen Nadeln und relativ oberflächlich durchgeführt werden, erleichtert eine Lupenbrille die Arbeitsweise ungemein. Sie erlaubt die Identifizierung und Schonung kleinster Gefäße, die bei der Behandlung – insbesondere im Periorbitalbereich – nicht verletzt werden sollten.

Körperhaltung während der Behandlung

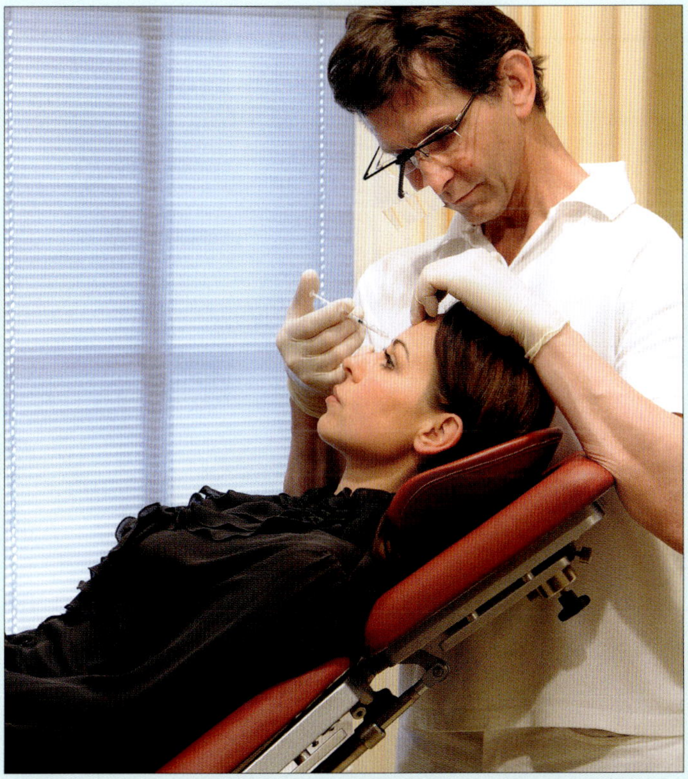

Optimale Haltung: In dieser Position sind Becken und Schultern des Therapeuten nicht gegeneinander rotiert, die Rückenhaltung ist gerade und aufrecht und der Injektionsarm wird auf der Behandlungsliege abgestützt.

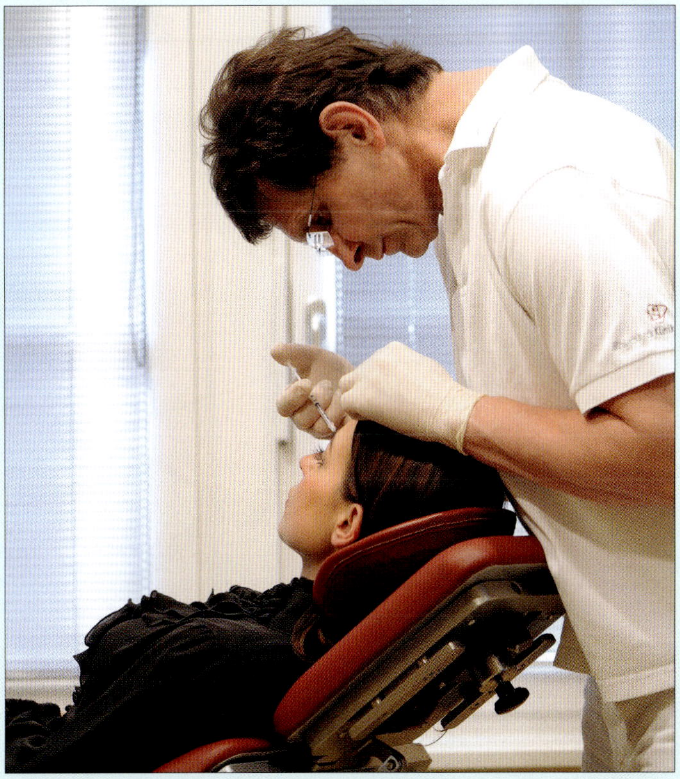

Falsche Haltung: Hier ist die Behandlungshöhe deutlich zu gering: Der Therapeut muss den Rücken krümmen, was zu einer verstärkten Belastung im Bereich der Halswirbelsäule führt. In dieser Position ist keine entspannte, ergonomische Arbeitsweise möglich.

4.4.3 Eyeliner

Ein einfacher Eyeliner ermöglicht es, vor der Durchführung der Behandlung die Injektionsareale zu markieren. Gleichzeitig kann der Patientin die beabsichtigte Vorgehensweise damit gut demonstriert werden.

Bei der Nutzung eines Eyeliners sollten zwei Aspekte berücksichtigt werden. Der Eyeliner sollte bevorzugt weißer bzw. heller Farbe sein und die Injektion nicht unmittelbar in die Markierung erfolgen. Insbesondere bei dunkelfarbigen Eyelinern besteht die Gefahr der Pigmentverschleppung in die Dermis und somit die Setzung einer dauerhaften Schmutztätowierung.

4.4.4 Coolpack

Coolpacks oder Eiswürfel, aus hygienischen Gründen in Einwegbeuteln wie z. B. Vlieshüllen verpackt, können vor oder nach der Behandlung zur Schmerzlinderung angewendet werden.

Hilfsmittel bei der Behandlung

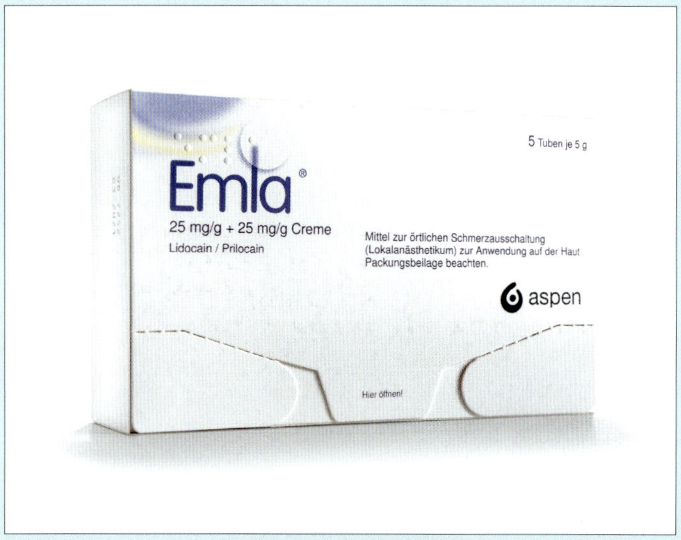

Topische Lokalanästhetika: Lokalanästhetika auf der Basis von Lidocain & Prilocain oder Tetracain können bei empfindlichen Patienten zur Anästhesie verwendet werden. (EMLA® 25 mg/g + 25 mg/g Creme, © Aspen Germany GmbH, München).

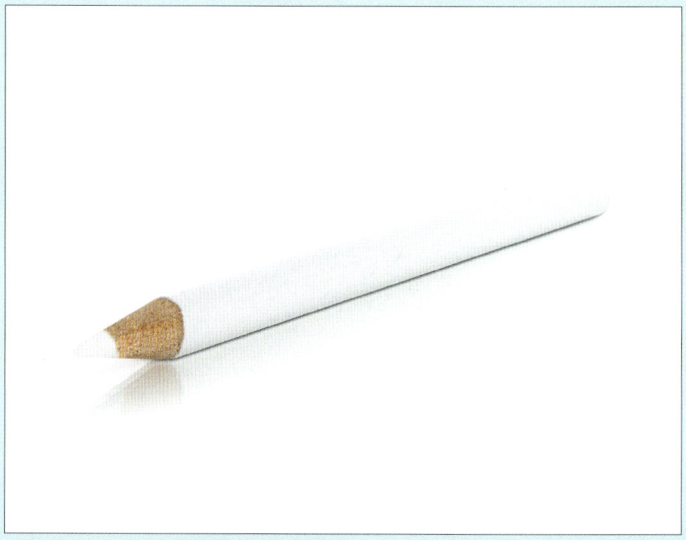

Eyeliner: Mit einem einfachen Eyeliner können die Behandlungspunkte vor der Behandlung markiert und ggf. mit der Patientin erörtert werden.

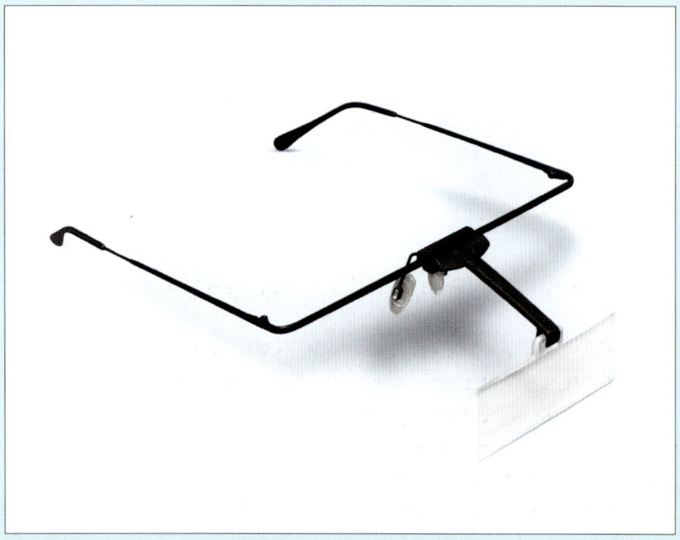

Lupenbrille: Eine Lupenbrille wie die hier gezeigte führt zu einer etwa vierfachen Vergrößerung und stellt eine ergonomische Erleichterung für den Therapeuten bei der Verabreichung der Injektionen dar.

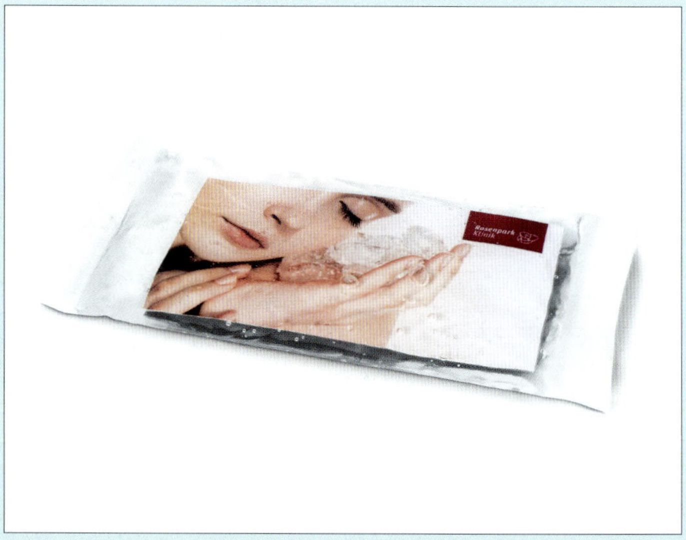

Coolpack: Coolpacks eignen sich sowohl zur Vor- als auch zur Nachbehandlung. Im Rahmen der Vorbehandlung setzen Coolpacks oder Eiswürfel die Schmerzempfindlichkeit herab. Als Nachbehandlung vermindern sie das Auftreten von Schwellungen oder Schmerzen.

4.5 Spritzen und Nadeln

Die Injektionsbehandlung sollte so schmerzarm wie möglich erfolgen. Wichtig hierbei ist die richtige Wahl der Spritzen und Nadeln. Üblicherweise werden Insulinspritzen, entweder mit sehr dünner integrierter Nadel oder mit aufgesetzter Nadel, verwendet. Alle Bestandteile der verwendeten Spritzen sollten latexfrei sein.

4.5.1 0,3-ml-Spritze

Spritzen mit integrierter Nadel werden von mehreren Herstellern angeboten (*s. Herstellernachweise* S. 189). Die Nadel hat einen Durchmesser von 0,3 mm und eine Länge von 8 mm. Der spezielle Facettenschliff der Nadel sorgt für eine sehr schmerzarme Punktion.

Die Silikonbeschichtung der Nadel garantiert einen kaum wahrnehmbaren Einstich. Die gut ablesbare Skala ermöglicht ein präzises Dosieren der zu verabreichenden Injektionslösungen. Konstruktions-

Spritzentypen

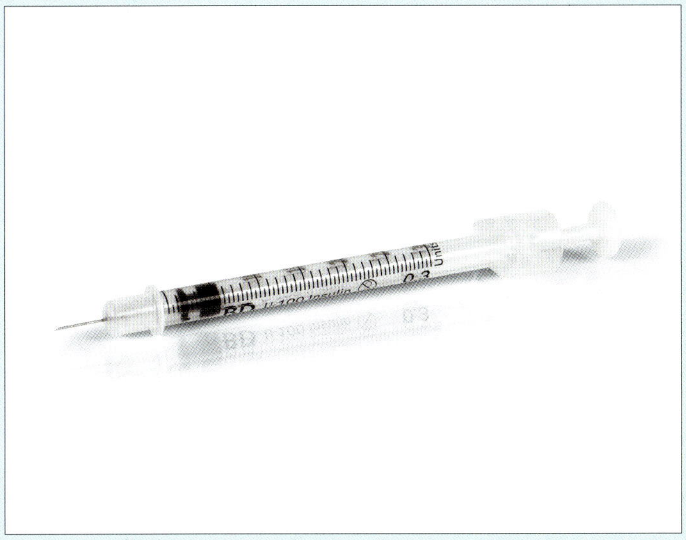

0,3-ml-Spritze mit integrierter Nadel: Das Spritzenvolumen beträgt 0,3 ml, es ist kein Totraum vorhanden. Die gut ablesbare Skala ermöglicht eine optimale Dosierung.

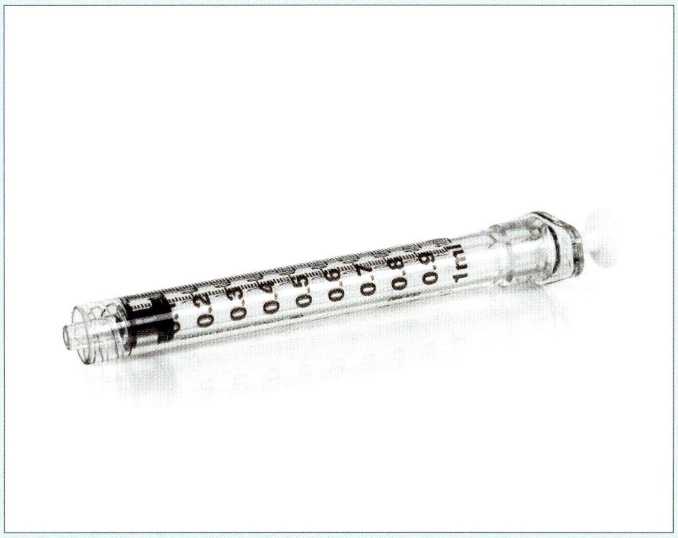

1-ml-Spritze: Diese Spritze wird für die Applikation größerer Volumina verwendet, die gut lesbare Skala und der niedrige erforderliche Kolbendruck ermöglichen eine präzise Dosierung.

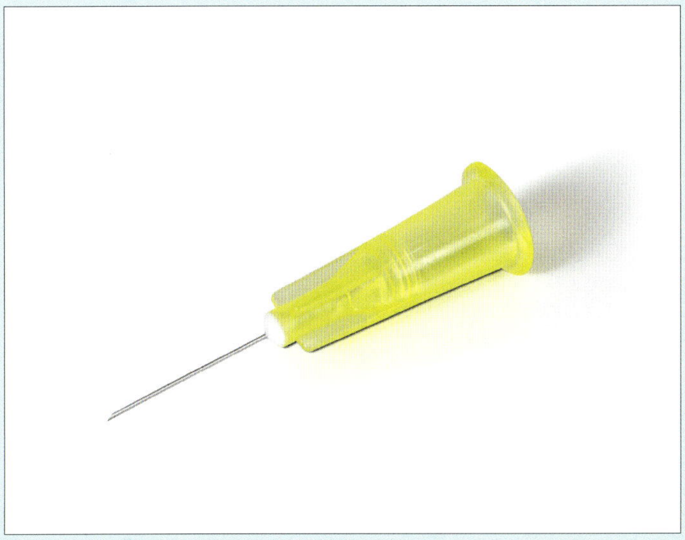

Nadeln: Es werden sehr dünne Nadeln mit einer Länge von 12–13 mm und einem Durchmesser von 0,25–0,3 mm verwendet. Die Silikonisierung der Nadeln und der spezielle Schliff sorgen für einen schmerzarmen Einstich.

bedingt wird ein Totraum vermieden, was gewährleistet, dass die Injektionslösung komplett und ohne Rest verwertbar ist. Nach vier bis sechs Einstichen sollte eine neue Spritze verwendet werden.

4.5.2 Einmal-Insulin-Spritze (1 ml Volumen)

Die 1-ml-Spritze unterscheidet sich von der 0,3-ml-Spritze nicht nur im Volumen, sondern insbesondere auch darin, dass sich unterschiedliche Nadeln aufsetzen lassen. Das Volumen bei dieser Spritze beträgt 1 ml, die Skala ist in 0,1-ml-Abschnitte unterteilt und gut ablesbar. Für die Injektion wird nur ein minimaler Kolbendruck benötigt, sodass sich der Wirkstoff auch mit dieser Spritzenform gut dosieren lässt.

4.5.3 Nadeln

Um eine möglichst schmerzarme Injektion zu gewährleisten, werden sehr dünne Nadeln, wie sie auch in der Diabetikerversorgung zum Einsatz kommen, verwendet. Diese Nadeln weisen einen Durchmesser von 0,25–0,30 mm und eine Nadellänge von 12–13 mm auf. Die Nadeln sind in der Regel mit Silikon beschichtet, was ein gutes, schmerzarmes Eindringen in Haut und Muskeln ermöglicht. Dies wird unterstützt durch spezielle Facettenschliffe der Nadelspitze.

Hinweis für die Rekonstitution

- **Alle Präparate, die 50 Units beinhalten, werden mit 1,25 ml 0,9%iger, unkonservierter, steriler NaCl-Lösung verdünnt.**
- **Die Rekonstitution der Präparate mit 100 Units erfolgt mit 2,5 ml 0,9%iger, unkonservierter, steriler NaCl-Lösung.**
- **Für die in Speywood-Einheiten gemessenen Präparate gilt:**
  - **Azzalure® wird zumeist mit 0,63 ml 0,9%iger, unkonservierter, steriler NaCl-Lösung verdünnt,**
  - **Dysport® wird zumeist mit 2,5 ml 0,9%iger, unkonservierter, steriler NaCl-Lösung verdünnt.**
- **Die Einheiten pro Milliliter lassen sich in Tabelle 4.1 ablesen.**
- **Die Einheiten sind herstellerspezifisch definiert und unterscheiden sich aufgrund unterschiedlicher Wirkstoffpräparationen in ihrer biologischen Aktivität. Dosisverhältnisse sind deswegen nicht zwischen unterschiedlichen Präparaten übertragbar.**

4.6 Herstellung der Injektionslösung

Mit Ausnahme des 2022 zugelassenen Fertigpräparats Alluzience® werden alle anderen Botulinumtoxin-Präparate in Pulverform gelagert und müssen vor der Anwendung in 0,9%iger, unkonservierter, steriler NaCl-Lösung (engl. Synonym: Sodiumchlorid) rekonstituiert werden. Der Vorgang wird im Folgenden einmal exemplarisch beschrieben. Im Einzelnen sind die Rekonstitutionsvorschriften der jeweiligen Fachinformationen zu beachten.

Das Rekonstituieren des Flascheninhalts und das Aufziehen der Spritze sollten über plastikbeschichteten Papiertüchern erfolgen, um eventuelle Spritzer aufzufangen. Die Oberfläche des Gummistopfens der Durchstechflasche wird vor dem Einstechen der Nadel mit Alkohol (70 %) gereinigt. *Anmerkung:* Alkohol in höheren Konzentrationen kann zu einer Denaturierung von Proteinen und damit auch des Botulinumtoxins führen. Die zur Desinfektion verwendete Konzentration wäre zwar ausreichend, die im klinischen Alltag verwendeten Mengen sind es jedoch nicht. Somit ist auch bei unvollständiger Verdunstung der alkoholhaltigen Desinfektion kein Wirkverlust zu befürchten.

Präparat	E[1]	NaCl (0,9 %)	E[1] pro Injektionsvolumen									
		ml	0,01	0,02	0,03	0,04	0,05	0,06	0,07	0,08	0,09	0,1
Bocouture® 50/ Xeomin® 50	50 U	1,25	0,4	0,8	1,2	1,6	2	2,4	2,8	3,2	3,6	4
Vistabel® 50/ Botox® 50	50 U	1,25	0,4	0,8	1,2	1,6	2	2,4	2,8	3,2	3,6	4
Nuceiva® 50	50 U	1,25	0,4	0,8	1,2	1,6	2	2,4	2,8	3,2	3,6	4
Letybo® 50	50 U	1,25	0,4	0,8	1,2	1,6	2	2,4	2,8	3,2	3,6	4
Azzalure®	125 S.E.	0,63	2	4	6	8	10	12	14	16	18	20
Alluzience® [2]	125 S.E.	0,63	2	4	6	8	10	12	14	16	18	20
Dysport®	500 S.E.	2,5	2	4	6	8	10	12	14	16	18	20

Tabelle 4.1 Gebrauchsfertige Injektionslösungen der auf den deutschen Markt verfügbaren Botulinumtoxin-Präparate: Rekonstitutionsvolumina und biologische Einheiten.

1 Die biologischen Einheiten (E) der Präparate sind herstellerspezifisch definiert: U = Units; S.E. = Speywood-Einheiten. Dosisangaben sind zwischen Produkten unterschiedlicher Hersteller nicht übertragbar. Die in Allergan-Einheiten empfohlenen Dosierungen unterscheiden sich von denen anderer Botulinumtoxin-Präparate (Fachinformation beachten).

2 Alluzience® ist ein Fertigpräparat, das bereits durch den Hersteller durch o.g. Zugabe von 0,9%iger NaCl-Lösung rekonstituiert wurde.

Herstellung der gebrauchsfertigen Lösung

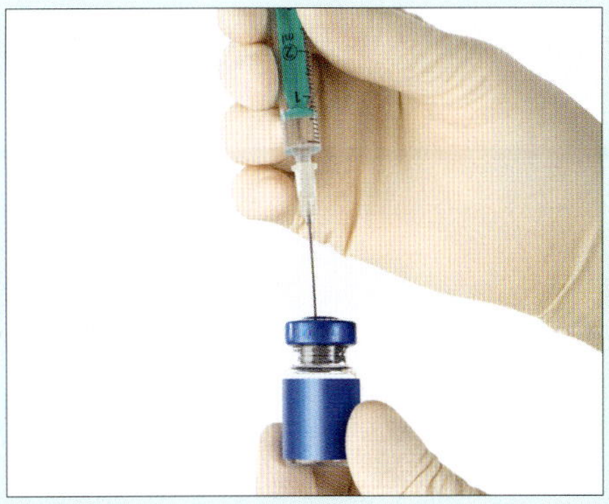

1. Schritt: Den in Pulverform vorliegenden Wirkstoff mit 0,9%iger, unkonservierter, steriler NaCl-Lösung auflösen.

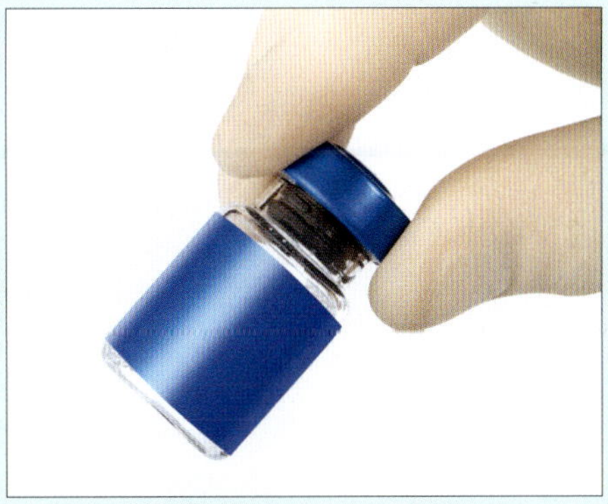

2. Schritt: Die Lösung vorsichtig so lange schwenken, bis sich der Wirkstoff komplett aufgelöst hat. *Achtung:* Nicht schütteln, um eine Schaumbildung zu vermeiden.

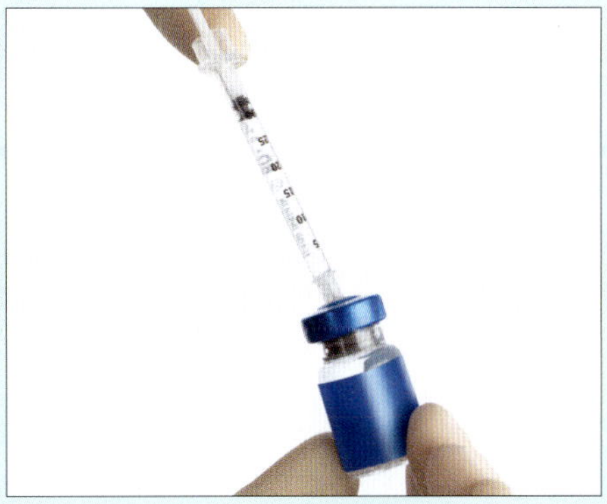

3. Schritt: Die gebrauchsfertige Lösung wird in geeignete Spritzen aufgezogen.

Produkt	ml Standardlösung (vgl. Tab. 4.1)	NaCl (0,9 %)	E[1] pro Injektionsvolumen „Ein-Drittel-Lösung"					
		ml	0,01875	0,0375	0,75	0,15	0,225	0,3
Bocouture®	0,1	0,2	0,25	0,5	1	2	3	4
Vistabel®	0,1	0,2	0,25	0,5	1	2	3	4

Tabelle 4.2 Einheiten pro ml einer gebrauchsfertigen „Ein-Drittel-Lösung" der Präparate Bocouture® 50(/Xeomin® 50) bzw. Vistabel®(/Botox 50®). Durch Hinzugabe von zwei weiteren Anteilen NaCl-Lösung zu der ursprünglichen Injektionslösung lässt sich ein größeres Injektionsvolumen mit gering dosierter Wirkstoffmenge injizieren, wodurch eine bessere Diffusion ermöglicht wird.

1 Die biologischen Einheiten (E) der Präparate sind herstellerspezifisch definiert. Dosisangaben sind nicht von einem Produkt auf das andere zu übertragen.

Über die Nadel einer 2-ml-Spritze wird anschließend die in Tab. 4.1 aufgeführte Menge 0,9%ige, unkonservierte, sterile NaCl-Lösung in die Durchstechflasche gegeben. Durch den Unterdruck wird die NaCl-Lösung direkt in die Durchstechflasche gesogen.

Das Vial wird nun vorsichtig geschwenkt, bis sich die Substanz vollständig in der Kochsalzlösung aufgelöst hat. Schütteln ist zu vermeiden, da sich hierbei Schaum bildet; durch das Schwenken wird die Schaumbildung vermieden. Die gebrauchsfertige Lösung kann nun in geeignete Spritzen aufgezogen werden (s. Kap. 4.5, S. 39 f.). Bei der Entnahme muss darauf geachtet werden, dass die Nadelspitze das Glas nicht berührt, da dadurch die Spitze beschädigt wird, was zu einem schmerzhaften Einsticherlebnis für die Patientin führen würde.

Es bietet sich an, das benötigte Injektionsvolumen einer Behandlung im Vorfeld zu kalkulieren und in einer entsprechenden Anzahl Spritzen bereitzulegen. Die in der Durchstechflasche rekonstituierte Lösung sollte am gleichen Tag verbraucht werden.

4.6.1 Herstellung einer „Ein-Drittel-Lösung"

Die „Ein-Drittel-Lösung" ist eine Verdünnung der nach Rekonstitutionsvorschrift angefertigten Injektionslösungen von Bocouture®/Xeomin® bzw. Vistabel®/Botox®. Sie eignet sich, um kleinste Dosen der Präparate dort zu verabreichen, wo eine möglichst große diffusionsbedingte Verteilung des Wirkstoffs indiziert ist. Dazu werden 0,1 ml der rekonstituierten Lösung mit 0,2 ml 0,9%iger, unkonservierter, steriler NaCl-Lösung verdünnt. Dies ergibt vier Einheiten auf 0,3 ml anstelle von vier Einheiten auf 0,1 ml wie in der ursprünglichen Lösung (vgl. Tab. 4.1 und 4.2).

4.7 Injektionstechniken

Es gibt unterschiedliche Techniken, mit denen der Wirkstoff verabreicht werden kann. Die in den Augen der Autoren fünf wichtigsten werden im folgenden Kapitel beschrieben:

- Direkte Injektion
- Gerichtete Injektion
- Bi-Level-Injektion
- Quaddelung
- EMG-gestützte Injektion

Welche Injektionstechnik sich im Einzelfall am besten eignet, ist abhängig vom Zielmuskel, dem individuellen anatomischen Befund und der praktischen Erfahrung des Therapeuten. Grundsätzlich werden tiefe Injektionen in den Muskelbauch und subkutane Injektionen unterschieden, bei denen der Wirkstoff seine muskulären Zielstrukturen schonend mittels Diffusion erreicht.

4.7.1 Grundregeln

Zusätzlich zu einer ergonomischen Arbeitsweise ist darauf zu achten, dass die Spritze zwischen Zeige- und Mittelfinger gehalten wird. Der Daumen liegt locker auf dem Stempel. Mit der Kleinfingerseite bzw. mit dem kleinen Finger stützt sich die Injektionshand ab. Diese Position ist die Grundposition bei der Injektion. Zwei Finger der kontralateralen Injektionshand können zur Fixierung und zur leichten Kompression des Zielmuskels genutzt werden, um damit eine genauere Injektion zu gewährleisten. Zudem sollte die Spritze jederzeit so gehalten werden, dass die Skala gut lesbar ist und somit eine genaue und reproduzierbare Applikation des Wirkstoffs gewährleistet werden kann. Die Injektion wird nach Provokation der Muskelaktivität ausgeführt. Eine der Grundregeln besteht darin, die Injektion für den Patienten so schmerzlos wie möglich zu gestalten. Die Verwendung von Spritzen mit extra feiner Nadel sowie eine sorgfältige Injektionstechnik sind in diesem Kontext unabdingbar. Schmerz kann auch dadurch entstehen, dass die Nadel zu tief eingeführt wird, wobei sie gegen das unter den Muskeln befindliche Periost geschoben wird und sich verbiegt. Um dies zu vermeiden, sollten die Nadeln immer langsam und diagonal zur Hautoberfläche eingeführt werden.

Abseits der Schmerzprävention gibt es noch weitere Grundregeln, die beim Injizieren zu beachten sind, um mögliche unerwünschte Nebenwirkungen einer Therapie mit Botulinumtoxin Typ A zu vermeiden. So erlaubt beispielsweise eine oberflächliche subkutane Injektion, bei der der Wirkstoff durch Diffusion an seinen Zielmuskel gelangt, oder die Verwendung von Verdünnungen wie einer Ein-Drittel-Lösung eine sehr vorsichtige Dosierung des Wirkstoffs bei der Anwendung in Bereichen, die eventuell zu Überkorrekturen neigen, wie beispielsweise die (laterale) Stirn. Hinsichtlich Injektionen von Botulinumtoxin Typ A im Bereich der Augenbrauen muss zudem einer mögliche Paralyse des M. levator palpebrae superioris und somit letztlich einer Ptosis vorgebeugt werden. Eine Ptosis kann bei Ausbreitung des Wirkstoffs hinter das Septum orbitale auftreten. Dies wird vor allem bei einer nachlässig durchgeführten Injektion beobachtet. Aus diesem Grunde ist es wichtig, während der Injektion den größtmöglichen Abstand zum Orbitarand einzuhalten. Der Therapeut ist mittels des Daumens oder Zeigefingers seiner kontralateralen Hand in der Lage, den Zielmuskel von dessen knöcherner Basis zu trennen und somit eine sichere Injektion entlang der Augenbrauen zu gewährleisten.

Praxistipp

Als weitere Möglichkeit des Schmerzmanagements empfehlen die Autoren die sogenannte „Klopftechnik". Leichte, dezidierte und rhythmische Schläge auf das Behandlungsareal führen zu einer mechanischen Ablenkung. Die klinische Erfahrung zeigt, dass beim Anwenden dieser Technik unmittelbar vor der Injektion der wahrgenommene Injektionsschmerz um bis zu 80 % verringert werden kann.

Grundhaltung bei der Injektion

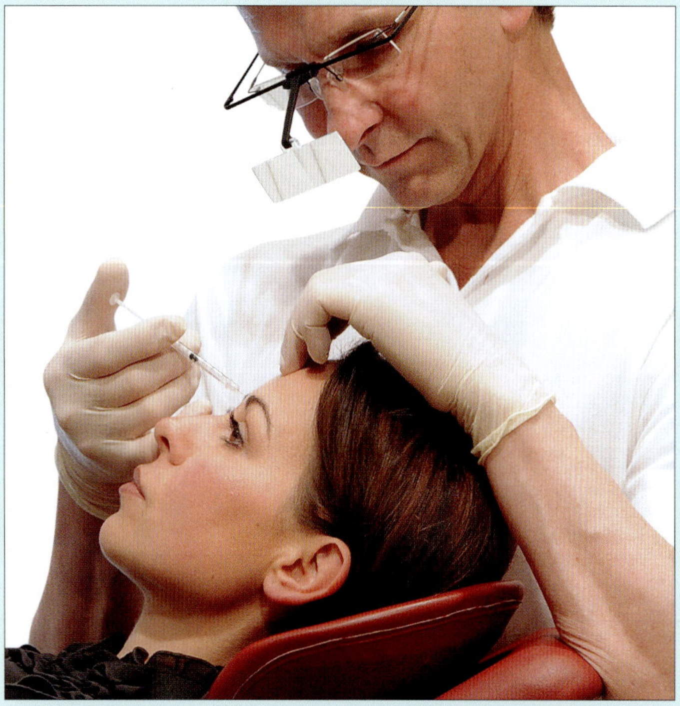

Grundhaltung vor der Injektion mit ergonomischer, rückenschonender Körperhaltung. Die Spritze wird zwischen Zeige- und Mittelfinger gehalten. Der Daumen liegt locker auf dem Stempel. Mit der Kleinfingerseite bzw. mit dem kleinen Finger stützt sich die Injektionshand ab. Die Nadel sollte langsam und diagonal zur Hautoberfläche eingeführt werden.

Klopftechnik

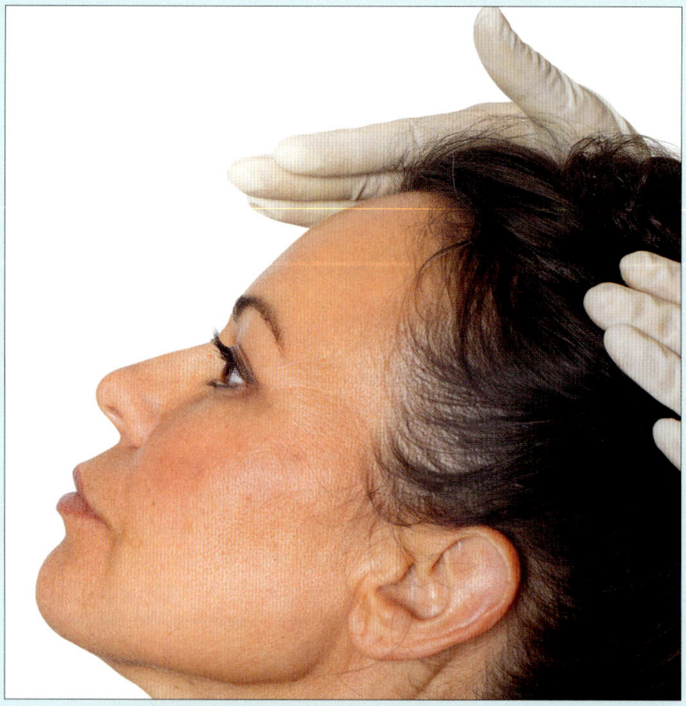

Rhythmisches Klopfen unmittelbar vor der Injektion lenkt die Behandlungsregion mechanisch ab und verringert so den Injektionsschmerz deutlich.

Grundregeln beim Injizieren

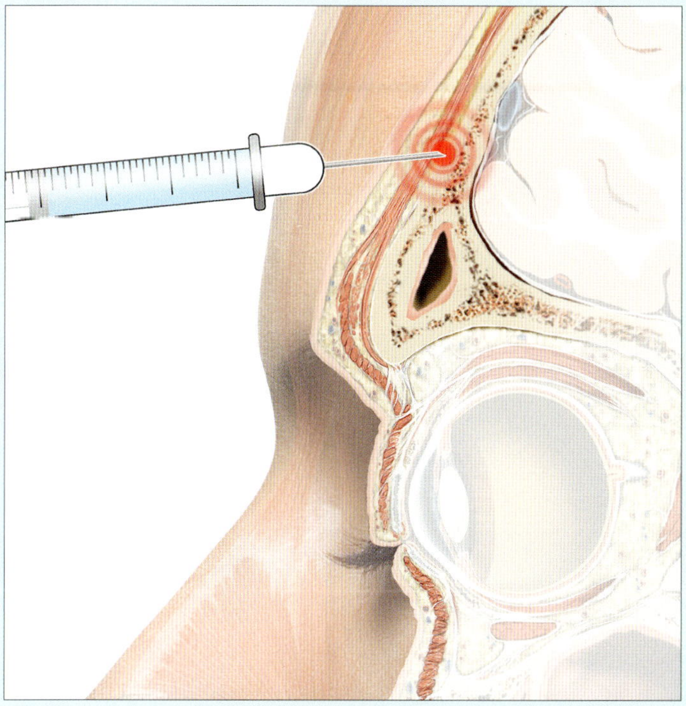

Stößt die feine Nadeln am Periost an, kann sie sich verbiegen, wodurch anschließende Injektionen schmerzhaft werden. Aus diesem Grund müssen Injektionen bis zum Knochen auf jeden Fall vermieden werden.

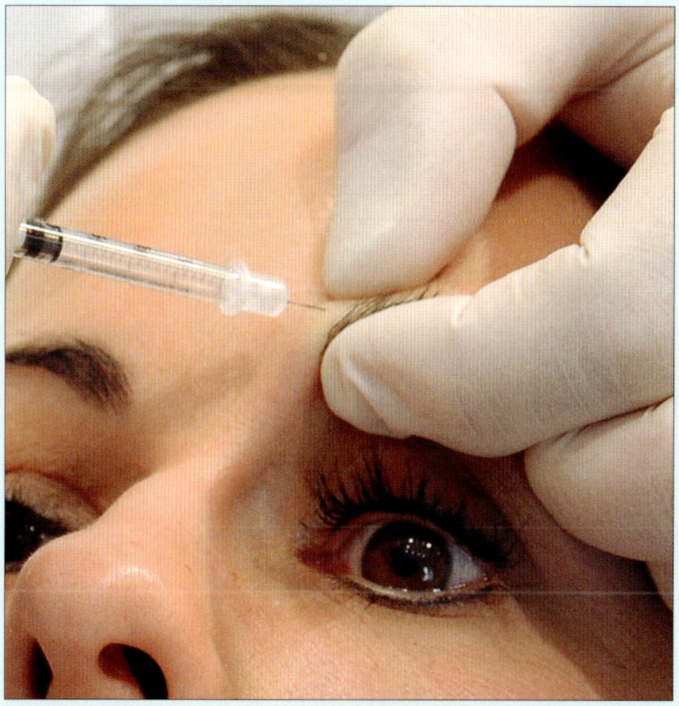

Indem die Nadel vorsichtig in diagonaler Richtung zur Hautoberfläche eingeführt wird, erfolgen die Injektionen so schmerzfrei wie möglich.

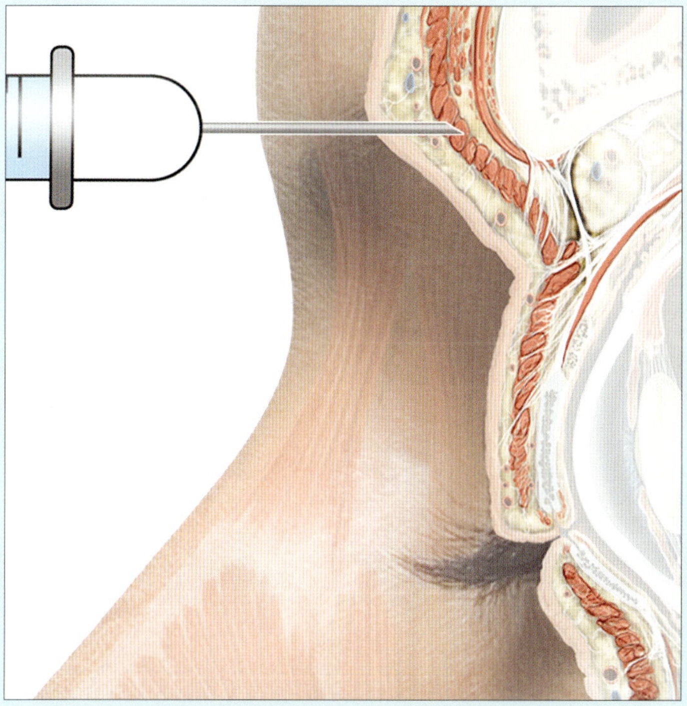

Bei Injektionen im Bereich der Augenbraue muss verhindert werden, dass der Wirkstoff versehentlich hinter das Septum orbitale gelangt und den M. levator palpebrae superioris paralysiert, was eine Ptosis zur Folge hat.

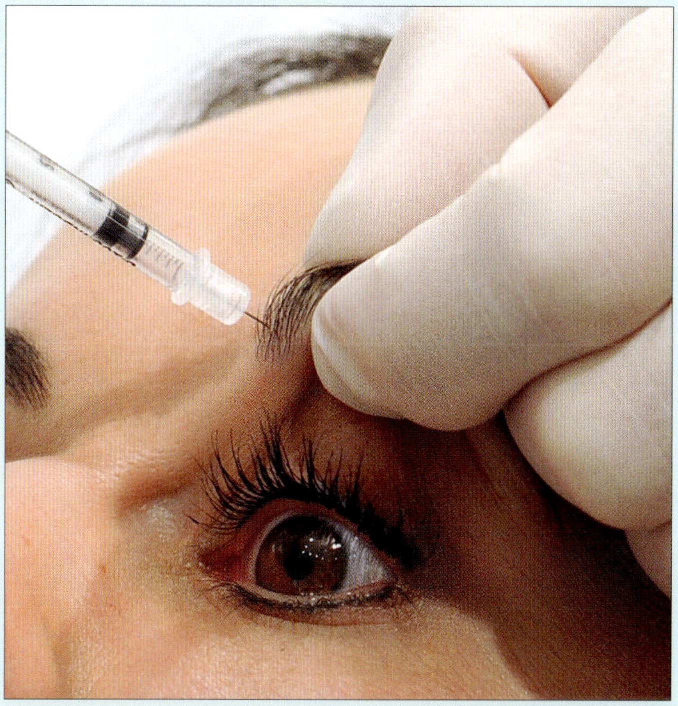

Dazu werden die Muskelanteile durch den Daumen oder Zeigefinger der kontralateralen Injektionshand vom Orbitarand abgeschirmt und eine Verletzung des Septum orbitale während der Injektionen verhindert.

4.7.2 Direkte Injektion

Bei der direkten Injektion wird der Wirkstoff direkt in den Muskelbauch injiziert. Dafür erfolgt die Insertion der Nadel nach vorangegangener Palpation des Zielmuskels nahezu senkrecht zur Haut. Zur exakteren Platzierung des Medikaments kann der Muskel auch zwischen Zeigefinger und Daumen der kontralateralen Injektionshand fixiert und leicht komprimiert werden.

Video
Direkte Injektionstechnik

Direkte Injektion: M. procerus

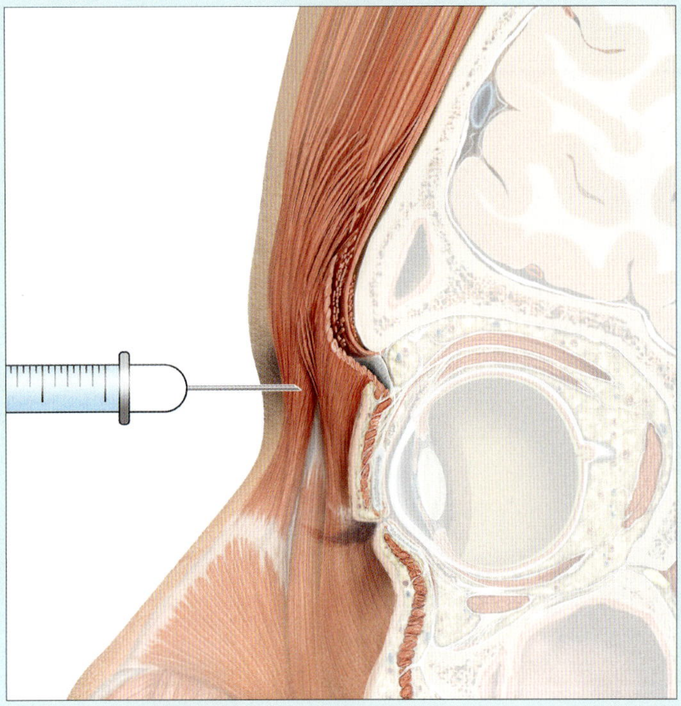

Das anatomische Schnittbild zeigt schematisch eine direkte Injektion in den Muskelbauch des M. procerus.

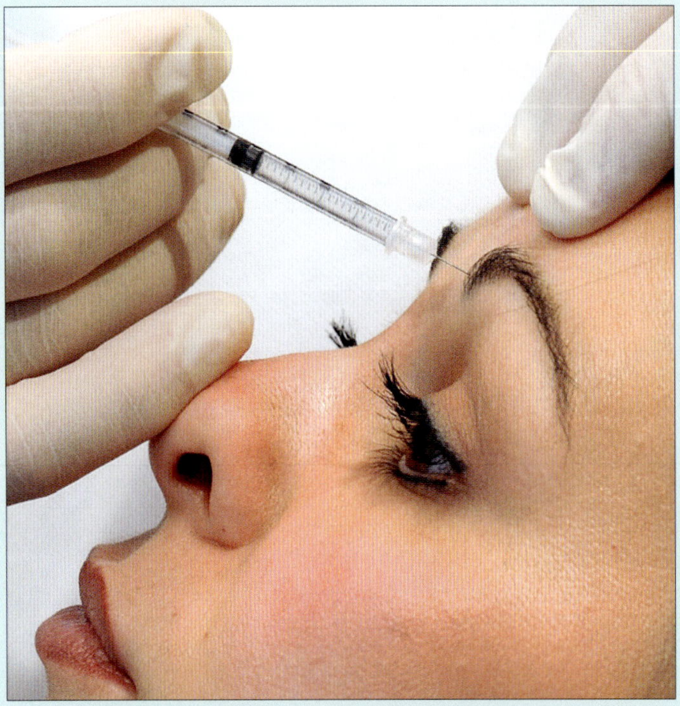

In der Praxis erfolgt die Injektion senkrecht zur Haut nach einer provozierten Kontraktion des Zielmuskels.

4.7.3 Gerichtete Injektion

Die sogenannte gerichtete Injektion zielt auf den Ort der maximalen muskulären Anspannung, die der Patient am Zielmuskel hervorbringen kann. Diese Injektionstechnik wird häufig beim M. corrugator supercilii angewendet. Die Insertionsrichtung folgt dem Faserverlauf.

Video
Gerichtete Injektionstechnik

Gerichtete Injektion: M. corrugator supercilii

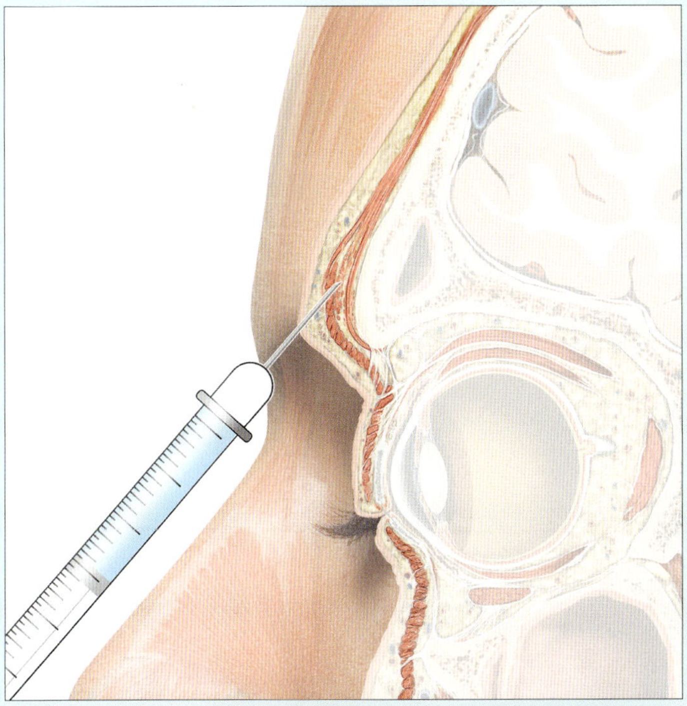

Das anatomische Schnittbild zeigt schematisch eine gerichtete Injektion entlang der Muskelfasern des tiefer gelegenen M. corrugator supercilii.

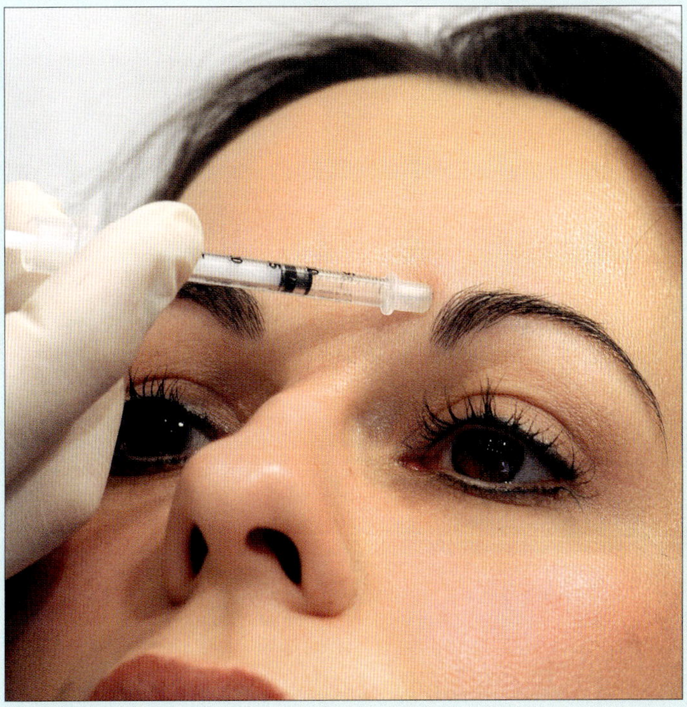

In der Praxis erfolgt die Injektion in den Zielmuskel hin zum Ort der maximalen Kontraktionskraft.

4.7.4 Bi-Level-Injektion

Die Bi-Level-Injektion kommt bevorzugt im Bereich der Augenbraue und somit im Bereich des M. orbicularis oculi, des M. corrugator supercilii und des M. depressor supercilii zur Anwendung. Für die Injektionstechnik dient der Daumen der kontralateralen Injektionshand dabei gewissermaßen als Widerlager für die Muskelanteile im Bereich der Augenbraue. Der Daumen grenzt den knöchernen Orbitarand gegen den Muskel ab und gewährleistet, dass eine potenzielle intraorbitale Injektion vermieden wird. Dieses Verfahren verhindert das Risiko einer Levatorptosis.

Bei der Bi-Level-Injektion erfolgt die Injektion des Wirkstoffs in zwei Ebenen, einer tiefen und einer oberflächlicheren. Im tiefen Bereich werden die tiefen Fasern des M. corrugator supercilii geschwächt. Nach Zurückziehen der Nadel in die oberflächliche Ebene wird medial der M. depressor supercilii bzw. lateral die Pars orbitalis des M. orbicularis oculi durch eine gezielte intramuskuläre Injektion inaktiviert. Somit werden durch die gleichzeitige Hemmung der Brauendepressoren mittels Bi-Level-Injektion eine zeitgleiche, indirekte Stimulation des Elevators (M. epicranius, Venter frontalis) und so eine maximale Brauenelevation erreicht.

Video
Bi-Level-Injektionstechnik

Beabsichtigte Wirkung der Bi-Level-Injektion

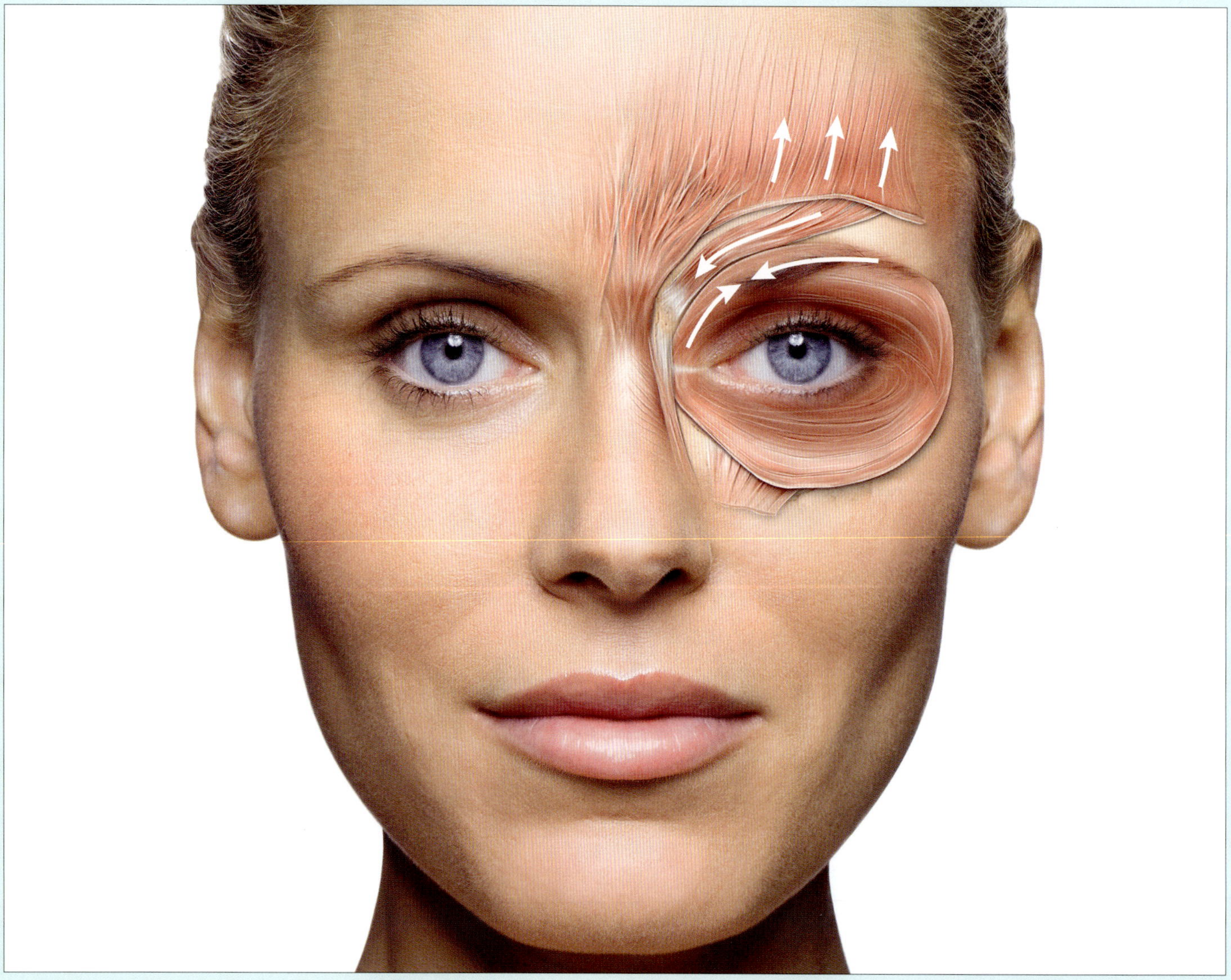

Die Bi-Level-Injektion kann entlang der Augenbrauen angewandt werden, um einen natürlichen Liftingeffekt auf zwei Ebenen zu erreichen. Durch eine sukzessive Abgabe des Wirkstoffs in eine tiefere und eine oberflächliche muskuläre Ebene lassen sich eine indirekte Stimulation der Elevatoren der Brauen (M. epicranius, Venter frontalis) und eine Tonusminderung ihrer Depressoren (M. orbicularis oculi, Pars orbitalis, M. corrugator supercilii, M. depressor supercilii) in einem einzigen Behandlungsschritt erreichen.

Bi-Level-Injektion: 1. Tiefe Ebene

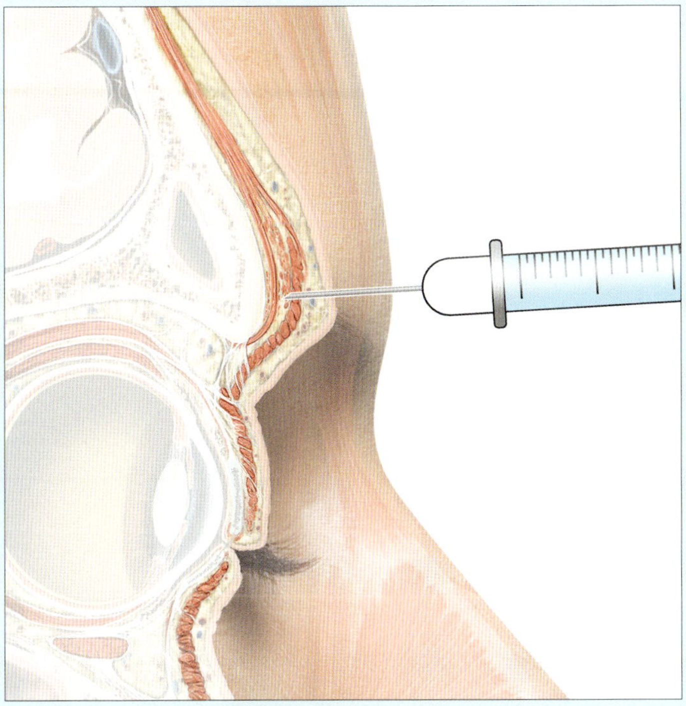

Level 1, anatomisches Schnittbild: Bei der Injektion in den tiefen Bereich wird der M. corrugator supercilii geschwächt.

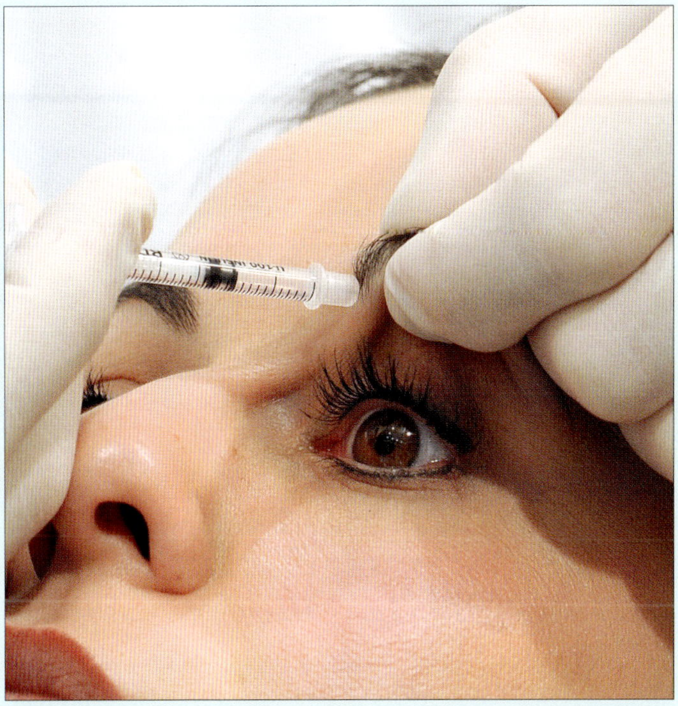

Level 1, Praxis: Um dies zu gewährleisten, verabreicht der Therapeut zunächst eine Injektion in die tiefer gelegenen muskulären Bereiche. Möglichen Komplikationen wird begegnet, indem er mithilfe seiner kontralateralen Hand den behandelten Muskel vom Orbitarand isoliert.

Bi-Level-Injektion: 2. Oberflächliche Ebene

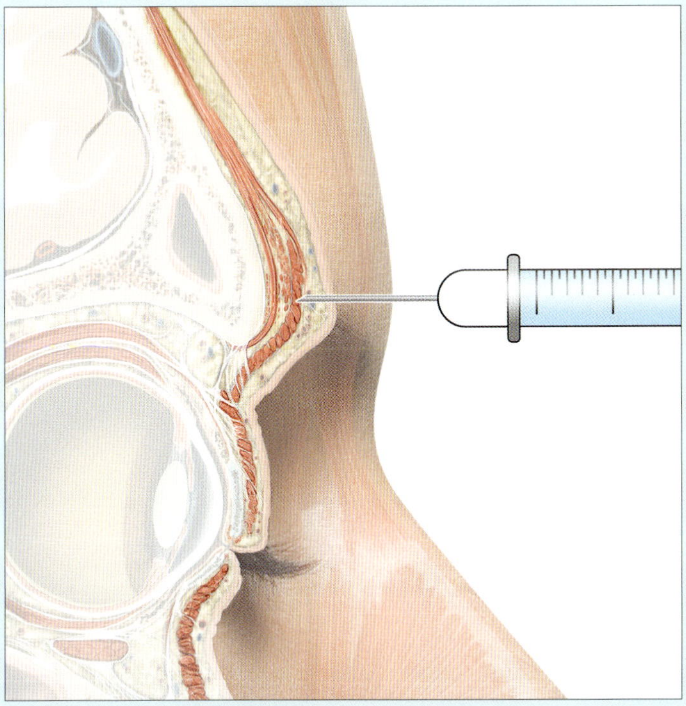

Level 2, anatomisches Schnittbild: Anschließend wird der Wirkstoff auch noch in die oberflächlichere Muskelschicht abgegeben. Dabei soll vor allem gezielt intramuskulär der M. depressor supercilii bzw. die Pars orbitalis des M. orbicularis oculi inaktiviert werden, was zu einer Tonusminderung der Depressorenaktivität führt.

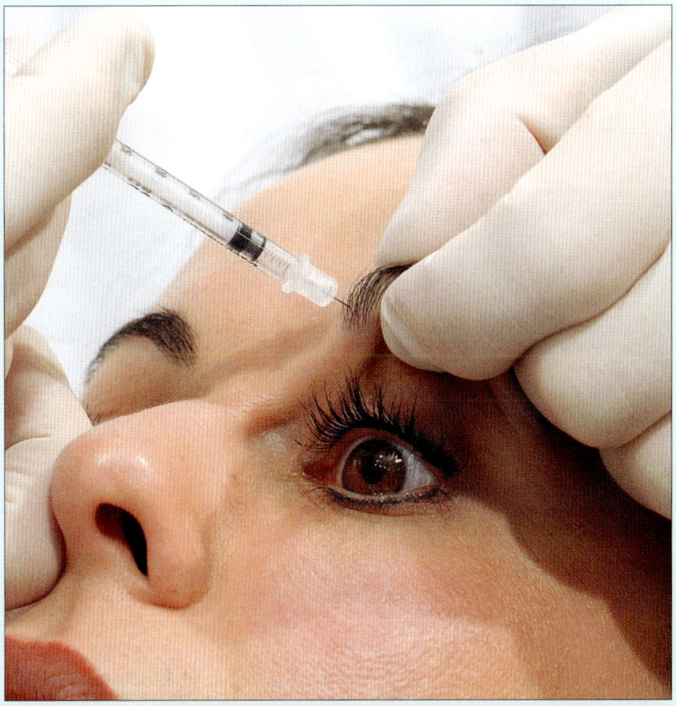

Level 2, Praxis: Hierzu zieht der Therapeut die Nadel in einen oberflächlichen Bereich der Muskelmasse zurück und injiziert eine weitere Dosis gezielt in den M. depressor supercilii bzw. den M. orbicularis oculi.

4.7.5 Quaddelung

Eine weitere Möglichkeit, den Wirkstoff zu platzieren, ist die sogenannte Quaddelung. Hierbei wird die Nadel möglichst tangential in die Haut eingeführt und in die oberste Hautschicht oder bis in die Subkutis vorgeschoben. Nach der Injektion bildet sich eine intradermale oder subkutane Quaddel. Von hier aus gelangt der Wirkstoff indirekt durch Diffusion an die muskuläre Zielstruktur. Dadurch wird das Risiko einer Überdosierung und daraus resultierender Komplikationen erheblich verringert. Die Technik der intradermalen Quaddelung kommt z. B. am Unterlid zur Anwendung, da hier die Applikation in den Bereich erfolgt, in dem die Fasern des M. orbicularis oculi direkt in die Hautoberfläche inserieren. Eine subkutane Quaddelung erfolgt unter anderem an dünneren, weniger ausgeprägten Muskelfasern, wie beispielsweise an den lateralen Anteilen des Venter frontalis des M. epicranius. Dies verhindert eine übermäßige Hemmung des lateralen Venter frontalis und minimiert das Risiko einer Augenbrauenptosis.

Video
Quaddelung

Technik der Quaddelung: M. frontalis

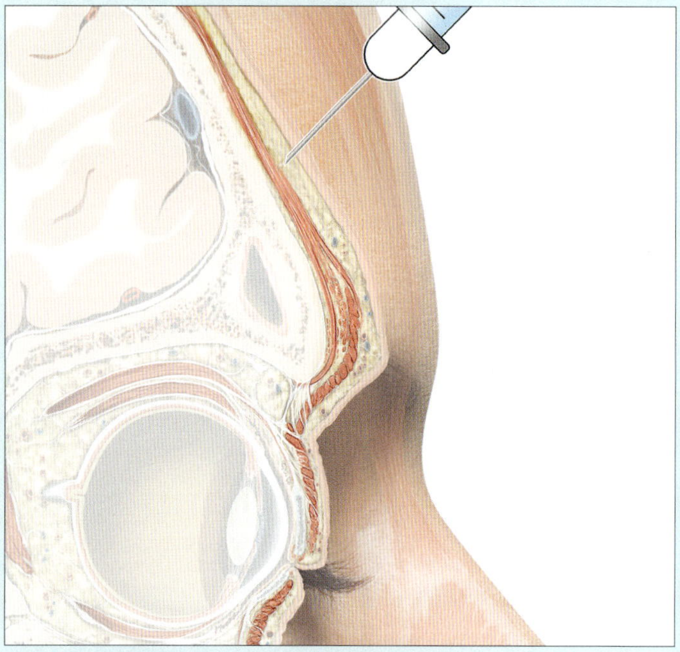

Das anatomische Schnittbild zeigt die oberflächliche Injektionstechnik, bei der der Wirkstoff in eine intradermale oder subkutane Ebene appliziert wird und sich mittels Diffusion verteilt.

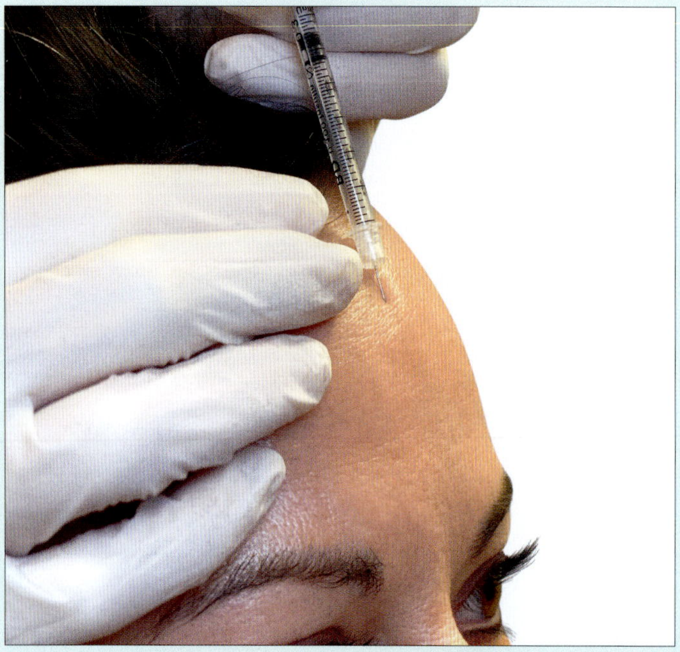

In der Praxis wird die Nadel fast tangential zur Haut eingeführt. Durch vorsichtiges Injizieren wird eine intradermale oder subkutane Quaddel gebildet.

4.7.6 EMG-gestützte Injektion

Die Durchführung einer EMG-gestützten Injektion hat Vor- und Nachteile. Zu den Vorteilen gehört die genauere Lokalisation durch die akustische Übersetzung der Aktivität. Vorteilhaft ist der Einsatz bei sehr kleinen und schwer zu differenzierenden Muskeln wie dem M. levator labii superioris alaeque nasi. Als Nachteile stehen dem der apparative Aufwand, der höhere Zeitaufwand und die wesentlich dickeren Standardkanülen gegenüber. Je stärker die Kanülen sind, desto schmerzhafter, unangenehmer und traumatisierender ist die Injektion.

Da sich bei der EMG-gestützten Injektion keine echten Vorteile ergeben, wird diese Injektionsform im dermato-ästhetischen Bereich eher selten durchgeführt.

4.8 Vor- und Nachbehandlung des Gesichts

Die Patientin sollte am Behandlungstag kein Make-up aufgelegt haben oder dieses ist vor der Behandlung zu entfernen. Bei sehr empfindlichen Patienten kann vor der Injektionsbehandlung eine analgesierende Salbe aufgetragen werden (s. Kap. 4.4.1, S. 37). Das zu behandelnde Areal wird vor der Injektion desinfiziert. Neben Antiseptika mit Alkohol wie Octeniderm® sind alkoholfreie Antiseptika aufgrund ihrer geringeren hautirritativen Wirkung besonders geeignet (z. B. Octenisept®). Die häufig beschriebene Denaturierung des Botulinumtoxins durch Alkohol ist bei der zur Desinfektion verwendeten Menge, insbesondere, wenn diese ganz oder teilweise verdunstet ist, nicht zu erwarten. Kleine, im Rahmen der Behandlung entstandene Hämatome können mittels Kühlkompressen behandelt werden. Auf Wunsch können zusätzlich heparinhaltige Externa aufgetragen werden.

4.9 Markierung

Manche Therapeuten bevorzugen es, das Behandlungsareal oder die geplanten Injektionsstellen vor der Injektion zu markieren. Hierzu eignet sich ein einfacher Eyeliner, wie er auch im kosmetischen Bereich verwendet wird. Der Vorteil der Markierung liegt darin, dass die Behandlung mit der Patientin abgestimmt werden kann bzw. dass der Patientin das geplante Vorgehen veranschaulicht wird. Andere Therapeuten wiederum führen die Injektionen ohne vorherige Markierung durch. In jedem Fall stellt die Markierung ein nützliches didaktisches Instrument dar, um der Patientin das geplante Vorgehen zu erläutern. Erneut sei an dieser Stelle auf die Verwendung eines hellen Eyeliners sowie die nicht unmittelbare Injektion in die Markierung zur Vermeidung einer Farbverschleppung und so Setzung einer Tätowierung hingewiesen.

Vor- und Nachbehandlung

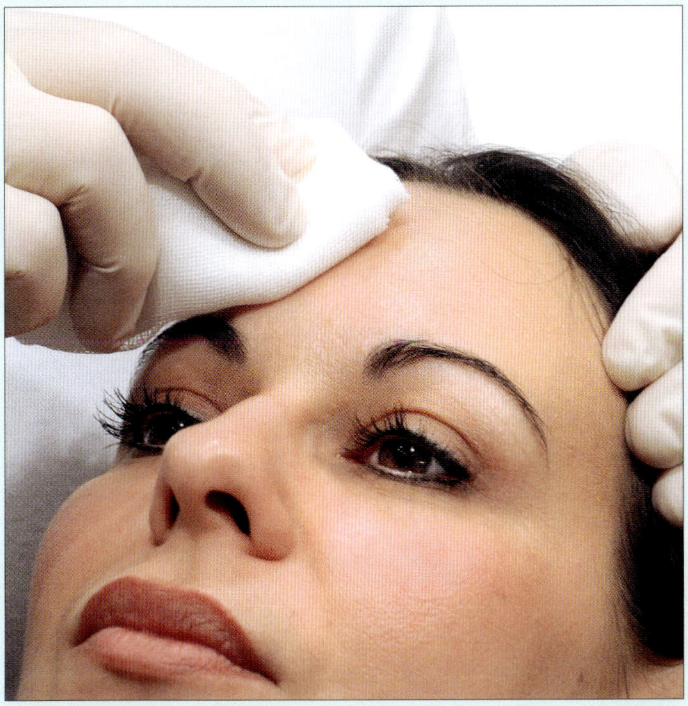

Vor der Behandlung sollten das Make-up entfernt und die Haut mit einem entsprechenden Antiseptikum desinfiziert werden.

Markierung

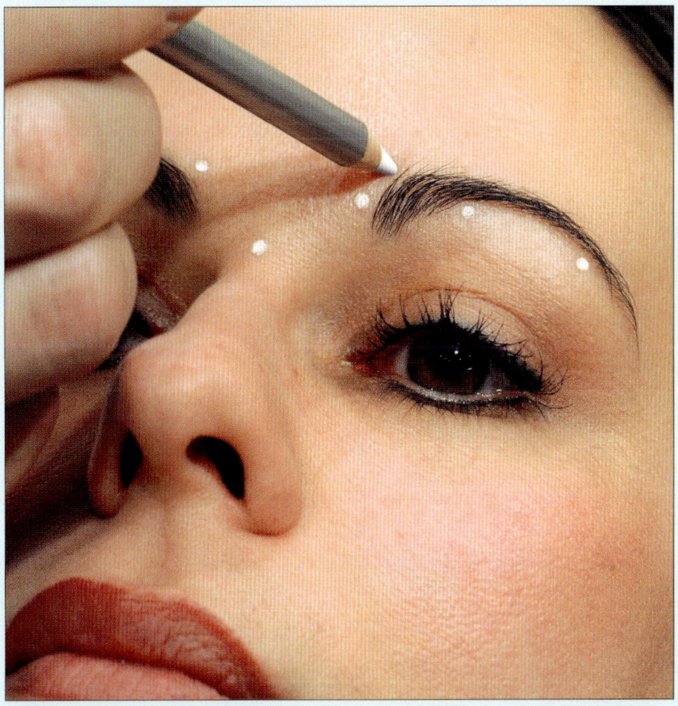

Mit einem einfachen Eyeliner können die beabsichtigten Areale markiert werden. Das geplante Verfahren kann durch die Markierung gut mit der Patientin abgestimmt werden.

5 Regionäre Anwendungen

5.1 Übersicht über die Behandlungsareale 52
5.2 Horizontale Stirnfalten 54
5.3 Glabella (Zornesfalte) 58
5.4 Ideale Brauen 62
5.5 Brauenhebung 64
5.6 Mephisto-Braue 67
5.7 Seitliche Kanthalfalten („Krähenfüße“) 68
5.8 Knitterfalten in der Unterlidregion 72
5.9 Lidspaltenvergrößerung 76
5.10 Nasenfalten („Bunny Lines“) 80
5.11 Nasenspitze 84
5.12 Zahnfleischlachen („Gummy Smile“) 88
5.13 Falten im Ober- und Unterlippenbereich 92
5.14 Lip Flip 96
5.15 Marionettenlinien 100
5.16 „Pflastersteinkinn“ 104
5.17 Bruxismus 108
5.18 Meso-Botox 112
5.19 Narbenbehandlung 116
5.20 Platysmastränge 120
5.21 Primäre Hyperhidrose 124

5.1 Übersicht über die Behandlungsareale

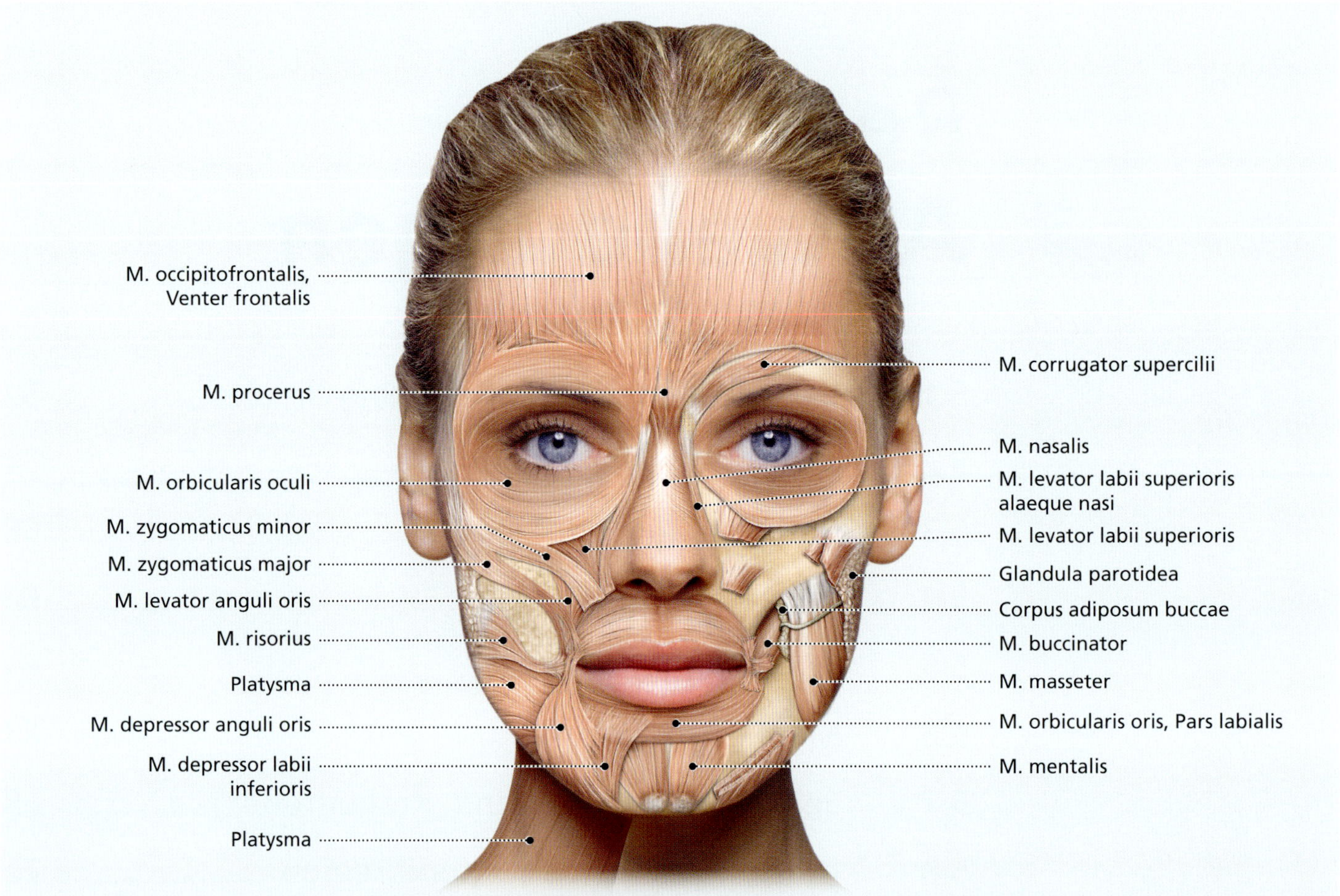

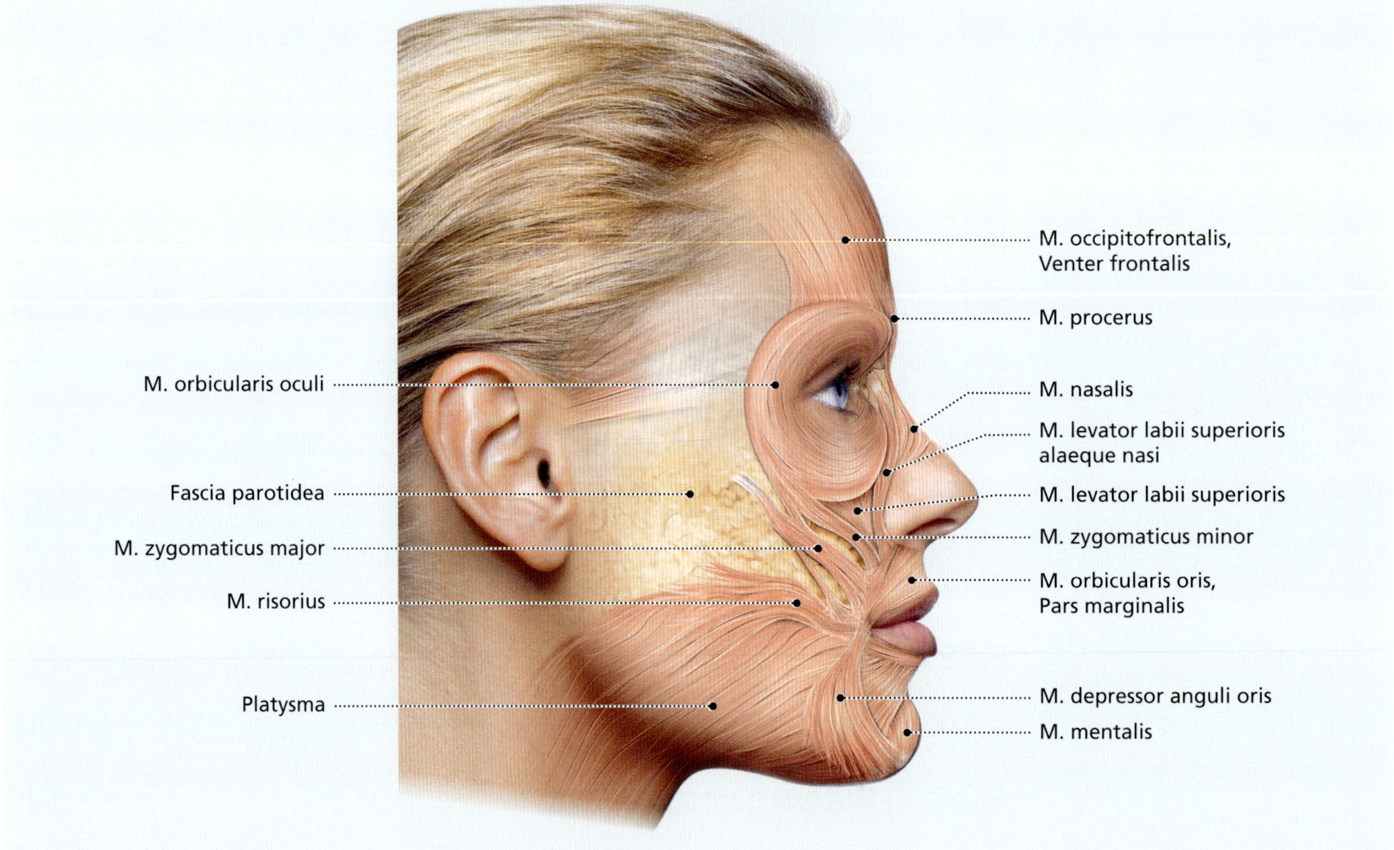

Übersicht: Die Muskulatur des Gesichts

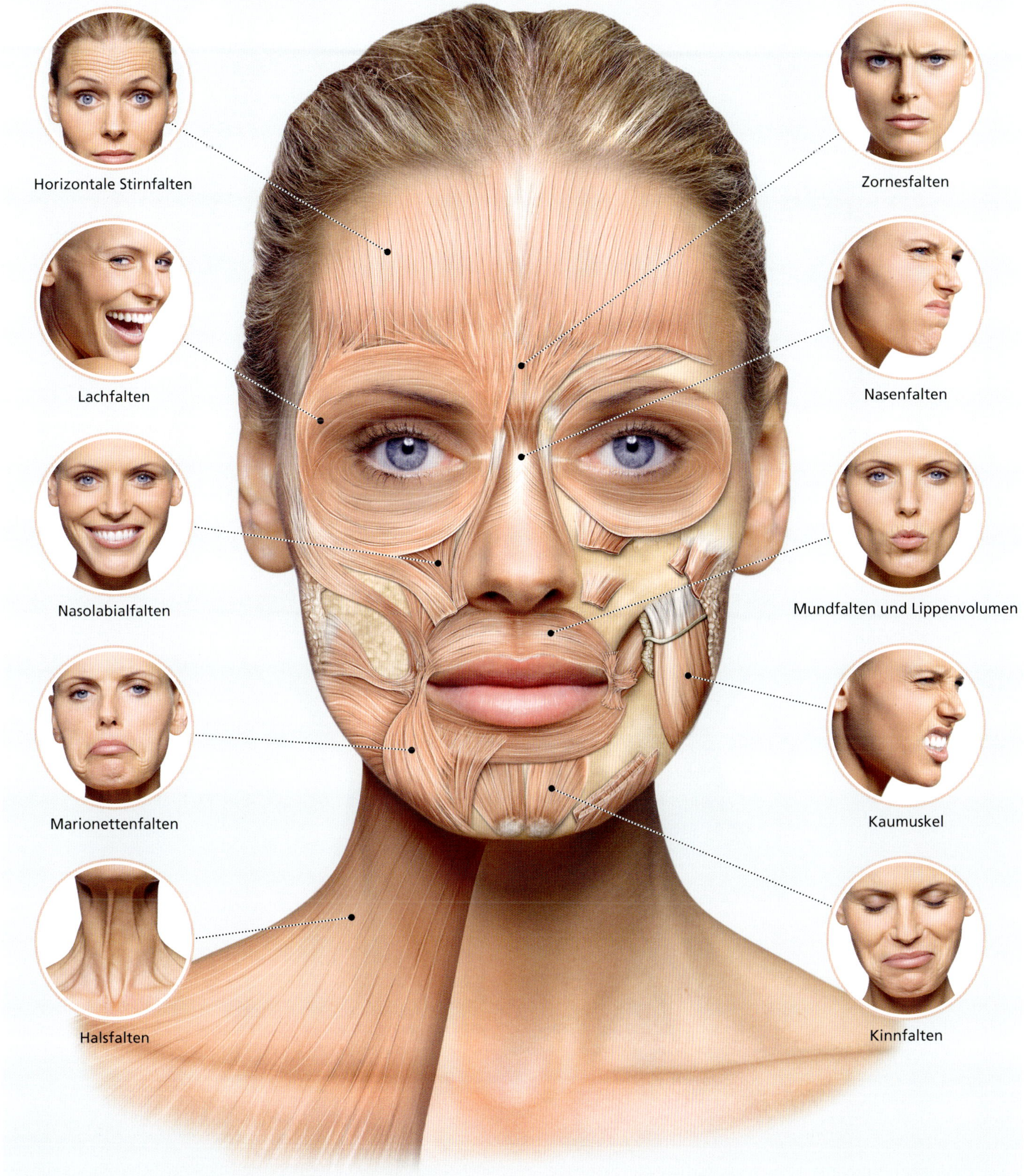

Übersicht: Mimik und Falten

5.2 Horizontale Stirnfalten | M. epicranius, Venter frontalis

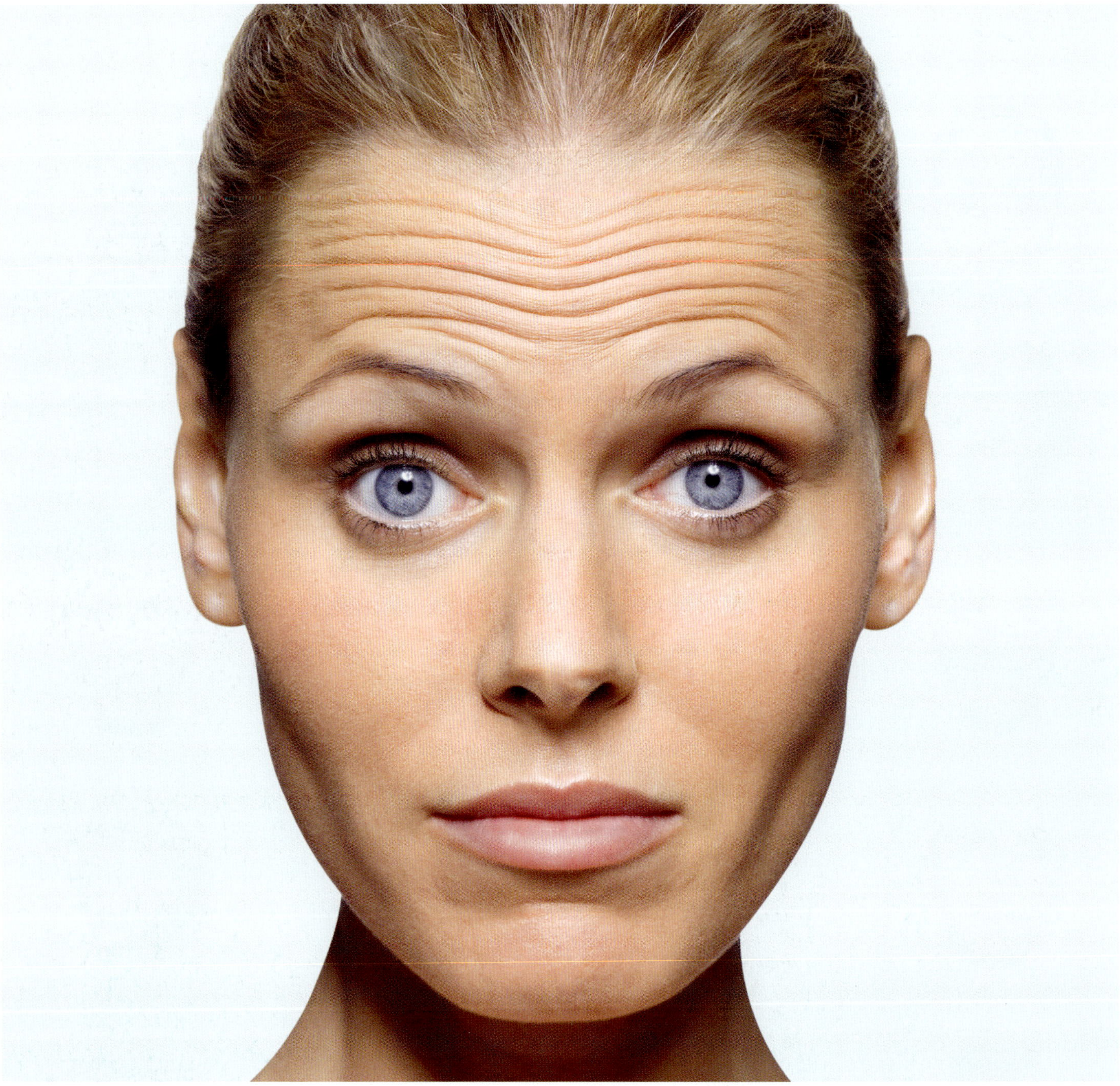

5.2.1 Befund

Die Stirnfalten sind Aufmerksamkeitsfalten, die auftreten, wenn man zuhört oder Interesse oder Anteilnahme zeigt. Sie signalisieren Lebenserfahrung und sind positiv belegt. Stirnfalten wirken nur negativ, wenn sie besonders tief ausgeprägt sind. Diese Falten werden im Wesentlichen durch die Kontraktion des Venter frontalis des M. epicranius hervorgerufen.

5.2.2 Patientenauswahl

Sehr gute Behandlungsergebnisse sind bei Patienten zu erwarten, die durch willentliche Anspannung die horizontal verlaufenden Falten hervorrufen oder abschwächen können. Bei Personen mit einem erhöhten Muskeltonus sind dagegen die Falten sowohl in Ruhe als auch in Anspannung vorhanden. Diese Patienten sind schwieriger zu behandeln, worauf auch im Vorgespräch hingewiesen werden sollte.

5.2.3 Bewertung der Indikation

Horizontale Stirnfalten, besonders wenn sie willkürlich dynamisch hervorgerufen werden können, sind einer Behandlung mit Botulinumtoxin sehr zugänglich. Der Behandlungseffekt ist im Zusammenhang mit der Ausprägung zu sehen.

5.2.4 Anatomie

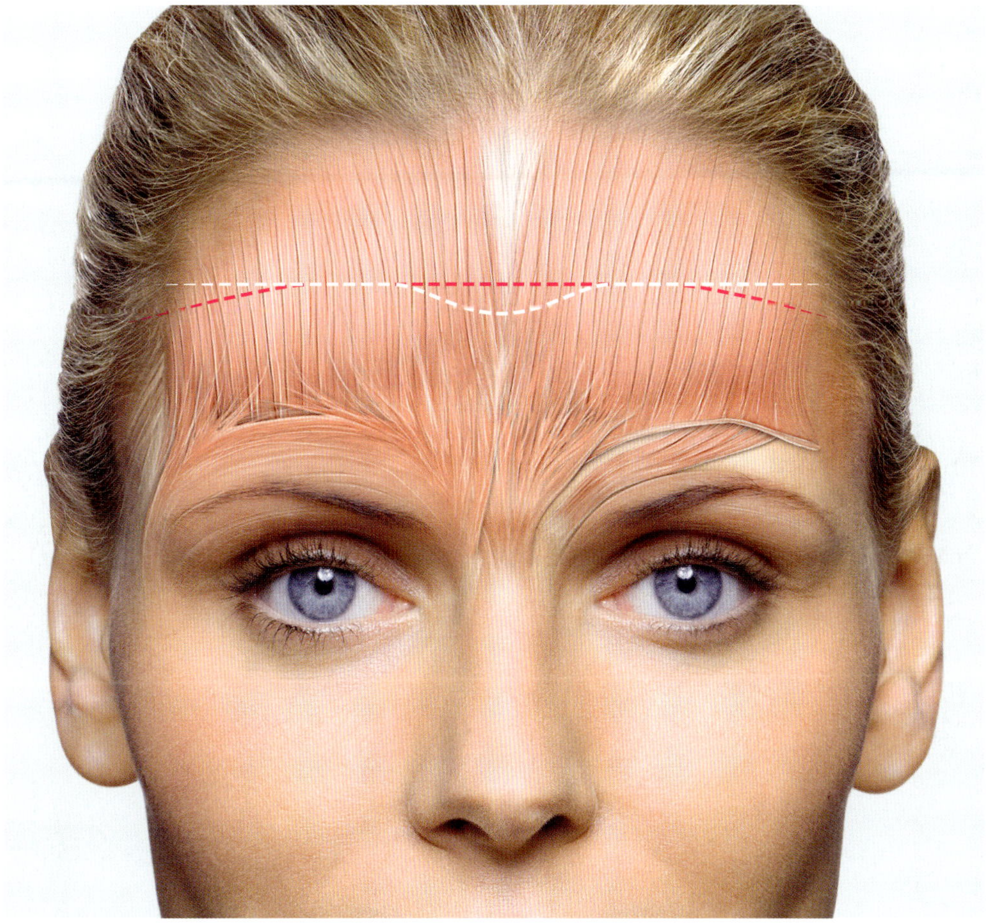

Für die Bewegung der Stirn ist der M. epicranius verantwortlich. Dieser setzt sich aus drei Teilen zusammen: M. temporoparietalis, Venter frontalis und Venter occipitalis des M. occipitofrontalis.

Der Venter occipitalis sowie der M. temporoparietalis fixieren durch ihre Kontraktion weitestgehend die Galea aponeurotica als Punctum fixum für den Venter frontalis. Letzterer ist der entscheidende Muskel für die Hebung der Brauen, wodurch die Stirn in Falten gelegt wird. Für ein optimales Behandlungsergebnis ist es daher essenziell, seine Anatomie, die zwischen Individuen stark variieren kann, zu verstehen.

Durch die fehlende knöcherne Insertion zeigt der Muskel eine bimodale Bewegung, bei der die kaudale Haut nach kranial und die kraniale Stirnhaut nach kaudal gezogen wird. Hieraus resultiert eine zeitgleiche Erhöhung der Brauen und eine Absenkung des Haaransatzes. An einer sogenannten Konvergenzlinie, einer unbeweglichen, nahezu horizontalen Stirnlinie, laufen die beiden Bewegungsrichtungen aufeinander zu. Die Position dieser Linie ist bei jedem Menschen unterschiedlich. Durch Inspektion in Bewegung und additive Palpation lässt sich deren Lage bestimmen. Da nur der unterhalb der Konvergenzlinie liegende Anteil eine hebende Wirkung auf die Brauen hat, ist es essenziell, diesen Bereich bei der Behandlung der Stirnfalten auszusparen oder allenfalls mittels geringer Dosen und einer oberflächlichen Quaddelung zu behandeln.

Eine weitere Besonderheit des Venter frontalis ist, dass sich im zentralen Bereich die Galea aponeurotica in den Muskel fortziehen kann und eine Bifurkation mit Zweiteilung des Muskels in eine rechte und linke Hälfte zur Folge hat. Eine Botulinumtoxin-Behandlung in diesem Bereich ist folglich wirkungslos und sollte beachtet werden.

Zuletzt wird der Muskel ohne anatomische Korrelation in einen starken medialen und schwachen lateralen Anteil gegliedert.

Ursprung	Ansatz	Funktion	Synergisten	Antagonisten	Innervation
M. occipitofrontalis, Venter occipitalis					
Kurze, sehnige Fasern von der Linea nuchalis suprema	Galea aponeurotica	Spannt die Galea aponeurotica	M. temporoparietalis	• M. corrugator supercilii • M. procerus • M. depressor supercilii • M. orbicularis oculi	N. auricularis posterior aus dem N. facialis (VII)
M. occipitofrontalis, Venter frontalis					
• Oberflächliche Fasern: Haut der Augenbrauen • Tiefere Fasern: M. procerus (medial), M. corrugator supercilii und M. orbicularis oculi (lateral)	Galea aponeurotica, ventral der Sutura coronalis	Hebung der Augenbrauen	Venter occipitalis, M. temporoparietalis	• M. corrugator supercilii • M. procerus • M. depressor supercilii • M. orbicularis oculi	Rr. temporales aus dem N. facialis (VII)
M. temporoparietalis					
Schläfenhaut, Fascia temporalis	Galea aponeurotica	Spannt die Galea aponeurotica	Venter occipitalis	• M. corrugator supercilii • M. procerus • M. depressor supercilii • M. orbicularis oculi	Rr. temporales aus dem N. facialis (VII)

Tabelle 5.1 Anatomische Beschreibung des M. epicranius.

5.2.5 Behandlungsplanung

Ziel ist die Behandlung dynamisch hervorrufbarer Querfalten im Stirnbereich.

Der kaudale Anteil des Venter frontalis des M. epicranius ist der einzige Brauenheber. Eine Überkorrektur im Sinne einer individuellen Überdosierung kann eine verstärkte Aktivität der Depressoren hervorrufen und zu einer Brauenptosis führen. Dies erzeugt einen kosmetisch unerwünschten, traurigen oder müden Gesichtsausdruck. Die Wirkung ist dosisabhängig und reversibel. Man kann diese Komplikation umgehen, indem man die Dosis so anpasst, dass noch eine adäquate Aktivierung des Muskels möglich ist. Ferner muss ein genügend großer Abstand der Injektionen zu den Augenbrauen eingehalten werden. Eine zeitgleiche Behandlung der Augenbrauen im Sinne eines „Chemical Brow Lift" kann einer Ptosis vorbeugen bzw. diese bei Vorliegen post injectionem mildern. Ist der Effekt nicht ausreichend, besteht die Möglichkeit, die Ptosis durch eine Weichteilaugmentation mittels Fillern im Bereich der Augenbrauen und der Stirn zu beheben.

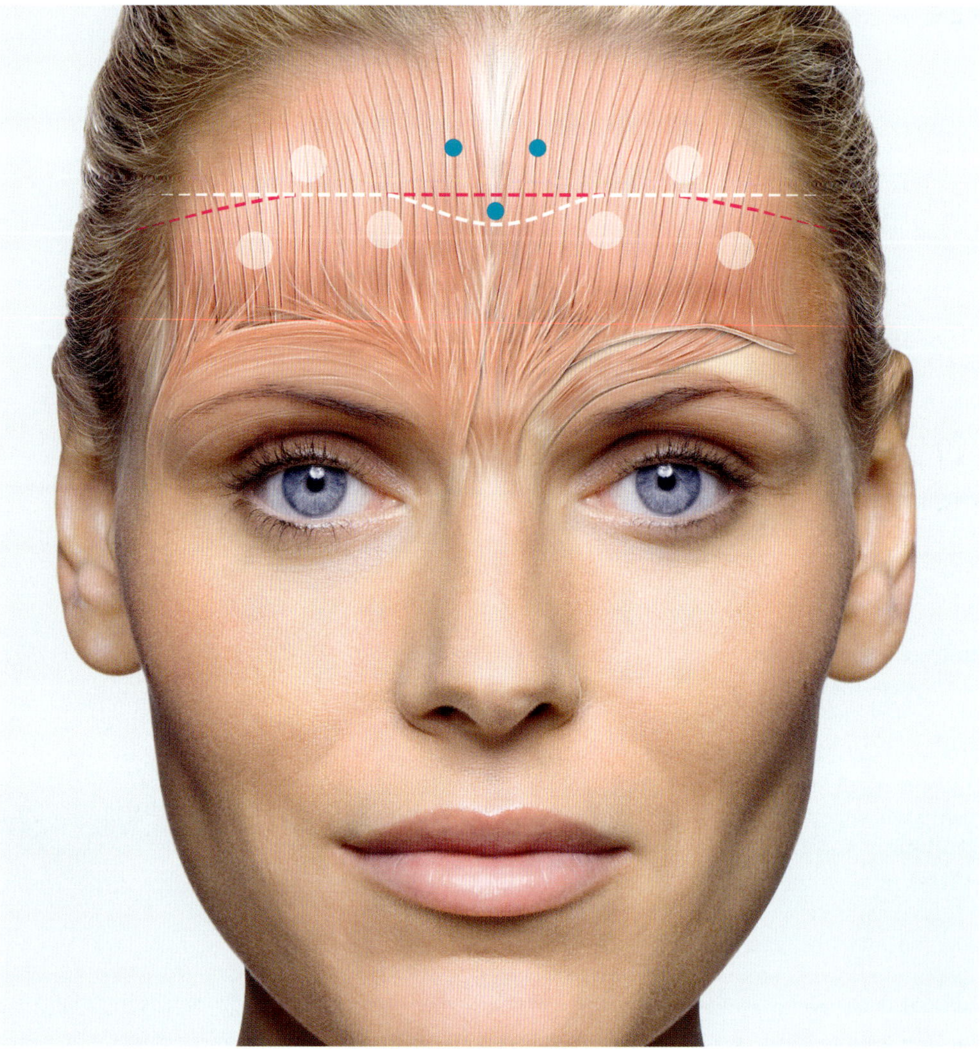

Praxistipp

Bei einer Behandlung des Venter frontalis ist das Risiko einer vorübergehenden Brauenptosis infolge einer Überdosierung, insbesondere in den schwächeren lateralen und kaudal der Konvergenzlinie liegenden Muskelanteilen, zu beachten. Um dies zu verhindern, sollte der Wirkstoff in diesen Bereichen gering dosiert und möglichst subkutan verabreicht werden. Die Autoren empfehlen außerdem, speziell bei Patienten mit geringer Muskelaktivität, aber ausgeprägtem Faltenbefund, den Gebrauch der Ein-Drittel-Lösung (vgl. Kap. 4.6.1, S. 41), da so eine gute Wirkstoffverteilung bei geringer Dosierung erreicht werden kann.

In manchen Fällen lohnt sich ein zweizeitiges Vorgehen: Zunächst wird die Glabella behandelt und das Ergebnis abgewartet, da der M. procerus bei der Bildung der Stirnfalten beteiligt sein kann. Nach 14 Tagen bis vier Wochen können die Stirnfalten mit größerer Vorhersehbarkeit behandelt werden.

Zusätzlich sollte ein ausreichender Abstand zu den Brauen eingehalten werden – meist 2 cm. Durch die Aussparung dieses Bereichs des Venter frontalis lässt sich außerdem das Risiko einer Lidptosis durch Perforation des Septum orbitale und folglich der Schwächung des M. levator palpebrae reduzieren.

Behandlungsschema

- Im medialen Bereich in V-förmiger Konfiguration tiefere Injektionen in den erwarteten muskulären Bereich (●)
- Im lateralen und im kaudalen Bereich oberflächliche Quaddelung, vorzugsweise unter Verwendung der Ein-Drittel-Lösung (○)

Komplikationen

Neben den allgemeingültigen Risiken einer Botoxbehandlung, wie einer leichten Blutung, Hämatombildung, Infektion oder allergischen Reaktion, weist jedes behandelte Areal lokalisationsbedingte Besonderheiten auf. In den folgenden Abschnitten werden lediglich die lokalisationsspezifischen Komplikationen in den rot gekennzeichneten Infoboxen hervorgehoben.

Video
Behandlung horizontaler Stirnfalten

5.2.6 Behandlung

Injektion

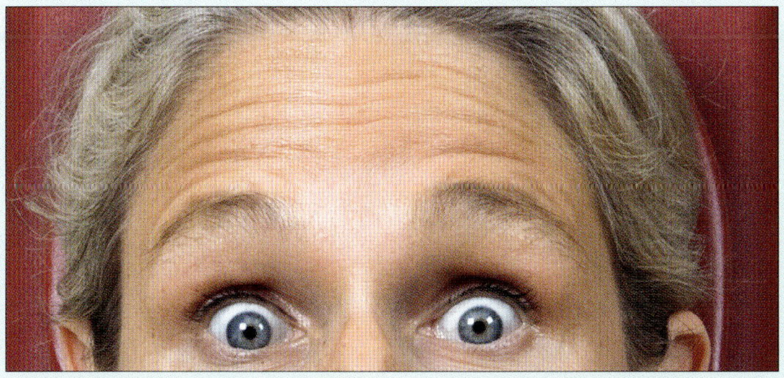

Aktivierung
Der Therapeut instruiert zur aktiven Anspannung des Muskels: „Ziehen Sie Ihre Augenbrauen hoch und legen Sie die Stirn in Falten."

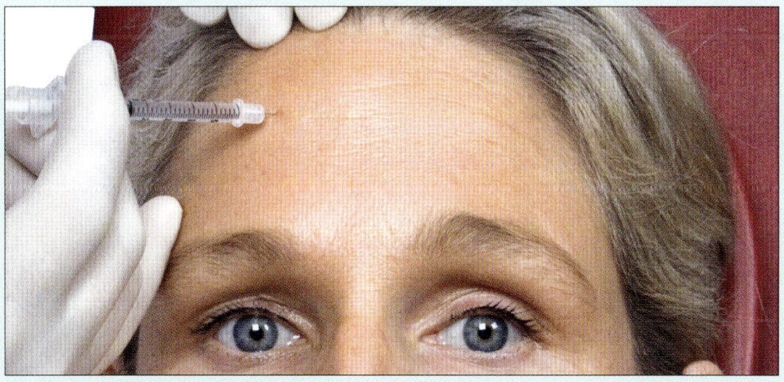

Injektionstechnik
Direkte Injektion mit senkrechter Insertion der Nadel im medialen Bereich. Quaddelung mit tangentialer Insertion im lateralen und kaudalen Bereich.

Präparate und Dosierung

Injektionsstelle	Präparat	Einheiten/ Punkt	ml Lösung/ Punkt
Medialer Venter frontalis (in V-Konfiguration)	Bocouture®	2	0,05
	Vistabel®	2	0,05
	Azzalure®	5	0,025
Lateraler Venter frontalis	Bocouture®	0,5	0,0125/0,0375*
	Vistabel®	0,5	0,0125/0,0375*
	Azzalure®	1,25	0,00625/0,0125**

Tabelle 5.2 Dosisempfehlungen der Autoren zur Behandlung horizontaler Stirnfalten. * Ein-Drittel-Lösung ** Ein-Halb-Lösung

Die in der Tabelle 5.2 angegebenen Einheiten der drei Standardpräparate sind herstellerspezifisch und damit produktbezogen. Die Angaben gelten auch für andere Produkte mit gleicher Wirkstoffpräparation. Bei Patienten mit einer sehr hohen Stirn können höhere Dosierungen notwendig sein. In diesem Fall kann auch eine zweite Injektionsreihe über der ersten platziert werden.

Korrekturfaktor
- Mimikaktiver Mann: Faktor 2
- Alter/inaktive Mimik: Faktor 0,5

Kombinationsmöglichkeiten
Ergänzend kann eine oberflächliche Augmentation von Restfalten in Dehnungstechnik oder eine hautregenerierende Maßnahme wie etwa die perkutane Kollageninduktionstherapie (Medical Needling) sinnvoll sein.

Komplikationen

Da der kaudale Anteil des Venter frontalis des M. epicranius (Areal unterhalb der Konvergenzlinie) der einzige Brauenheber ist, führt eine individuelle Überdosierung zur Brauenptosis. Die Wirkung ist dosisabhängig und reversibel. Das Risiko lässt sich vermindern, indem niedrigere Dosen subkutan verabreicht und Nachinjektionen nach 10 bis 14 Tagen in Kauf genommen werden sowie ein Mindestabstand zu den Brauen eingehalten wird. Einer Ptosis kann durch ein Chemical Brow Lift vorgebeugt bzw. eine bestehende hierdurch gemildert werden. In ausgeprägten Fällen wird durch eine Weichteilaugmentation im Bereich der Augenbrauen und der Stirn eine Ptosis weiter reduziert.
Bei zu kaudaler Injektion und/oder Diffusion des Botulinumtoxins hinter das Septum orbitale besteht das Risiko einer Lidptosis durch Hemmung des M. levator palpebrae superioris. Mit begrenzter Wirkung kann der mit dem M. palpebrae synergistisch wirkende, sympathisch innervierte, glattgestreifte M. tarsalis (Müller-Muskel) durch die lokale Gabe eines Sympathomimetikums wie Apraclonidin (z. B. Iopidine® Augentropfen) stimuliert werden.

Zur Vorbeugung einer möglichen Brauen- bzw. Lidptosis werden häufig bei der Behandlung des Venter frontalis die unteren 2 cm ausgespart. Durch die Restaktivität verstärkt sich die Wölbung der Brauen. Oberhalb der Brauen können sich kleine, kommaförmige Fältchen bilden. Diese Fältchen können durch zusätzliche Augmentation mit Fillern zufriedenstellend behandelt werden.
Wenn vornehmlich die zentralen Anteile des Venter frontalis behandelt werden, können die lateralen Anteile des Muskels eine gewisse Kontraktion in den äußeren Bereichen zulassen, sodass es zu einer lateralen Anhebung der Augenbrauen (Mephisto-Braue, s. S. 67) kommt. Diese Anhebung wird durch eine kleine Dosis BTX-A in die lateralen Anteile des M. frontalis behandelt. Hierzu lässt man die Patientin den Muskel maximal anspannen und injiziert jeweils in den Punkt der maximalen Anspannung. Bei dieser Korrektur ist darauf zu achten, dass die Injektion weit genug oberhalb des knöchernen Orbitarandes erfolgt, damit es nicht zu einer Augenbrauenptosis kommt.

5.3 Glabella (Zornesfalte) | M. procerus, M. corrugator supercilii, M. depressor supercilii

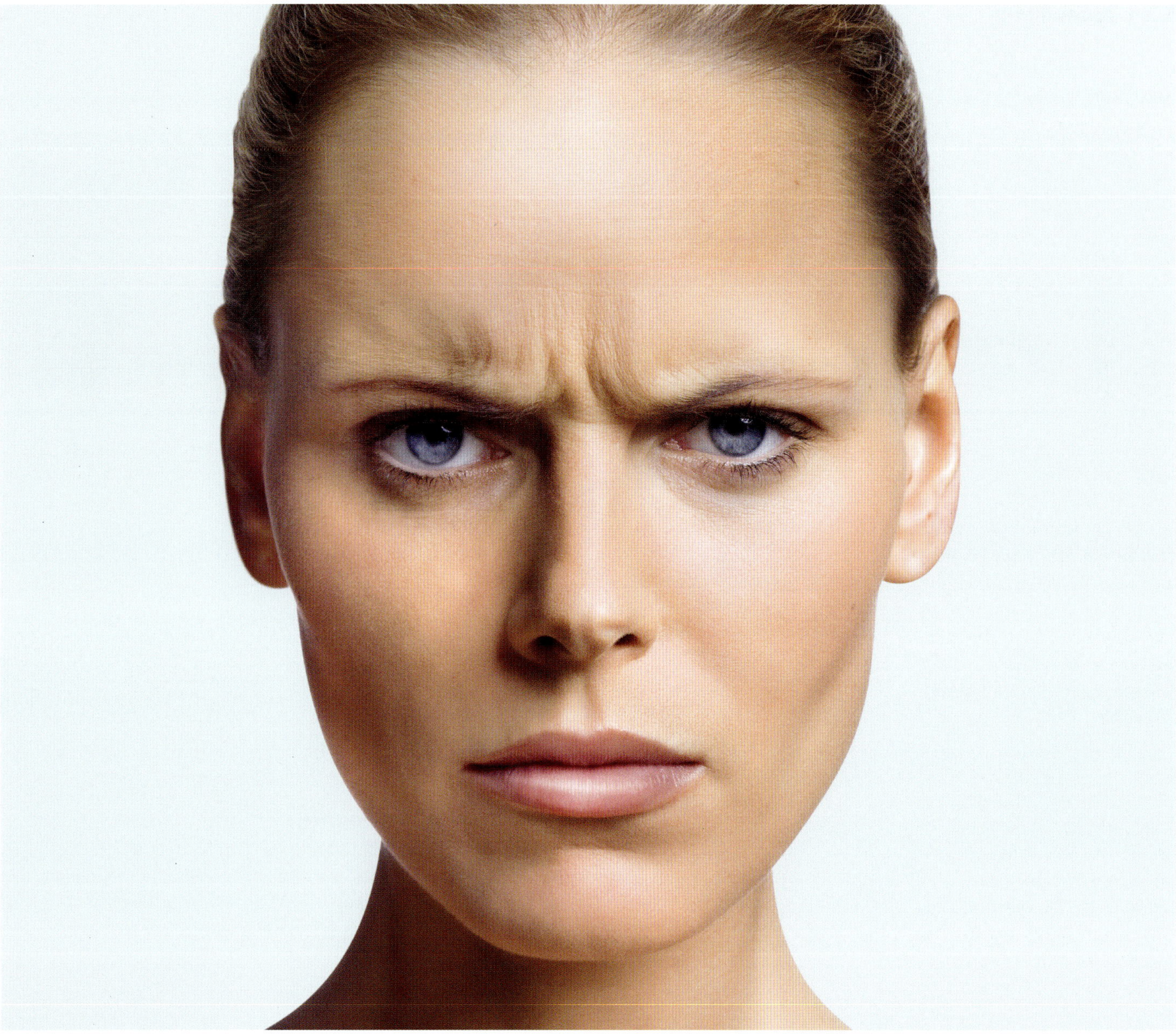

5.3.1 Befund

Die Stirn ist die „Leinwand der Seele". Auf der Stirn visualisiert sich die individuelle Stimmungslage des Menschen. Die Zornesfalte ist die prominenteste und ausdrucksstärkste Mimikkomponente des menschlichen Gesichts. Insofern signalisiert eine ausgeprägte Zornesfalte eine negative Ausdruckslage – unabhängig von der tatsächlichen Stimmung, die trotz Vorhandenseins einer Zornesfalte positiv sein kann. Eine Zornesfalte wird den Betroffenen von Angehörigen, Freunden oder Arbeitskollegen mit Bemerkungen wie „Schau doch nicht so wütend!" zurückgemeldet.

5.3.2 Patientenauswahl

Sehr gute Ergebnisse sind bei Patienten zu erwarten, denen es gelingt, die Zornesfalten dynamisch bzw. willkürlich hervorzubringen. Ferner sind geschlechtsspezifische Unterschiede zwischen Männern und Frauen zu bedenken. Bei Männern sind die genannten Muskeln stärker ausgeprägt und bedürfen einer höheren Dosierung.

5.3.3 Bewertung der Indikation

Die Behandlung der Glabella gehört zu den wichtigsten Indikationen für eine kosmetische Behandlung mit Botulinumtoxin Typ A. Es gibt sechs Produkte auf dem deutschen Markt, die hierfür zugelassen sind. Den Patienten sollte mitgeteilt werden, dass in der Regel nur ein längerfristiges Behandlungskonzept zum gewünschten Erfolg führt und dass es am günstigsten ist, sich mit kleineren Dosen in mehreren Sitzungen dem gewünschten Ergebnis zu nähern.

5.3.4 Anatomie

Die sogenannten Zornesfalten werden im Wesentlichen durch das Zusammenspiel von drei verschiedenen Muskeln gebildet:

1. M. procerus
2. M. corrugator supercilii und
3. M. depressor supercilii

Der M. procerus zieht, gemeinsam mit dem M. corrugator supercilii, die Haut der medialen Augenbrauen zur Nasenwurzel hinunter und bewirkt damit tiefe Querfalten über der Nasenwurzel.

Der M. corrugator supercilii zieht gemeinsam mit dem M. depressor supercilii die medialen Augenbrauen nach medial und kaudal; damit entstehen senkrechte Fältchen zwischen den Augenbrauen und über der Nasenwurzel.

In der Anatomie gibt es unterschiedliche Auffassungen, ob der M. depressor supercilii ein Teil des M. orbicularis oculi oder ein eigenständiger Muskel ist. Wir vertreten die Meinung, dass es sich um einen eigenständigen Muskel handelt, und führen ihn daher im Folgenden separat auf.

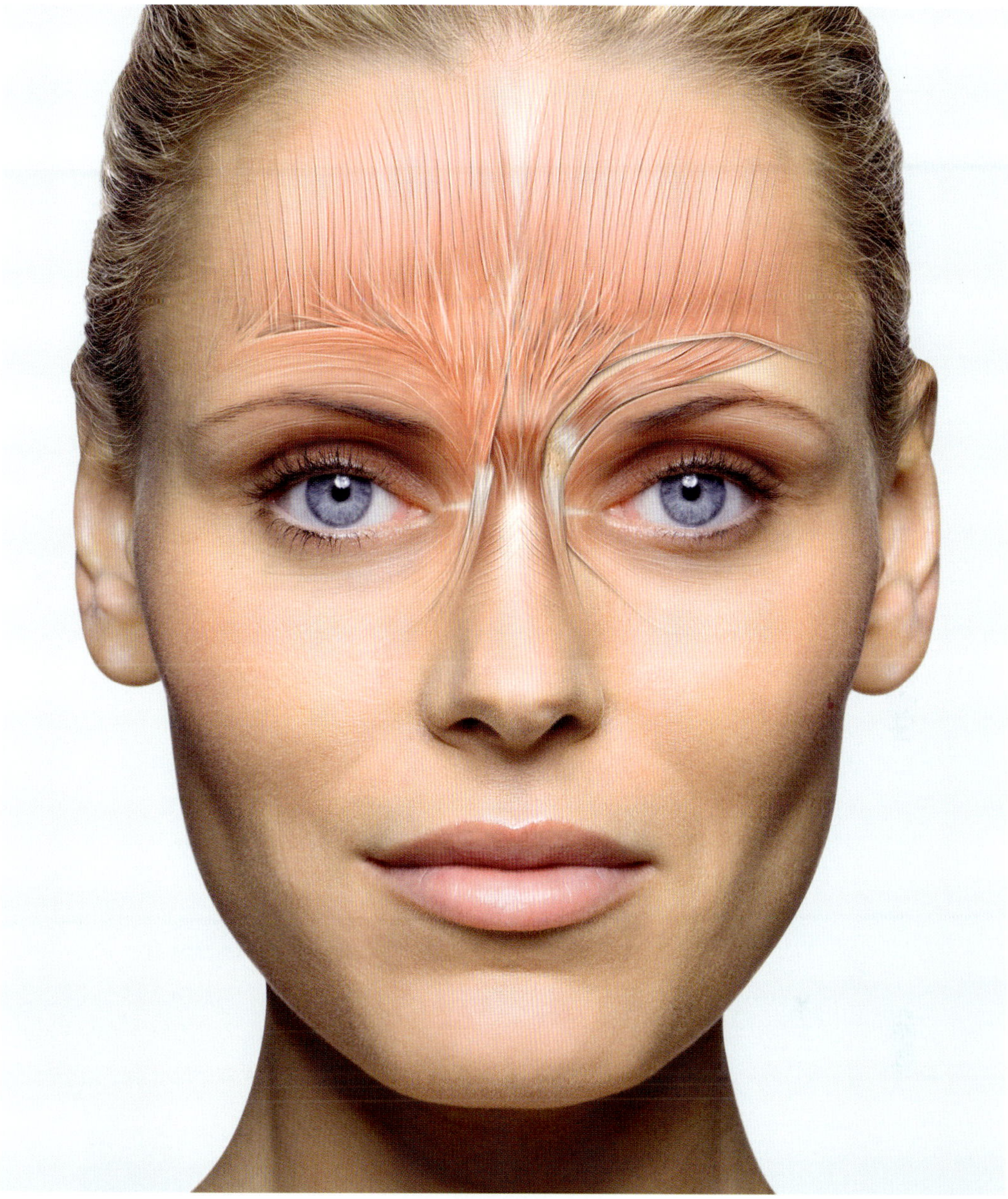

5

Ursprung	Ansatz	Funktion	Synergisten	Antagonisten	Innervation
M. procerus					
Unterer Anteil des Os nasale; oberer Anteil des Nasenknorpels	Haut der Stirn, zwischen den Augenbrauen	Zieht die Haut der medialen Augenbrauen zur Nasenwurzel hinunter	• M. depressor supercilii • M. corrugator supercilii • M. orbicularis oculi	M. epicranius, Venter frontalis	Rr. temporales und Rr. zygomatici des N. facialis (VII)
M. corrugator supercilii					
Pars nasalis ossis frontalis	Haut oberhalb des mittleren Drittels der Augenbraue	Zieht die medialen Augenbrauen nach medial und kaudal	• M. depressor supercilii • M. orbicularis oculi • M. procerus	M. epicranius, Venter frontalis	Rr. temporales des N. facialis (VII)
M. depressor supercilii					
Medialer Orbitarand in Nähe des Os lacrimale, Lig. palpebrale mediale	Liegt vor dem M. corrugator supercilii und strahlt medial davon in die Stirnhaut	Zieht die medialen Augenbrauen nach medial und kaudal	• M. corrugator supercilii • M. orbicularis oculi • M. procerus	M. epicranius, Venter frontalis	Rr. temporales des N. facialis (VII)

Tabelle 5.3 Anatomische Beschreibung der an Zornesfalten beteiligten Muskeln. Der M. depressor supercilii wird von einigen Autoren nicht als eigenständiger Muskel, sondern als Anteil des M. orbicularis oculi angesehen.

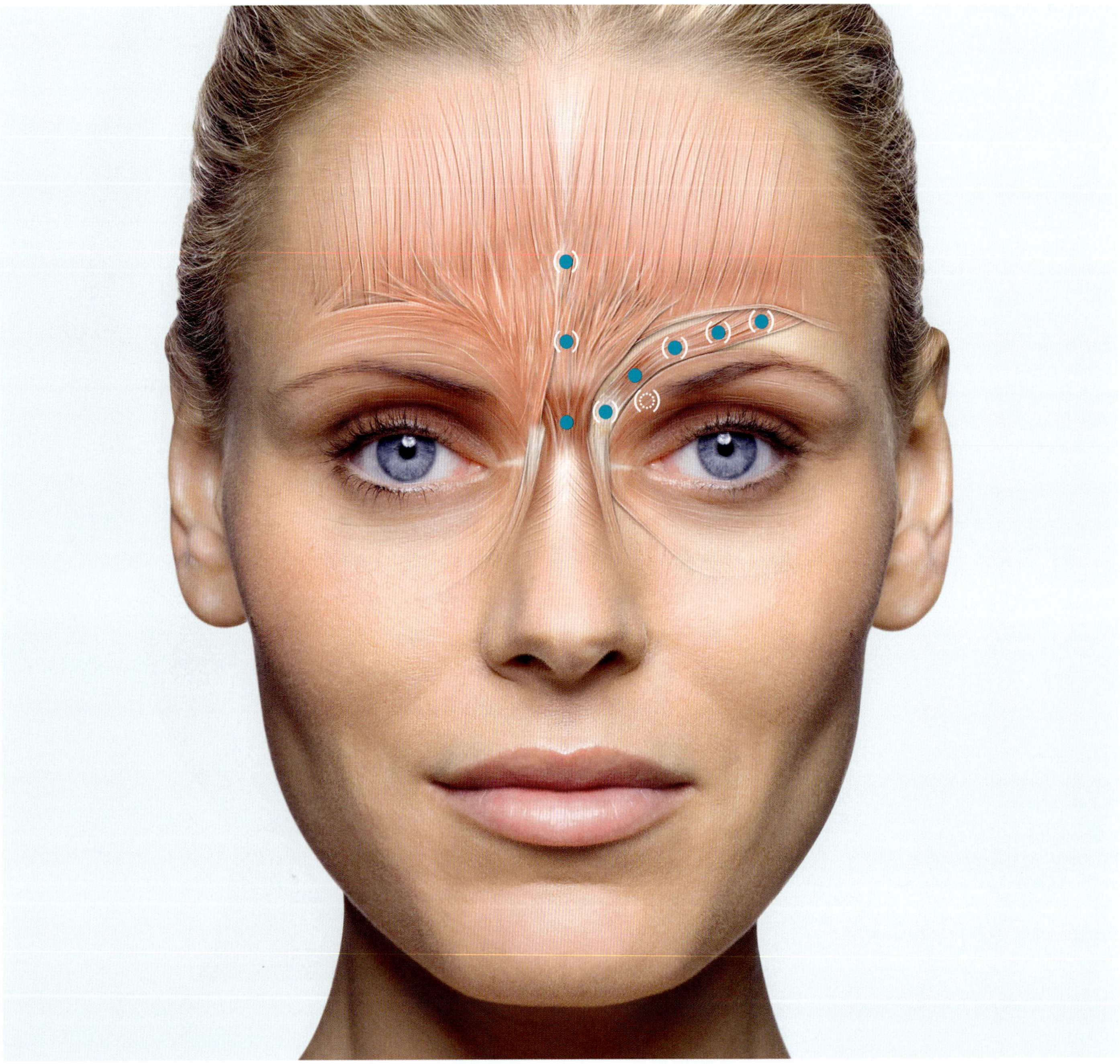

5.3.5 Behandlungsplanung

Ziel der Behandlung ist die Glättung der vertikalen und horizontalen Falten der Glabellaregion durch eine partielle bis komplette Deaktivierung der entsprechenden Muskeln unter Berücksichtigung der individuellen Wünsche der Patienten. Dabei ist zu evaluieren, inwieweit eine Erhaltung der Restfunktion erwünscht ist.

Praxistipp
Mit einer einmaligen Behandlung lässt sich in der Regel keine Rückbildung der hypertrophen Muskelbäuche der Mm. corrugatores bewirken – insbesondere nicht bei Männern. Eine wiederholte Behandlung der Glabellaregion über ein bis zwei Jahre in drei- bis viermonatigen Behandlungsintervallen fördert die Faltenglättung und führt so zu einer dauerhaften Wirkung sowie zur Rückbildung der chronisch hypertrophierten Muskelanteile.

Behandlungsschema

- *M. procerus:* Medial an der Nasenwurzel, weitere Injektionen kranial nach Bedarf
- *M. corrugator supercilii:* Eine zentrale gerichtete Injektion. Bei ausgeprägter Faltenbildung am Muskelursprung zudem eine tiefe, direkte Injektion (Nadel bis kurz vor Periost). Bei rezidivierender Muskelhypertrophie trotz Vortherapie zusätzlich ein bis drei direkte Injektionen im lateralen Anteil
- *M. depressor supercilii:* Eine oberflächliche Injektion, wenn trotz vorheriger Therapie des M. procerus und des M. corrugator supercilii die Glabellafalte hervorgerufen werden kann (ein weiterer lateraler Injektionspunkt entlang der Augenbraue kommt infrage, wenn zusätzlich ein medialer Brauenlift gewünscht ist)

5.3.6 Behandlung

Injektion

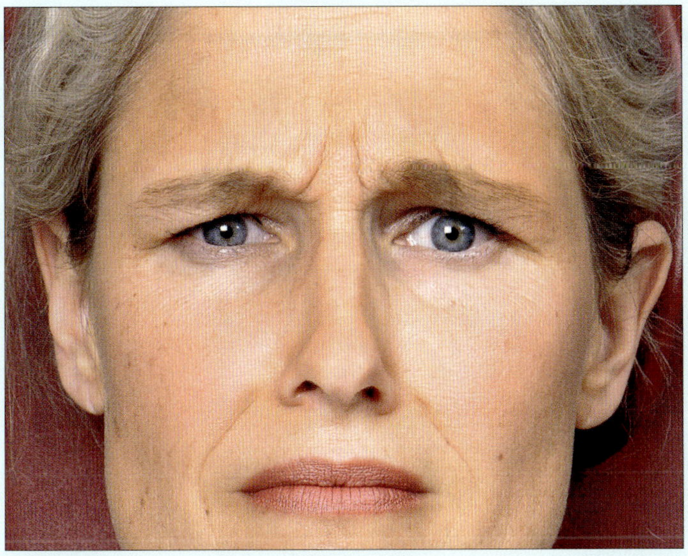

Aktivierung
Der Therapeut instruiert die Patientin zur aktiven Anspannung des Muskels: „Ziehen Sie Ihre Augenbrauen zur Nase hin zusammen und herunter."

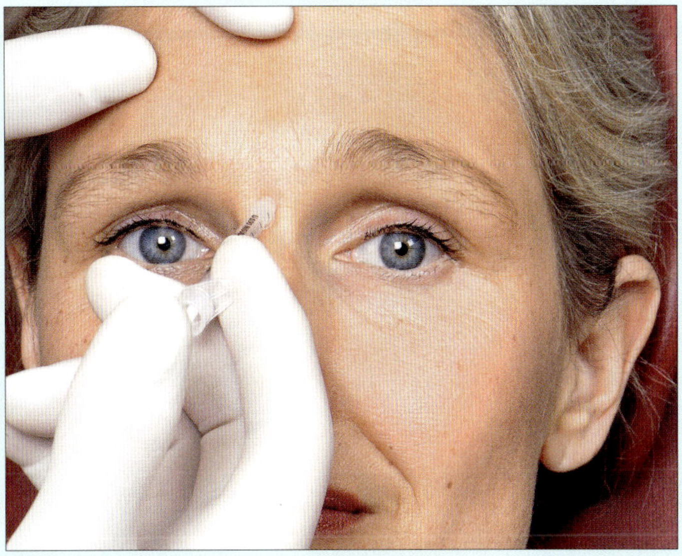

Injektionstechnik
M. procerus: Direkte Injektion mit senkrechter Insertion der Nadel. *M. corrugator supercilii:* Gerichtete Injektion in das Zentrum der maximalen Aktivität, ggf. direkte Injektion am Muskelursprung und in den lateralen Muskelanteilen. *M. depressor supercilii:* Quaddelung mit tangentialer Insertion

5

Präparate und Dosierung

Injektions-stelle	Präparat	Einheiten/ Punkt	ml Lösung/ Punkt
M. procerus	Bocouture®	2	0,05
	Vistabel®	2	0,05
	Azzalure®	5	0,025
M. corrugator supercilii	Bocouture®	2–4	0,05–0,1
	Vistabel®	2–4	0,05–0,1
	Azzalure®	5–10	0,025–0,05
M. depressor supercilii (M. orbicularis oculi, Pars orbitalis)	Bocouture®	1	0,025/0,075*
	Vistabel®	1	0,025/0,075*
	Azzalure®	2,5	0,0125/0,025**

Tabelle 5.4 Dosisempfehlungen der Autoren zur Behandlung der Glabellafalte. * Ein-Drittel-Lösung ** Ein-Halb-Lösung

Die angegebenen Einheiten der drei Standardpräparate sind herstellerspezifisch und damit produktbezogen. Die Angaben gelten auch für andere Produkte mit gleicher Wirkstoffpräparation.

Korrekturfaktor

- Mimikaktiver Mann: Faktor 2
- Alter/inaktive Mimik: Faktor 0,5

Video
Behandlung Glabellafalten

Kombinationsmöglichkeiten

Ergänzend kommt, insbesondere bei tieferen Falten oder bei älteren Patienten, eine Weichteilaugmentation mit Fillern infrage. Darüber hinaus kann eine hautregenerierende Maßnahme wie die perkutane Kollageninduktionstherapie (Medical Needling) ergänzend in Erwägung gezogen werden.

Komplikationen

Bei einer zu hohen Injektion (Injektion in den Venter frontalis des M. epicranius) kann eine Brauenptosis die Folge sein.
Eine Lidptosis kann, manchmal asymmetrisch, auftreten. In diesem Fall ist es mit begrenzter Wirkung möglich, den synergistisch wirkenden M. tarsalis (Müller-Muskel) durch die lokale Gabe eines Sympathomimetikums wie Apraclonidin (z. B. Iopidine® Augentropfen) zu stimulieren.
Nach drei bis vier Monaten kann es erneut zu einer übermäßigen Aktivität der Mm. corrugatores kommen. In diesem Fall erfolgt bei der Anschlussbehandlung immer die zusätzliche Infiltration des lateralen Anteils des M. corrugator supercilii beidseits.
Manche Personen können trotz ausreichender Relaxation der genannten Muskeln die Zornesfalte willkürlich hervorrufen, indem sie den M. depressor supercilii rekrutieren. Dann können kleine Dosen in die tastbaren Areale der mimischen Aktivität dieses Muskels als Quaddeln gegeben werden.

5.4 Ideale Brauen

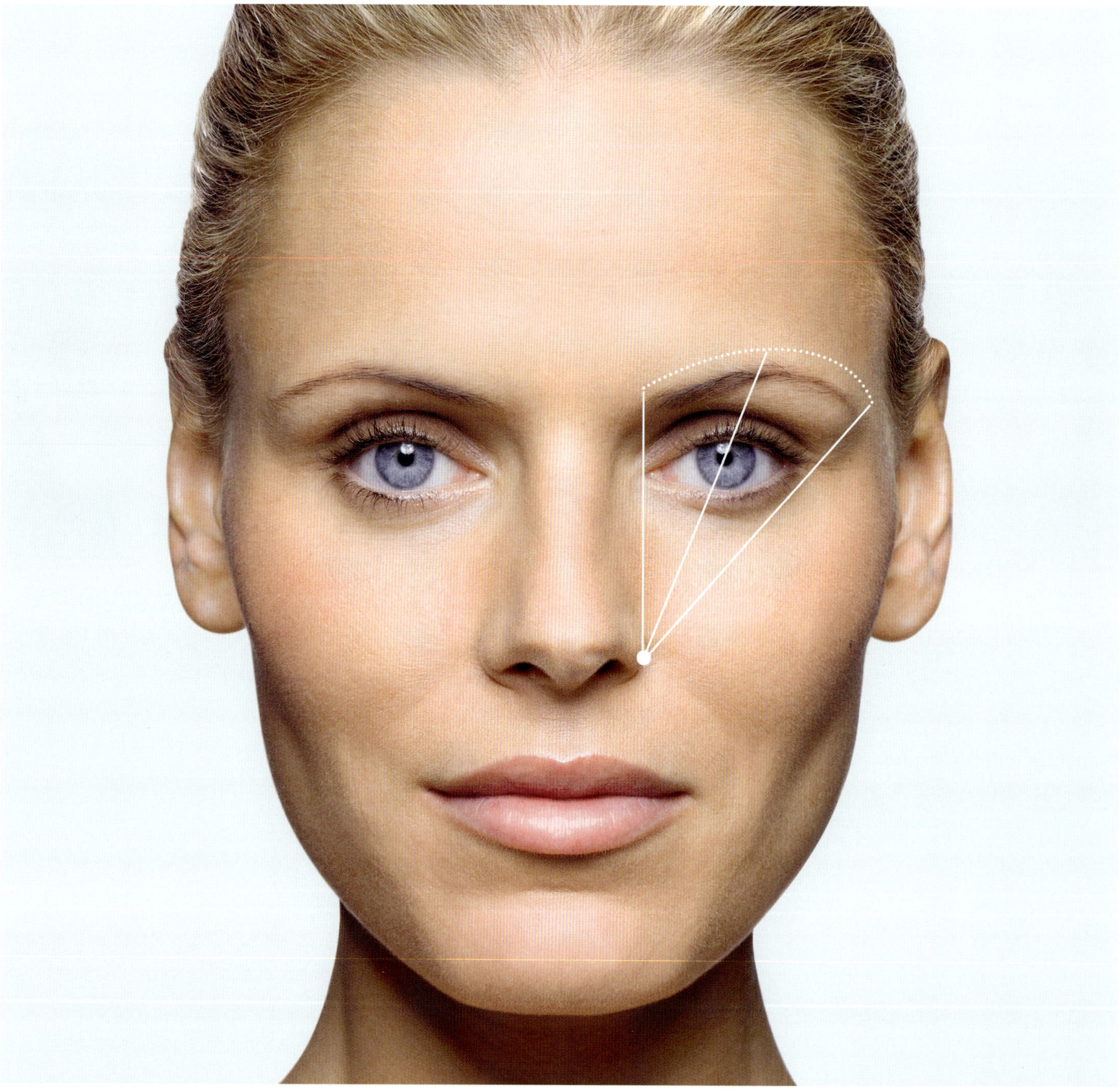

Die Brauen sind markante Bezugsformen im Gesicht. Brauenfarbe, -stellung, -wölbung, -dichte und Verlauf tragen maßgeblich zur Wirkung des gesamten Gesichts bei. Tiefe, hängende Brauen vermitteln einen müden, abgespannten Ausdruck. Hohe, gewölbte Brauen lassen das Gesicht frischer, wacher und jugendlicher wirken. Die Brauen spiegeln auch den aktuellen Zeitgeist wider – von den strichdünnen Brauen der 1920er-Jahre bis hin zur perfekt geschwungenen und dichteren Form heute. Ferner sind die geschlechtsspezifischen Unterschiede und Vorlieben zu berücksichtigen. Frauen bevorzugen eher geschwungene, etwas hochstehende Brauen. Bei Männern geht die Tendenz zu geraderen und markanten Augenbrauen. Dennoch müssen die Augenbrauen mit dem individuellen Gesichtsausdruck ein harmonisches Gesamtbild ergeben. Als Anhaltspunkte für die Beschreibung einer „idealen" Augenbrauenform unterteilt man die Braue in drei Drittel. Die Voraussetzung hierfür ist allerdings eine „Idealposition" der Augen. Der Abstand der Augen zueinander beträgt dabei eine Augenbreite. Die ersten beiden Drittel steigen sanft von medial nach lateral und fallen danach leicht ab. Die Bezugspunkte lassen sich über drei Hilfslinien darstellen:

- **Augenbrauenbeginn:** Senkrechte Linie direkt neben dem Nasenflügel
- **Krümmungs- oder Scheitelpunkt:** Verbindungslinie Nasenflügel – Pupille – Braue
- **Brauenende***:* Verbindungspunkt Nasenflügel – lateraler Augenwinkel – Brauenende (jenseits dieses Punktes stören Brauenhärchen möglicherweise das harmonische Bild)

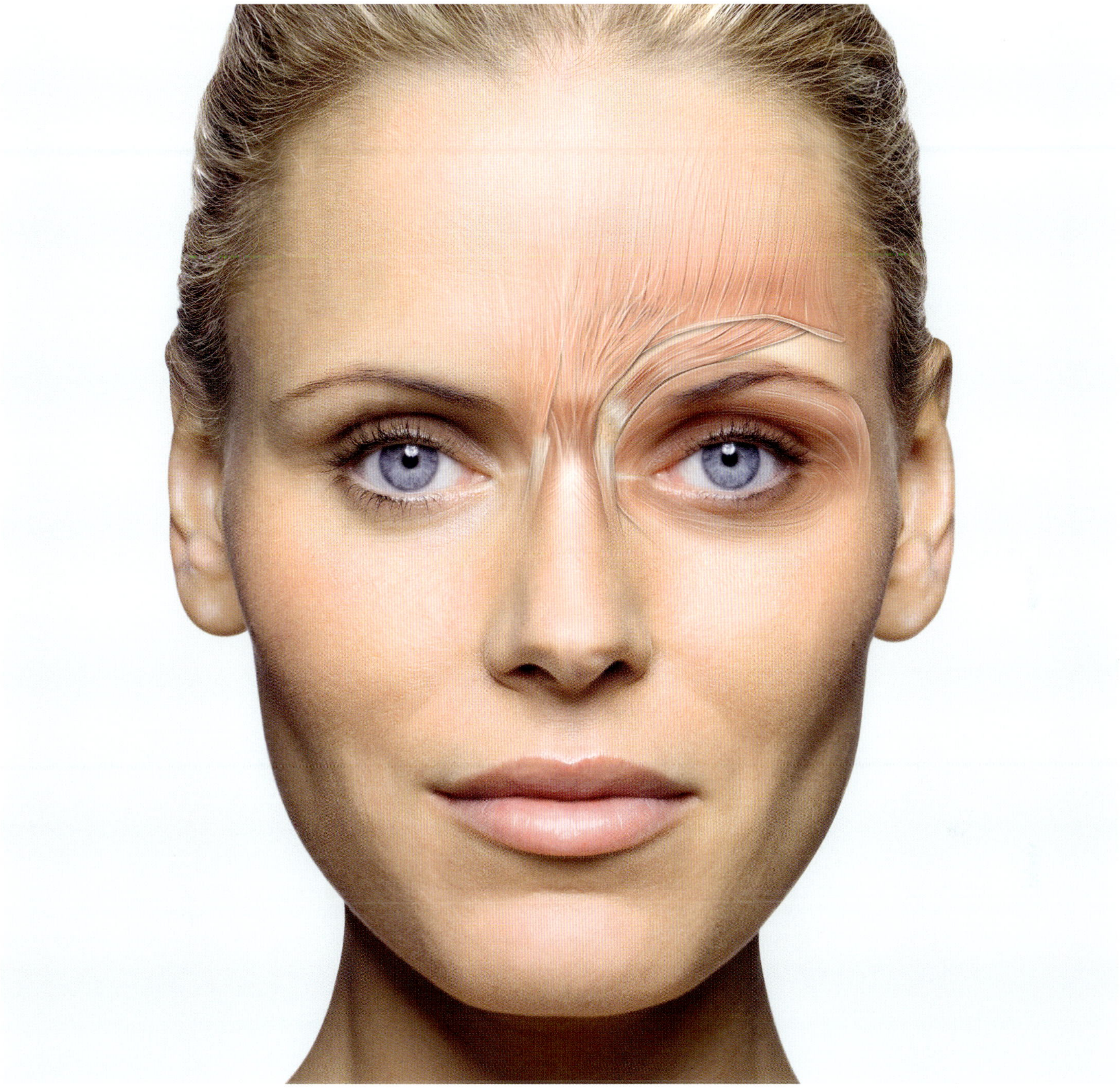

5.4.1 Anatomie

Die Brauenbewegung ist ein komplexes Zusammenspiel mehrerer Muskeln. Das Verständnis dieses Zusammenspiels ist wichtig, um gezielte Interventionen vorzunehmen. An der Brauenbewegung sind mit direkter Wirkung folgende Muskeln beteiligt:

- M. epicranius, Venter frontalis
- M. orbicularis oculi
- M. corrugator supercilii
- M. depressor supercilii
- M. procerus

Der Venter frontalis des M. epicranius ist der einzige Muskel, der die Brauen aktiv heben kann. Die übrigen Muskeln wirken dabei antagonistisch. Der M. corrugator supercilii zieht gemeinsam mit dem M. depressor supercilii die medialen Augenbrauen nach medial und kaudal. Der M. procerus zieht, gemeinsam mit dem M. corrugator supercilii, die Haut der medialen Augenbrauen zur Nasenwurzel und bewirkt damit, dass sich der mediale Abstand zwischen den Augenbrauen verkleinert.

5.5 Brauenhebung (Chemical Brow Lift)

Veränderungen der Augenbrauen im natürlichen Alterungsprozess

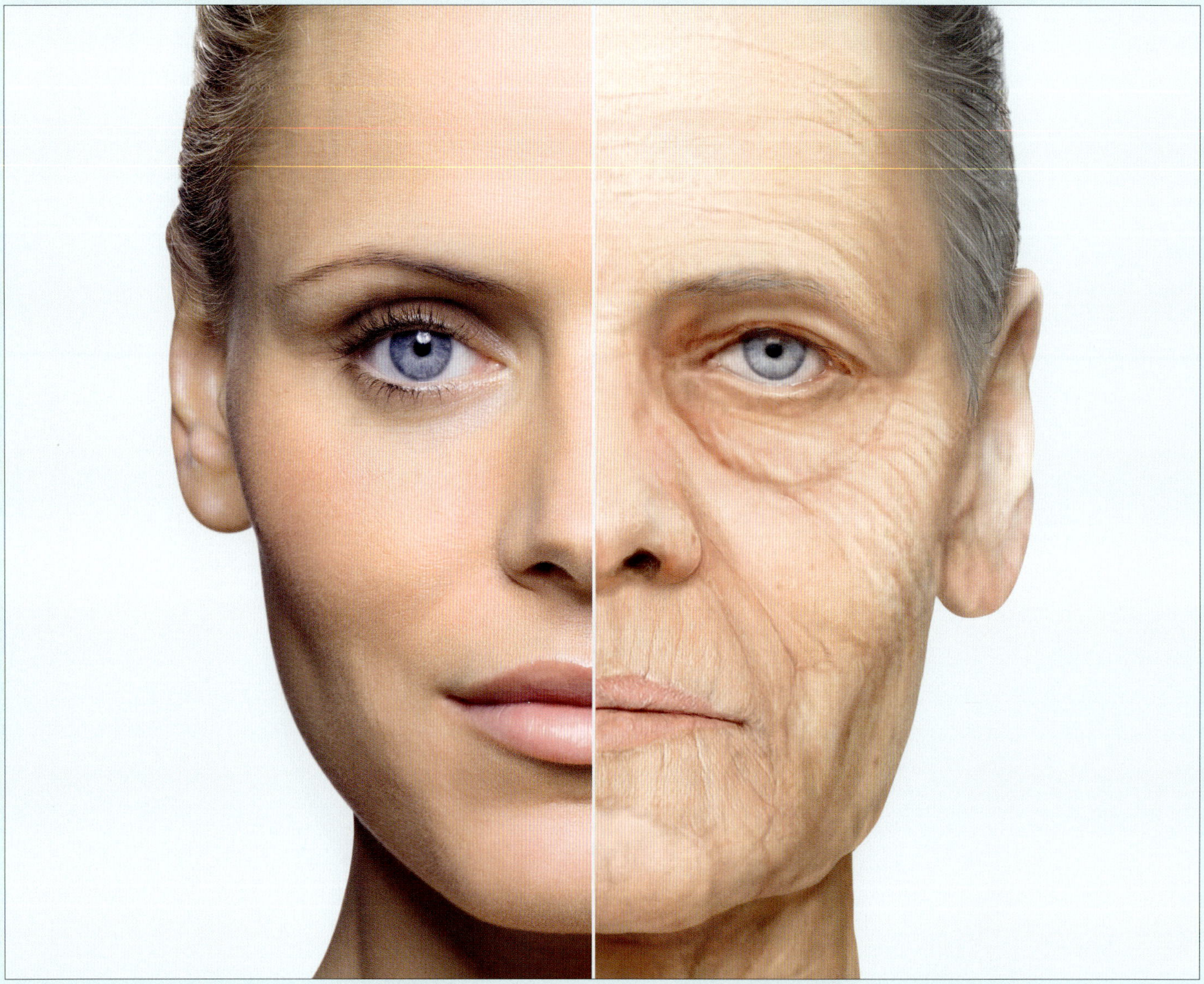

Halbseitendarstellung zur Veranschaulichung des natürlichen Alterungsprozesses im Augenbrauenbereich: Die rechte Gesichtshälfte zeigt eine geschwungene, jugendliche Brauenform in Zusammenhang mit einem wachen Blick, die linke dagegen eine altersbedingt abgesenkte Braue.

5.5.1 Befund

Im Rahmen der normalen Alterungsvorgänge im Stirnbereich kommt es unter anderem auch zu einer Senkung der Brauen, besonders im lateralen Anteil. Weiterhin kommt es mit dem Alter zum Verlust der geschwungenen Form und der Höhe der Augenbrauen.

5.5.2 Patientenauswahl

Personen, die ihre Augenbrauen willentlich und in relevanten Maßen aktiv hochziehen können, profitieren am meisten von der Behandlung. Die vorhandene Dynamik lässt sich gut und unauffällig bereits im Vorgespräch beurteilen. Die Patienten sind darauf hinzuweisen, dass nach der Behandlung Asymmetrien bezüglich der Brauenhöhe auftreten können. Diese werden durch eine Nachinjektion behandelt. *Wichtig:* Bei Asymmetrie nur die tiefer stehende Braue behandeln!

5.5.3 Bewertung der Indikation

Die Botulinumtoxin-Anwendung verhilft zu einem wachen, aufmerksamen, interessierten und angstfreien Gesichtsausdruck und kann möglicherweise eine nicht invasive Alternative zum operativen Stirnlift darstellen bzw. einen geplanten Stirnlift in die Zukunft verschieben.

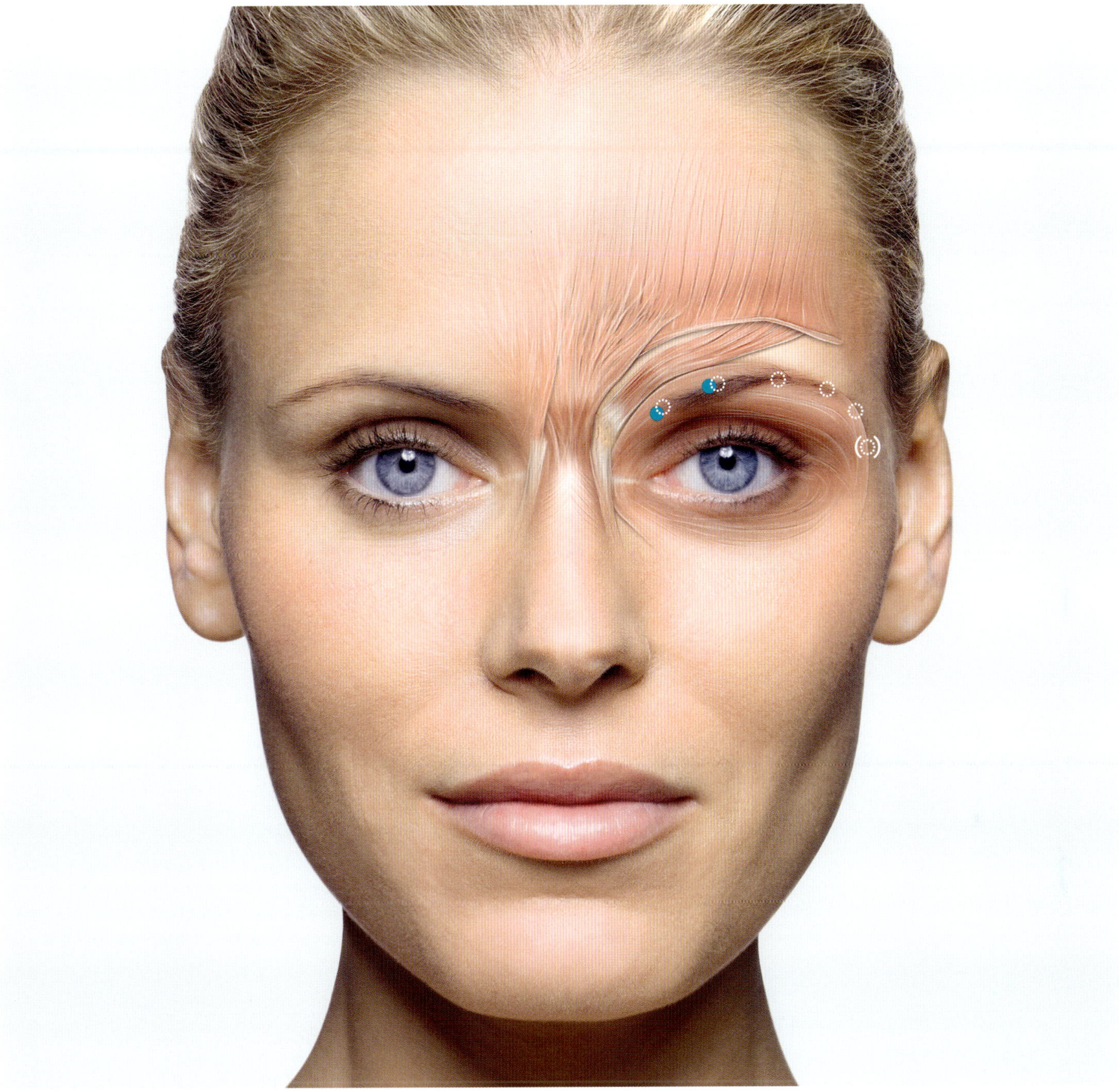

5.5.4 Behandlungsplanung

Das Behandlungsziel ist die Anhebung der Brauen. Dazu muss die Depressorfunktion des M. orbicularis oculi (Pars orbicularis), des M. depressor supercilii sowie die des M. corrugator supercilii und des M. procerus reduziert werden. M. procerus und M. corrugator supercilii haben allerdings nur eine unterstützende Wirkung, indem sie die Brauen nach medial und leicht nach kaudal bewegen.

Praxistipp

Es ist zu berücksichtigen, dass die anatomischen und funktionellen Begebenheiten im Bereich der Augenbraue stark variieren. Dementsprechend können sowohl die Anzahl an Injektionspunkten als auch die zu verabreichende Dosis von Patient zu Patient sehr unterschiedlich ausfallen. Der beste Liftingeffekt kann durch ein Vorgehen auf zwei Injektionsebenen mittels Bi-Level-Technik erreicht werden, die zur gleichen Zeit eine Schwächung der Brauendepressoren und so eine Triggerung des Brauenhebers erzielt.

Behandlungsschema

In der Regel erfolgt eine Injektion an fünf bis sechs Injektionsstellen entlang der Augenbraue oberhalb des knöchernen Orbitarandes. In den medial der Pupillarlinie liegenden Anteilen bietet sich eine Applikation des Wirkstoffs in zwei Ebenen durch die Bi-Level-Technik an. An den lateral gelegenen Stellen wird nur oberflächlich in den M. orbicularis oculi injiziert.

5.5.5 Behandlung

Injektion

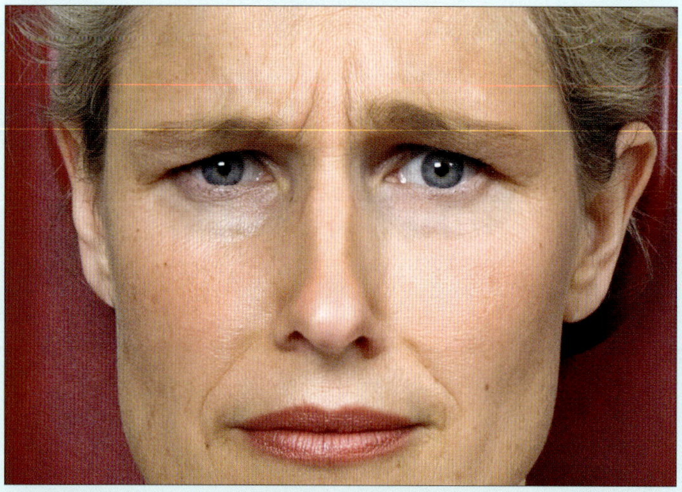

Aktivierung
Der Therapeut instruiert die Patientin zur aktiven Anspannung des Muskels: „Ziehen Sie Ihre Augenbrauen herunter und schauen Sie richtig böse."

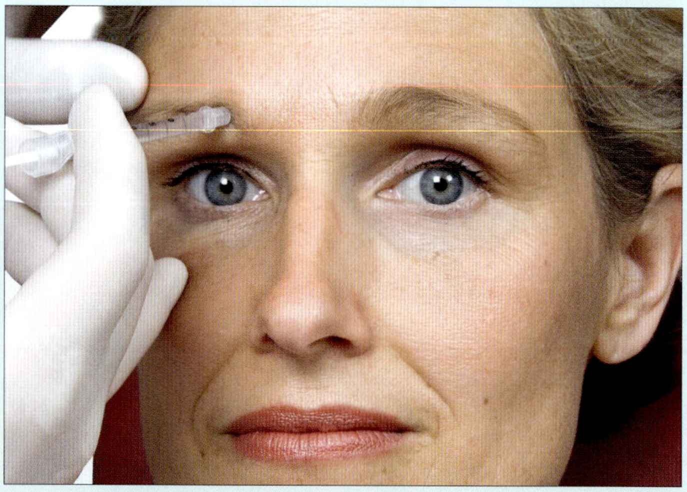

Injektionstechnik
Die Injektionen werden medial in zwei Ebenen als Bi-Level-Injektionen durchgeführt. Es erfolgt eine – wie hier dargestellt – tiefe intramuskuläre sowie eine oberflächliche Injektion. Hierbei erfolgt die Stichrichtung senkrecht zur Haut. Eine Berührung des Periosts muss in jedem Fall vermieden werden. Am lateralen Ende der Braue erfolgt nur eine oberflächliche Injektion.

Präparate und Dosierung

Injektionsstelle	Präparat	Einheiten/Punkt	ml Lösung/Punkt
Mediale Augenbraue, tiefe Ebene	Bocouture®	2	0,05
	Vistabel®	2	0,05
	Azzalure®	5	0,025
Mediale Augenbraue, oberflächliche Ebene	Bocouture®	1	0,025/0,075*
	Vistabel®	1	0,025/0,075*
	Azzalure®	2,5	0,0125/0,025**
Laterale Augenbraue, oberflächliche Ebene	Bocouture®	1	0,025/0,075*
	Vistabel®	1	0,025/0,075*
	Azzalure®	2,5	0,0125/0,025**

Tabelle 5.5 Dosisempfehlungen der Autoren für einen „Chemical Brow Lift" * Ein-Drittel-Lösung ** Ein-Halb-Lösung

Die angegebenen Einheiten der drei Standardpräparate sind herstellerspezifisch und damit produktbezogen. Die Angaben gelten auch für andere Produkte mit gleicher Wirkstoffpräparation.

Korrekturfaktor

- Mimikaktiver Mann: Faktor 2
- Alter/inaktive Mimik: Faktor 0,5

Video
Brauenhebung

Kombinationsmöglichkeiten

Nach ein bis zwei Wochen kann – mit dem Ziel der Brauenhebung und ventralen Hervorhebung – eine Unterspritzung der Augenbrauen mit Volumenfillern durchgeführt werden. Aufgrund der tiefen Injektion unter den M. orbicularis oculi muss die Augmentationsbehandlung zweizeitig erfolgen. Mit der perkutanen Kollageninduktionstherapie (Medical Needling) oder einer ultraschallgestützten Kollagenstimulation können im Brauenbereich ebenfalls gute Ergebnisse erzielt werden, weswegen eine Behandlung ergänzend infrage kommt.

Komplikationen

Bei der Behandlung der Augenbraue ist auf zwei Komplikationen zu achten: Zum einen kann durch Diffusion des Wirkstoffs hinter das Septum orbitale eine Lähmung des M. palpebrae superioris und eine daraus resultierende vorübergehende Ptosis auftreten. Dies ist während der Injektionen zu vermeiden, indem unter Zuhilfenahme der kontralateralen Injektionshand der Zielmuskel möglichst weit vom Orbitarand entfernt und zugleich eine Diffusionsbarriere geschaffen wird. Sollte es dennoch zu einer Ptosis kommen, kann der M. tarsalis (Müller-Muskel) durch die lokale Gabe eines Sympathomimetikums wie Apraclonidin (z. B. Iopidine®) mit begrenzter Wirkung stimuliert werden. Ferner kann es im Zuge einer Schwächung des lateralen Depressors (M. orbicularis oculi) zu einer Überaktivität der lateralen Muskelanteile des Brauenhebers kommen, was zu der sogenannten „Mephisto-Braue" führt.

5.6 Mephisto-Braue

5.6.1 Befund

Bei der Mephisto-Braue handelt es sich nicht um eine typische Indikation, sondern eigentlich um eine Nebenwirkung, die im Rahmen einer Behandlung der Stirn und der Augenbrauenkorrektur auftreten kann.

Der Mephisto-Blick bzw. die laterale Anhebung der Augenbraue resultiert aus einer Schwächung der medialen Anteile des Venter frontalis des M. epicranius. Hierbei kann es zu einer kompensatorischen Überaktivität des lateralen Anteils des Muskels mit einer Anhebung des lateralen Anteils der Augenbraue kommen.

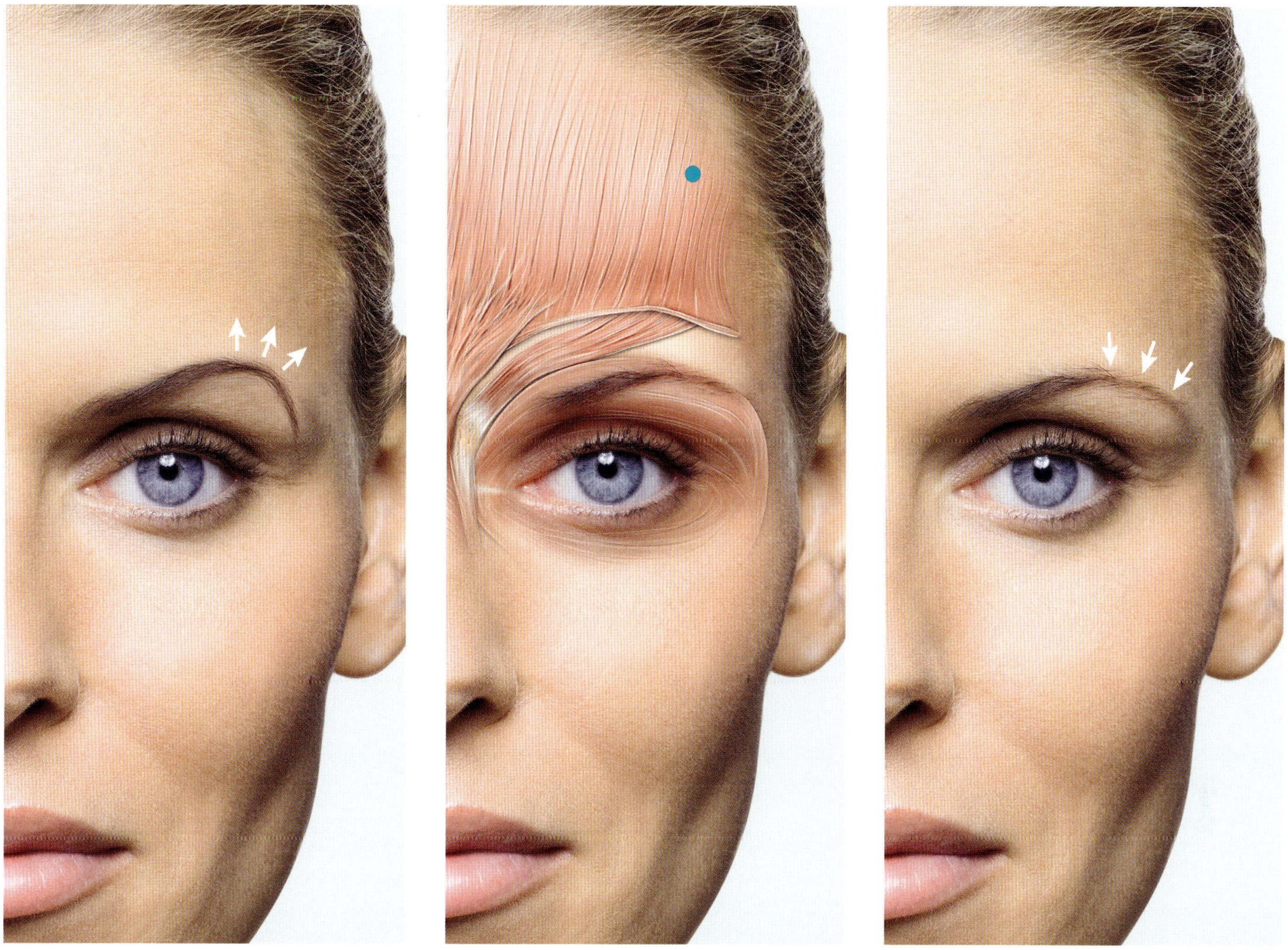

5.6.2 Behandlung

Behandlungsschema
Injektion in den lateralen Anteil des Muskels

Präparate und Dosierung

Injektionsstelle	Präparat	Einheiten/ Punkt	ml Lösung/ Punkt
Lateraler Anteil des Venter frontalis	Bocouture®	1	0,025/0,075*
	Vistabel®	1	0,025/0,075*
	Azzalure®	2,5	0,0125/0,025**

Tabelle 5.6 Dosisempfehlungen der Autoren für die Behandlung einer „Mephisto-Braue". * Ein-Drittel-Lösung ** Ein-Halb-Lösung

Die angegebenen Einheiten der drei Standardpräparate sind herstellerspezifisch und damit produktbezogen. Die Angaben gelten auch für andere Produkte mit gleicher Wirkstoffpräparation.

Behandlungsergebnis
Die Abschwächung der lateralen Anteile des Venter frontalis des M. epicranius führt zu einer Absenkung und somit zu einer Normalisierung des Befundes.

Korrekturfaktor
- Mimikaktiver Mann: Faktor 2
- Alter/inaktive Mimik: Faktor 0,5

Komplikationen

Möglich ist die Überkorrektur durch eine zu hohe Dosis, die zu einem verstärkten Herabhängen des lateralen Brauenteils führt.

5.7 Seitliche Kanthalfalten („Krähenfüße") | M. orbicularis oculi

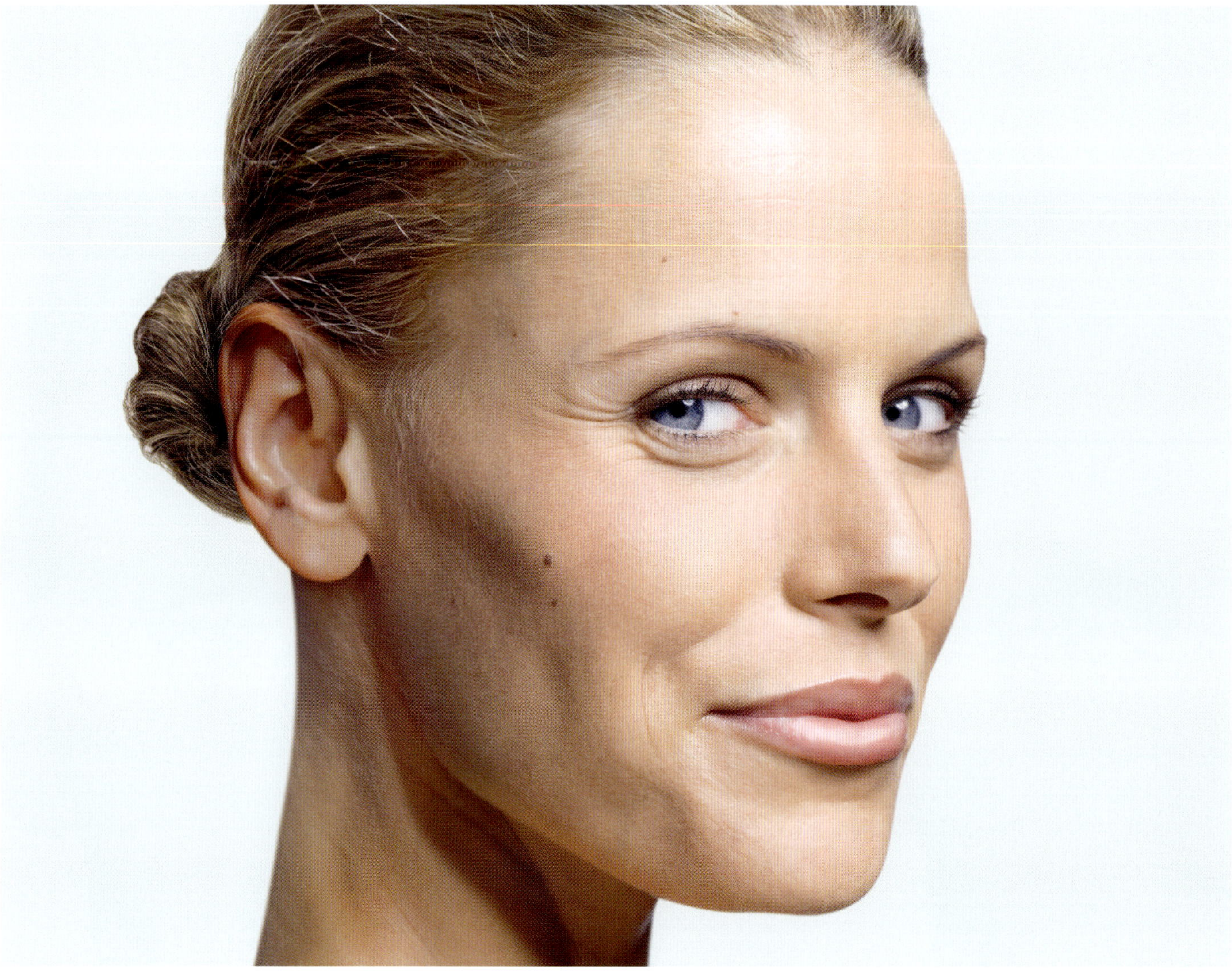

5.7.1 Befund

Die Augenpartie gehört zu den interessantesten Arealen des Gesichts. Durch die Augen kommunizieren Menschen und sind in der Lage, Reaktionen und Gefühle anderer zu deuten. Lachfältchen vermitteln grundsätzlich eine positive Ausstrahlung. Erst wenn die glatte, zentrifugale Ausrichtung der einzelnen Falten unterbrochen wird, entstehen die seitlichen Kanthalfalten, umgangssprachlich auch „Krähenfüße" genannt. Die Faltenausprägung hängt auch von der Hautdicke und den alterungsbedingten elastotischen Veränderungen der Haut ab. Menschen mit dickerer Haut haben tiefere Falten, wohingegen Menschen mit dünnerer Haut ein feineres und oberflächlicheres Faltenrelief aufweisen.

5.7.2 Patientenauswahl

Es muss zwischen statischen und dynamischen Falten unterschieden werden. Die besten Erfolgsaussichten einer Behandlung der Augenfalten bestehen bei Personen, die die Falten willkürlich (zum Beispiel beim Lachen oder Zusammenkneifen der Lider) hervorrufen können. Veränderungen im Rahmen einer fortgeschrittenen Elastosis actinica mit vermehrter statischer Faltenbildung und unregelmäßiger Pigmentierung, die vorwiegend bei älteren Menschen mit heller Komplexion auftreten, sprechen schlechter auf eine alleinige Behandlung mit Botulinumtoxin Typ A an.

Eine unrealistische Erwartungshaltung der Patienten sollte vor der Behandlung relativiert werden, um Enttäuschungen vorzubeugen. So kann es sein, dass die dynamischen Falten zwar minimiert werden, aber im Gegenzug die statischen Falten stärker und prominenter hervortreten und von Patienten dann als „Therapieversager" angesehen werden.

Männer wünschen normalerweise eine partielle Reduktion der orbitalen Falten und sind damit bereits zufrieden. Frauen hingegen möchten oft eine komplette Reduktion der seitlichen Augenfalten erreichen.

5.7.3 Bewertung der Indikation

Botulinumtoxin Typ A ist gut zur Behandlung der seitlichen Kanthalfalten geeignet, insbesondere wenn sie durch die Patienten willkürlich hervorgerufen werden können. In Deutschland besitzen drei Botulinumtoxin-Produkte eine Zulassungen für diese Indikation (unter gegebenen Voraussetzungen).

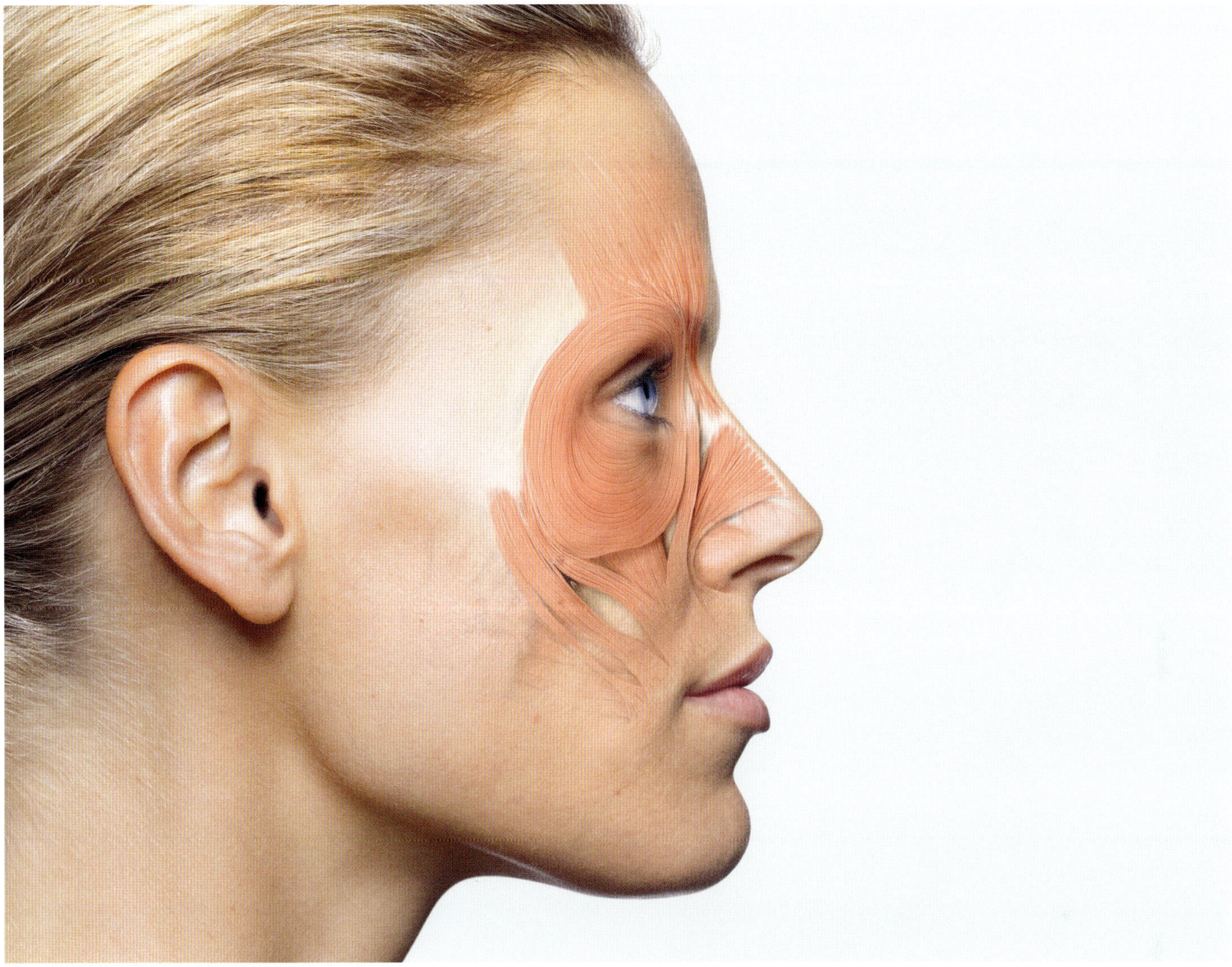

5.7.4 Anatomie

Der M. orbicularis oculi kann mit seinen beiden Teilen, der Pars palpebralis und der Pars orbitalis, die Lidspalte einengen und wirkt damit als Gegenspieler des M. levator palpebrae superioris bzw. der Mm. tarsales superior und inferior. Er erzeugt beim Lachen die typischen Lachfältchen, die vom lateralen Augenwinkel zur Seite hin ausstrahlen. Dabei können diese Fältchen je nach individueller Ausdehnung des Muskels bis in die Wangenpartie auslaufen.

M. orbicularis oculi					
Ursprung	**Ansatz**	**Funktion**	**Synergisten**	**Antagonisten**	**Innervation**
Medialer Teil der Orbita (nasaler Anteil des Proc. frontalis maxillae, Crista lacrimalis anterior, Pars nasalis ossis frontalis und Lig. palpebrale mediale)	• Pars palpebralis: Haut des Oberlids und des Unterlids • Pars orbitalis: breit gefächert an der Haut der Orbitalregion, der Stirn und den Wangen	• Einengung der Lidspalte durch Pars palpebralis und Pars orbitalis • Gegenspieler des M. levator palpebrae superioris bzw. der Mm. tarsales superior und inferior	• M. corrugator supercilii • M. procerus	• M. levator palpebrae superioris • Mm. tarsales superior und inferior • M. epicranius, Venter frontalis	Rr. temporales und zygomatici des N. facialis (VII)

Tabelle 5.7 Anatomische Beschreibung des M. orbicularis oculi.

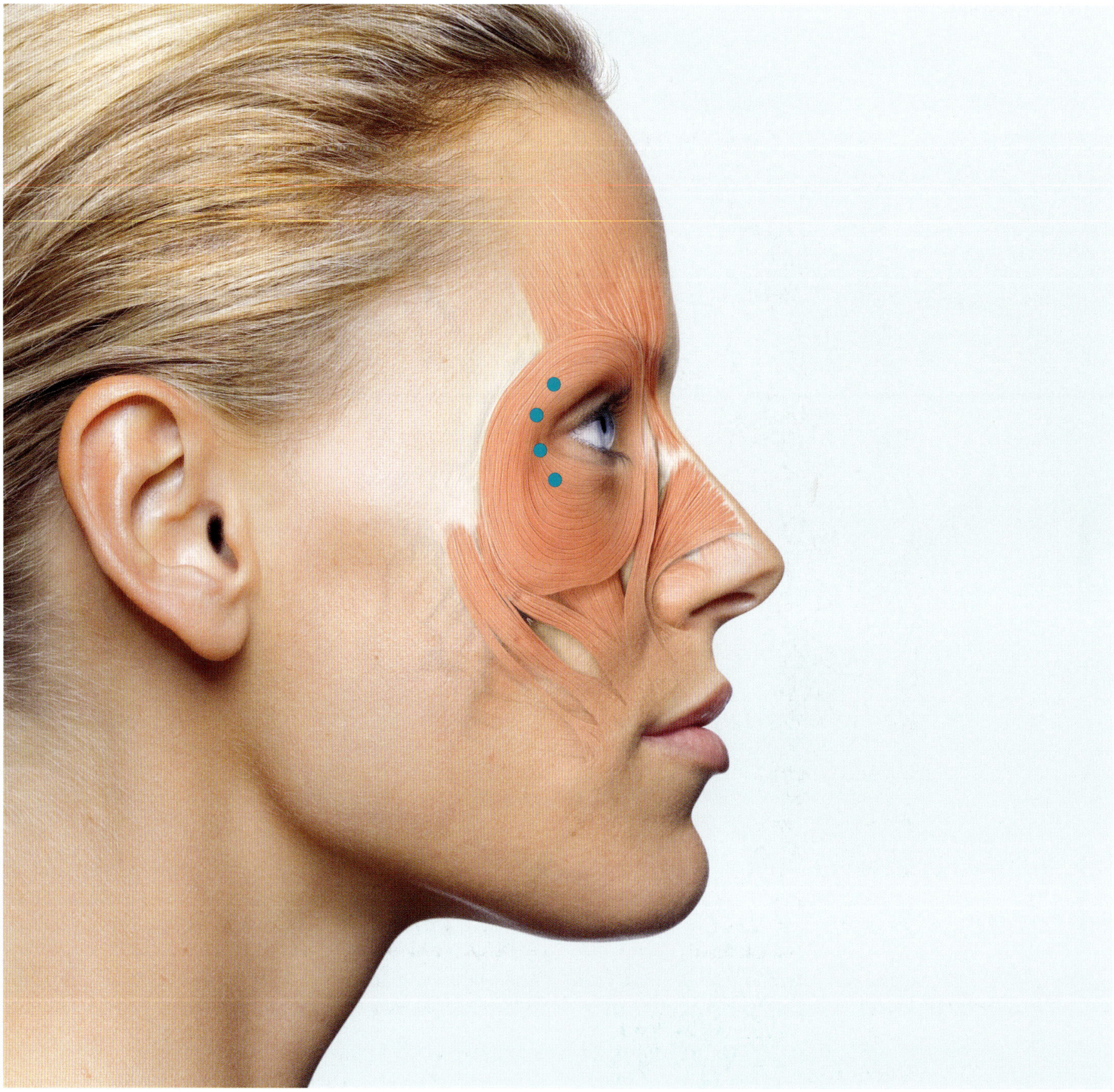

5.7.5 Behandlungsplanung

Die Zielstruktur ist der M. orbicularis oculi mit seiner Pars orbitalis. Behandlungsziel ist die Reduktion willkürlich hervorrufbarer, dynamischer Falten bzw. die Glättung von Falten, welche durch hypertone Muskelaktivität im Ruhezustand auftreten.

Praxistipp
Die häufigere Anwendung mit einem Behandlungsabstand von vier bis sechs Monaten – jeweils mit niedriger Dosierung – führt zu einer nachhaltigen Modulation mit Glättung der Falten.

Behandlungsschema
Etwa 1,5–2 cm lateral des äußeren Augenwinkels bzw. ca. 1 cm lateral des knöchernen Orbitarandes erfolgen 2–4 subkutane Injektionen. Die Nadelspitze sollte dabei stets mit dem Schrägschliff nach oben gerichtet sein.

Die Dosis und die Injektionspunkte können dabei stark variieren. Bei einigen Patientinnen gibt es auf kleine Sektoren begrenzte Falten. In solchen Fällen beschränkt sich die Injektion unter Anpassung der Gesamtdosis auf dieses Areal.

5.7.6 Behandlung

Injektion

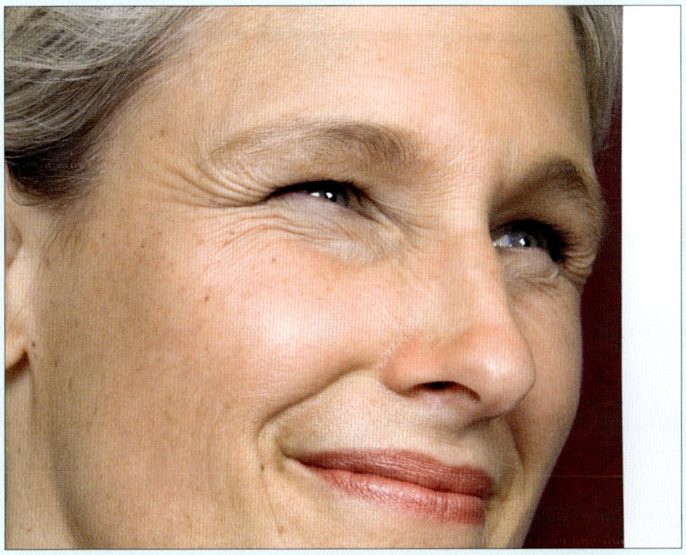

Aktivierung
Der Therapeut instruiert die Patientin zur aktiven Anspannung des Muskels: „Schenken Sie mir Ihr strahlendstes Lächeln!"

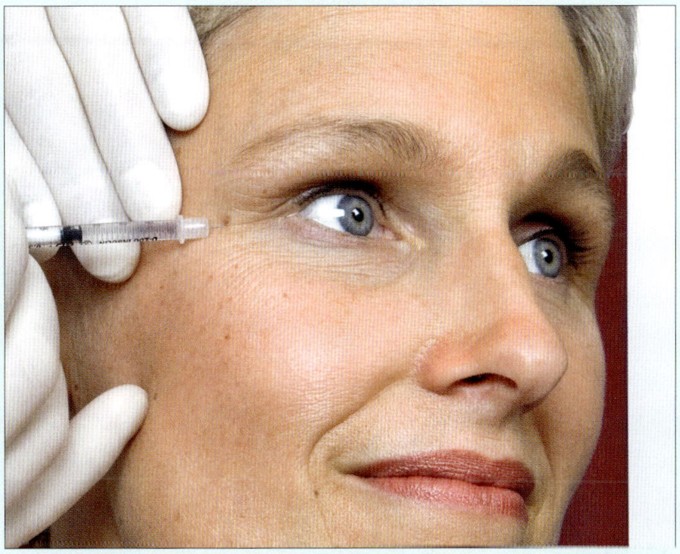

Injektionstechnik
Die Injektion erfolgt als subkutane Quaddel.

Präparate und Dosierung

Injektionsstelle	Präparat	Einheiten/Punkt	ml Lösung/Punkt
Lateraler M. orbicularis oculi	Bocouture®	1–2	0,025–0,05
	Vistabel®	1–2	0,025–0,05
	Azzalure®	2,5	0,0125

Tabelle 5.8 Dosisempfehlungen der Autoren für die Behandlung der seitlichen Kanthalfalten („Krähenfüße").

Die angegebenen Einheiten der drei Standardpräparate sind herstellerspezifisch und damit produktbezogen. Die Angaben gelten auch für andere Produkte mit gleicher Wirkstoffpräparation.

Korrekturfaktor

- Mimikaktiver Mann: Faktor 2
- Alter/inaktive Mimik: Faktor 0,5

Kombinationsmöglichkeiten

Eine Kombination mit augmentativen Verfahren (Filler, Eigenfett) ist möglich, insbesondere wenn ausgeprägte statische Falten bestehen. Zusätzlich sind unterschiedliche Resurfacing-Maßnahmen denkbar, wenn die relativ heftigen Nebenwirkungen und lange Downtime mit dem Patienten zu vereinbaren sind. Eine risikofreie Alternative mit geringer Downtime bildet die hautregenerierende perkutane Kollageninduktionstherapie (Medical Needling).

Video
Seitliche Kanthalfalten

Cave

Bei Kombination mit Laser-Resurfacing oder tiefen Peelings erhöhen sich durch den Entzündungsreiz die Permeabilität des Gewebes und das Diffusionspotenzial von BTX-A. Das Risiko für Komplikationen wird größer, während gleichzeitig das Behandlungsergebnis weniger vorhersehbar wird.

Komplikationen

Bei zu tiefer Injektion im lateralen Anteil des M. orbicularis oculi, Pars orbitalis oder zu kaudaler Injektion kann es zur Inaktivierung der Mm. zygomatici kommen. Dies führt dann zu einer eingeschränkten Kontraktionsfähigkeit der Muskeln in der Wangenregion und dadurch zu einem veränderten Lachausdruck, ggf. sogar zu einer Ptosis der Mundwinkel. Bei zu hoher Dosierung und/oder zu starker Verdünnung sowie Nichtbeachtung des Mindestabstandes kann es in seltenen Fällen zur Diffusion des Toxins in die lateralen Augenmuskeln und somit zum Auftreten von Doppelbildern kommen.
Im Unterlidbereich können insbesondere im Alter durch Tonuserschlaffung des M. orbicularis oculi Aussackungen (Tränensäcke) entstehen und als Pseudohernien imponieren. Diese Situation kann durch die Anwendung von Botulinumtoxin Typ A verschlechtert werden und einen müden Gesichtsausdruck hervorrufen. Daher sollte BTX-A nicht bei Patienten mit ausgeprägten Tränensäcken verabreicht werden.
Selten kann es, auch nach korrekter Injektion, zu infraorbitalen Ödemen kommen.

5.8 Knitterfalten in der Unterlidregion | M. orbicularis oculi

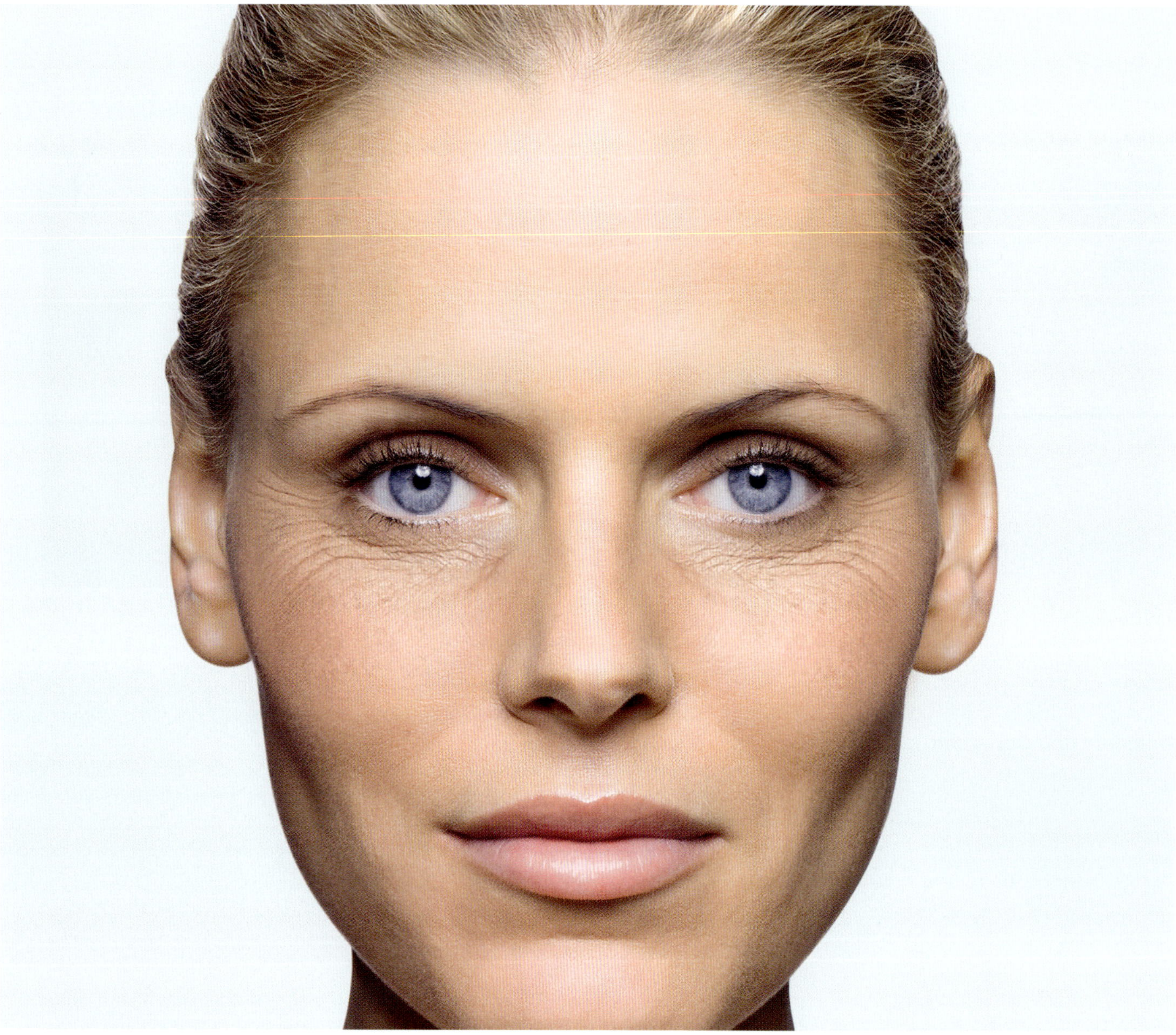

5.8.1 Befund

In der Unterlidregion entstehen feine Fältchen im Sinne einer feinen Kräuselung der Hautoberfläche durch die Aktivität des M. orbicularis oculi mit seiner Pars orbicularis, die direkt mit der Haut verwachsen ist. Diese Aktivität wird – besonders bei hellhäutigen, blauäugigen, rothaarigen oder blonden Menschen – durch die mit Blinzeln verbundene Reaktion auf sehr helles Licht und Sonneneinstrahlung getriggert. Weitere disponierende Faktoren sind der altersbedingte Elastizitätsverlust der Haut sowie externe Einflüsse wie Kälte, Wind und Nikotin.

5.8.2 Patientenauswahl

Jüngere Patienten mit erhaltener Elastizität des Gewebes profitieren am deutlichsten. Die Elastizität der Haut in der Unterlidregion kann mithilfe des Snap-Tests (s. Kap. 2.2.2, S. 20) geprüft werden.

Bei positivem Testergebnis besteht post injectionem das Risiko einer progredienten Hautptosis. Eine Behandlung sollte in solchen Fällen gänzlich unterlassen werden.

Im Laufe des Lebens können im Unterlidbereich durch Tonuserschlaffung des M. orbicularis oculi Aussackungen im Sinne sogenannter Tränensäcke entstehen und als Pseudohernien imponieren. Da die Situation durch Anwendung von BTX-A verschlechtert werden kann, sollte insbesondere bei Patientinnen mit ausgeprägten Tränensäcken auf eine Injektion verzichtet werden.

5.8.3 Bewertung der Indikation

Bei erhaltener Elastizität und entsprechender Patientenselektion gut zur Hautglättung in der Unterlidregion geeignet.

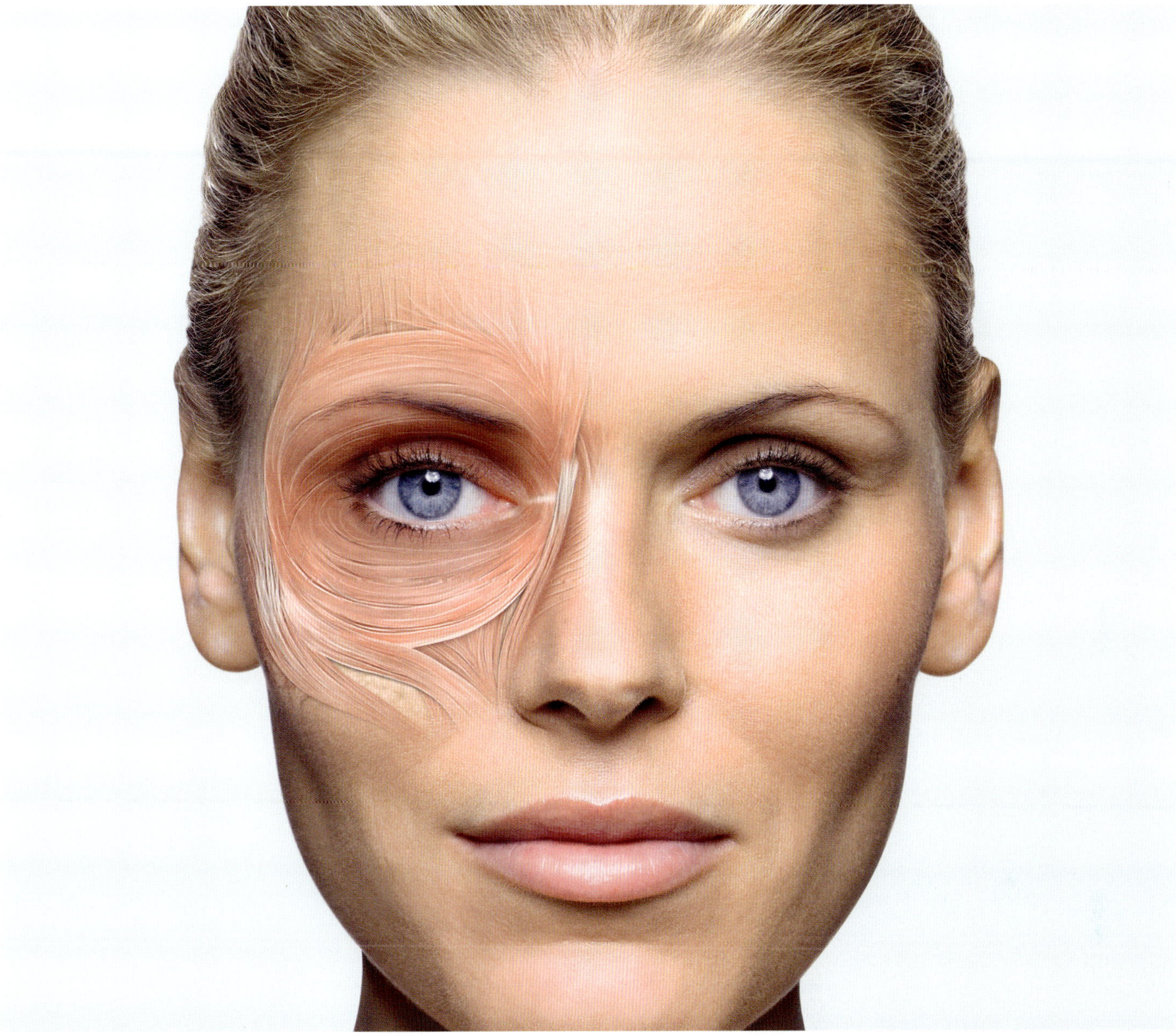

5.8.4 Anatomie

Der M. orbicularis oculi kann mit seinen beiden Teilen, der Pars palpebralis und der Pars orbitalis, die Lidspalte einengen und wirkt damit als Gegenspieler des M. levator palpebrae superioris bzw. der Mm. tarsales superior und inferior. Er erzeugt beim Lachen die typischen Lachfältchen, die vom lateralen Augenwinkel zur Seite hin ausstrahlen. Dabei können diese Fältchen je nach individueller Ausdehnung des Muskels bis in die Wangenpartie auslaufen und auch infraorbital deutlich zur Darstellung kommen.

M. orbicularis oculi					
Ursprung	**Ansatz**	**Funktion**	**Synergisten**	**Antagonisten**	**Innervation**
Medialer Teil der Orbita (nasaler Anteil des Proc. frontalis maxillae, Crista lacrimalis anterior, Pars nasalis ossis frontalis und Lig. palpebrale mediale)	• Pars palpebralis: Haut des Oberlids und des Unterlids • Pars orbitalis: breit gefächert an der Haut der Orbitalregion, der Stirn und den Wangen	• Einengung der Lidspalte durch Pars palpebralis und Pars orbitalis • Gegenspieler des M. levator palpebrae superioris bzw. der Mm. tarsales superior und inferior	• M. corrugator supercilii • M. procerus	• M. levator palpebrae superioris • Mm. tarsales superior und inferior • M. epicranius, Venter frontalis	Rr. temporales und zygomatici des N. facialis (VII)

Tabelle 5.9 Anatomische Beschreibung des M. orbicularis oculi.

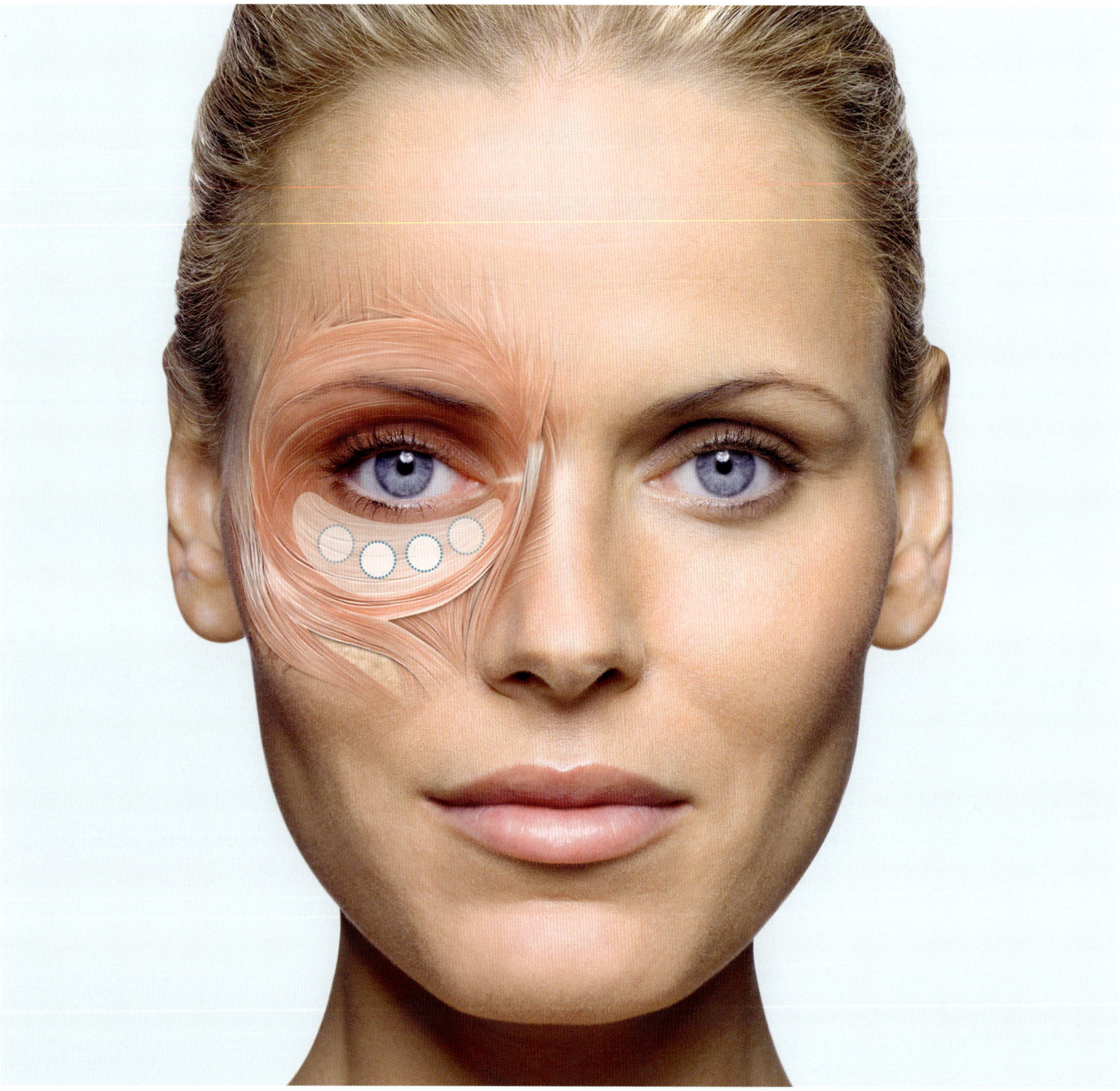

5.8.5 Behandlungsplanung

Ziel der Botulinumtoxin-Behandlung ist die Hautglättung im Unterlidbereich. Diese erfolgt durch sehr geringe Mengen des Medikaments, das streng intrakutan verabreicht wird und in den M. orbicularis (Pars orbitalis) diffundiert.

Praxistipp

Die Behandlung der Knitterfältchen im Bereich der Unterlidregion kann mit der Standardlösung oder, wie von den Autoren bevorzugt, mit einer Verdünnung erfolgen. Dazu werden 0,1 ml der Standardlösung (entsprechend vier Einheiten) mit 0,2 ml physiologischer Kochsalzlösung verdünnt. Dies ergibt vier Einheiten auf 0,3 ml, die sogenannte „Ein-Drittel-Lösung".

Hinweis: Diese Verdünnung gilt für die Standardlösung mit Bocouture® und Vistabel®.

Behandlungsschema

Es werden vier streng intradermale Depots mit jeweils 0,5 Einheiten verabreicht.

5.8.6 Behandlung

Injektion

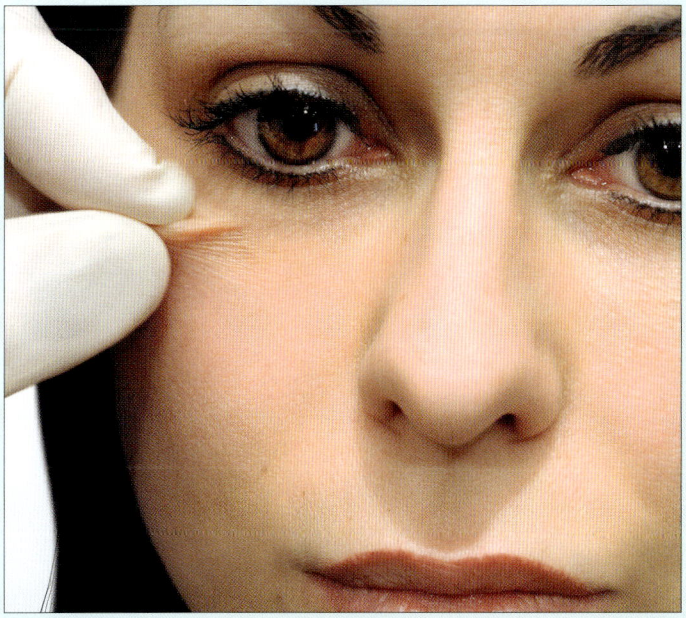

Snap-Test
Der Therapeut prüft die Elastizität und den Turgor des Gewebes mit dem Snap-Test (s. Kap. 2.2.2, S. 20).

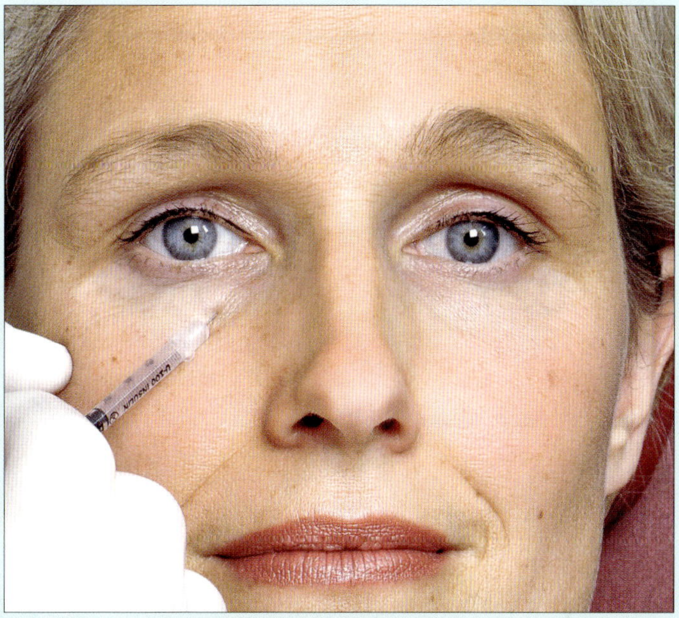

Injektionstechnik
Im Bereich des Unterlids werden vier Quaddeln mit jeweils 0,5 Einheiten intradermal appliziert. Der Einstich erfolgt tangential zur Haut. Nach der Applikation erfolgt ggf. eine leichte manuelle Massage, um den Wirkstoff homogen zu verteilen. Um die Perforation kleinerer Blutgefäße zu vermeiden, kann die Haut vor dem Einstich etwas gespannt werden.

Präparate und Dosierung

Injektionsstelle	Präparat	Einheiten/Punkt	ml Lösung/Punkt
Infraorbitalregion	Bocouture®	0,5	0,0375*
	Vistabel®	0,5	0,0375*
	Azzalure®	1,25	0,0125**

Tabelle 5.10 Dosisempfehlungen der Autoren für die Behandlung von „Knitterfalten" in der Unterlidregion. *Ein-Drittel-Lösung **Ein-Halb-Lösung

Die angegebenen Einheiten der drei Standardpräparate sind herstellerspezifisch und damit produktbezogen. Die Angaben gelten auch für andere Produkte mit gleicher Wirkstoffpräparation.

Korrekturfaktor

- Mimikaktiver Mann: Faktor 2
- Alter/inaktive Mimik: Faktor 0,5

Kombinationsmöglichkeiten

Gut geeignet in Kombination mit perkutaner Kollageninduktionstherapie, Subsurfacing (fraktionierter Fotothermolyse) oder fraktionierten Laserdermablationen (z. B. Fraxel-Repair). Voraussetzung ist, dass die Applikation von Botulinumtoxin Typ A den geplanten Maßnahmen zeitlich vorangestellt wird.

Video
Behandlung Knitterfalten Unterlidregion

Komplikationen

Vor der Injektion wird ein Snap-Test durchgeführt. Dieser lässt auf den Turgor und die Hautelastizität im Bereich der Unterlidregion schließen. Eine träge oder verzögerte Retraktion der Haut stellt eine Kontraindikation für die Injektion dar. Es kann zu einer unerwünschten Verstärkung der feinen Hautfalten durch eine kompensatorische Hyperaktivierung restlicher Orbicularisfasern kommen.
Bei Patienten mit prominenten Tränensäcken ist Vorsicht geboten, da die Aussackungen durch eine weitere Tonussenkung des M. orbicularis oculi im Sinne einer Pseudohernie verstärkt werden können.
Auch bei korrekter Applikation kann in seltenen Fällen ein Unterlidödem entstehen.
Eine zu starke Blockade der palpebralen Region kann zu einer Verminderung des Augenschlusses, einer Beeinträchtigung des Blinkreflexes, einer Einschränkung der Tränensekretion und konsekutiv zu einer Austrocknung der Cornea führen.
Außerdem kann es bei zu hoher Dosierung/Konzentration zu nah am Unterlidrand zu einer Ektropionierung des Unterlidrandes kommen.

Bitte die Hinweise zu den zugelassenen Präparaten, zur Off-Label-Therapie (s. Kap. 1.12, S. 11) und die einschlägigen Fachinformationen berücksichtigen.

5.9 Lidspaltenvergrößerung | M. orbicularis oculi

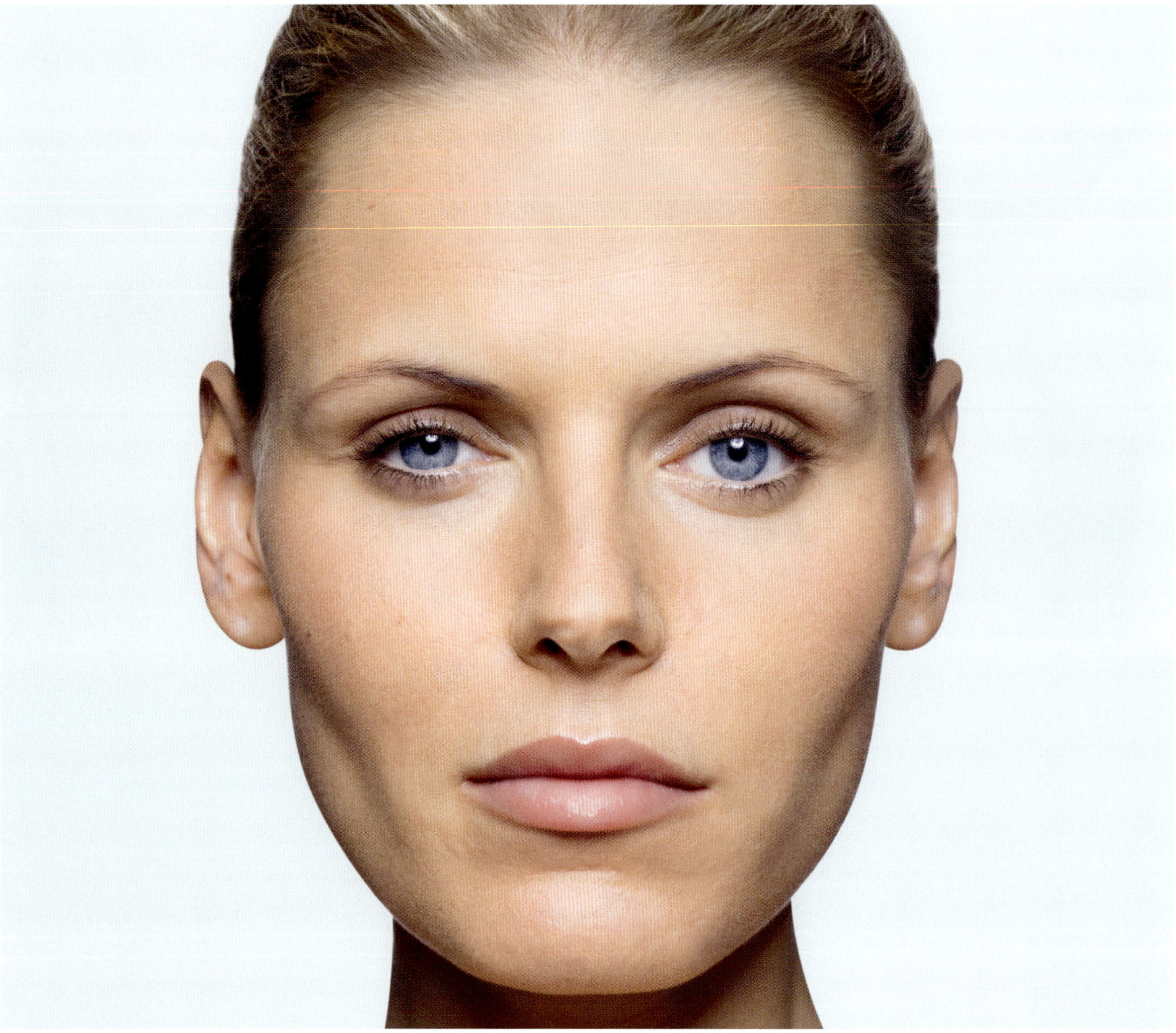

5

5.9.1 Befund

Der prätarsale Anteil des Muskels kann zu einer Hypertrophie des M. orbicularis führen und die Lidöffnung, insbesondere bei asiatischen Menschen, reduzieren. Das ästhetische Bedürfnis nach einer Vergrößerung der Lidspalte wird daher bevorzugt von Personen aus dem asiatischen Raum geäußert. Von therapeutischer Bedeutung ist eine Lidspaltenvergrößerung bei idiopathisch asymmetrisch angelegten Augenpaaren. Die Vergrößerung des sichtbaren Augapfelanteils wird durch eine geringe Verlagerung des unteren Lidrandes nach distal erreicht.

5.9.2 Patientenauswahl

Jüngere Patienten mit erhaltener Elastizität des Gewebes profitieren am deutlichsten. Die Elastizität der Haut in der Unterlidregion sollte mithilfe des Snap-Tests vorher geprüft werden.

5.9.3 Bewertung der Indikation

Nur für erfahrene Anwender geeignet; eher seltenere Indikation im europäischen Raum.

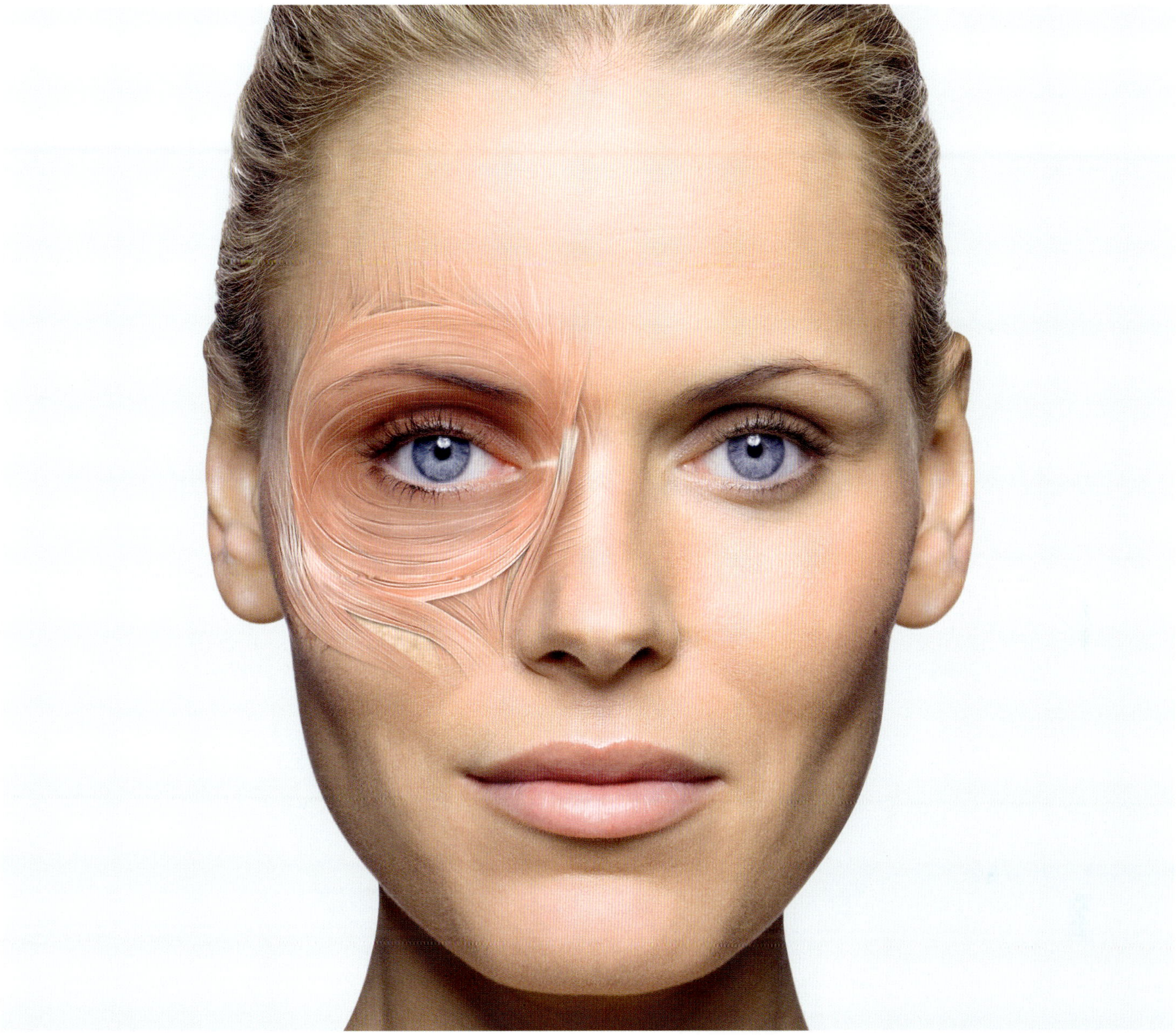

5.9.4 Anatomie

Der M. orbicularis oculi kann mit seinen beiden Teilen, der Pars palpebralis und der Pars orbitalis, die Lidspalte einengen und wirkt damit als Gegenspieler des M. levator palpebrae superioris bzw. der Mm. tarsales superior und inferior.

M. orbicularis oculi					
Ursprung	**Ansatz**	**Funktion**	**Synergisten**	**Antagonisten**	**Innervation**
Medialer Teil der Orbita (nasaler Anteil des Proc. frontalis maxillae, Crista lacrimalis anterior, Pars nasalis ossis frontalis und Lig. palpebrale mediale)	• Pars palpebralis: Haut des Oberlids und des Unterlids • Pars orbitalis: breit gefächert an der Haut der Orbitalregion, der Stirn und den Wangen	• Einengung der Lidspalte durch Pars palpebralis und Pars orbitalis • Gegenspieler des M. levator palpebrae superioris bzw. der Mm. tarsales superior und inferior	• M. corrugator supercilii • M. procerus	• M. levator palpebrae superioris • Mm. tarsales superior und inferior • M. epicranius, Venter frontalis	Rr. temporales und zygomatici des N. facialis (VII)

Tabelle 5.11 Anatomische Beschreibung des M. orbicularis oculi.

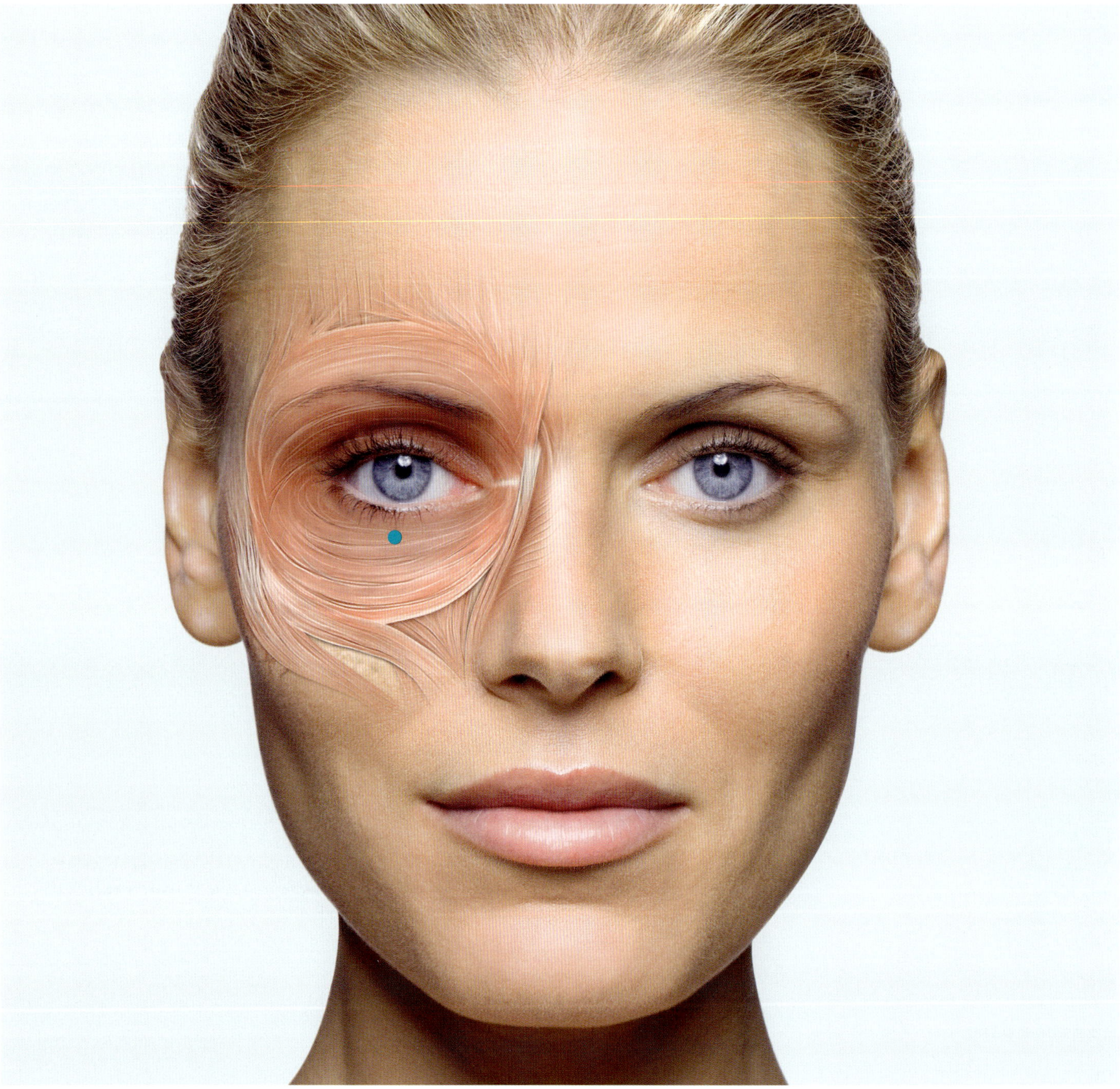

5.9.5 Behandlungsplanung

Ziel der Behandlung mit Botulinumtoxin Typ A ist die Vergrößerung der Lidspalte, der „Open-Eye-Look". Die Injektion von BTX-A vergrößert die Lidspalte und glättet die Haut im Bereich des Unterlids.

Behandlungsschema

Die Injektion sollte prätarsal und in Verlängerung der Pupillarlinie vorgenommen werden und senkrecht und sehr oberflächlich in die größtenteils in der Haut inserierenden Fasern des M. orbicularis oculi erfolgen.

5.9.6 Behandlung

Injektion

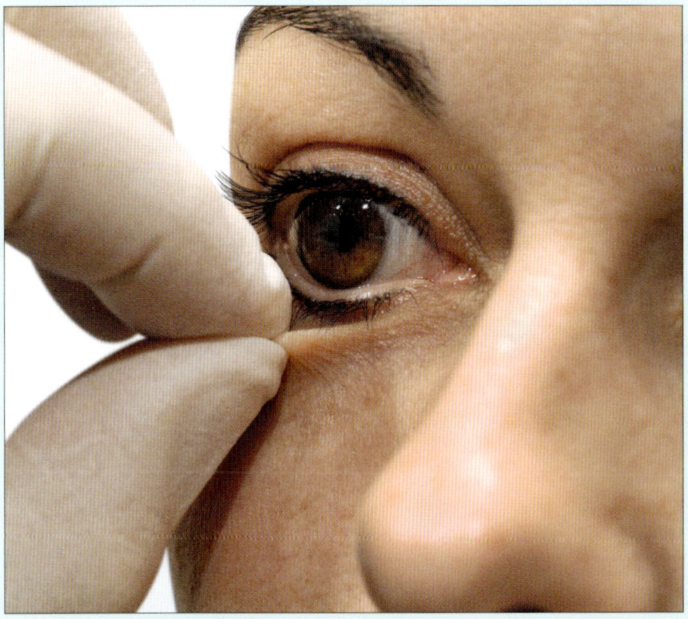

Snap-Test
Der Therapeut prüft die Elastizität und den Turgor des Gewebes mit dem Snap-Test.

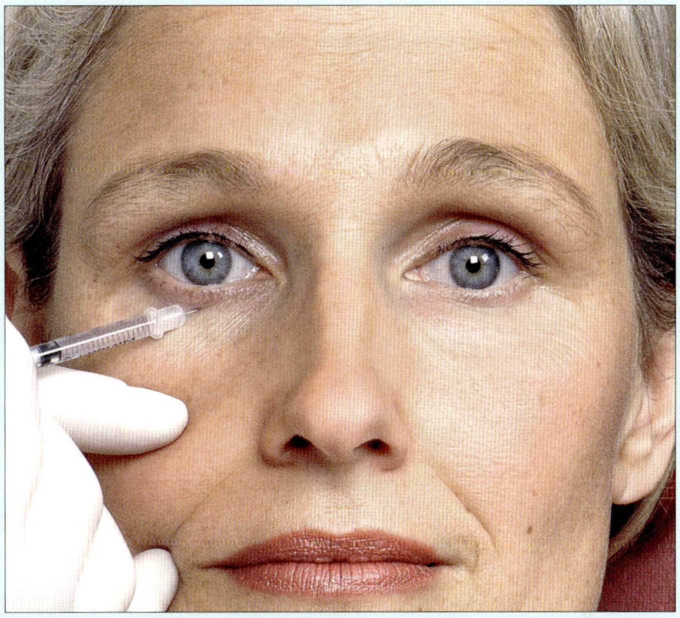

Injektionstechnik
Die Injektion erfolgt in der Pupillarlinie. Der Muskel wird senkrecht und sehr oberflächlich punktiert (sichtbare intradermale Quaddel).

Präparate und Dosierung

Injektions-stelle	Präparat	Einheiten/ Punkt	ml Lösung/ Punkt
Prätarsaler Anteil des M. orbicularis oculi	Bocouture®	1–2	0,025–0,05*
	Vistabel®	1–2	0,025–0,05*
	Azzalure®	2,5–5	0,0125–0,025

Tabelle 5.12 Dosisempfehlungen der Autoren für die Behandlung von „Knitterfalten" in der Unterlidregion. * Ein-Drittel-Lösung

Die angegebenen Einheiten der drei Standardpräparate sind herstellerspezifisch und damit produktbezogen. Die Angaben gelten auch für andere Produkte mit gleicher Wirkstoffpräparation.

Korrekturfaktor

- Mimikaktiver Mann: Faktor 2
- Alter/inaktive Mimik: Faktor 0,5

Kombinationsmöglichkeiten

Gut geeignet in Kombination mit Subsurfacing (fraktionierter Fotothermolyse) oder fraktionierten Laserdermablationen (z. B. Fraxel-Repair). Voraussetzung ist, dass die Applikation von BTX-A den geplanten Maßnahmen zeitlich vorangestellt wird.

Komplikationen

Vor der Injektion wird ein Snap-Test durchgeführt. Bei reduzierter Hautelastizität wird auf eine Injektion aufgrund der Gefahr einer kompensatorischen Hyperaktivität der restlichen Orbicularfasern und damit Verstärkung bestehender Unterlidfalten verzichtet.
Eine zu starke Blockade der palpebralen Region kann zu einer Verminderung des Augenschlusses, einer Beeinträchtigung des Blinkreflexes, einer Einschränkung der Tränensekretion und konsekutiv zu einer Austrocknung der Cornea führen. Injektionen zu weit lateral können zu einer Ektropionierung des Unterlids und zu einer Abrundung des lateralen Kanthus führen.
Bei Patienten mit prominenten Tränensäcken ist Vorsicht geboten, da die Aussackungen durch eine weitere Tonussenkung des M. orbicularis oculi im Sinne einer Pseudohernie verstärkt werden können.
In seltenen Fällen können auch bei einer korrekten Applikation Unterlidödeme auftreten.

Video
Behandlung Lidspaltenvergrößerung

Bitte die Hinweise zu den zugelassenen Präparaten, zur Off-Label-Therapie (s. Kap. 1.12, S. 11) und die einschlägigen Fachinformationen berücksichtigen.

5.10 Nasenfalten („Bunny Lines") | M. nasalis

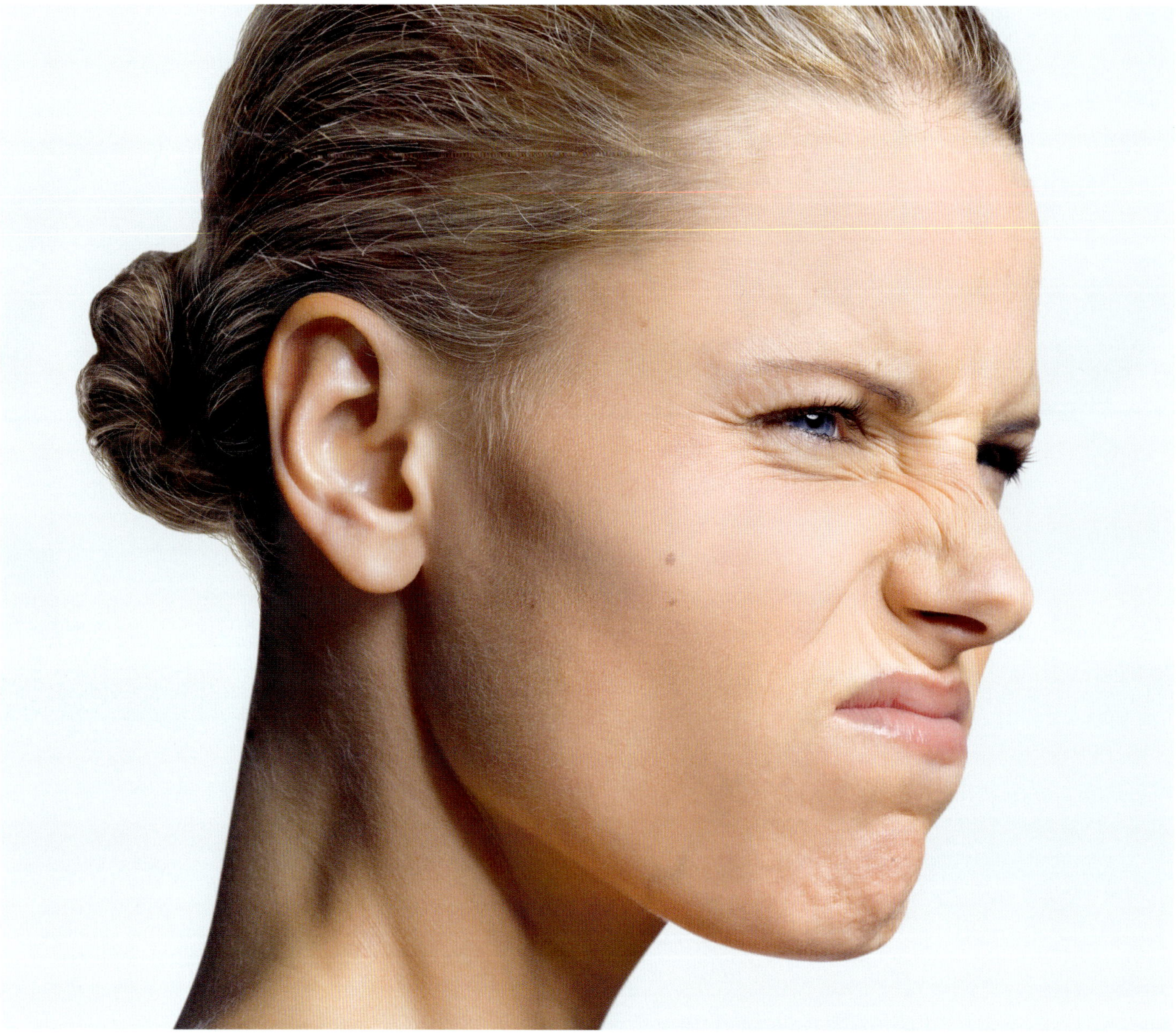

5.10.1 Befund

„Bunny Lines" oder „Häschenfalten" sind mehr oder weniger feine Fältchen im Bereich der oberen und lateralen Nasenflügel. Sie können auf den Nasenbereich reduziert sein oder sich mit ihren Ausläufern bis hin in die Suborbitalregion ziehen. Die Fältchen treten unter anderem beim Lachen und Schmunzeln auf und imponieren als sogenannte Lachfältchen. Sie entstehen nie in einer negativen mimischen Konstellation, sondern sind mit einer positiv motivierten Mimik vergesellschaftet und geben dem Gesicht eine sympathische oder gar niedliche Prägung.

„Bunny Lines" können nach einer Behandlung der Glabella- oder Orbitalregion als kompensatorische Aktivierung beim Blinzeln oder Zusammenkneifen der Augen auftreten. In dieser Konstellation spricht man vom Botulinumtoxin-Zeichen.

5.10.2 Patientenauswahl

Wenn die Falten nach einer Behandlung der Glabella und Orbitalregion auftreten, können sie in einer Anschlussbehandlung mit geringen Mengen BTX-A zufriedenstellend behandelt werden. Die Patientin sollte vor der Behandlung auch auf die Möglichkeit des Auftretens dieser Falten hingewiesen werden.

Sind Nasenfalten bei der Evaluation schon vor der Behandlung der Glabella- und/oder der Orbitalregion sichtbar, können sie in der gleichen Sitzung direkt mitbehandelt werden. Nasenfalten können, wenn sie als subjektiv störend empfunden werden, auch isoliert behandelt werden.

5.10.3 Bewertung der Indikation

Bei passender Patientenselektion gut zur Hautglättung der Falten im oberen Nasendrittel geeignet.

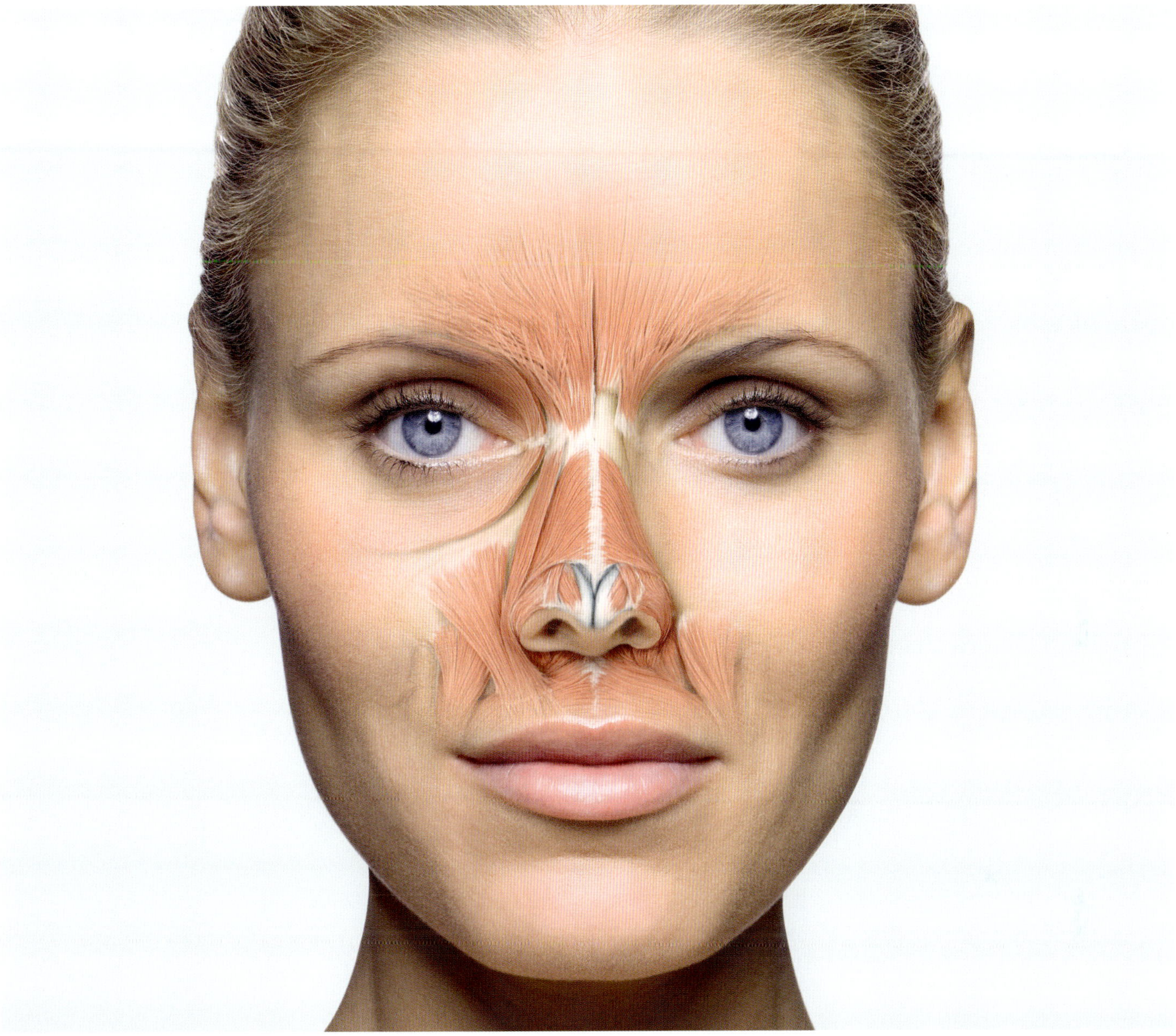

5.10.4 Anatomie

Der M. nasalis ist der wichtigste Muskel für die Hervorbringung der „Bunny Lines“ und der Zielmuskel bei der Behandlung von störenden Nasenfalten. Auf die Nase wirken folgende Muskeln ein: M. nasalis, M. depressor septi nasi, M. levator labii superioris alaeque nasi, M. procerus.

M. nasalis					
Ursprung	**Ansatz**	**Funktion**	**Synergisten**	**Antagonisten**	**Innervation**
Jugum alveolare des seitlichen Schneidezahns und des Eckzahns	• Nasenflügel am Rand des Nasenlochs • Cartilago nasi lateralis • Sehnenplatte des Nasenrückens	• Unterer Anteil (Pars alaris): Weitung der Nasenöffnungen • Obere, transversal verlaufende Anteile des Muskels (Pars transversalis): Verengung der Nasenöffnungen und Zug der Nasenspitze etwas nach kaudal	• M. levator labii superioris alaeque nasi • M. depressor septi nasi	Keine	Rr. buccales des N. facialis (VII)

Tabelle 5.13 Anatomische Beschreibung des M. nasalis.

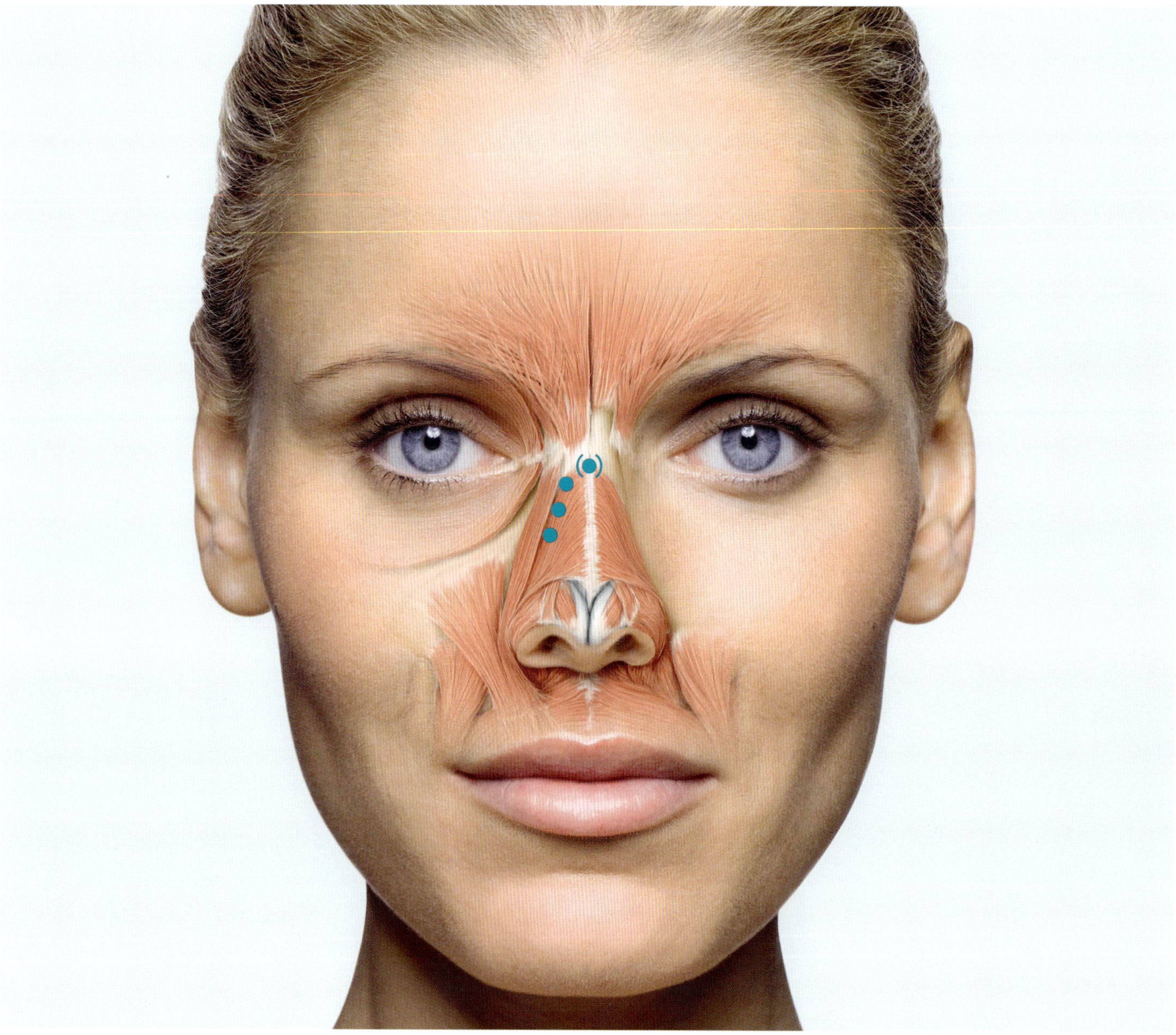

5.10.5 Behandlungsplanung

Behandlungsziel ist die Reduktion der Nasenfalten, der sogenannten „Bunny Lines", und zwar entweder der natürlich vorhandenen oder derjenigen, die nach der Behandlung der Glabella und der seitlichen Kanthalfalten („Krähenfüße") auftreten.

Behandlungsschema

Die Behandlung der Nasenfalten erfolgt durch eine Injektion von Botulinumtoxin Typ A in den Muskelbauch des M. nasalis. Je nach Faltenausprägung erfolgt die Applikation an ein bis drei Stellen je Nasenseite auf Höhe des mittleren kranialen Anteils des Os nasale. Bei Bedarf kann eine zusätzliche mediale Injektion erfolgen. Alle Einstiche sollten oberflächlich durchgeführt werden.

5.10.6 Behandlung

Injektion

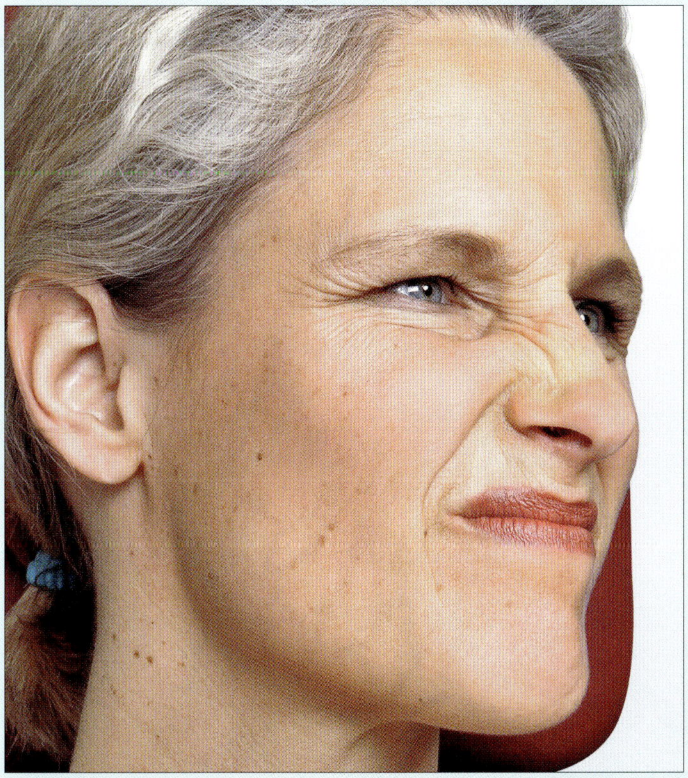

Aktivierung
Der Therapeut instruiert die Patientin zur aktiven Anspannung des Muskels: „Kneifen Sie die Augen zusammen, als würden Sie ohne Sonnenbrille in die Sonne schauen!“

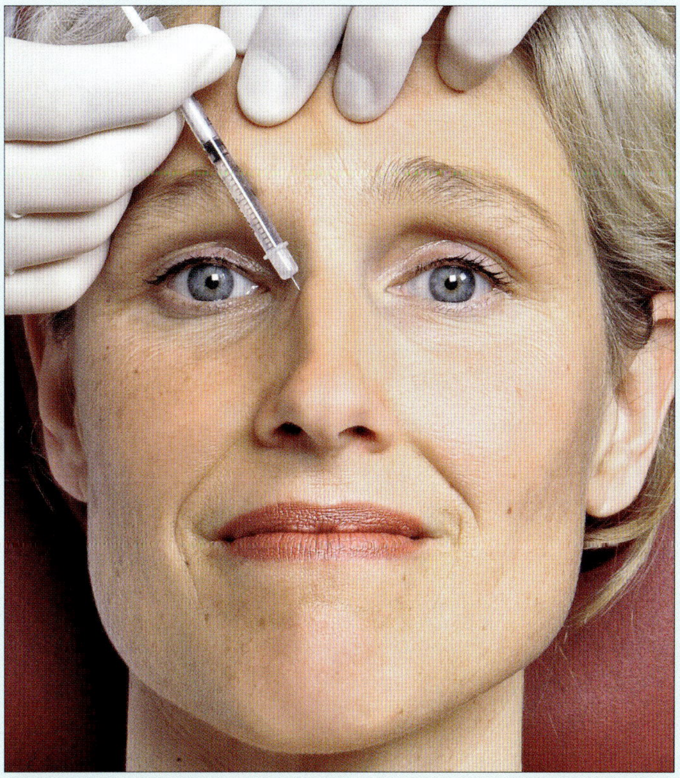

Injektionstechnik
Der Einstich erfolgt flach bzw. in einem Winkel bis maximal 45 Grad zur Haut, um den Kontakt mit dem sehr schmerzempfindlichen Periost zu vermeiden. Die Injektion erfolgt als Quaddelung.

5

Präparate und Dosierung

Injektions-stelle	Präparat	Einheiten/Punkt	ml Lösung/Punkt
M. nasalis	Bocouture®	1–2	0,025–0,05
	Vistabel®	1–2	0,025–0,05
	Azzalure®	2,5	0,0125

Tabelle 5.14 Dosisempfehlungen der Autoren für die Behandlung von „Bunny Lines“.

Die angegebenen Einheiten der drei Standardpräparate sind herstellerspezifisch und damit produktbezogen. Die Angaben gelten auch für andere Produkte mit gleicher Wirkstoffpräparation.

Korrekturfaktor

- Mimikaktiver Mann: Faktor 2
- Alter/inaktive Mimik: Faktor 0,5

Video
Behandlung Nasenfalten

Kombinationsmöglichkeiten

Gut geeignet in Kombination mit Subsurfacing (fraktionierter Fotothermolyse) oder fraktionierten Laserdermablationen (z. B. Fraxel-Repair). Voraussetzung ist, dass die Applikation von BTX-A den geplanten Maßnahmen zeitlich vorangestellt wird.

Komplikationen

Die Injektion sollte nicht zu weit lateral erfolgen, da die Gefahr der Blockade des M. levator labii superioris alaeque nasi besteht, was zu einer Ptosis der Oberlippe mit Störungen der Sprache und des Mundschlusses führen kann. Durch die diffusionsbedingte unbeabsichtigte Blockierung des M. rectus inferioris oder medialis können theoretisch Doppelbilder auftreten.

5.11 Nasenspitze | M. nasalis (Pars transversalis), M. depressor septi nasi

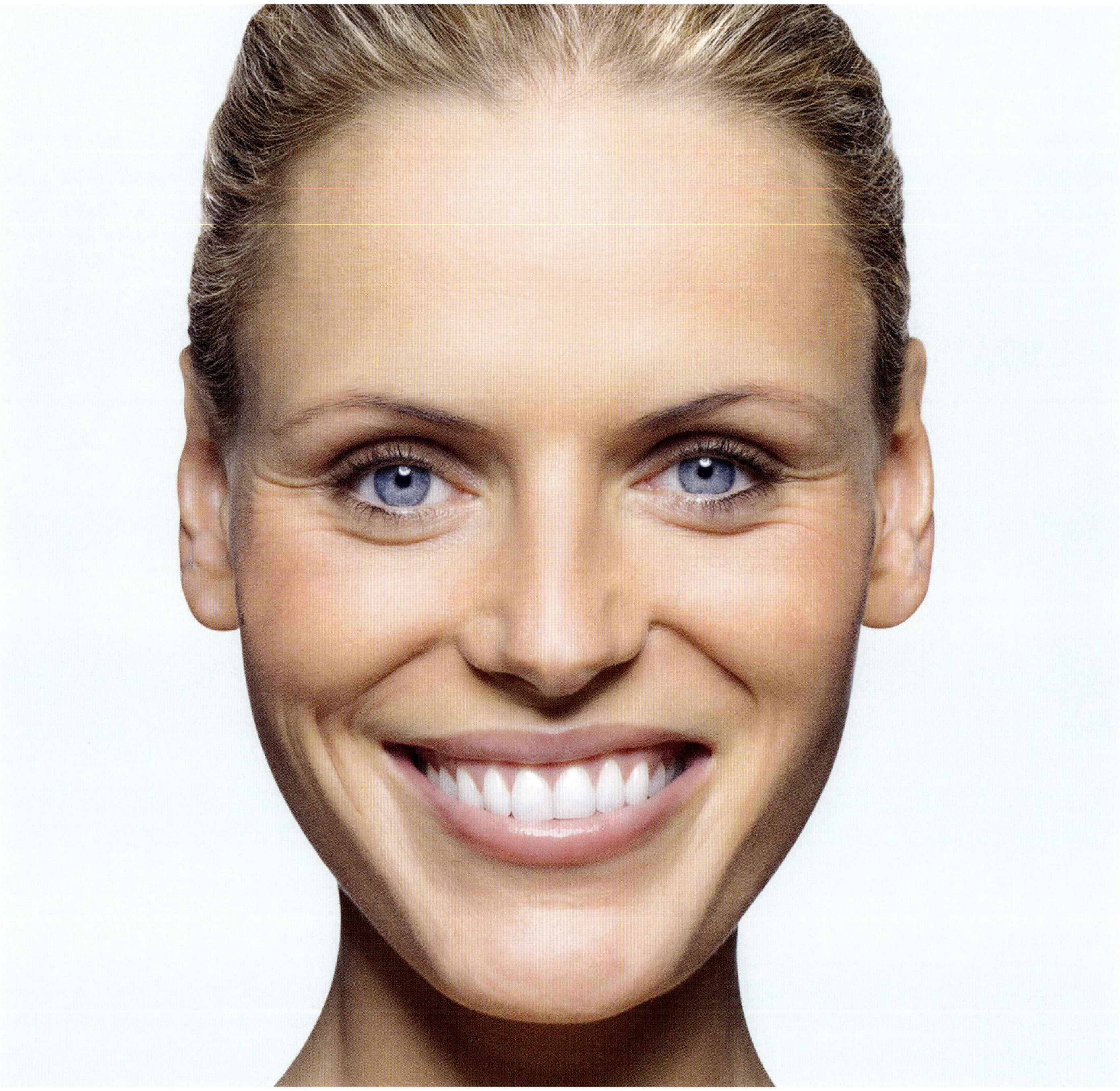

5.11.1 Befund

Während des Sprechens oder Lachens kann in seltenen Fällen eine Absenkung der Nasenspitze auftreten, die auf eine starke Aktivität des M. depressor septi nasi und des M. nasalis, Pars transversalis zurückzuführen ist. Eine hängende Nasenspitze erscheint optisch verlängert und insbesondere im Profil gerät die Gesichtssymmetrie in Dysbalance. Wie bei einer als zu großen oder schief empfundenen Nase kann der Betroffene dadurch psychisch belastet werden, sodass der Wunsch nach einer Korrektur reift.

5.11.2 Patientenauswahl

Vor Behandlung sollte eine Evaluation des Befundes in Ruhe und unter dynamischer Bedingung erfolgen. Bei vorliegender Hyperaktivität des Muskels ist beim Sprechen und Lachen eine deutliche kaudale Absenkung der Nase wahrzunehmen.

5.11.3 Bewertung der Indikation

Eine Injektion ist jenen Patienten vorbehalten, bei denen eine muskuläre Absenkung der Nasenspitze während mimischer Aktivität vorliegt. Meist erfolgt die kombinierte Anwendung mit Hyaluronsäure zur zeitgleichen Behandlung der Nasenform bei Patienten, die eine nicht operative Nasenkorrektur wünschen.

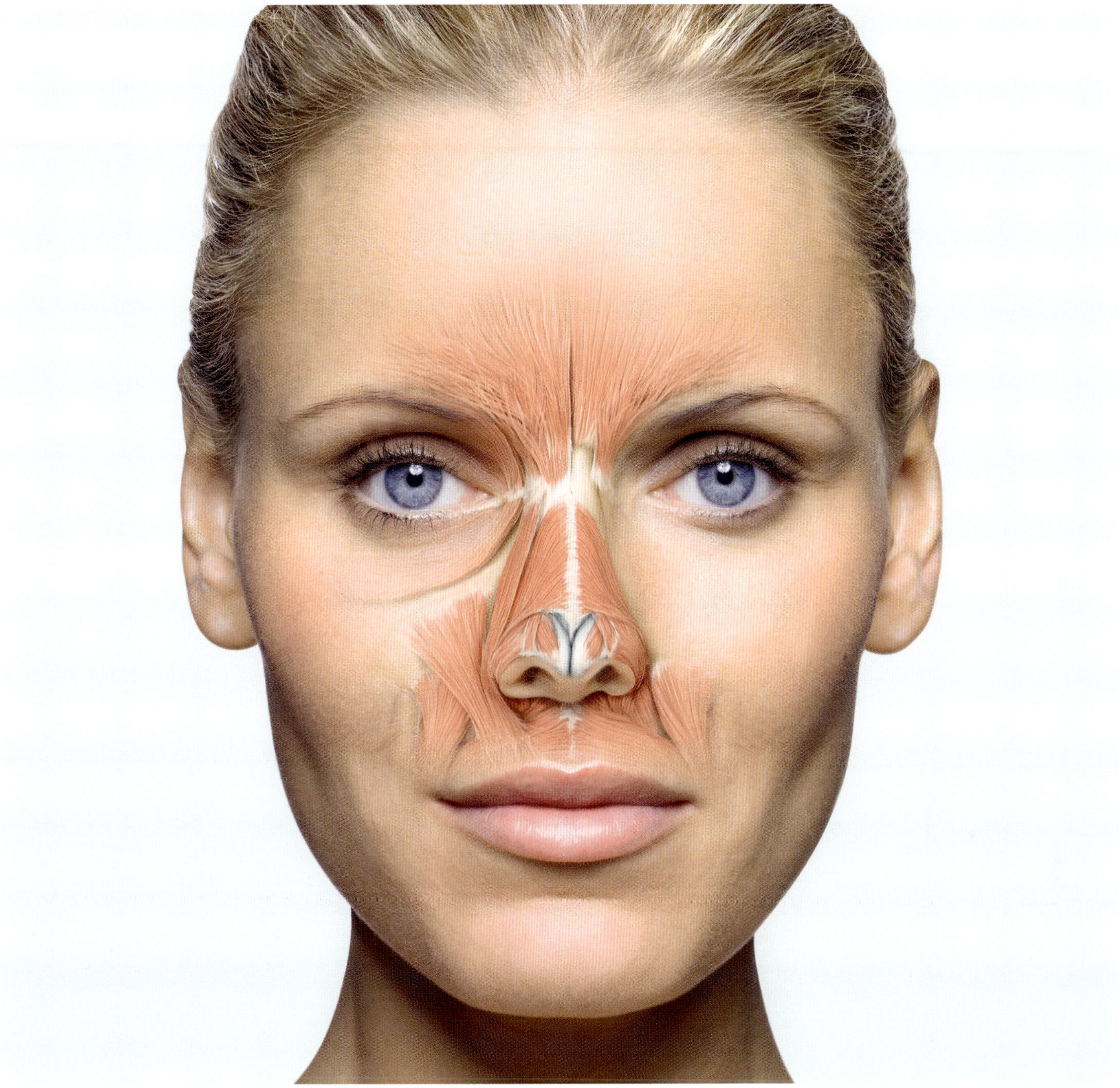

5.11.4 Anatomie

Für die Senkung der Nasenspitze sind zwei Muskeln verantwortlich, der M. depressor septi nasi und der M. nasalis, Pars transversalis. Beide Muskeln bewirken eine Senkung der Nasenspitze und eine zeitgleiche Verengung der Nasenlöcher.

M. depressor septi nasi			
Ursprung	**Ansatz**	**Antagonisten**	**Innervation**
Fossa incisiva der Maxilla	• Nasenseptum (Cartilago septum nasi) • Nasenflügel (Cartilago alaris nasi)	• M. nasalis, Pars alaris • M. levator labii superioris alaeque nasi (bei beidseitiger Kontraktion)	• Rr. buccales des N. facialis (VII)
M. nasalis, Pars transversalis			
Fossa incisiva der Maxilla	Sehnenplatte des Nasenrückens	• M. nasalis, Pars alaris • M. levator labii superioris alaeque nasi (bei beidseitiger Kontraktion)	• Rr. buccales des N. facialis (VII)

Tabelle 5.15 Anatomische Beschreibung der an der Absenkung der Nasenspitze beteiligten Muskulatur.

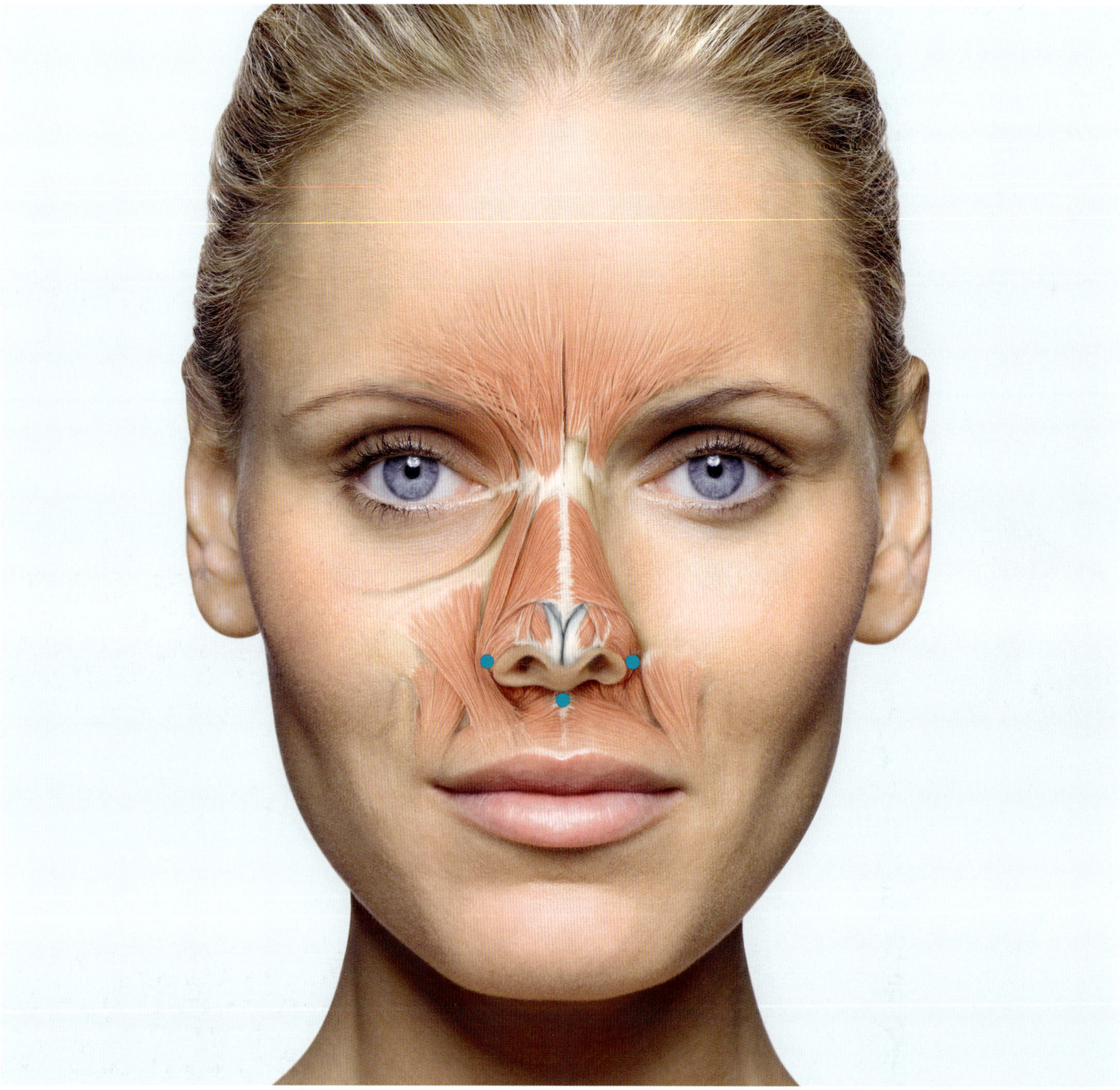

5.11.5 Behandlungsplanung

Durch eine Schwächung des M. depressor septi nasi und des M. nasalis, Pars transversalis kommt es zu einer Anhebung der Nasenspitze in Ruhe und in Bewegung.

Praxistipp

Bei der Injektion sollte darauf geachtet werden, den kaudal und teils distal des M. depressor septi nasi liegenden M. orbicularis oris nicht zu treffen. Eine Schwächung kann zu Artikulationsstörungen sowie einer gestörten Nahrungs- und Flüssigkeitsaufnahme führen.

Behandlungsschema

An der Columellabasis findet sich der erste Injektionspunkt, zwei weitere jeweils am lateralen Nasenflügel auf Höhe des Übergangs zum Sulcus alaris. An allen Stellen erfolgt eine gerichtete, intramuskuläre Injektion.

5.11.6 Behandlung

Injektion

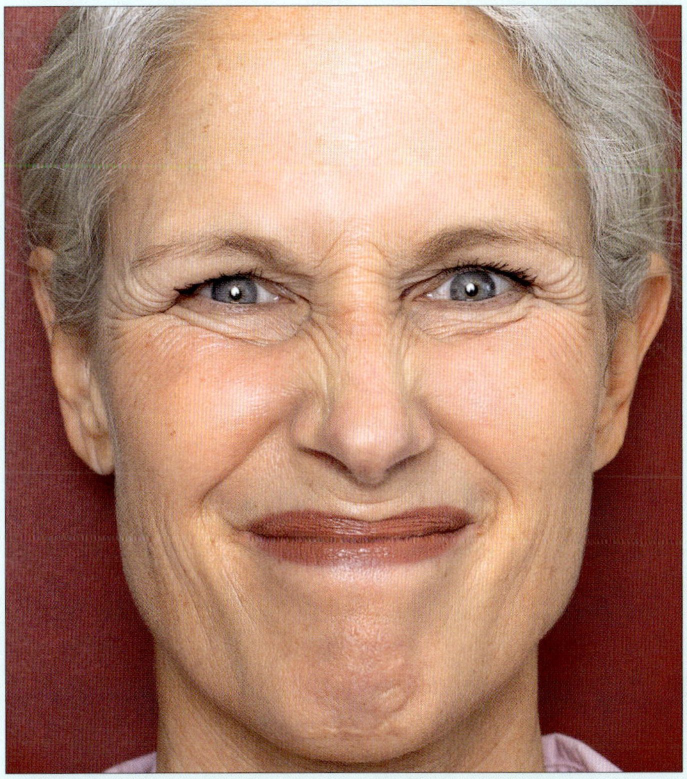

Aktivierung
Der Therapeut instruiert den Patienten zur aktiven Anspannung der Muskeln mit der Bitte: „Rümpfen Sie bitte kräftig Ihre Nase!"

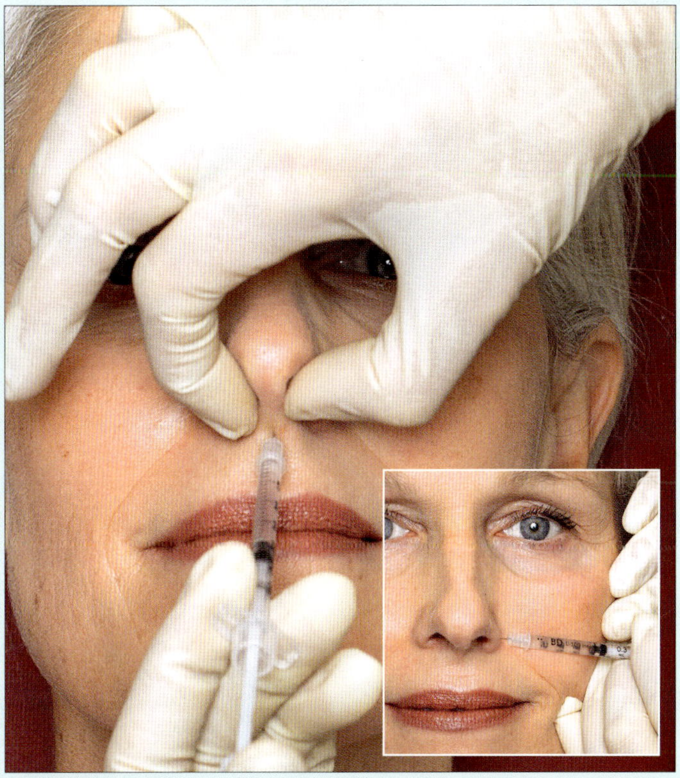

Injektionstechnik
An der Columellabasis und an den Alae nasi erfolgt jeweils eine gerichtete, intramuskuläre Injektion.

Präparate und Dosierung

Injektions-stelle	Präparat	Einheiten/ Punkt	ml Lösung/ Punkt
M. depressor septi nasi	Bocouture®	1	0,025
	Vistabel®	1	0,025
	Azzalure®	2,5	0,0125
M. nasalis, Pars trans-versalis	Bocouture®	0,5	0,0125
	Vistabel®	0,5	0,0125
	Azzalure®	1,25	0,00625

Tabelle 5.16 Dosisempfehlungen der Autoren zur Anhebung der Nasenspitze.

Die angegebenen Einheiten der drei Standardpräparate sind herstellerspezifisch und damit produktbezogen. Die Angaben gelten auch für andere Produkte mit gleicher Wirkstoffpräparation.

Korrekturfaktor

- Mimikaktiver Mann: Faktor 2
- Alter: Faktor 0,5

Komplikationen

Durch eine zu laterale Injektion kann es zur Mitbehandlung des M. levator labii superiores alaeque nasi und so zu veränderter Mimik beim Lachen kommen.
Bei einer zu tiefen Injektion besteht das Risiko, den M. orbicularis oris zu treffen. Funktionseinbußen beim Sprechen, Pfeifen und der Nahrungs- und Trinkaufnahme sind die Folge. Weiterhin kommt es in vielen Fällen zur Verlängerung des Philtrums. Daher sollte bei Patienten mit einem vorab bestehenden großen Columella-Oberlippen-Abstand auf eine Botulinumtoxin-Therapie verzichtet werden, um eine ästhetische Gesichtsproportionalität zu wahren.

5.12 Zahnfleischlachen („Gummy Smile") | M. levator labii superioris

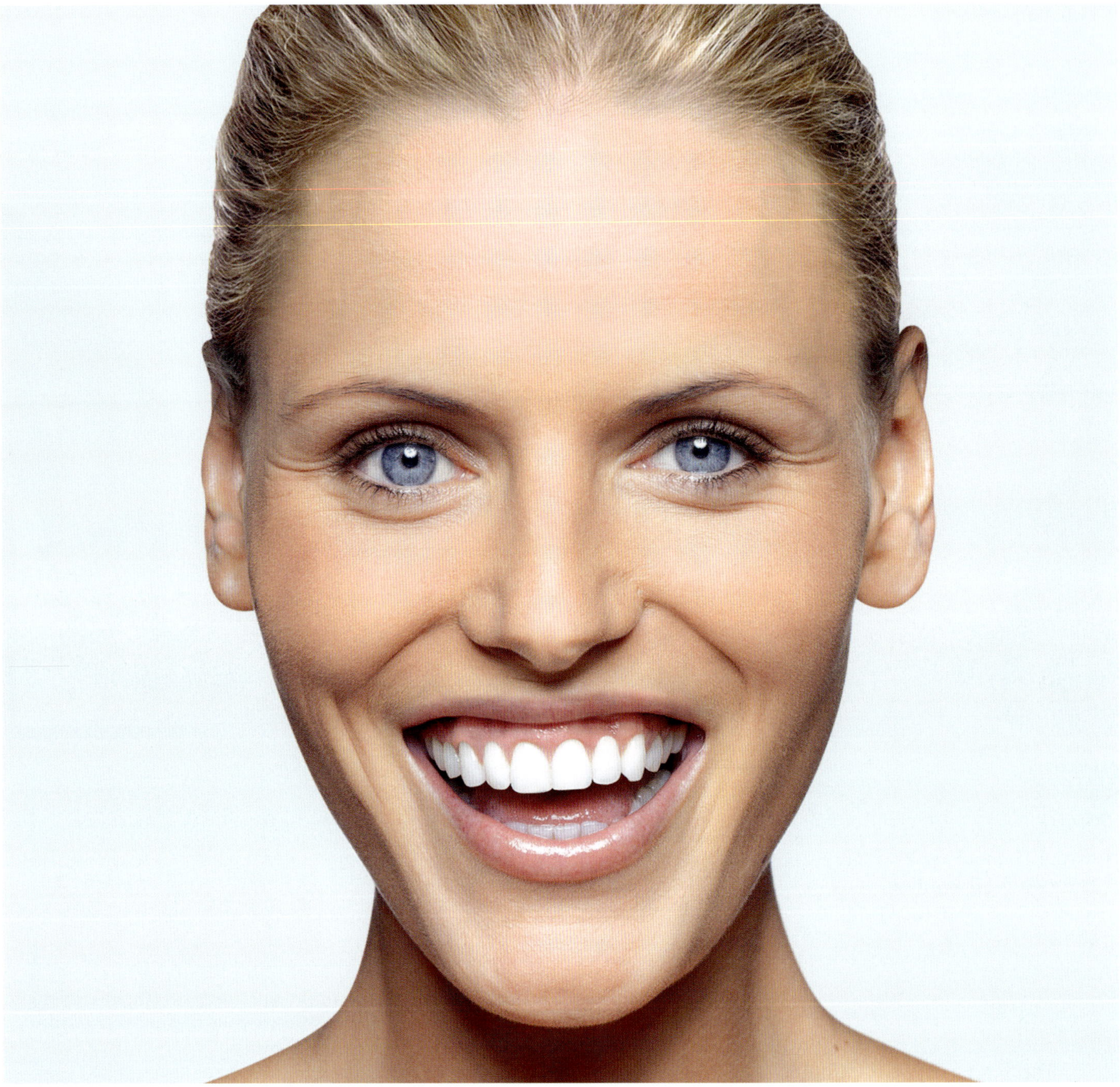

5.12.1 Befund

Während des Lachens kommt es zu einer übermäßig starken Kranialisierung der Oberlippe. Dabei werden unproportional große Anteile der Zähne und des Zahnfleisches sichtbar. Betroffene leiden häufig unter dieser Ausprägung des Lachens.

5.12.2 Patientenauswahl

Die Evaluation erfolgt in Ruhe und unter dynamischen Bedingungen. Im Ruhezustand kann die Oberlippe bei den Betreffenden schmal sein. Beim Lächeln ist das Zahnfleisch deutlich sichtbar, die Oberlippe dünn und möglicherweise leicht invertiert. Nicht selten haben die Betroffenen eine ausgeprägte Nasolabialfalte, die sich auch beim Lächeln stärker vertieft.

5.12.3 Bewertung der Indikation

Die Interaktionsmöglichkeiten der Muskeln in der Perioralregion sind sehr komplex, sodass ein gutes Behandlungsergebnis von drei wesentlichen Faktoren abhängt, nämlich der Erfahrung des Therapeuten, der optimalen Selektion der Patienten und der richtigen Dosierung. Insgesamt bleibt diese Intervention den in diesem speziellen Indikationsspektrum erfahrenen Therapeuten vorbehalten.

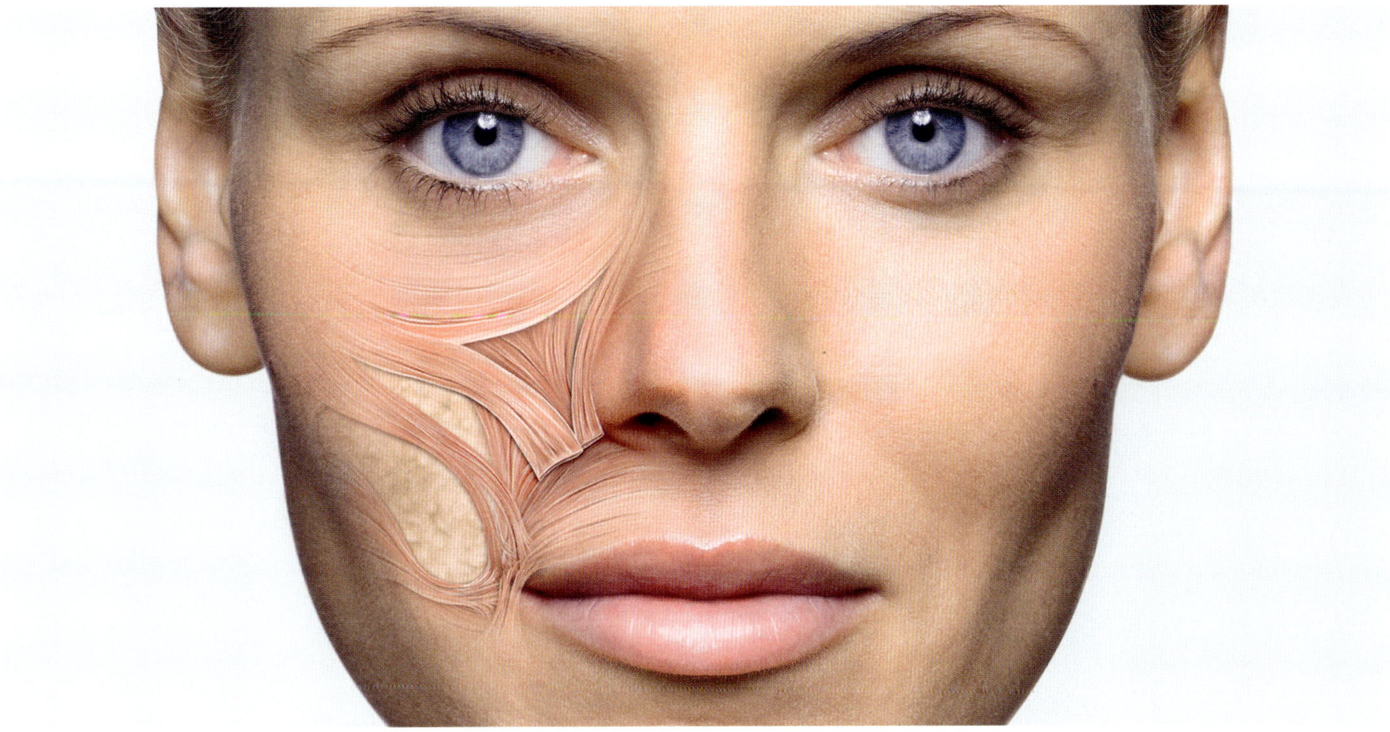

5.12.4 Anatomie

In erster Linie ist eine Überaktivität des M. levator labii superioris für die Entstehung des Zahnfleischlachens verantwortlich. Seine Aktivität hebt die Oberlippe an. Darüber hinaus sind auch der M. levator labii superioris alaeque nasi sowie der M. zygomaticus minor und M. zygomaticus major beteiligt. Bei Kontraktion heben die beiden erstgenannten Muskeln zusätzlich den medialen Teil der Oberlippe und der M. zygomaticus major die Mundwinkel an.

M. levator labii superioris					
Ursprung	**Ansatz**	**Funktion**	**Synergisten**	**Antagonisten**	**Innervation**
• Margo infraorbitalis maxillae • Os zygomaticum	• Einstrahlung in die Fasern des M. orbicularis oris • Haut der Oberlippe	Hebung der Oberlippe und Vertiefung der Nasolabialfalte	M. levator labii superioris alaeque nasi (laterale Anteile)	• M. depressor anguli oris • M. orbicularis oris	Rr. temporales des N. facialis (VII)
M. levator labii superioris alaeque nasi					
• Proc. frontalis maxillae • Muskelmasse des M. orbicularis oculi	• Nasenflügel • Oberlippe • Lateraler und dorsaler Umfang der Nasenöffnung	• Hebung der Oberlippe (gemeinsam mit anderen Levatoren) • Anhebung des freien Nasenrandes und Verhinderung des Zusammenfalls der Nasenflügel	• M. levator labii superioris • M. nasalis • Mm. zygomatici major und minor • M. levator anguli oris	• M. depressor anguli oris • M. orbicularis oris	Rr. zygomatici des N. facialis (VII)
M. zygomaticus major/M. zygomaticus minor					
• M. zygomaticus minor: Os zygomaticus (Facies lateralis)	• Einstrahlung in die Fasern des M. orbicularis oris • Haut der Oberlippe	• Hebung der Oberlippe (gemeinsam mit anderen Levatoren)	• M. levator labii superioris • M. levator labii superioris alaeque nasi (laterale Anteile) • M. zygomaticus major	• M. depressor anguli oris • M. orbicularis oris	Rr. zygomatici des N. facialis (VII)
• M. zygomaticus major: Os zygomaticus (Proc. temporalis)	• Mundwinkel (Modiolus) • Haut der Oberlippe	• Hebung der Oberlippe (gemeinsam mit anderen Levatoren) und des Mundwinkels	• M. levator labii superioris • M. levator labii superioris alaeque nasi • M. zygomaticus minor • M. risorius • M. levator anguli oris	• M. depressor anguli oris • M. orbicularis oris	Rr. zygomatici des N. facialis (VII)

Tabelle 5.17 Anatomische Beschreibung der an der Entstehung des Zahnfleischlachens beteiligten Muskulatur.

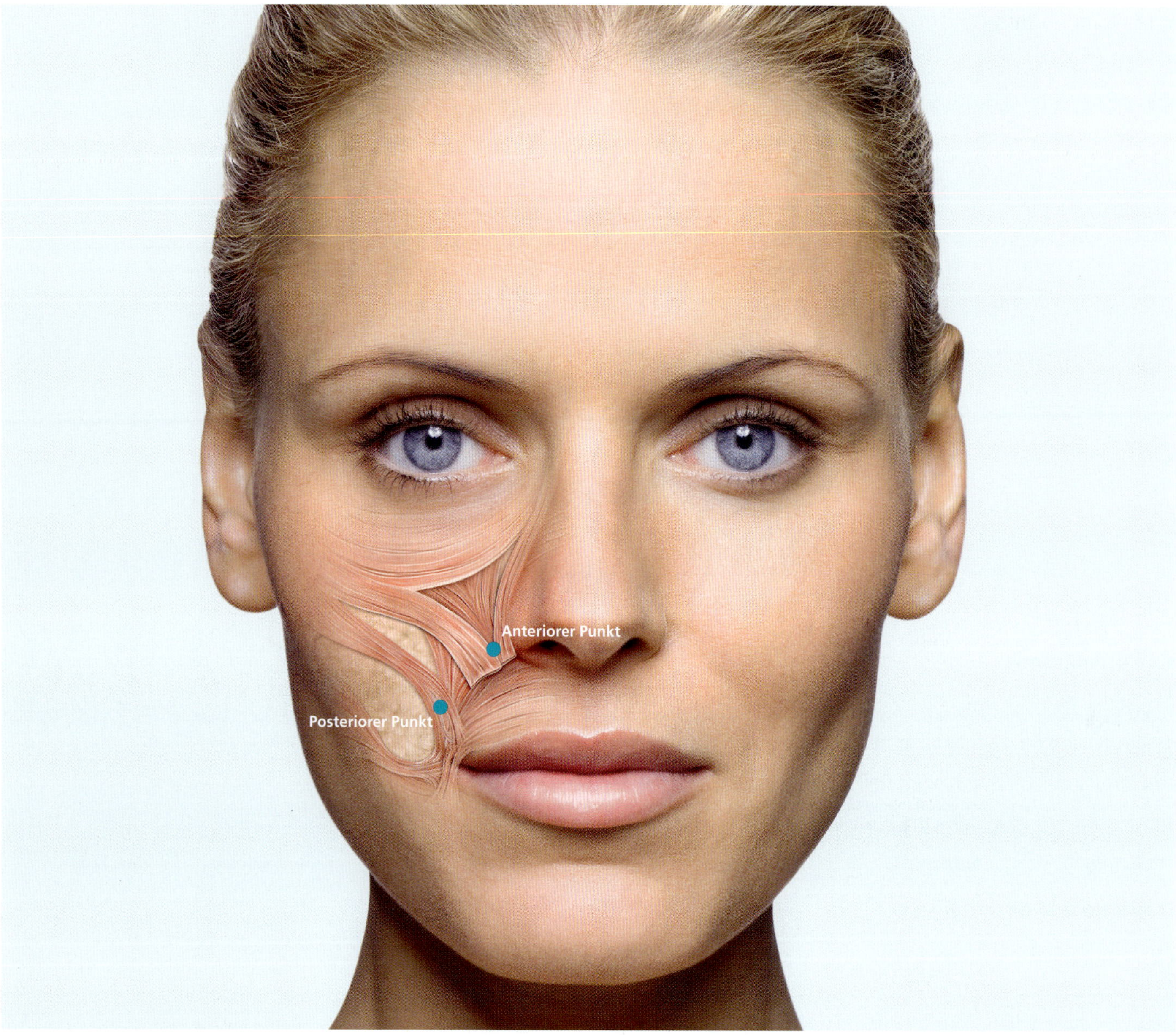

5.12.5 Behandlungsplanung

Das Behandlungsziel besteht darin, eine Überaktivität der für das Zahnfleischlächeln verantwortlichen Muskeln zu vermindern und das Ausmaß der Zahnfleischentblößung zu verringern. Die Abschwächung der Muskeln führt zu einer Harmonisierung und Verschönerung des Lachens.

Praxistipp

Das Injektionsschema hängt davon ab, welche Bereiche der Gingiva beim Lächeln sichtbar sind. Man unterscheidet einen anterioren Typ, bei dem das Zahnfleisch über den Frontzähnen sichtbar wird, von einem posterioren Typ, bei dem der Bereich über den Backenzähnen sichtbar wird. Zudem gibt es einen gemischten Typ, bei dem beide Bereiche entblößt werden. Die Beurteilung erfolgt, indem man die Patientin bittet, so stark wie möglich zu lächeln.

Behandlungsschema

Bei einem anterioren Zahnfleischlächeln wird die Injektion ca. 0,3–1 cm lateral des Nasenflügels und 0,5–1 cm distal des Beginns der Nasolabialfalte ausgeführt. Hierdurch werden zeitgleich der M. levator labii superioris, der M. levator labii superioris alaeque nasi und der M. zygomaticus minor behandelt und dadurch in ihrer Aktivität gehemmt. Aufgrund der recht oberflächlichen Lage der Muskeln sollte die Injektionstiefe 3 mm nicht überschreiten.

Für ein posteriores Zahnfleischlächeln ist eine verstärkte Aktivität des M. zygomaticus major verantwortlich. Um ihn zu hemmen, wird in die Nasolabialfalte in die Stelle der stärksten lateralen Kontraktion während des Lächelns injiziert. Bei einem gemischten Lächeln empfehlen wir, das Botulinumtoxin Typ A an beiden Injektionsstellen zu applizieren. Zur Festlegung der konkreten Injektionspunkte ist die Palpation bei maximaler Anspannung maßgeblich.

5.12.6 Behandlung

Injektion

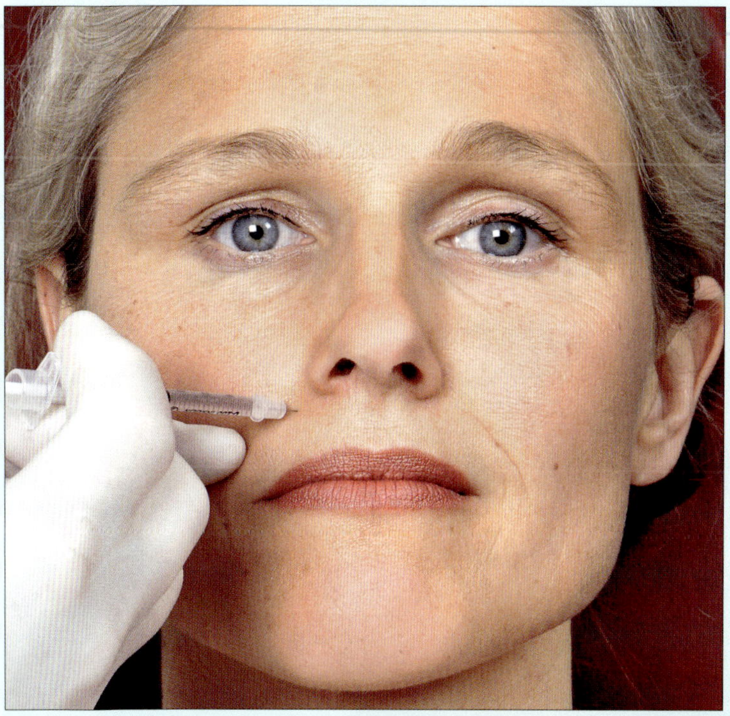

Injektionstechnik
In das Zentrum der maximalen Anspannung gerichtete Injektion lateral der Alae nasi im Bereich der Nasolabialfalte in die Muskelfasern des M. levator labii superioris, M. levator alaeque nasi und des M. zygomaticus minor.

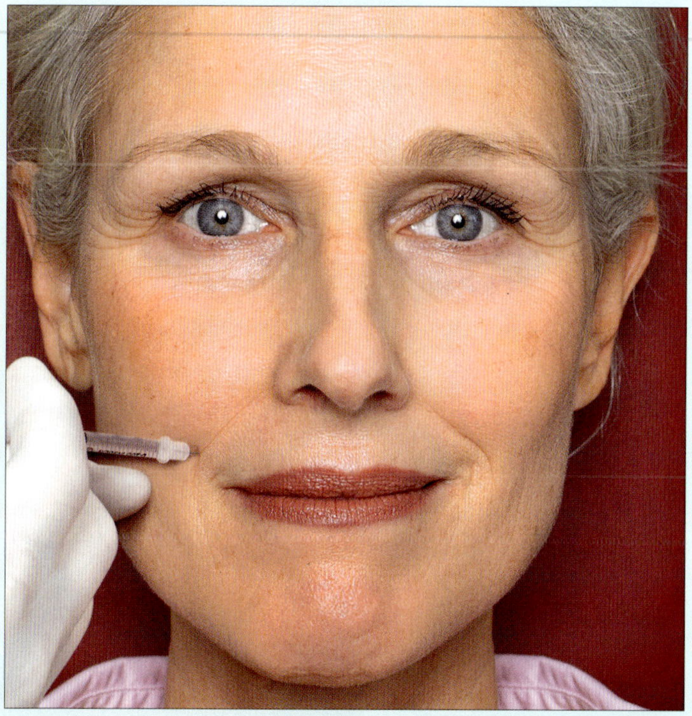

Die Injektion zur Hemmung des M. zygomaticus major erfolgt in die Nasolabialfalte, in die Stelle der stärksten lateralen Kontraktion während des Lächelns.

Präparate und Dosierung

Injektionsstelle	Präparat	Einheiten/Punkt	ml Lösung/Punkt
M. levator labii superioris	Bocouture®	1	0,025
	Vistabel®	1	0,025
	Azzalure®	2,5	0,0125
M. zygomaticus	Bocouture®	1	0,025
	Vistabel®	1	0,025
	Azzalure®	2,5	0,0125

Tabelle 5.18 Dosisempfehlungen der Autoren für die Behandlung von Zahnfleischlachen.

Die angegebenen Einheiten der drei Standardpräparate sind herstellerspezifisch und damit produktbezogen. Die Angaben gelten auch für andere Produkte mit gleicher Wirkstoffpräparation.

Korrekturfaktor

Mimikaktiver Mann: Faktor 2
Alter/inaktive Mimik: Faktor 0,5

Komplikationen

Das Auftreten von Asymmetrien gehört zu den häufigsten Komplikationen. Diese offenbaren sich in der Regel nicht im Ruhezustand, sondern erst in der Funktion, also beim Lachen. Leichtere Asymmetrien sind tolerierbar und können auf Patientenwunsch korrigiert werden, größere Asymmetrien sollten sofort ausgeglichen werden. Empfehlenswert ist die Titration der Dosis: Zunächst etwa die Hälfte der geplanten Dosis geben, die Wirkung nach zwei Wochen beurteilen und dann die restliche Menge verabreichen. Die Dokumentation des Ausgangsbefundes und des Behandlungsergebnisses objektiviert das eventuelle Ausmaß einer Asymmetrie. Bei einer verstärkten Abschwächung der zentralen Levatormuskeln der Oberlippe kommt es zum Herabhängen des medialen Anteils der Oberlippe. Dies kann zu einer kompensatorisch verstärkten Aktivität des M. zygomaticus major führen. Durch den mehr lateralen Zug kommt es zu einer Verbreiterung der Mundspalte, zum „Jokerlächeln". Dies kann durch eine leichte Blockade des M. zygomaticus major ausgeglichen werden. Ferner kann eine zu starke Schwächung zu Sprech- bzw. Artikulationschwierigkeiten führen.

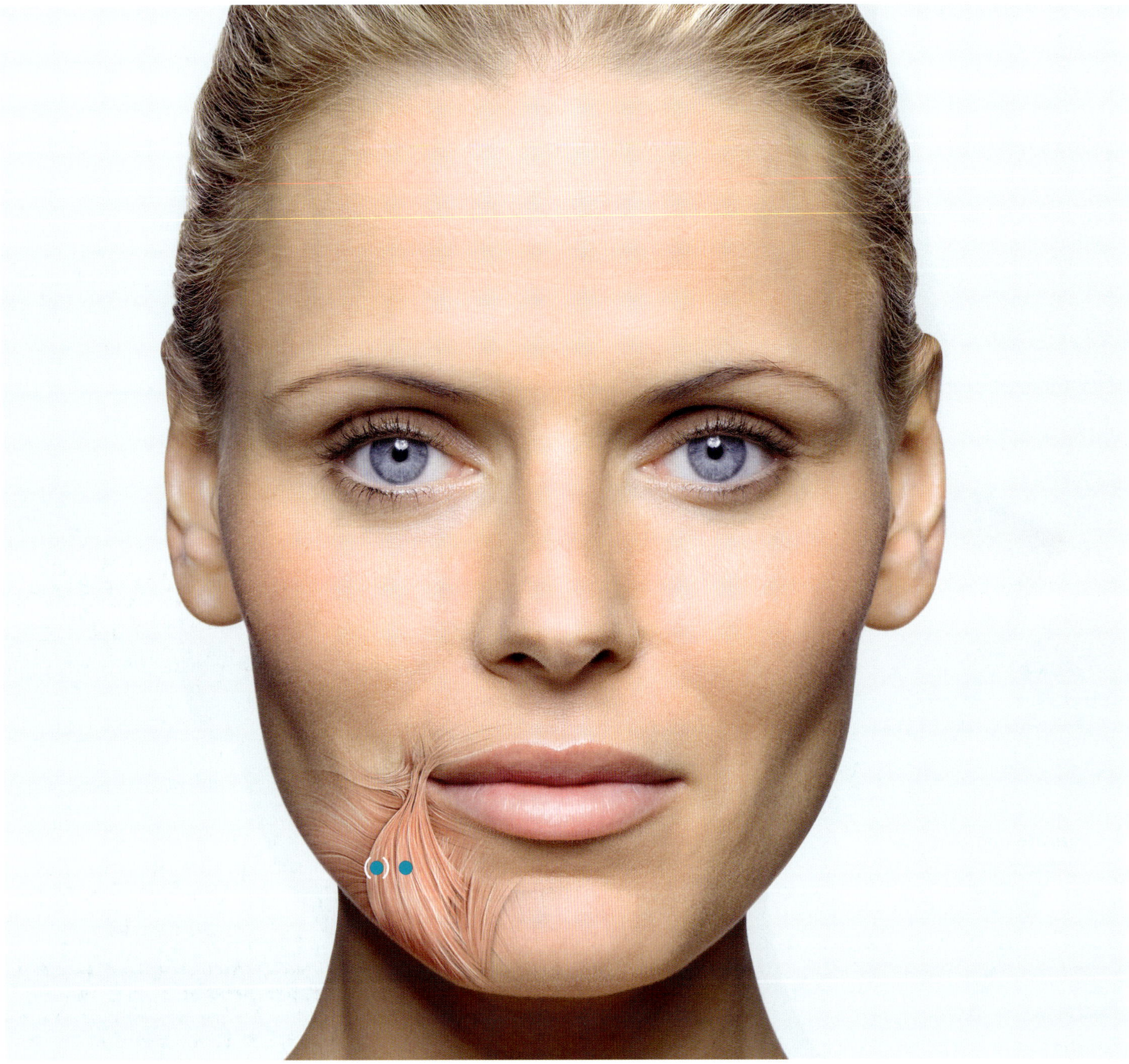

5.15.5 Behandlungsplanung

Das Behandlungsziel ist eine Anhebung der Mundwinkel im Ruhezustand, die durch eine Tonusreduktion des M. depressor anguli oris und der entsprechenden überlagerten Platysmaanteile erreicht wird.

Praxistipp
Sowohl der M. depressor anguli oris als auch die Fasern des Platysmas können durch Anspannung sichtbar und tastbar gemacht werden.

Je proximaler die Injektion, desto effektiver die Wirkung bei gleichzeitig steigender Gefahr der unerwünschten Diffusion in den M. depressor labii inferioris.

Behandlungsschema
Die Injektion erfolgt oberflächlich und in Verlängerung der Marionettenfalte oder auch etwas lateral davon, um auch die kranialen Platysmaanteile zu erfassen. Der Abstand zum Mundwinkel sollte kaudalwärts mindestens 1 cm betragen, um eine Diffusion in den M. orbicularis oris zu vermeiden.

5.12.6 Behandlung

Injektion

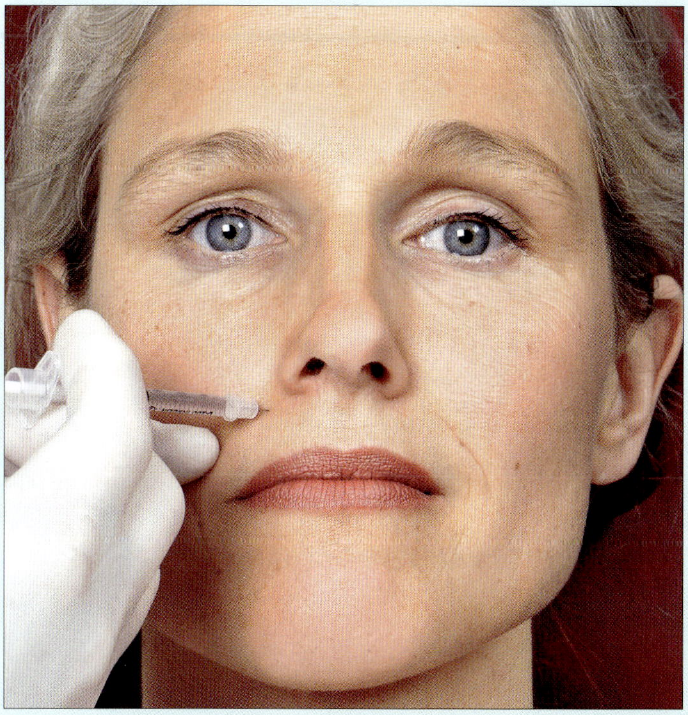

Injektionstechnik
In das Zentrum der maximalen Anspannung gerichtete Injektion lateral der Alae nasi im Bereich der Nasolabialfalte in die Muskelfasern des M. levator labii superioris, M. levator alaeque nasi und des M. zygomaticus minor.

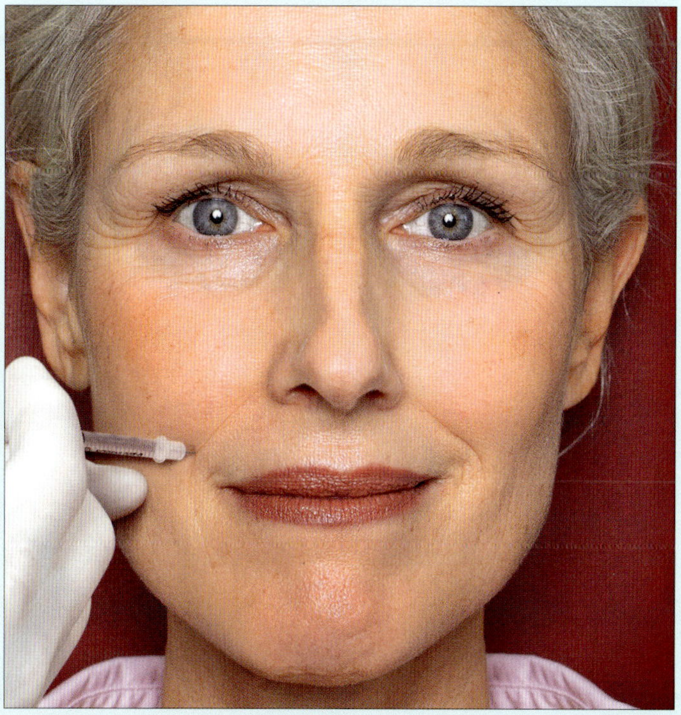

Die Injektion zur Hemmung des M. zygomaticus major erfolgt in die Nasolabialfalte, in die Stelle der stärksten lateralen Kontraktion während des Lächelns.

Präparate und Dosierung

Injektionsstelle	Präparat	Einheiten/Punkt	ml Lösung/Punkt
M. levator labii superioris	Bocouture®	1	0,025
	Vistabel®	1	0,025
	Azzalure®	2,5	0,0125
M. zygomaticus	Bocouture®	1	0,025
	Vistabel®	1	0,025
	Azzalure®	2,5	0,0125

Tabelle 5.18 Dosisempfehlungen der Autoren für die Behandlung von Zahnfleischlachen.

Die angegebenen Einheiten der drei Standardpräparate sind herstellerspezifisch und damit produktbezogen. Die Angaben gelten auch für andere Produkte mit gleicher Wirkstoffpräparation.

Korrekturfaktor

Mimikaktiver Mann: Faktor 2
Alter/inaktive Mimik: Faktor 0,5

Komplikationen

Das Auftreten von Asymmetrien gehört zu den häufigsten Komplikationen. Diese offenbaren sich in der Regel nicht im Ruhezustand, sondern erst in der Funktion, also beim Lachen. Leichtere Asymmetrien sind tolerierbar und können auf Patientenwunsch korrigiert werden, größere Asymmetrien sollten sofort ausgeglichen werden. Empfehlenswert ist die Titration der Dosis: Zunächst etwa die Hälfte der geplanten Dosis geben, die Wirkung nach zwei Wochen beurteilen und dann die restliche Menge verabreichen. Die Dokumentation des Ausgangsbefundes und des Behandlungsergebnisses objektiviert das eventuelle Ausmaß einer Asymmetrie. Bei einer verstärkten Abschwächung der zentralen Levatormuskeln der Oberlippe kommt es zum Herabhängen des medialen Anteils der Oberlippe. Dies kann zu einer kompensatorisch verstärkten Aktivität des M. zygomaticus major führen. Durch den mehr lateralen Zug kommt es zu einer Verbreiterung der Mundspalte, zum „Jokerlächeln". Dies kann durch eine leichte Blockade des M. zygomaticus major ausgeglichen werden. Ferner kann eine zu starke Schwächung zu Sprech- bzw. Artikulationschwierigkeiten führen.

5.13 Falten im Ober- und Unterlippenbereich | M. orbicularis oris

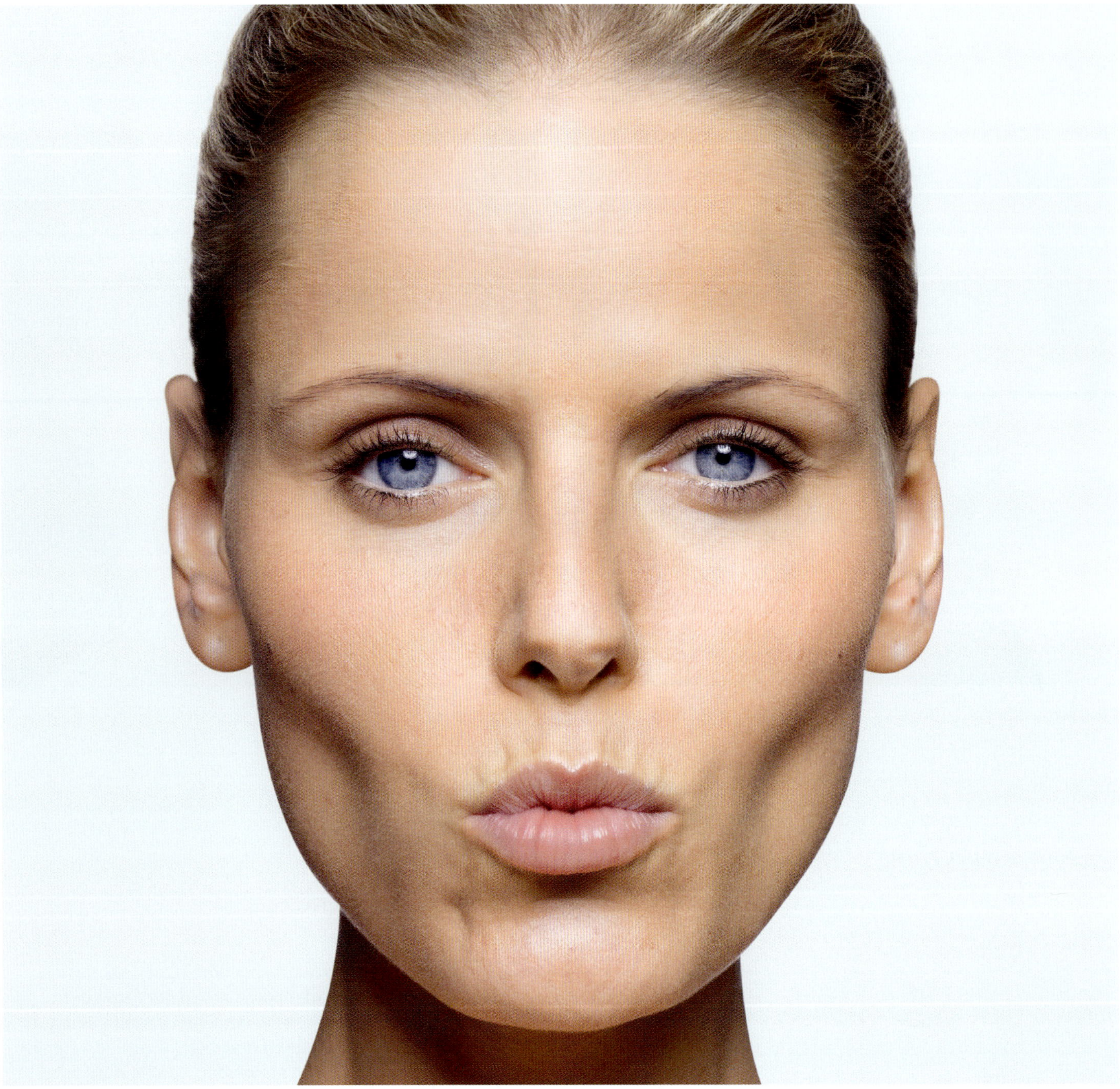

5.13.1 Befund

Radiär bzw. strahlenförmig verlaufende Falten im Bereich der Ober- und Unterlippe sind ein sichtbares Zeichen des Alterns. Im Bereich der Oberlippe ist die Subkutis sehr dünn. Zusammen mit der ausgeprägten Aktivität des M. orbicularis oris bestehen hier besondere Prädispositionsstellen für Mundfalten.

5.13.2 Patientenauswahl

Da im Mundbereich nur mit sehr geringen Dosierungen behandelt wird, halten sich die zu erwartenden Auswirkungen in Grenzen. Darauf sollten die Patienten hingewiesen werden. Ferner sind in dem vorangehenden Aufklärungsgespräch die Folgen einer vorübergehenden partiellen Insuffizienz des M. orbicularis oris zu erwähnen. Personen, die als Berufsmusiker Blasinstrumente spielen, werden nicht mit Botulinumtoxin Typ A in der Perioralregion behandelt.

Eine vorzeitige Behandlung der Oberlippe kann im Rahmen einer Faltenprävention bei jüngeren Frauen erwogen werden.

5.13.3 Bewertung der Indikation

Die Behandlung der Lippen ist eher eine Indikation zweiter Wahl, die bei Optimierung einer Augmentation mit Hyaluronsäure zum Einsatz kommt.

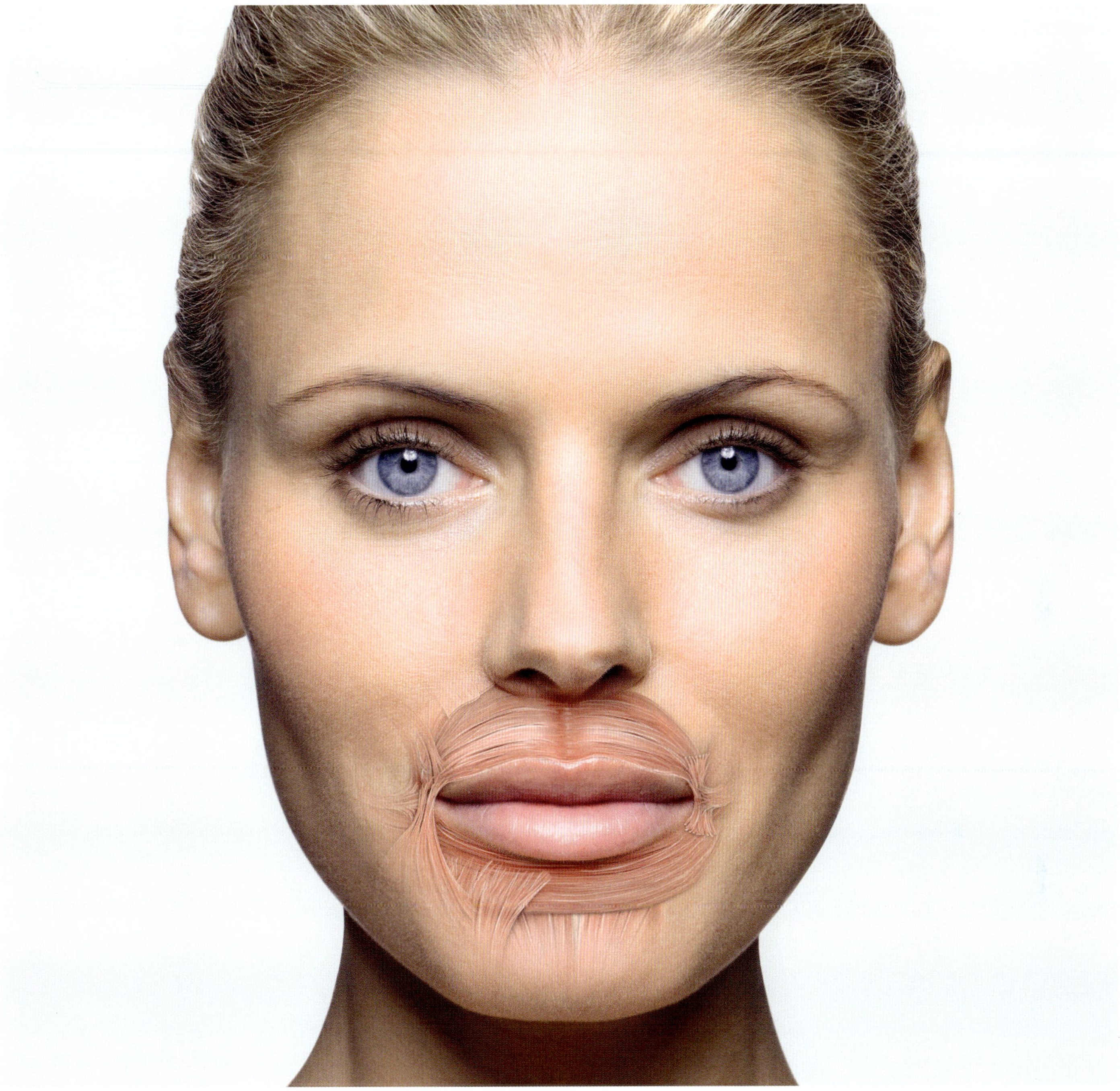

5.13.4 Anatomie

Der M. orbicularis oris bildet die Grundlage des Bewegungsapparates der Lippen. Der weiter von der Mundöffnung entfernte Teil des Muskelringes kann die Mundöffnung verkleinern und das Lippenrot dabei vorstülpen, wie etwa beim Pfeifen. Kontrahiert sich nur der Teil, der im Lippenrot an der Lippenkante (Vermillionkante) liegt, so wird das Lippenrot nach innen gegen die Frontzähne geneigt und damit der sichtbare Teil verkleinert. Die Tonisierung des Muskels ist wichtig für die Rückhaltung des Speichels, der bei einer Lähmung aus dem Mundwinkel austritt.

M. orbicularis oris				
Ursprung	**Ansatz**	**Funktion**	**Antagonisten**	**Innervation**
• Mandibula • Maxilla	Ober- und Unterlippe	• Lippenschluss • Vorwölbung der Lippen wie beim Küssen oder Pfeifen	Antagonistisch wirken alle mimischen Muskeln, die die Lippen oder Mundwinkel nach lateral oder oben bzw. unten ziehen und damit die Mundspalte weiten.	Rr. buccales und R. marginalis mandibularis des N. facialis (VII)

Tabelle 5.19 Anatomische Beschreibung des M. orbicularis oris.

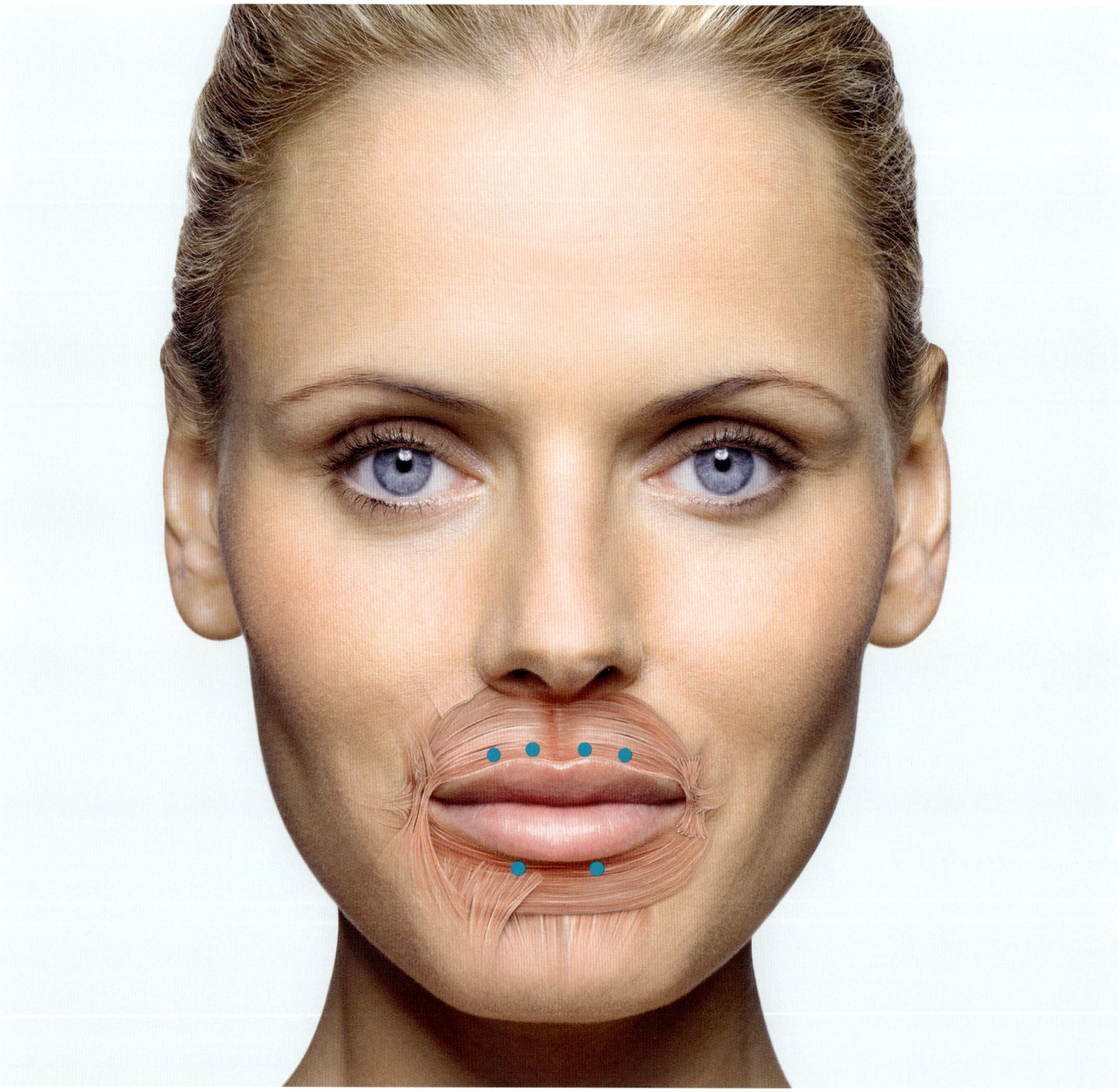

5.13.5 Behandlungsplanung

Behandlungsziel der Botulinumtoxin-Injektion ist die Reduktion oder Beseitigung radiär bzw. strahlenförmig verlaufender Falten im Ober- und Unterlippenbereich. Ein weiteres Behandlungsziel kann die Faltenprävention sein.

Praxistipp
Der Fokus liegt auf der Behandlung weniger, größerer, philtrumnaher Falten. Die lateralen Falten werden wegen der Gefahr der Auslösung eines insuffizienten Mundschlusses eher mit augmentativen Verfahren behandelt.

Behandlungsschema
Die Injektionspunkte befinden sich an der Faltenbasis am Übergang von Oberlippenweiß in Oberlippenrot bzw. am Übergang von Unterlippenweiß in Unterlippenrot, je nach Faltenrelief.

5.13.6 Behandlung

Injektion

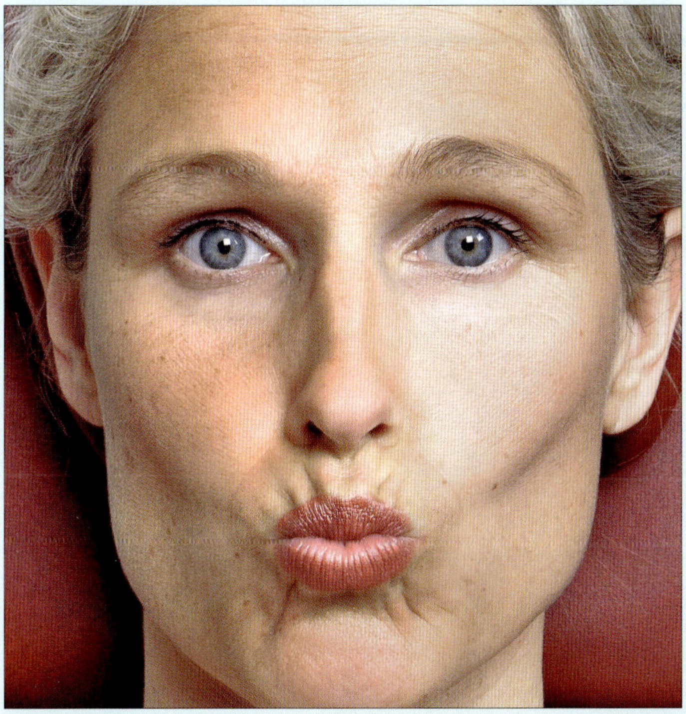

Aktivierung
Der Therapeut instruiert die Patientin zur aktiven Anspannung des Muskels: „Spitzen Sie Ihre Lippen wie zum Pfeifen!"

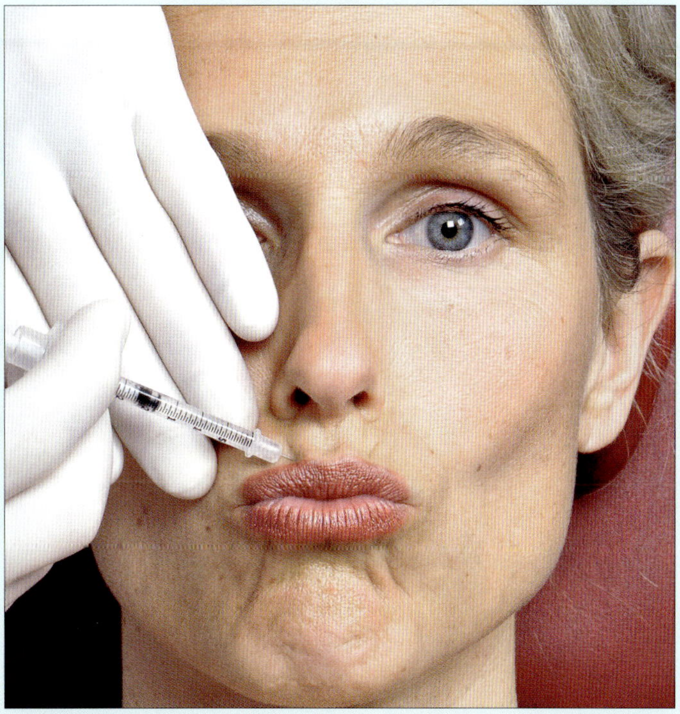

Injektionstechnik
Eine Kühlung der Lippe vor der Behandlung ist ratsam, da die Injektionen als schmerzhaft empfunden werden. Die Injektion erfolgt subkutan direkt an der Faltenbasis am Übergang vom Lippenweiß zum Lippenrot.

Präparate und Dosierung

Injektionsstelle	Präparat	Einheiten/ Punkt	ml Lösung/ Punkt
M. orbicularis oris	Bocouture®	0,5	0,0125
	Vistabel®	0,5	0,0125
	Azzalure®	1,25	0,00625

Tabelle 5.20 Dosisempfehlungen der Autoren für die Behandlung von perioralen Falten.

Die angegebenen Einheiten der drei Standardpräparate sind herstellerspezifisch und damit produktbezogen. Die Angaben gelten auch für andere Produkte mit gleicher Wirkstoffpräparation.

Korrekturfaktor

Mimikaktiver Mann: Faktor 1,5
Alter/inaktive Mimik: Faktor 0,5

Kombinationsmöglichkeiten

Ober- und Unterlippenregion sind prädestiniert für die Kombination von Botulinumtoxin Typ A, wodurch die aktive Faltenbildung reduziert wird, mit augmentativen Verfahren, welche Volumen und Form der Lippen korrigieren. Denkbar ist auch die Kombination mit der perkutanen Kollageninduktionstherapie (Medical Needling) zur Hautregeneration und damit verbundenen Faltenglättung.

Komplikationen

Eine Übertherapie führt zu einer funktionellen Beeinträchtigung mit insuffizientem Mundschluss, Sprech- bzw. Artikulationsstörungen, Einschränkungen beim Pfeifen und Rauchen sowie bei der Nahrungs- und Flüssigkeitsaufnahme. Es darf daher nur mit sehr niedrigen Dosierungen behandelt werden.

5.14 Lip Flip | M. orbicularis oris

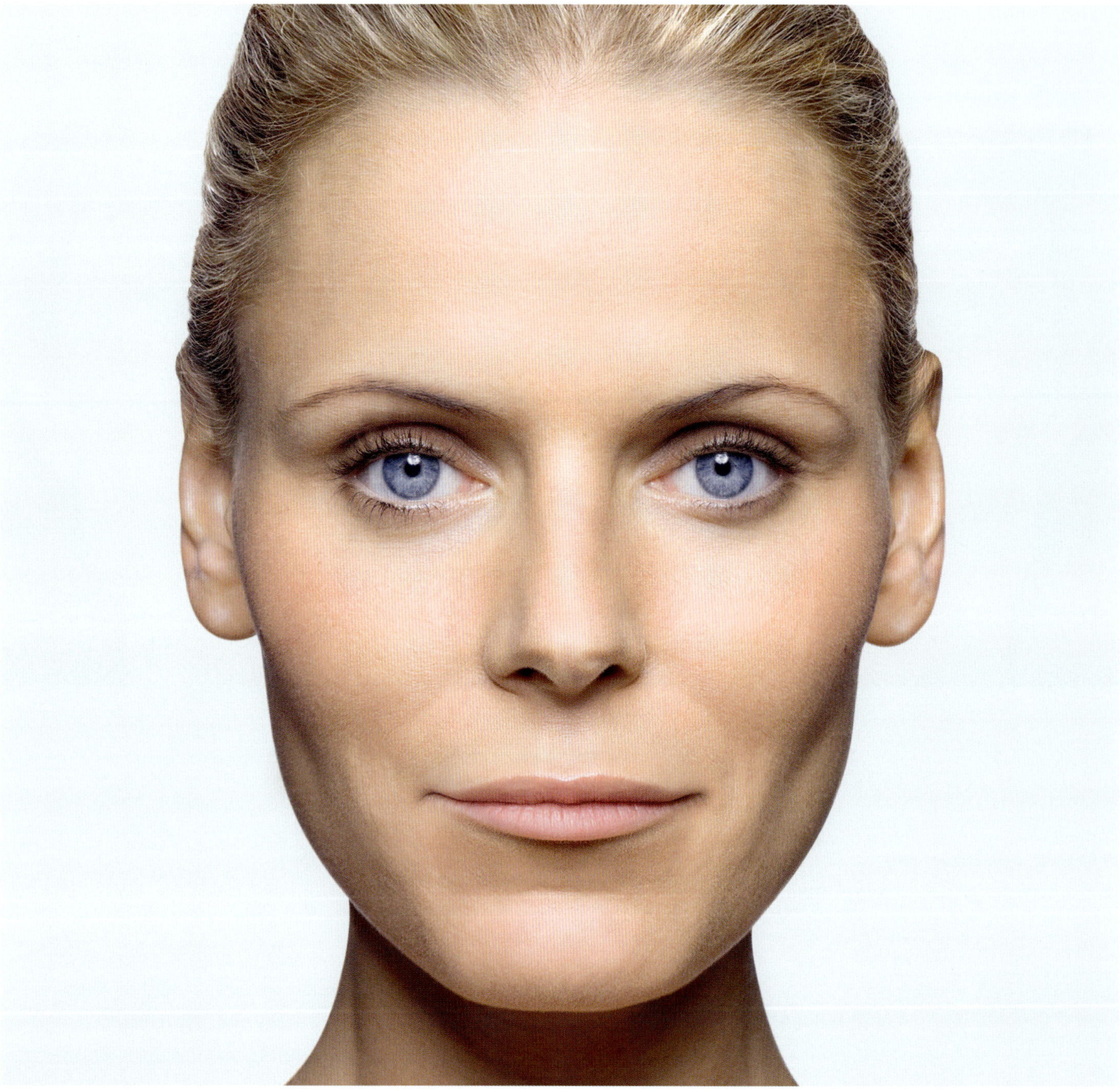

5.14.1 Befund

Schöne und volle Lippen sind für viele Menschen Symbol der Sinnlichkeit und Attraktivität. Es überrascht daher nicht, dass die Lippenkorrektur inzwischen zu den häufigsten Eingriffen im Bereich der ästhetischen Medizin gehört. Dies erklärt sich zum einen dadurch, dass viele Menschen von Natur aus weniger volle Lippen haben. Zum anderen kommt es altersbedingt meist ab dem 30. Lebensjahr zu einer Verschmälerung der Lippen und zur Ausbildung perioraler Falten. Durch die Injektion von Botulinumtoxin Typ A kann eine diskrete optische Vergrößerung mit Optimierung der Kontur ohne tatsächliche Lippenaugmentation erfolgen. Durch Entspannung des M. orbicularis oris evertiert die Oberlippe. Diese Außenrotation wird im Alltag auch als Flippen bezeichnet, weshalb die Behandlung Lip Flip genannt wurde.

5.14.2 Patientenauswahl

Ein Lip Flip eignet sich besonders für junge Patienten, die lediglich eine leichte Lippenvolumenvergrößerung wünschen. Auch bei Patienten mit einer Innenrotation der Oberlippe beim Lachen ist eine Therapie möglich. Hingegen sollte bei einer Altersinvolution der Oberlippe eher mit augmentativen Verfahren wie Injektion von Hyaluronsäure behandelt werden.

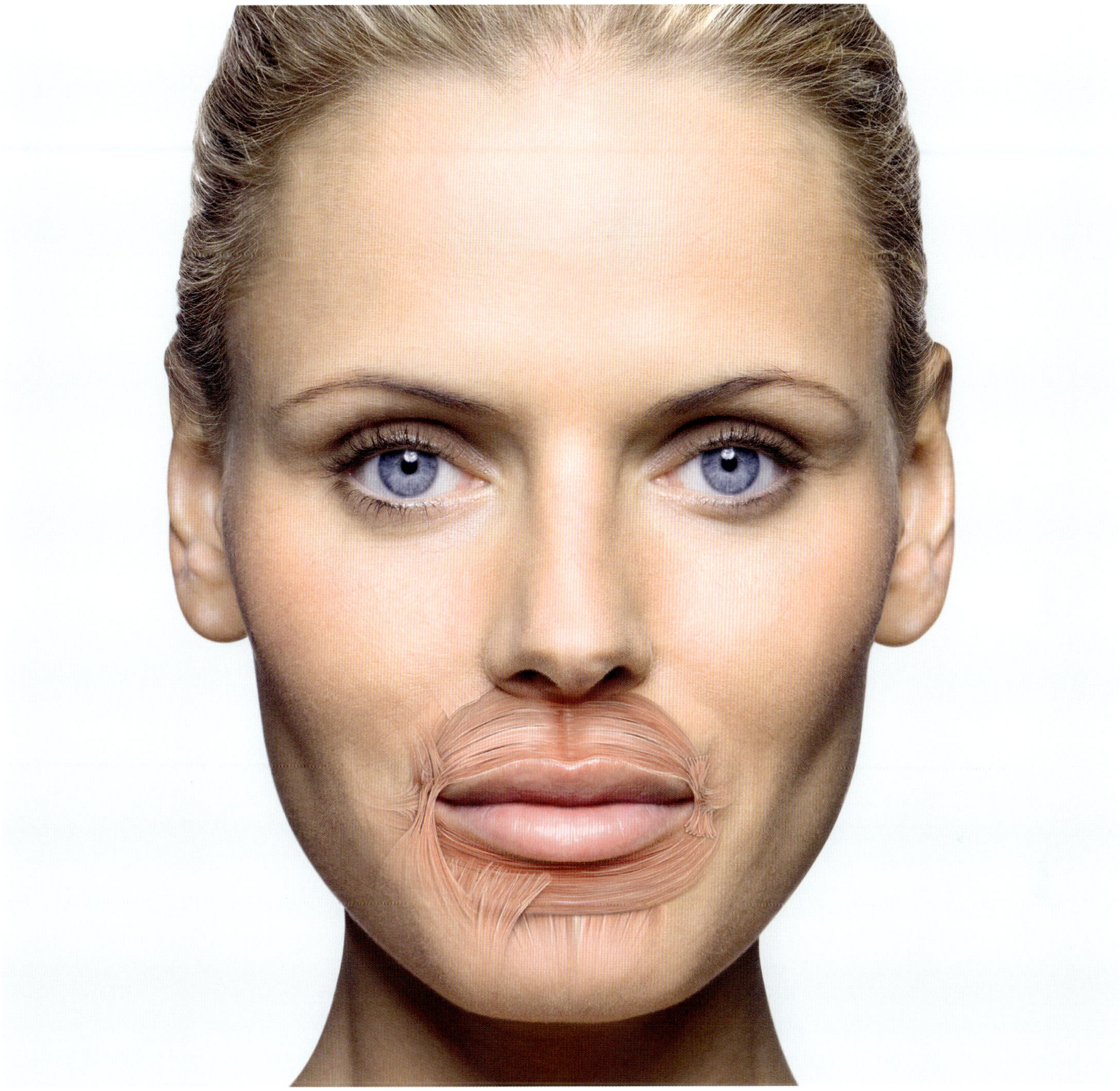

5.14.3 Anatomie

Der M. orbicularis oris bildet die Grundlage des Bewegungsapparates der Lippen. Der weiter von der Mundöffnung entfernte Teil des Muskelringes verkleinert die Mundöffnung und rotiert das Lippenrot dabei nach außen, wie etwa beim Pfeifen. Kontrahiert sich nur der Teil, der an der Lippenkante (Vermillionkante) liegt, wird das Lippenrot nach innen gegen die Frontzähne geneigt und damit der sichtbare Teil der Lippe verkleinert. Durch Hemmung des lippennahen Anteils verstärkt sich die Zugkraft der lippenfernen Muskelfasern, was eine Rotation des Lippenrotes nach außen mit Optimierung der Lippenkontur zur Folge hat.

M. orbicularis oris				
Ursprung	**Ansatz**	**Funktion**	**Antagonisten**	**Innervation**
• Mandibula • Maxilla	Ober- und Unterlippe	• Lippenschluss • Vorwölbung der Lippen wie beim Küssen oder Pfeifen	Antagonistisch wirken alle mimischen Muskeln, die die Lippen oder Mundwinkel nach lateral oder oben bzw. unten ziehen und damit die Mundspalte weiten.	Rr. buccales und R. marginalis mandibularis des N. facialis (VII)

Tabelle 5.21 Anatomische Beschreibung des M. orbicularis oris.

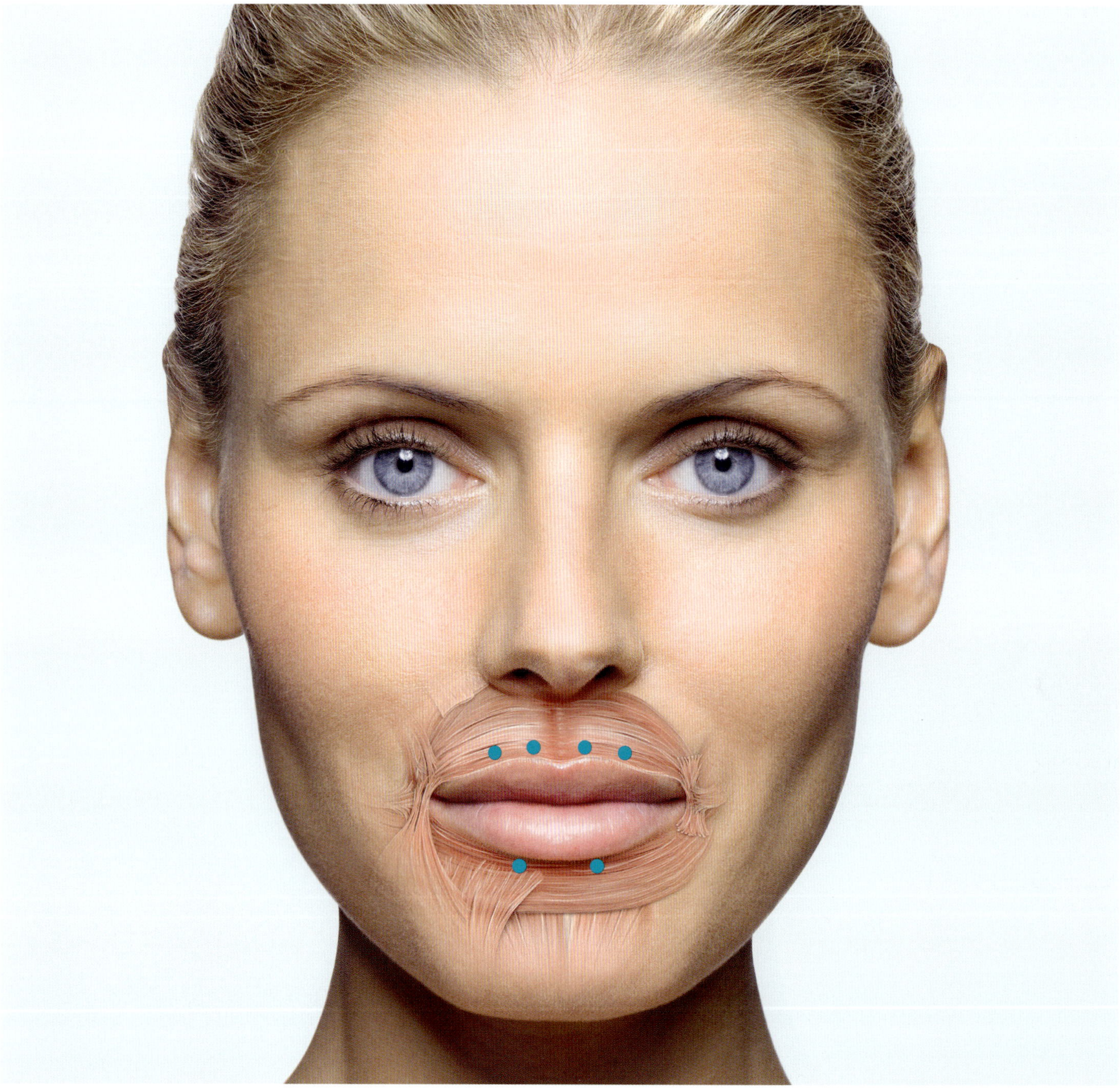

5.14.4 Behandlungsplanung

Ziel ist eine diskrete Außenrotation der Oberlippe unter Beibehalt einer ästhetischen, natürlichen Form. Daher konzentriert sich die Therapie auf die zentralen Zweidrittel des Oberlippenbereichs.

Praxistipp
Der Fokus der Injektion sollte auf den zentralen Oberlippenbereich gelegt werden, um eine natürliche Lippenform mit lateraler Verjüngung beizubehalten. Außerdem wird ein stufenweises Vorgehen mit einer möglichen Nachinjektion nach zwei Wochen empfohlen, um eine übermäßige Hemmung des M. orbicularis oris und deren Folgen zu vermeiden.

Behandlungsschema
Die Injektionen erfolgen an der Vermillionkante mittels intrakutaner Quaddelung an je zwei Punkten pro Oberlippenseite und je einem Punkt pro Unterlippenseite. *Wichtig:* Die Orte der Botulinumtoxin-Applikation entsprechen folglich denen zur Behandlung von Oberlippenfalten. Zu beachten ist jedoch die oberflächlichere Injektion.

5.14.5 Behandlung

Injektion

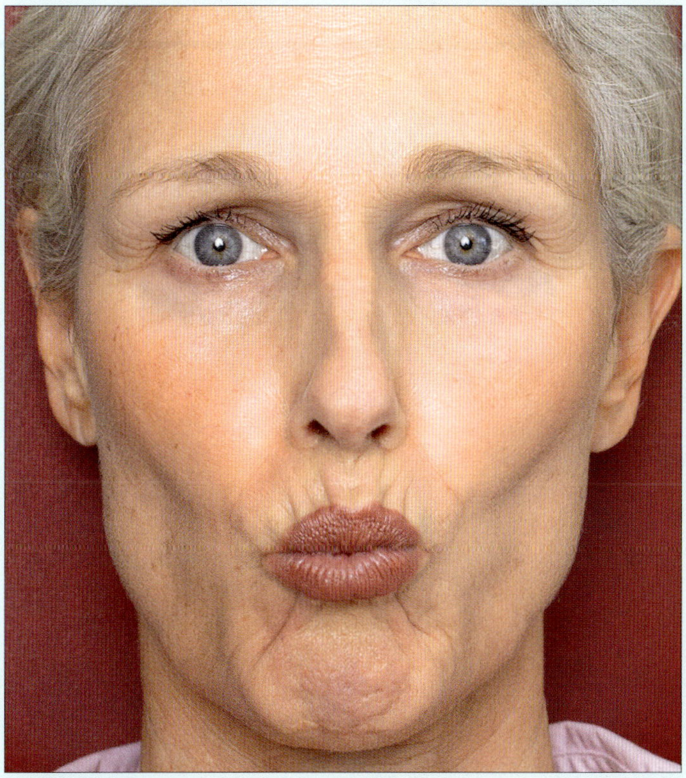

Aktivierung
Der Therapeut instruiert zur aktiven Anspannung des Muskels mit der Aufforderung: „Spitzen Sie Ihre Lippen wie zum Pfeifen."

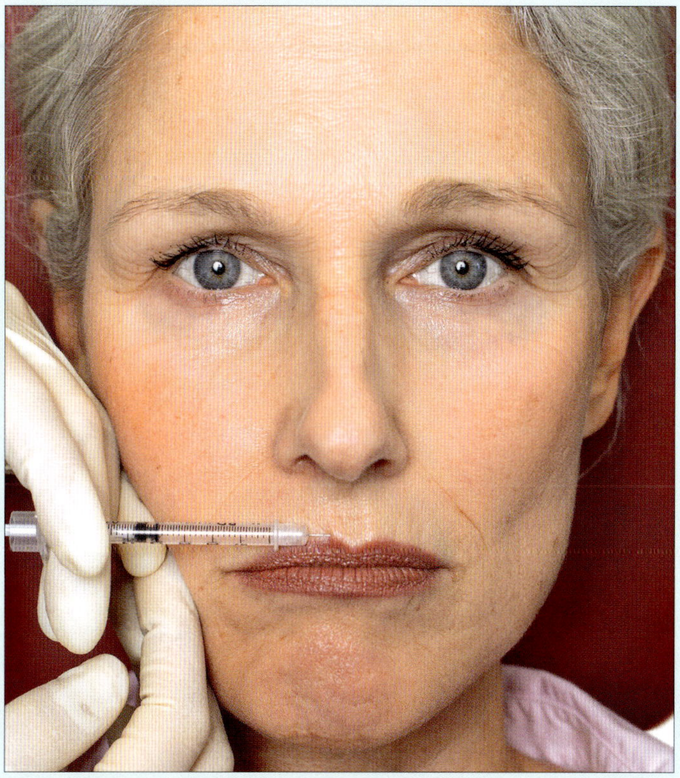

Injektionstechnik
Es erfolgt eine oberflächliche Injektion (intradermale Quaddel) in die Faltenbasis an der Vermillionkante.

Präparate und Dosierung

Injektionsstelle	Präparat	Einheiten/Punkt	ml Lösung/Punkt
M. orbicularis oris (Vermillionkante)	Bocouture®	0,5–1	0,0125–0,025*
	Vistabel®	0,5–1	0,0125–0,025*
	Azzalure®	1,25–2,5	0,00625–0,0125

Tabelle 5.22 Dosisempfehlungen der Autoren für die Behandlung des Oberlippenbereichs (Lip Flip). * Ein-Drittel-Lösung

Die angegebenen Einheiten der drei Standardpräparate sind herstellerspezifisch und damit produktbezogen. Die Angaben gelten auch für andere Produkte mit gleicher Wirkstoffpräparation.

Korrekturfaktor

- Mimikaktiver Mann: Faktor 2
- Alter/inaktive Mimik: Faktor 0,5

Komplikationen

Eine Übertherapie führt – ebenso wie eine zu tiefe oder zu laterale Injektion – zu einer funktionellen Beeinträchtigung mit insuffizientem Mundschluss und Sprech- bzw. Artikulationsstörungen. Außerdem können Einschränkungen beim Pfeifen sowie Störungen in der Nahrungs- und Flüssigkeitsaufnahme auftreten. Es darf daher nur mit sehr niedrigen Dosierungen behandelt werden.
Eine Hemmung des lippenrotfernen M. orbicularis oris hätte eine weitere Innenrotation der Lippe zur Folge und sollte daher vermieden werden.

Video
Behandlung Lip Flip

5.15 Marionettenlinien | M. depressor anguli oris

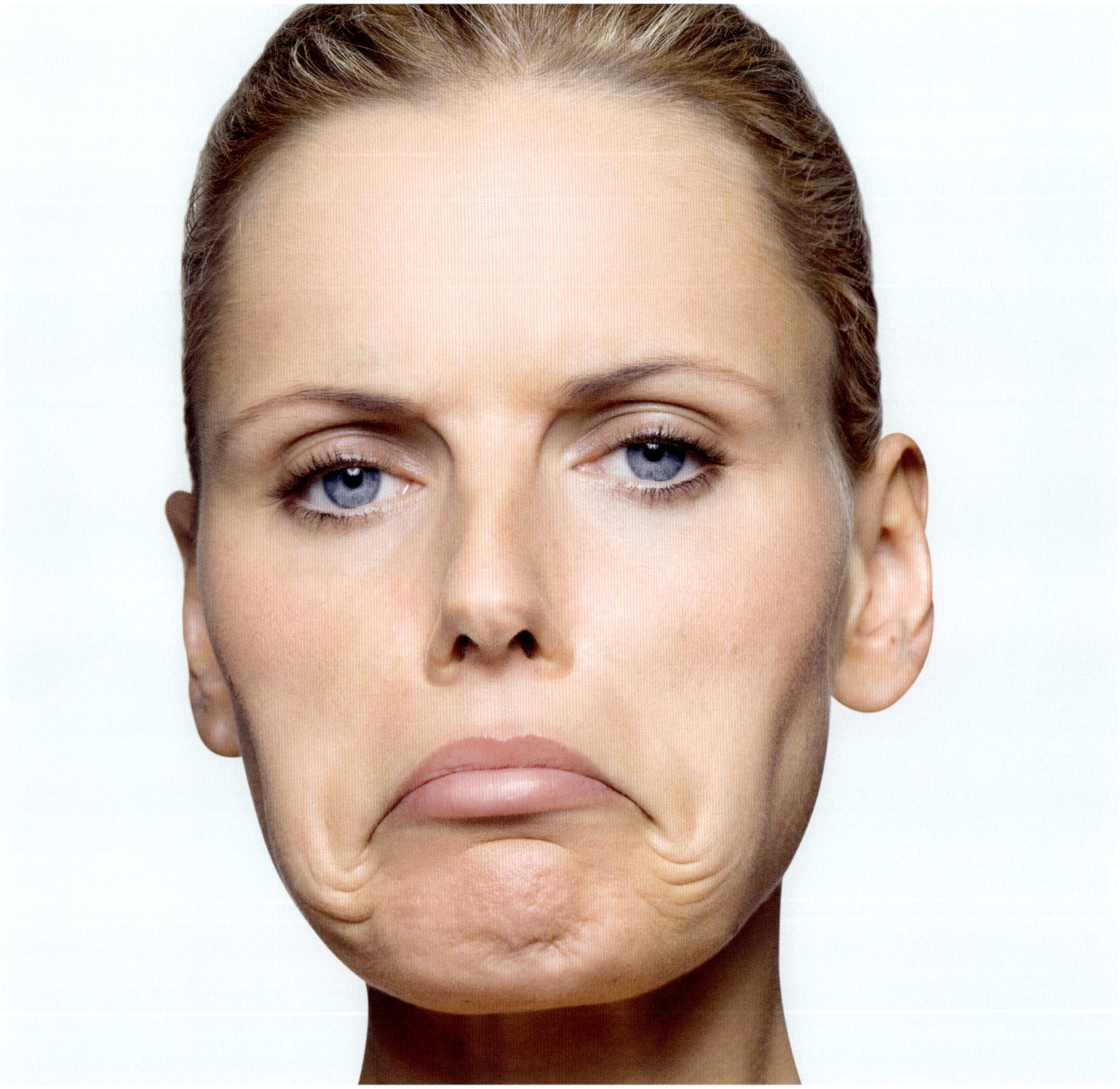

5.15.1 Befund

Die Marionettenlinien entwickeln sich aus den Mundwinkeln und setzen sich zum Kinn hin fort. Ausgeprägte Falten unterstützen einen frustrierten, enttäuschten oder unzufriedenen Gesichtsausdruck. Hängende Mundwinkel sind das zweitstärkste negative Ausstrahlungsmoment nach der Zornesfalte. Maßgeblich beteiligt an der Ausprägung dieser Falten ist der M. depressor anguli oris.

5.15.2 Patientenauswahl

Patienten, die Falten dynamisch und willkürlich hervorrufen oder verstärken können, profitieren von einer Behandlung. Kinetische und hyperkinetische (s. Kap. 2.2.1, S. 16) Patienten sind am besten geeignet. Personen, bei denen das Unterhautgewebe altersbedingt erschlafft und involutiv verändert ist, die also eine Ptosis des SMAS (superficial musculo aponeurotic system) und damit eine ausgeprägte Marionettenfalte aufweisen, sollten eher mit Augmentationsverfahren behandelt werden.

5.15.3 Bewertung der Indikation

Marionettenlinien gelten als hochwertige Indikation, insbesondere in der Kombination mit Augmentationsverfahren.

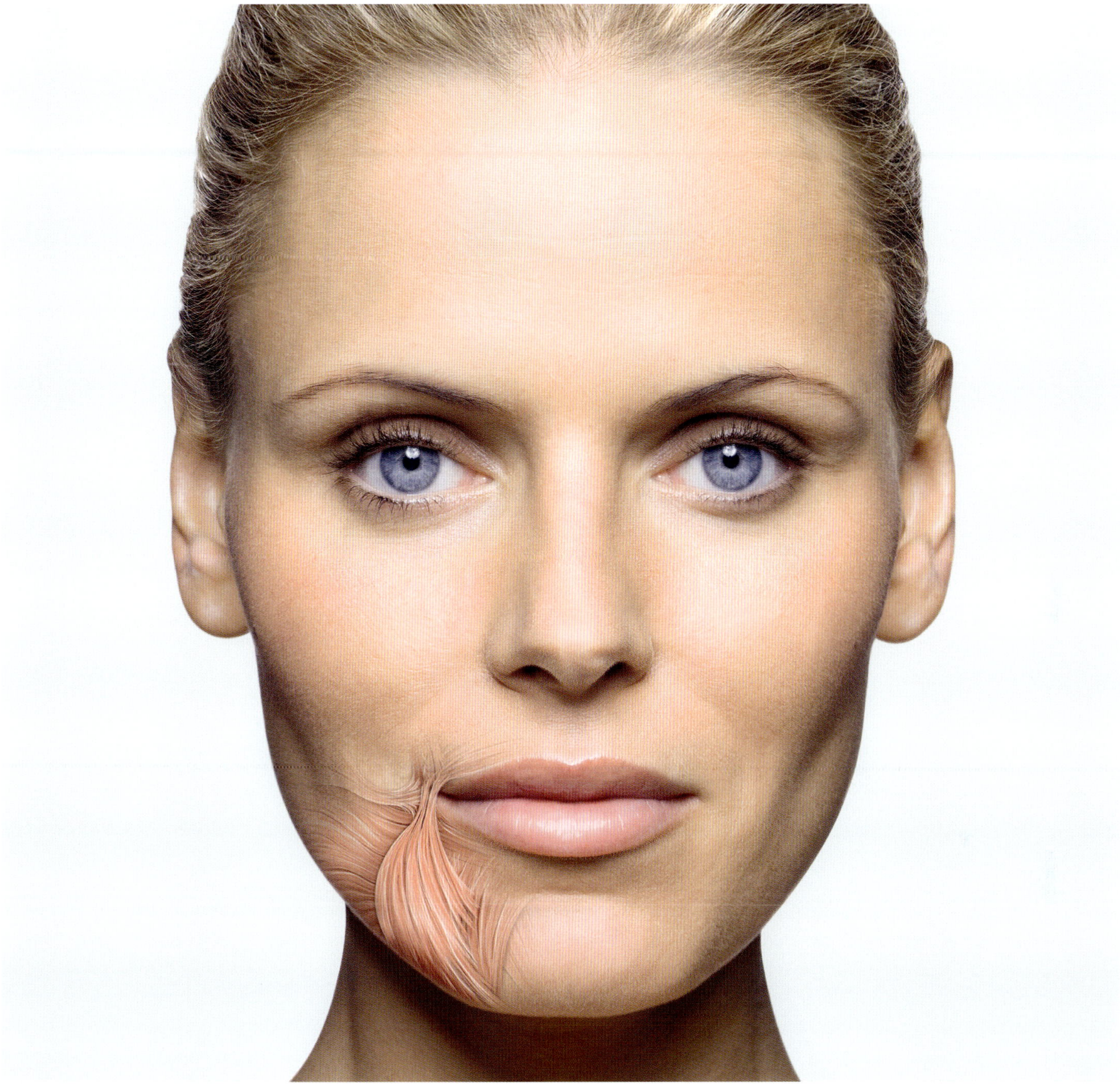

5.15.4 Anatomie

Die periorale Muskulatur ist in verschiedenen Schichten aufgebaut. Der M. depressor anguli oris ist der oberflächlichste Muskel in der Kinnregion. Bei seiner Kontraktion zieht dieser Muskel die Mundwinkel gemeinsam mit Ausläufern des Platysmas nach unten und verleiht dem Gesicht den eingangs erwähnten frustrierten, enttäuschten oder unzufriedenen Gesichtsausdruck.

M. depressor anguli oris					
Ursprung	**Ansatz**	**Funktion**	**Synergisten**	**Antagonisten**	**Innervation**
Unterrand der Mandibula, kaudal des Foramen mentale	Mundwinkel, Wange	Zieht die Mundwinkel gemeinsam mit dem Platysma nach unten	• Platysma • M. depressor labii inferioris	• M. zygomaticus major • M. levator anguli oris	R. marginalis mandibularis des N. facialis (VII)

Tabelle 5.23 Anatomische Beschreibung des M. depressor anguli oris.

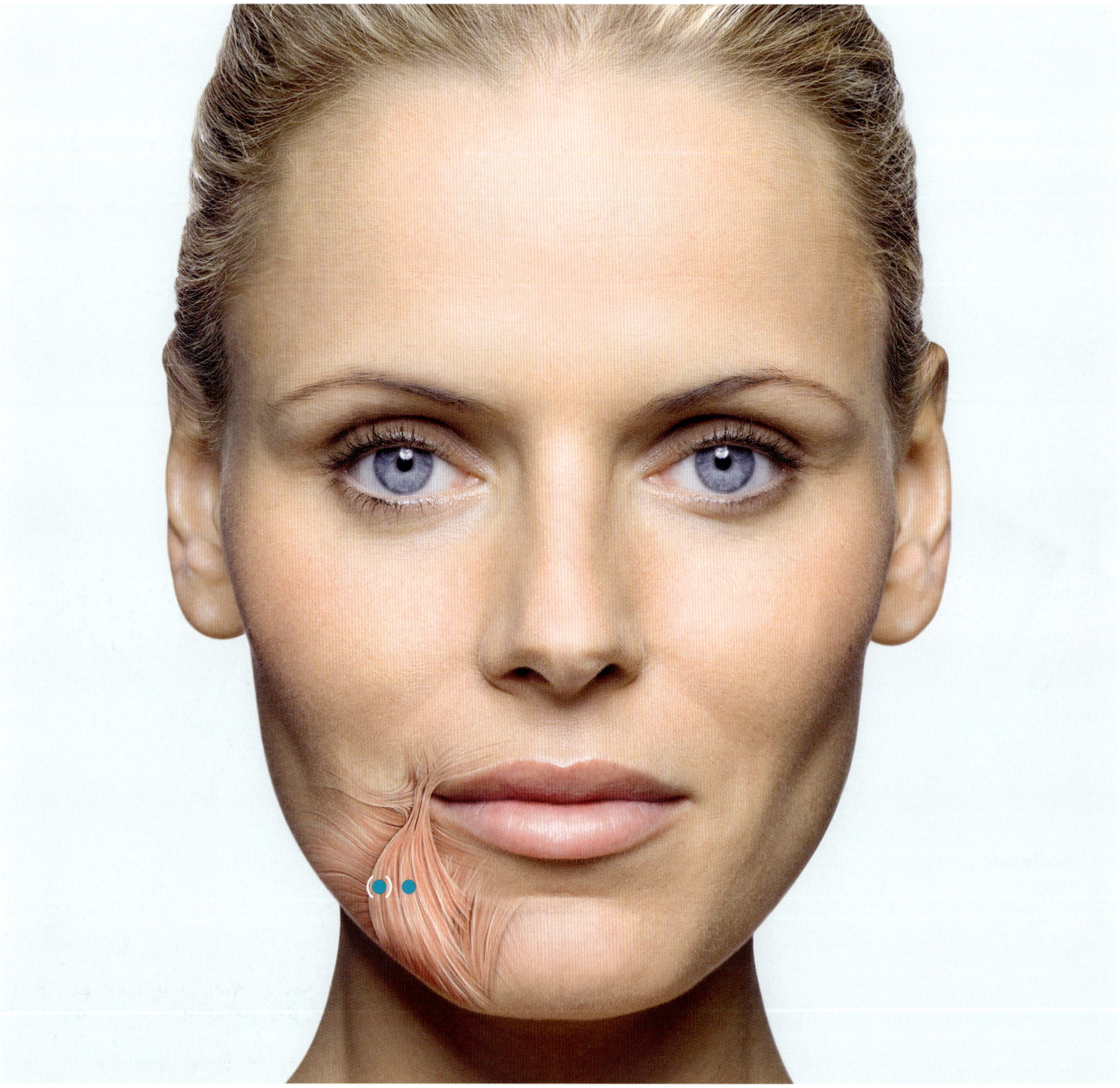

5.15.5 Behandlungsplanung

Das Behandlungsziel ist eine Anhebung der Mundwinkel im Ruhezustand, die durch eine Tonusreduktion des M. depressor anguli oris und der entsprechenden überlagerten Platysmaanteile erreicht wird.

Praxistipp
Sowohl der M. depressor anguli oris als auch die Fasern des Platysmas können durch Anspannung sichtbar und tastbar gemacht werden.

Je proximaler die Injektion, desto effektiver die Wirkung bei gleichzeitig steigender Gefahr der unerwünschten Diffusion in den M. depressor labii inferioris.

Behandlungsschema
Die Injektion erfolgt oberflächlich und in Verlängerung der Marionettenfalte oder auch etwas lateral davon, um auch die kranialen Platysmaanteile zu erfassen. Der Abstand zum Mundwinkel sollte kaudalwärts mindestens 1 cm betragen, um eine Diffusion in den M. orbicularis oris zu vermeiden.

5.15.6 Behandlung

Injektion

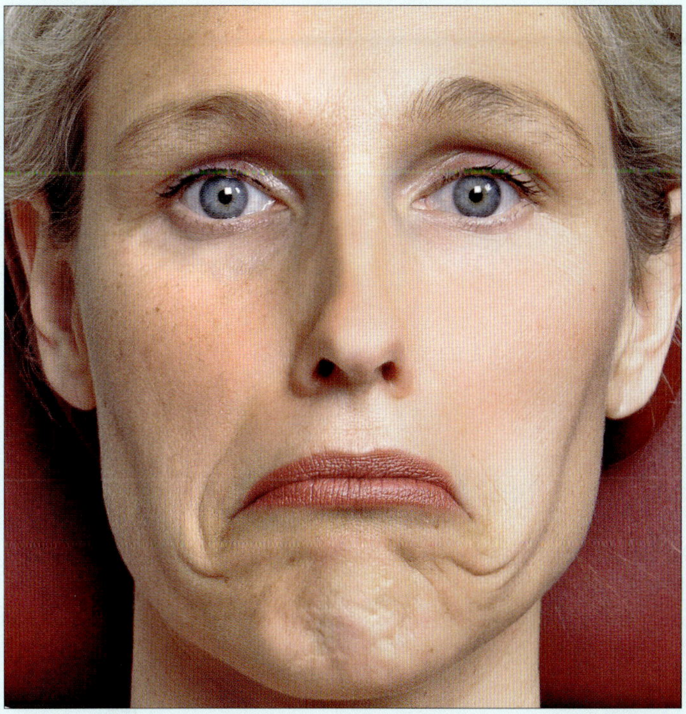

Aktivierung
Der Therapeut instruiert die Patientin zur aktiven Anspannung des Muskels: „Ziehen Sie die Mundwinkel nach unten."

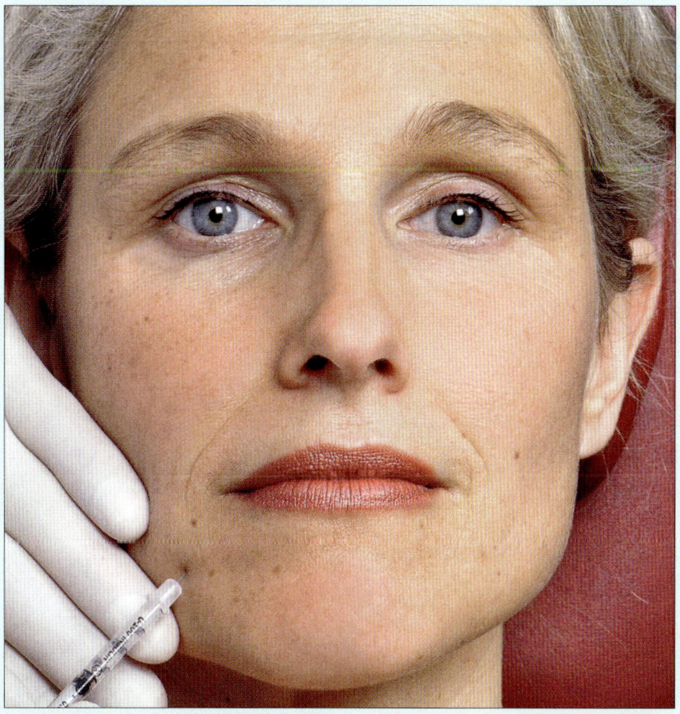

Injektionstechnik
Der Einstichpunkt befindet sich, abhängig vom Befund, in Verlängerung oder, wie hier gezeigt, lateral der Marionettenfalte. Die Injektion erfolgt im 45°-Winkel, direkt in den mittleren bis kaudalen Anteil des Muskels.

Präparate und Dosierung

Injektions-stelle	Präparat	Einheiten/ Punkt	ml Lösung/ Punkt
M. depressor anguli oris	Bocouture®	2–3	0,05–0,075
	Vistabel®	2–3	0,05–0,075
	Azzalure®	5–7,5	0,025–0,0375

Tabelle 5.24 Dosisempfehlungen der Autoren für die Behandlung von Marionettenlinien.

Die angegebenen Einheiten der drei Standardpräparate sind herstellerspezifisch und damit produktbezogen. Die Angaben gelten auch für andere Produkte mit gleicher Wirkstoffpräparation.

Korrekturfaktor

Mimikaktiver Mann: Faktor 1,5
Alter/inaktive Mimik: Faktor 0,5

Kombinationsmöglichkeiten

Die Behandlung der Marionettenfalten lässt sich ausgezeichnet mit unterschiedlichen Augmentationsverfahren kombinieren, wodurch gegen die altersbedingten Gewebeveränderungen vorgegangen werden kann, die für die Faltenausbildung wesentlich verantwortlich sind. Anstatt als mögliche Kombinationsmaßnahme sollte die Augmentationstherapie bei dieser Indikation als die Maßnahme erster Wahl angesehen werden, die um eine Behandlung mit Botulinumtoxin Typ A ergänzt werden kann, insofern Muskelaktivitäten an der Faltenausbildung beteiligt sind.

Komplikationen

Bei Diffusion in den M. depressor labii inferioris kommt es zu einer asymmetrischen Unterlippenkonfiguration.
Eine Übertherapie und/oder eine Injektion zu nah am Mundwinkel kann zu einer funktionellen Beeinträchtigung des M. orbicularis oris mit insuffizientem Mundschluss führen, woraus Ess-, Trink- und Sprechstörungen oder Asymmetrien resultieren können.

Video
Behandlung Marionettenlinie

5.16 „Pflastersteinkinn" | M. mentalis

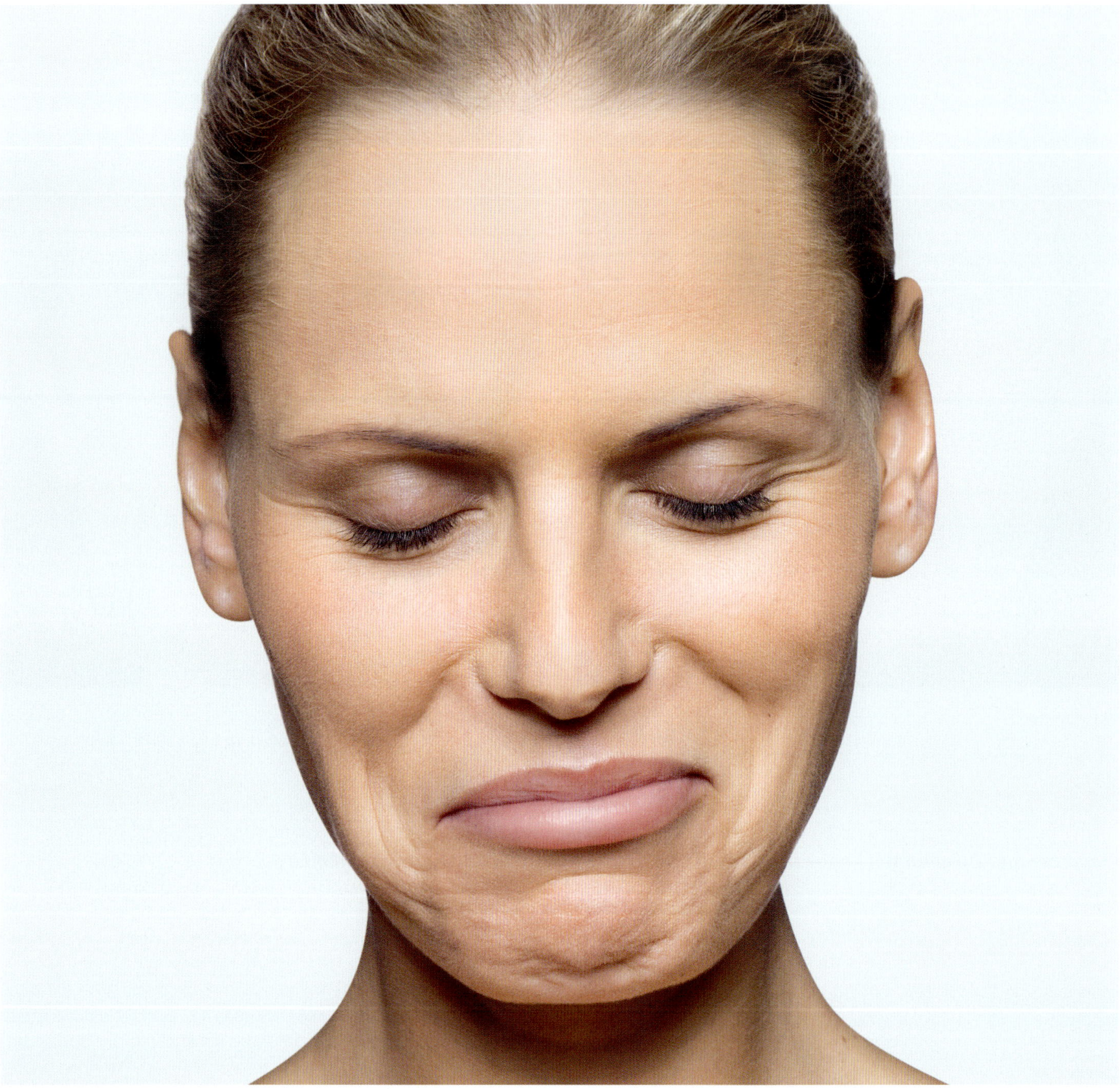

5.16.1 Befund

Durch die Kontraktion des M. mentalis kommt es zu einer unruhigen, unregelmäßigen, pflastersteinähnlich strukturierten Hautoberfläche im Bereich des Kinns. Diese tritt im Wesentlichen beim Sprechen in Erscheinung und zwar in blitzartig einschießender Weise.

5.16.2 Patientenauswahl / Bewertung der Indikation

Die Behandlung eines Pflastersteinkinns erfolgt meist in Kombination mit anderen Verjüngungsverfahren im Gesichtsbereich und stellt keine erstrangige Indikation dar. Die muskulär bedingten Reliefunregelmäßigkeiten im Kinnbereich lassen sich in der Regel mit gutem Erfolg behandeln. Besonders auffällig imponiert ein Pflastersteinkinn oftmals nach einer Behandlung der Stirn und/oder der Glabella, da das Kinn in einem hyperkinetisch aktiven Gesicht vorher nicht auffiel.

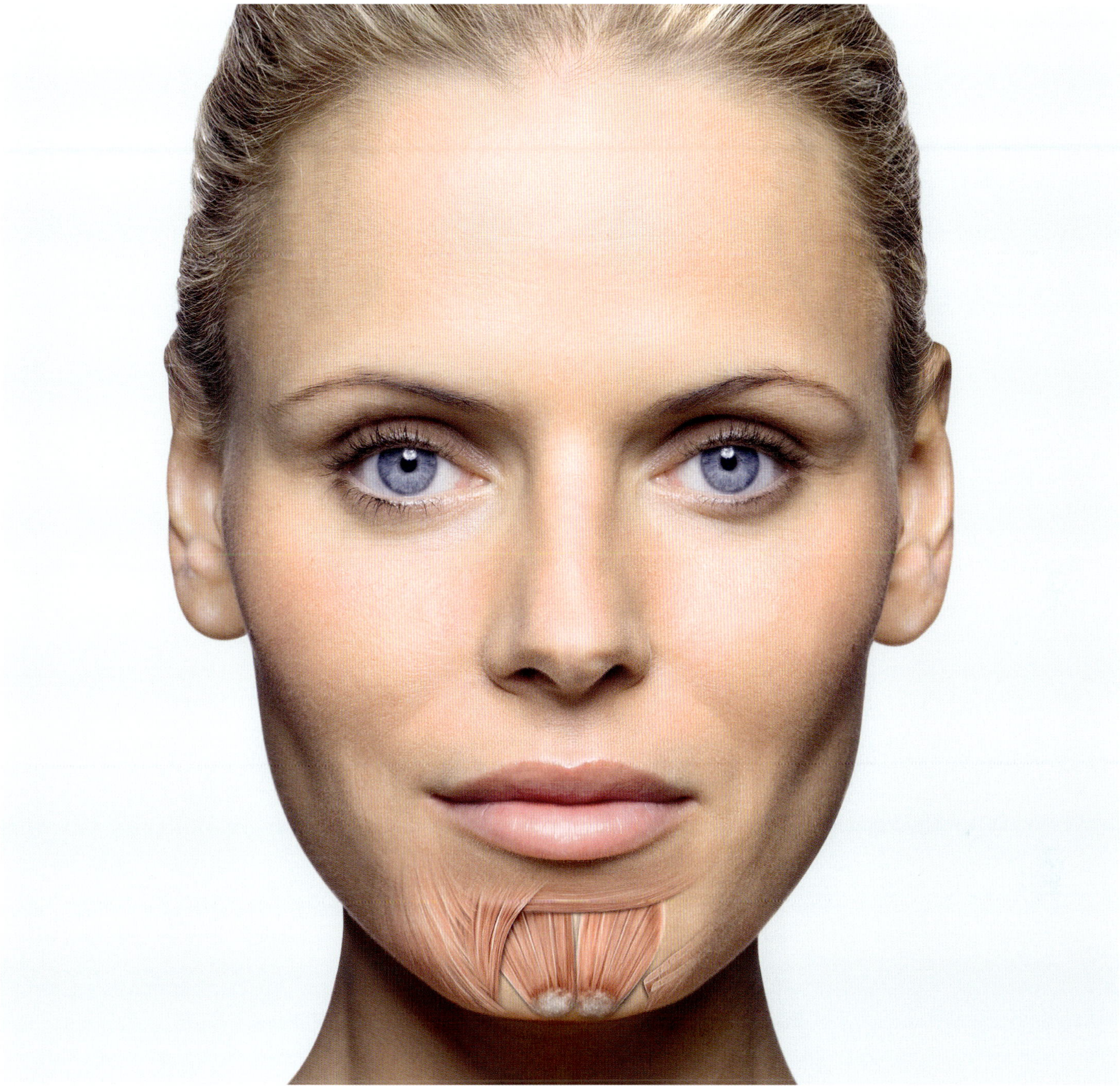

5.16.3 Anatomie

Aus einer erhöhten Aktivität des M. mentalis in Kombination mit einer altersbedingten Atrophie des subkutanen Fettgewebes entwickeln sich intermittierend erscheinende, pflastersteinartige Konturen im Kinnbereich.

M. mentalis					
Ursprung	**Ansatz**	**Funktion**	**Synergisten**	**Antagonisten**	**Innervation**
Mandibula, Jugum alveolare des lateralen Schneidezahns	Einstrahlung in die Haut des Kinns	Beteiligung beim Herabziehen der Unterlippe	• M. depressor labii inferioris • M. depressor anguli oris	• M. zygomaticus major • M. levator anguli oris	N. facialis (VII)

Tabelle 5.25 Anatomische Beschreibung des M. mentalis.

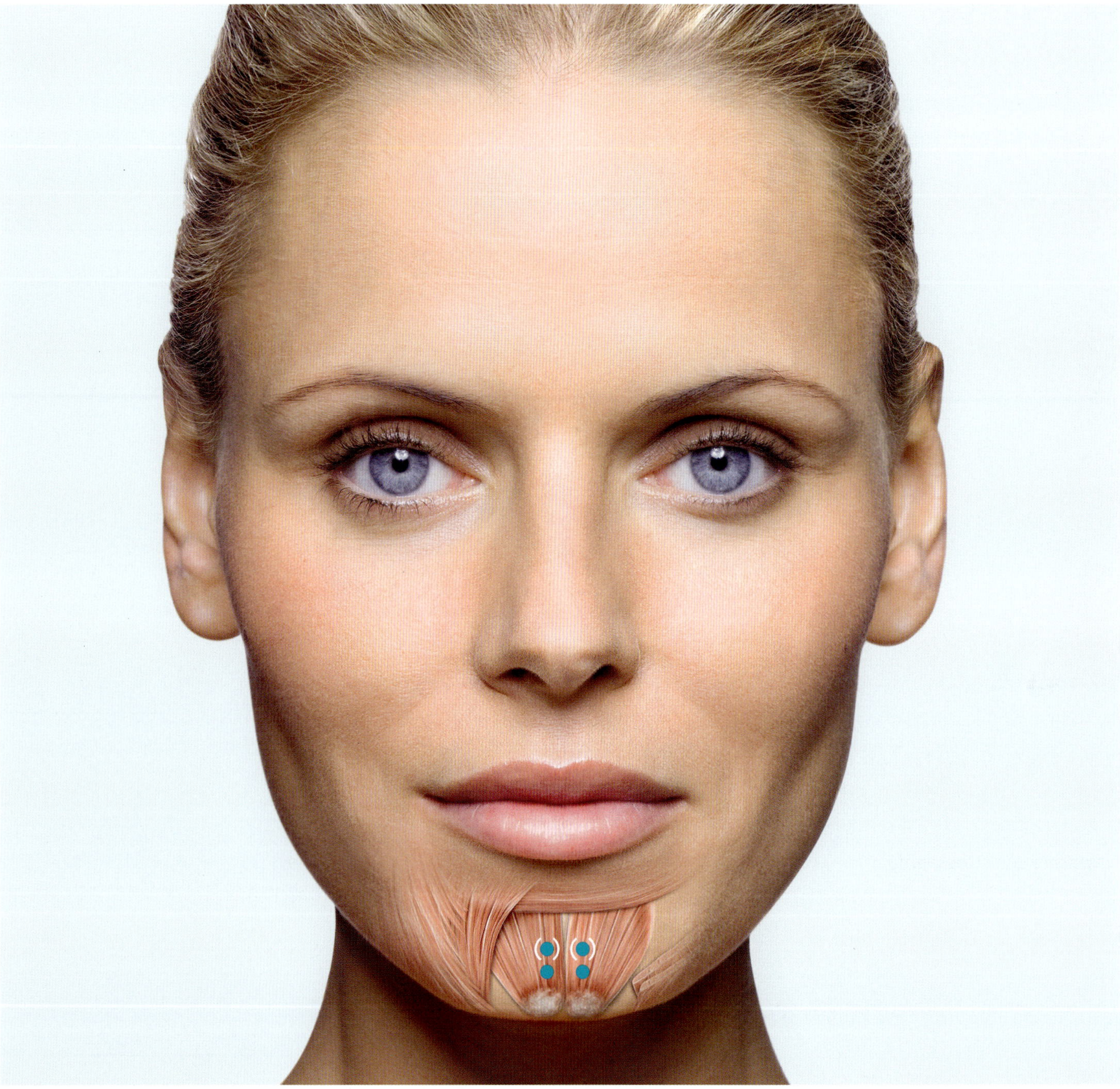

5.16.4 Behandlungsplanung

Das Ziel der Behandlung mit Botulinumtoxin Typ A ist eine Entspannung des M. mentalis und die damit verbundene Glättung der Haut der Kinnspitze, um das Auftreten eines „Pflastersteinkinns" zu vermeiden.

Behandlungsschema

Es erfolgt je eine Injektion in den rechten bzw. linken Muskelanteil. Bei ausgeprägten Fällen, die eine Applikation von mehr als zwei Einheiten/Punkt erfordern, sollte die Dosis auf je zwei Injektionsstellen pro Muskelanteil erfolgen. Dabei sollte ein Mindestabstand von mindestens 2 cm von der Unterlippe eingehalten werden, um eine Mitbehandlung des M. orbicularis oris auszuschließen.

5.16.5 Behandlung

Injektion

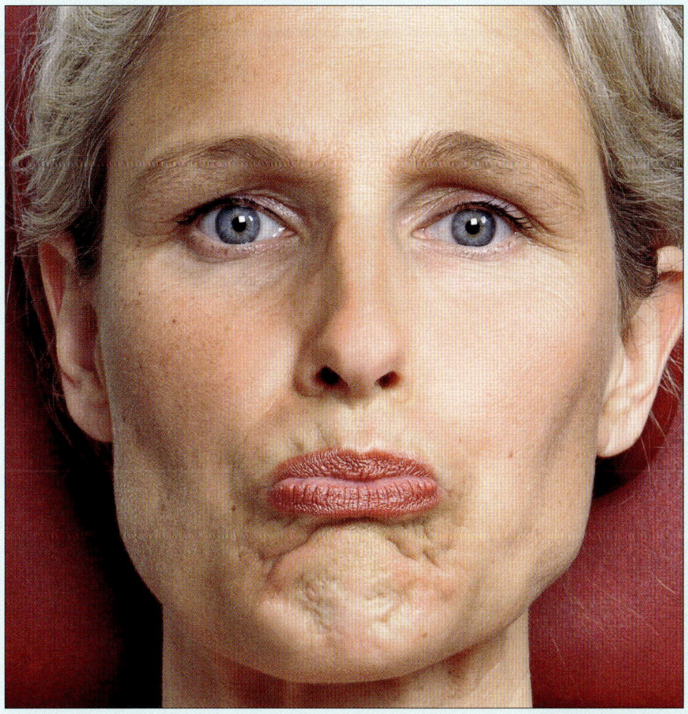

Aktivierung
Der Therapeut instruiert die Patientin zur aktiven Anspannung des Muskels: „Ziehen Sie die Unterlippe herunter.“

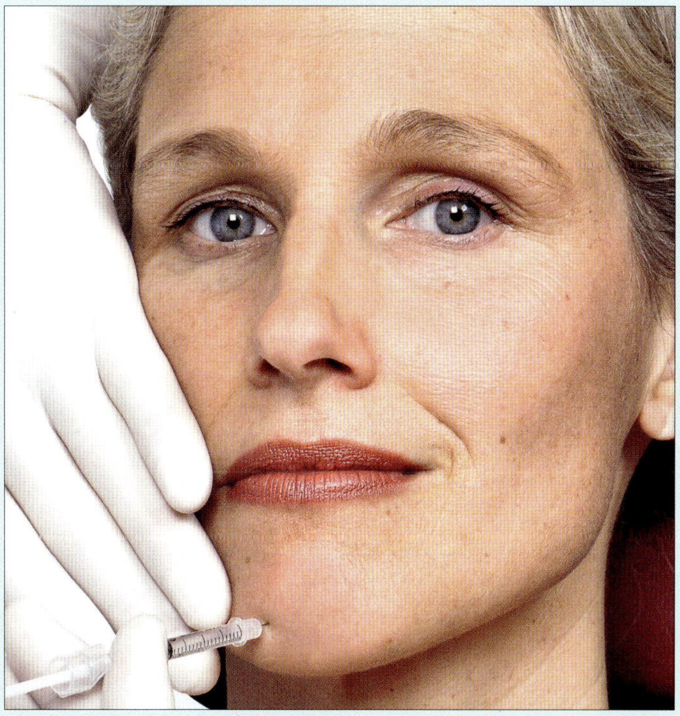

Injektionstechnik
Die Injektion erfolgt senkrecht zur Haut, direkt in den Muskelbauch, je Muskelbauch eine oder zwei Injektionen.

Präparate und Dosierung

Injektionsstelle	Präparat	Einheiten/Punkt	ml Lösung/Punkt
M. mentalis	Bocouture®	2–3	0,05–0,075
	Vistabel®	2–3	0,05–0,075
	Azzalure®	5–7,5	0,025–0,0375

Tabelle 5.26 Dosisempfehlungen der Autoren für die Behandlung eines „Pflastersteinkinns“.

Die angegebenen Einheiten der drei Standardpräparate sind herstellerspezifisch und damit produktbezogen. Die Angaben gelten auch für andere Produkte mit gleicher Wirkstoffpräparation.

Korrekturfaktor

Mimikaktiver Mann: Faktor 1,5
Alter/inaktive Mimik: Faktor 0,5

Kombinationsmöglichkeiten

Die Behandlung des Pflastersteinkinns lässt sich mit unterschiedlichen Augmentationsverfahren kombinieren.

Komplikationen

Das Risiko für Komplikationen ist bei dieser Injektionstechnik gering. Bei Überdosierung oder falscher Injektionstechnik (tangential nach kranial gerichtet) oder ungenügendem Abstand (mindestens 2 cm) von der Unterlippe kann es zu einer funktionellen Beeinträchtigung mit insuffizientem Mundschluss kommen, woraus Ess-, Trink- und Sprechstörungen oder Asymmetrien resultieren können.

Video
Behandlung „Pflastersteinkinn“

5.17 Bruxismus | M. masseter

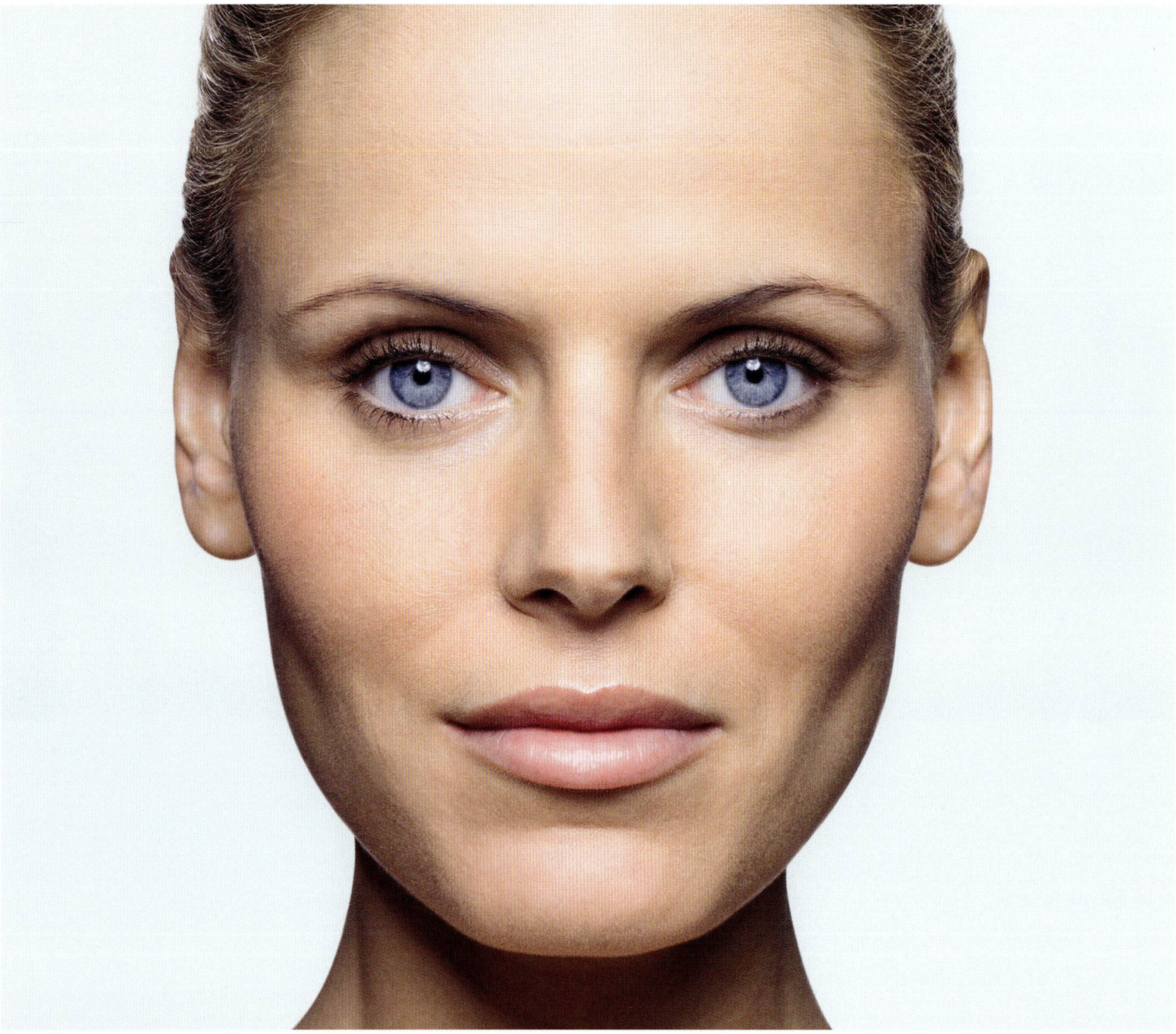

5.17.1 Befund

Bruxismus oder Zähneknirschen wird physisch durch eine repetitive, unkontrollierte Kontraktion des M. masseter verursacht. Die meisten Menschen pressen ab und an ihre Zähne aufeinander oder knirschen mit den Zähnen, ohne dass dies mit Schädigungen verbunden sein muss. Wenn der Bruxismus jedoch kontinuierlich, beispielsweise während des Schlafens, auftritt, können daraus bleibende Schäden im Kiefer- und Mundbereich und gesundheitliche Folgen resultieren, womit er sowohl ein medizinisches als auch ästhetisches Problem darstellt.

Eine Hypertrophie des M. masseter tritt häufiger bei Männern und bei Asiaten auf. Bei allen Betroffenen führt die Hypertrophie zu der charakteristischen Erscheinung eines kräftigen, kantigen Unterkiefers, der eine unbeabsichtigte Strenge und manchmal sogar aggressive Ausstrahlung verleihen kann, worunter die Patienten und Patientinnen leiden. Aus diesem Grunde ist eine Hypertrophie des M. masseter, unabhängig von einem Bruxismus, heute eine bekannte ästhetische Indikation zur Gesichtskonturierung.

5.17.2 Patientenauswahl / Bewertung der Indikation

Da ein Bruxismus durch verschiedene Ursachen bedingt sein kann, unterscheiden sich auch die möglichen Therapieansätze. Eine Tonusminderung des M. masseter durch eine Behandlung mit Botulinumtoxin Typ A kommt bei einem moderaten bis sehr starken Bruxismus infrage. Sollte das Zähneknirschen allerdings mit mentalen Stresssituationen zusammenhängen, sind in jedem Fall noch weiterführende, psychologische Ansätze zu empfehlen.

Unter rein ästhetischen Gesichtspunkten stellt eine Behandlung mit Botulinumtoxin Typ A eine vielversprechende Methode dar, um das Erscheinungsbild einer ausgeprägten Kiefer-Kinn-Region, wie sie insbesondere bei Männern auftritt, natürlich abzumildern. In diesem Sinne bildet sie eine minimalinvasive Alternative zu einem chirurgischen Eingriff.

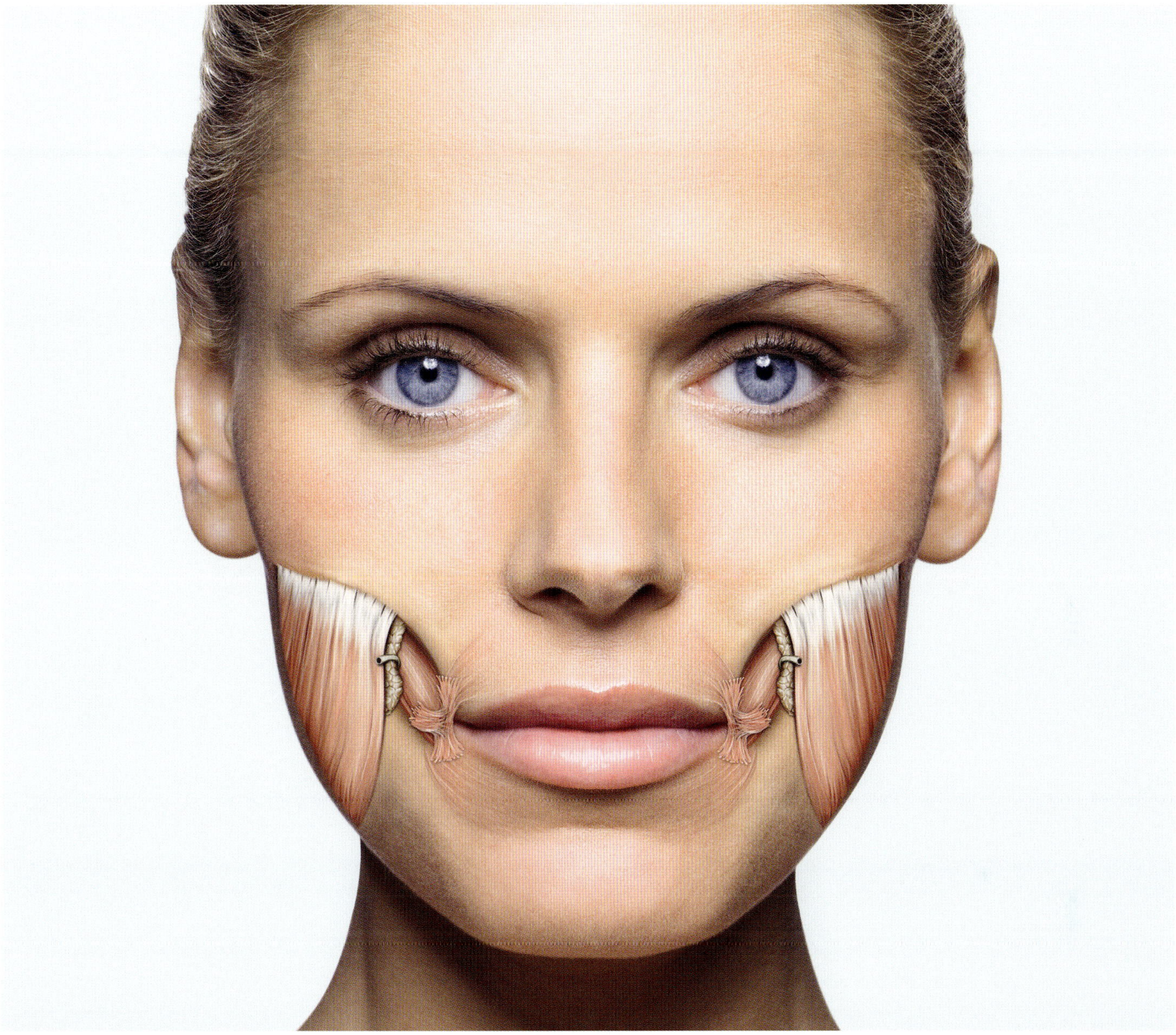

5.17.3 Anatomie

Der aus zwei Anteilen bestehende M. masseter gehört zu den Muskeln des Kauapparates und ist für den Kieferschluss des Unterkiefers hin zum Oberkiefer zuständig. Die oberflächlichen und tiefliegenden Areale des M. masseter erleichtern in synergetischer Funktion mit dem M. temporalis sowie abwechselnder Kontraktion mit dem M. pterygoideus lateralis die Kaubewegungen des Unterkiefers.

M. masseter, Pars superficialis					
Ursprung	**Ansatz**	**Funktion**	**Synergisten**	**Antagonisten**	**Innervation**
Zygomatischer Fortsatz der Maxilla und der Untergrenze des Jochbogens (Arcus zygomaticus)	Randbereich und untere Hälfte der lateralen Oberfläche des Ramus des Unterkiefers	• Heben des Unterkiefers • Kieferschluss	• M. temporalis • M. pterygoideus medialis	• Schwerkraft • M. pterygoideus lateralis (sofern zu beiden Seiten gleichzeitig kontrahiert)	Mandibulärer Bereich (V3) des N. trigeminalis
M. masseter, Pars profunda					
Hinteres Drittel sowie die gesamte mittlere Oberfläche des Jochbogens	Obere Hälfte des Ramus und laterale Oberfläche des Proc. coronoideus des Unterkiefers	• Heben des Unterkiefers • Kieferschluss	• M. temporalis • M. pterygoideus medialis	• Schwerkraft • M. pterygoideus lateralis (sofern zu beiden Seiten gleichzeitig kontrahiert)	Mandibulärer Bereich (V3) des N. trigeminalis

Tabelle 5.27 Anatomische Beschreibung des M. masseter.

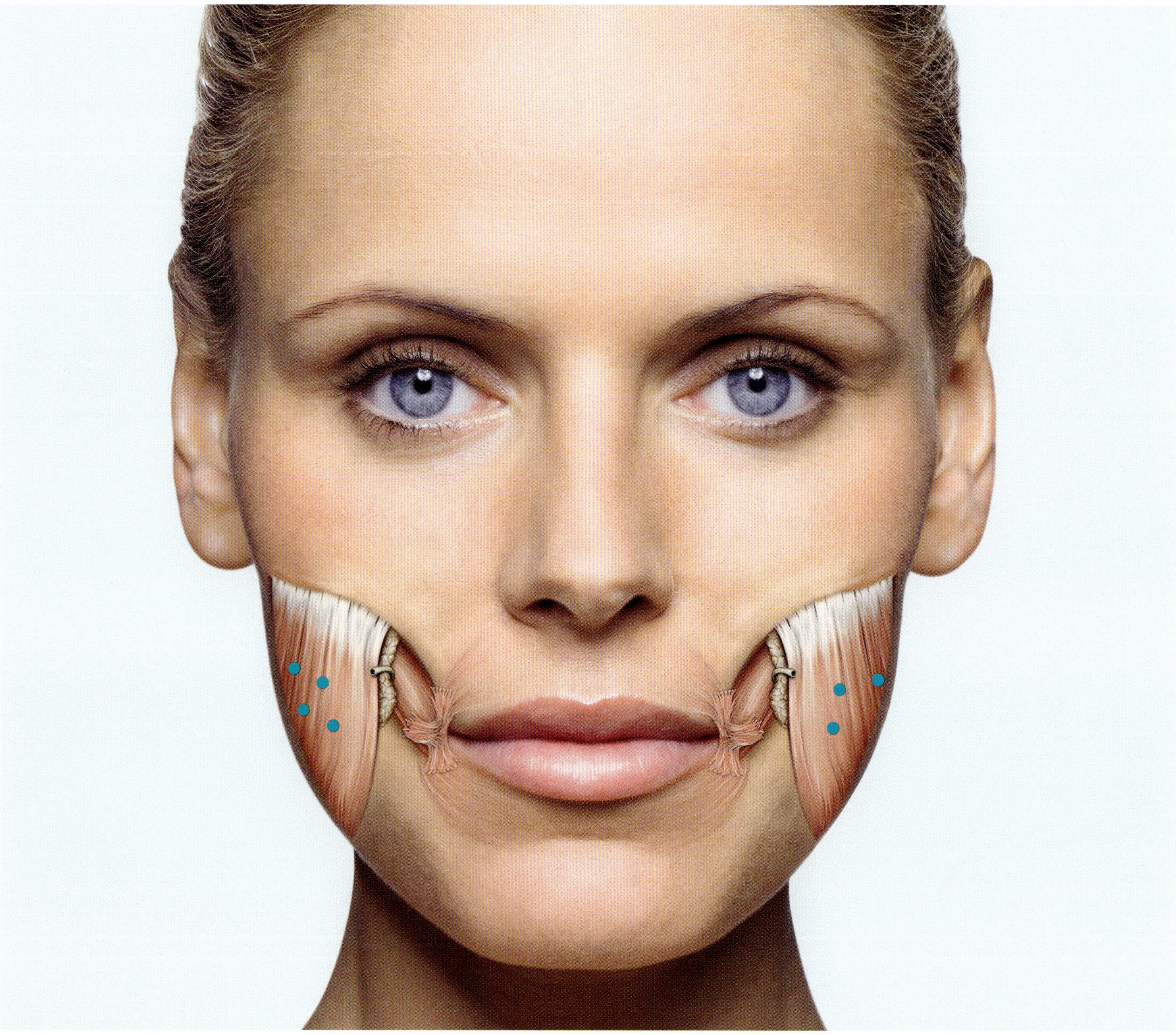

5.17.4 Behandlungsplanung

Ziel der Behandlung mit Botulinumtoxin Typ A ist eine dosisabhängige Tonusminderung des M. masseter. Dies kann entweder bei einem Bruxismus oder zur Abschwächung des Erscheinungsbildes eines stark ausgeprägten maskulin imponierenden Kiefers indiziert sein. Die geglätteten mandibulären Konturen verleihen dem Patienten ein insgesamt sanfteres und ansprechenderes Erscheinungsbild.

Praxistipp
Die Dosierung ist neben dem individuellen Befund abhängig davon, ob der Eingriff aus medizinischen oder ästhetischen Gründen erfolgt. Die Behandlung eines Bruxismus erfordert hierbei für gewöhnlich eine höhere Dosierung als eine Therapie aus rein ästhetischen Gesichtspunkten. Da eine sichtbare Hypertrophie des M. masseter hauptsächlich bei Männern auftritt, beziehen sich die weiter unten stehenden allgemeinen Dosierungsangaben auf männliche Patienten und sollten dementsprechend verringert werden, wenn es sich um eine Therapie weiblicher Patienten handelt.

Behandlungsschema
Bei einer ästhetischen Behandlung werden zwei bis vier Injektionen vorgenommen. Aktuell überwiegen Injektionsschemata mit drei oder vier Punkten. Diese sollten in die kaudalen Anteile der superfiziellen Muskelanteile erfolgen. Dabei ist darauf zu achten, dass Abstände von mindestens 0,5 cm zum Mandibularrand sowie 1 cm zum Masservorder- bzw. -hinterrand eingehalten werden und die Injektionen immer unterhalb der Tragus-Mundwinkel-Linie erfolgen.

Bei der Therapie des Bruximus divergieren die Meinungen zu der Anzahl der Injektionspunkte. Die Tendenz geht, gestützt durch aktuelle Studien, zur Drei-Punkte-Injektion nach dem ästhetisch indizierten Injektionsschema über. Die Botulinumtoxin-Applikation erfolgt hierbei jedoch in die profunden Anteile des Muskels.

5.17.5 Behandlung

Injektion

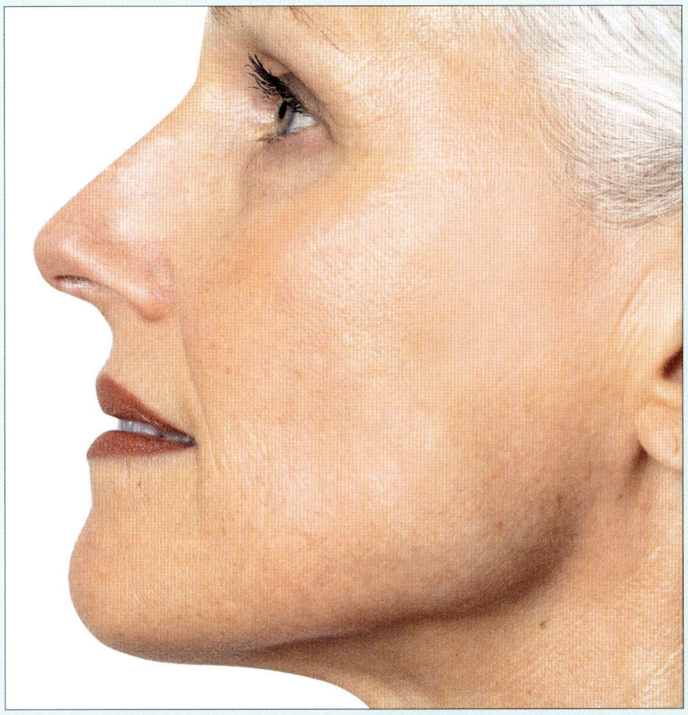

Aktivierung
Der Therapeut instruiert zur aktiven Anspannung des Muskels: „Beißen Sie die Zähne fest aufeinander!"

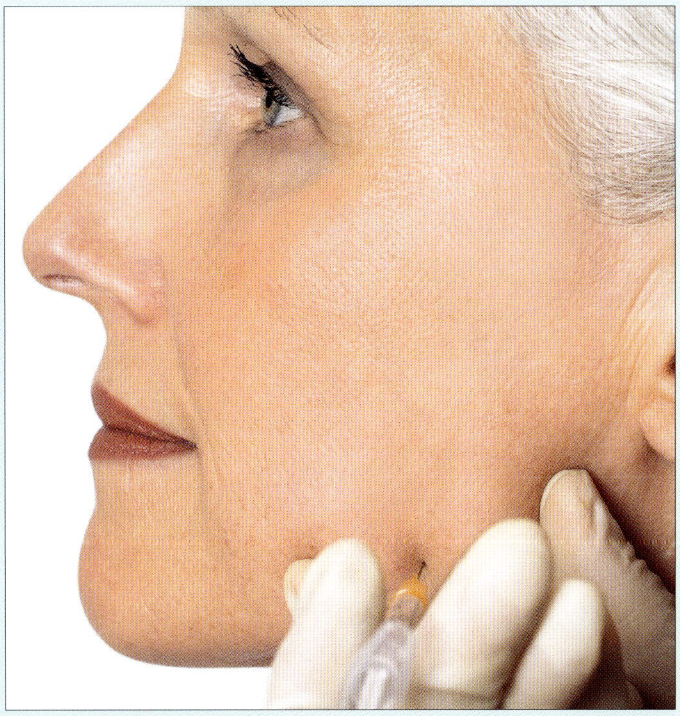

Injektionstechnik
Insertion der Nadel senkrecht zur Haut. Direkte Injektion in den Muskelbauch an drei bis vier Stellen.

Präparate und Dosierung

Injektionsstelle	Präparat	Einheiten/Punkt	ml Lösung/Punkt
M. masseter	Bocouture®	2–4	0,05–0,1
	Vistabel®	2–4	0,05–0,1
	Azzalure®	5–10	0,025–0,05

Tabelle 5.28 Dosisempfehlungen der Autoren für die Behandlung des Massetermuskels.

Die angegebenen Einheiten der drei Standardpräparate sind herstellerspezifisch und damit produktbezogen. Die Angaben gelten auch für andere Produkte mit gleicher Wirkstoffpräparation.

Korrekturfaktor

Mimikaktiver Mann: Faktor 1,5
Alter/inaktive Mimik: Faktor 0,5

Kombinationsmöglichkeiten

Die ästhetische Korrektur des Kiefers kann mit einer Weichteilaugmentation und, sofern gewünscht, einer chirurgischen Maßnahme kombiniert werden.

Video
Behandlung Masseter

Komplikationen

Sollte die Injektion zu lateral und so in die Parotis erfolgen, ist mit Mundtrockenheit aufgrund von Hyposalivation zu rechnen.
Eine Überdosierung kann zu Einschränkungen der mastikatorischen Funktionen führen, woraus Probleme beim Kauen und Essen resultieren können.
Eine inhomogene Verteilung kann eine reaktive Hyperaktivität und temporäre Hypertrophie unmittelbar angrenzender, nicht durch den Wirkstoff erreichter Muskelfasern des M. masseter zur Folge haben.
Weitere unerwünschte Nebenwirkungen aufgrund unvorhergesehener Diffusion können eine Schwächung der Kau- und/oder Sprechmuskeln sowie der Ohrmuskeln mit Komplikationen im auditorischen System sein.
Selten ist mit einem asymmetrischen Lächeln bei versehentlicher Ausbreitung von BTX-A in den M. risorius zu rechnen.

5.18 Meso-Botox | Micro-Botox

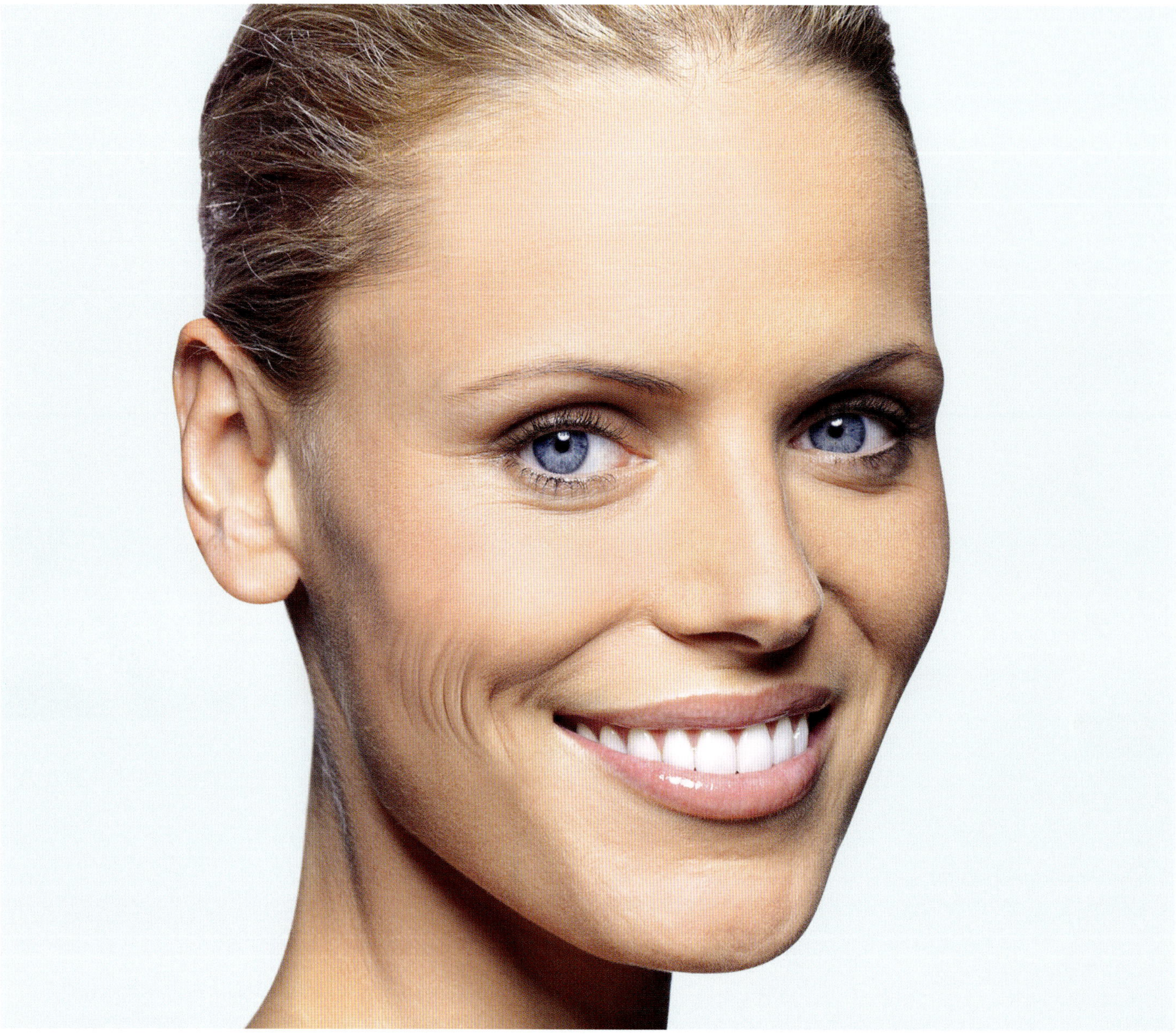

5.18.1 Befund

Beginnender Verlust elastischer und kollagener Fasern sowie der körpereigenen Hyaluronsäure führen zu den ersten Zeichen der Hautalterung. Es entstehen feinste Fältchen im gesamten Gesichtsbereich, die Haut beginnt zu erschlaffen und herabzusinken (Sagging). Bei wachsendem Wunsch nach einer ganzeinheitlichen Verjüngung des Gesichts ohne Operation oder sonstige invasive Methoden mit Ausfallzeiten ist die als Meso-Botox oder auch als Micro-Botox bezeichnete Therapie eine Option.

Die Wirkung beruht auf einer Reduktion der Traktionskraft der in die Haut inserierenden Muskelfasern, ohne die tiefen Muskelfasern in ihrer Funktion zu beeinträchtigen Dadurch wird dem Gesicht ein ausgeruhtes Aussehen ohne Veränderung der Mimik verliehen.

Auch wenn die Forschung den Pathomechanismus noch nicht erklären kann, kommt es zu einer Reduktion der Porengröße und Sebumproduktion. In neueren Publikationen wird den durch die multiplen Injektionsstellen entstehenden Mikrotraumata eine die Fibroblasten stimulierende Wirkung zugeschrieben, in deren Folge auch ein diskretes Facelift zu beobachten ist. Letztere Beobachtungen teilen wir nur partiell.

5.18.2 Patientenauswahl

Da ausschließlich die Traktion der in die Haut inserierenden Muskelfasern der mimischen Muskulatur in geringen Dosen behandelt wird, ist der Effekt der Faltenglättung nur gering. Daher ist dieses Vorgehen für jüngere Patienten mit ersten feinen Falten und allenfalls diskretem Sagging gut geeignet. Fortgeschrittene Altersinvolutionen

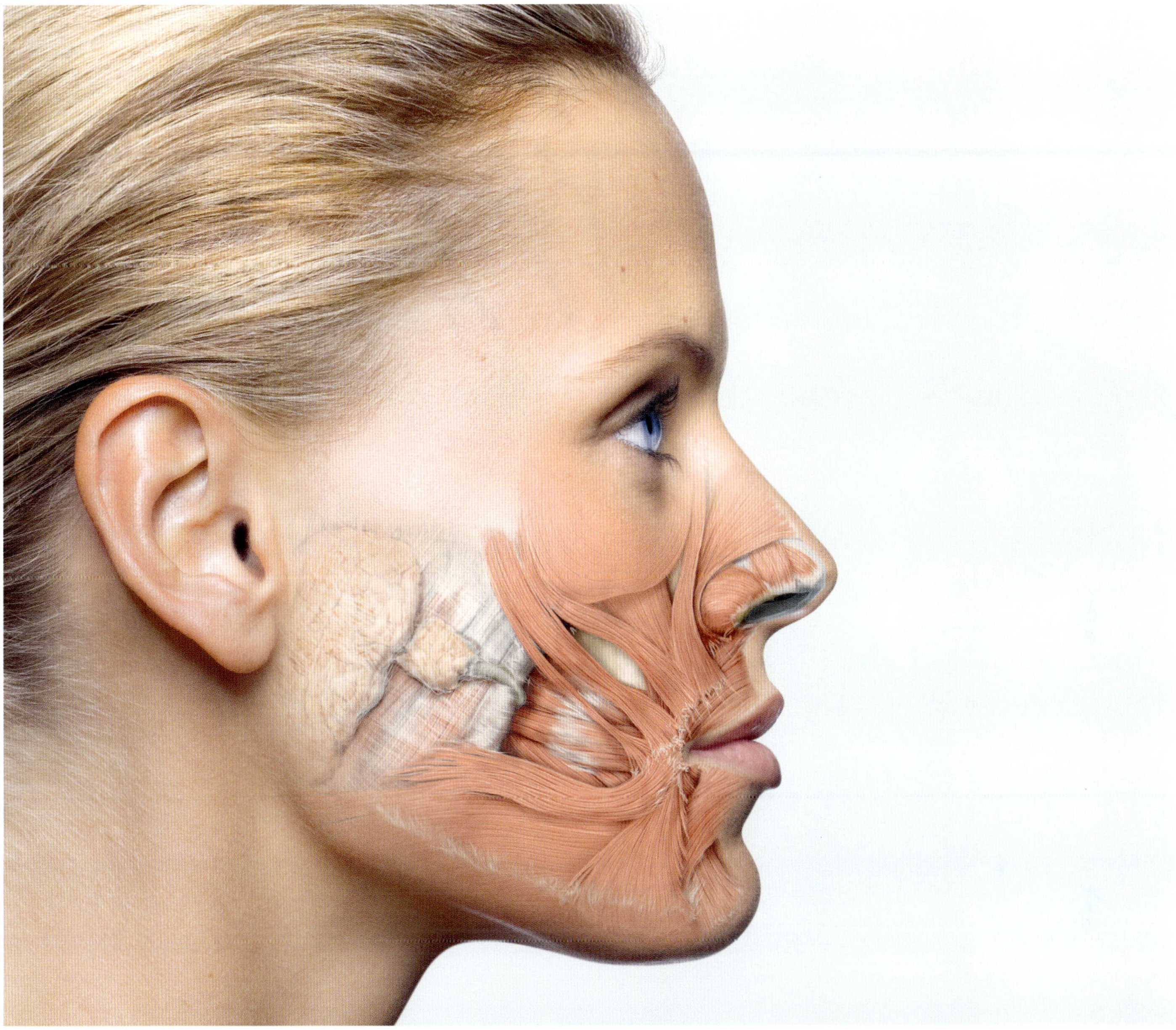

mit ggf. zusätzlicher Reduktion des subkutanen Fettgewebes und/ oder der knöchernen Substanz sollten mit der Injektion höherer Dosen BTX-A in tiefere muskuläre Anteile und bedarfsweise einer zeitgleichen Augmentation mit z. B. Hyaluronsäure behandelt werden.

Ferner stellt der Wunsch nach einer Reduktion der Porengröße eine Behandlungsoption dar. Bei regelmäßiger Anwendung führt das Verfahren zu einem ebenmäßigeren Hautbild, das insbesondere im asiatischen Kulturkreis als Schönheitsideal gilt („Glass Skin").

5.18.3 Bewertung der Indikation

Neben einer Faltenglättung kommt es zu einer Verfeinerung des gesamten Hautbildes und in einzelnen Fällen zu einer Hautstraffung mit diskretem Liftingeffekt. Somit ist die Meso-Botox-Therapie bei geringem zeitlichem Aufwand eine risikoarme Therapieoption zur ganzeinheitlichen Verjüngung des Gesichts.

5.18.4 Anatomie

Nahezu jeder Gesichtsmuskel hat in die Haut ziehende Faserzüge. Somit ist eine flächenhafte Behandlung des gesamten Gesichts indiziert, um sicherzustellen, dass alle in die Haut laufenden Fasern behandelt werden.

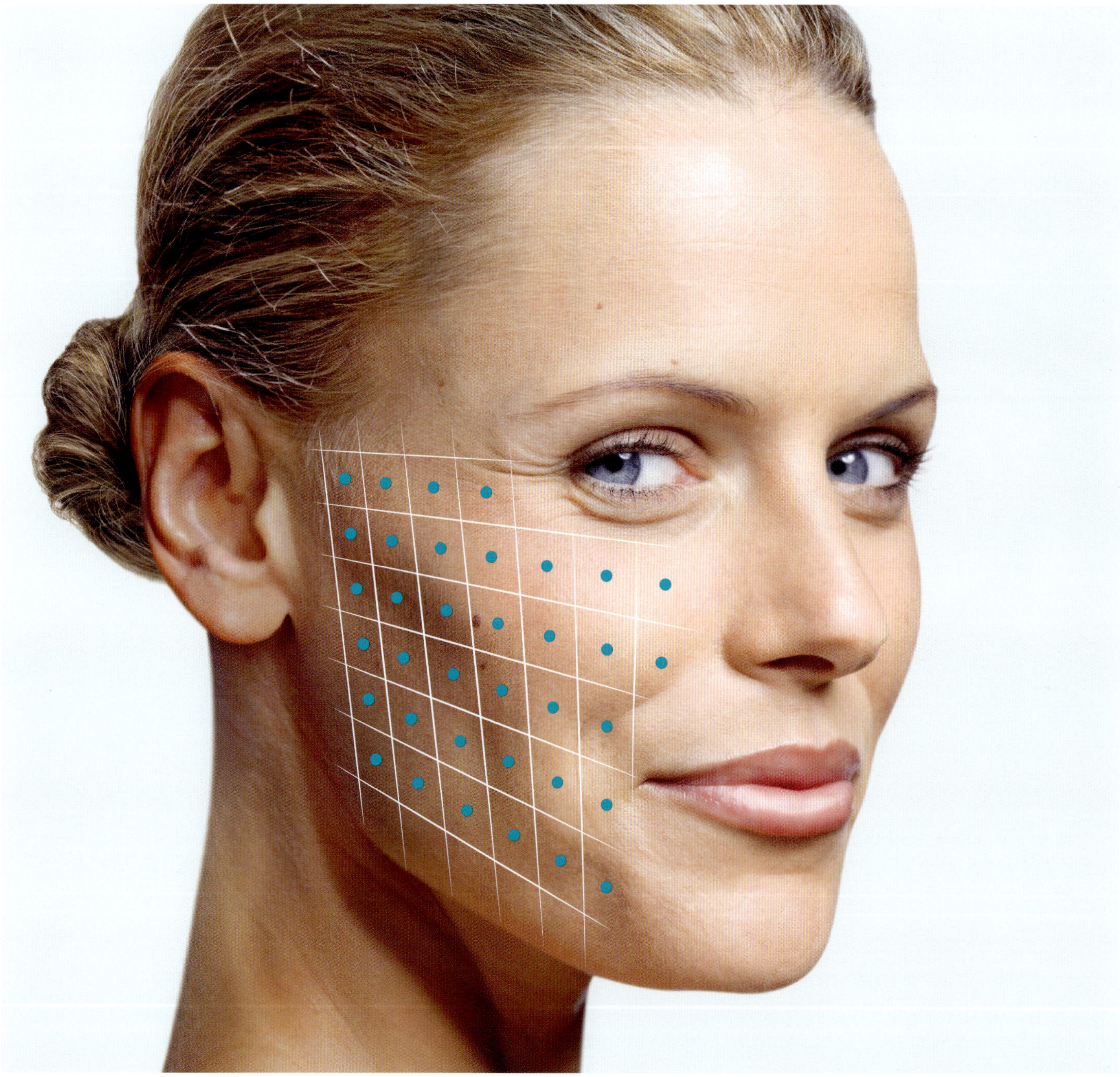

5.18.5 Behandlungsplanung

Primäres Behandlungsziel ist eine Faltenreduktion des gesamten Gesichts. Die meisten Gesichtsmuskeln haben einen knöchernen Ursprung und einen dermalen Ansatz. Daher bleibt bei der intradermalen Injektion von Botulinumtoxin Typ A die Funktion des Muskels erhalten. Es kommt ausschließlich zur Reduktion der Traktionskraft der in der Haut ansetzenden Muskelfasern, was, bedingt durch die starke Verdünnung und die geringe Applikationstiefe im Vergleich zur herkömmlichen Botulinumtoxin-Behandlung, zu einem natürlichen Aussehen führt.

Praxistipp

Es ist auf eine streng oberflächliche Injektion mit geringen Dosen von stark verdünntem BTX-A zu achten, um die tiefen Muskelanteile nicht zu behandeln. Folgen wären Asymmetrien durch z. B. schiefe Mundwinkel oder ein Ektropium des Unterlids. Die Behandlung mit Botulinumtoxin Typ A ist an sich nicht sehr schmerzhaft. Aufgrund der Anzahl der Injektionspunkte wird jedoch die Anwendung eines Lokalanästhetikums empfohlen, um die entspannte Behandlungsatmosphäre entspannt zu halten.

Behandlungsschema

Im Abstand von ca. 1 cm sollten geringe Dosen BTX-A appliziert werden. Zur Vereinfachung kann das zu behandelnde Areal bzw. das gesamte Gesicht mittels eines Eyeliners in 0,5–1 cm^2 große Felder geteilt werden. Die konkrete Injektionsmenge pro Punkt ist abhängig vom gewählten Produkt und dessen Verdünnung, wobei je nach Studie diese Parameter leicht variieren. Wir empfehlen die Injektion von 0,02 ml/Punkt, sofern die von uns verwendeten Produkte, wie folgt beschrieben, in einer Verdünnung von 1:5 angewendet werden.

5.18.6 Behandlung

Injektion

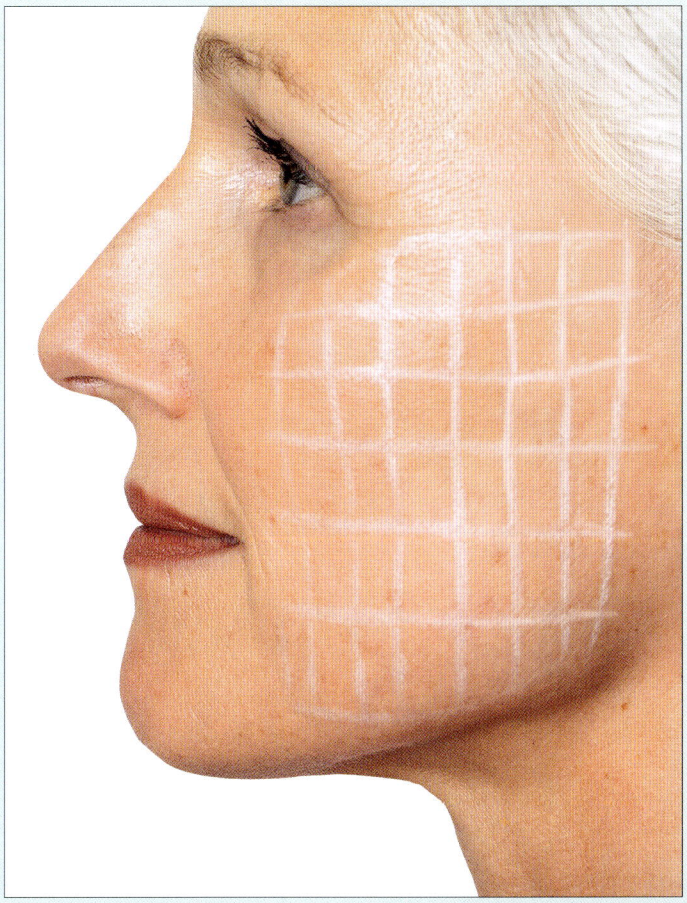

Um eine gleichmäßige Injektion zu gewährleisten, kann das zu behandelnde Areal bzw. Gesicht in gleichgroße ca. 1 cm² messende Quadrate unterteilt werden.

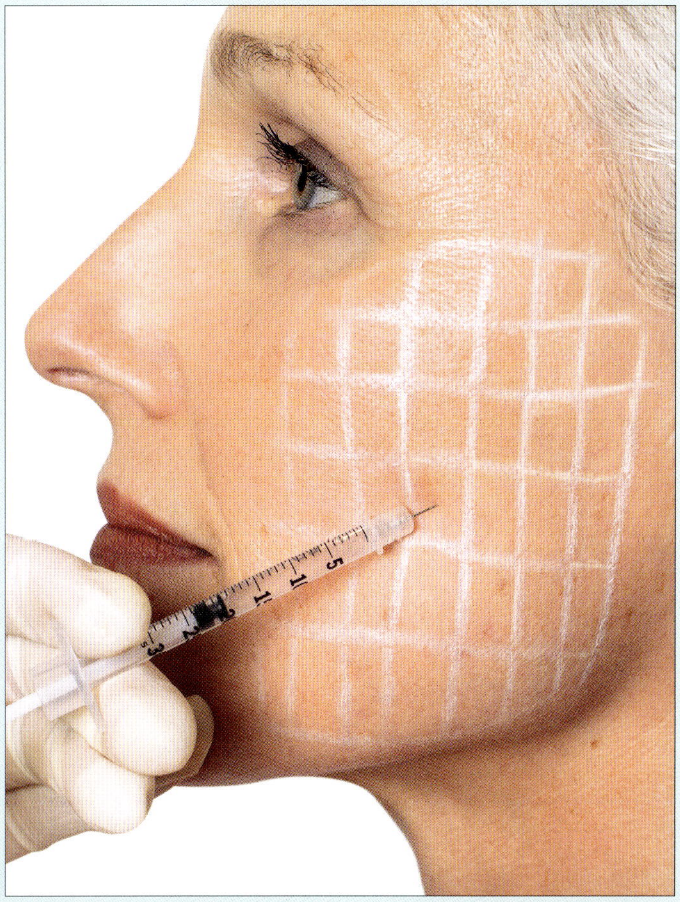

In jeden Quadranten erfolgt die Abgabe kleinster Mengen von Botulinumtoxin Typ A.

Präparate und Dosierung

Onabotulinum und Incobotulinum 1:5 verdünnt
• 50 U mit 5 ml steriler NaCl 0,9 %
• 0,02 ml/Punkt
• ca. 25 U für gesamte Behandlung
Abobotulinum 1:5 verdünnt
• 125 S.E. mit 5 ml steriler NaCl 0,9 %
• 0,02 ml/Punkt
• ca. 62 S.E. für gesamte Behandlung

Tabelle 5.29 Dosisempfehlungen der Autoren für die Meso- und Micro-Botox-Behandlung.

Korrekturfaktor

Kein Korrekturfaktor

Komplikationen

Subkutane Injektion oder zu hohe Dosen am Applikationsort führen zur partiellen oder totalen Paralyse der Muskulatur. Folge wäre z. B. ein schiefer Mund oder ein Ektropium des Unterlids.

5.19 Narbenbehandlung

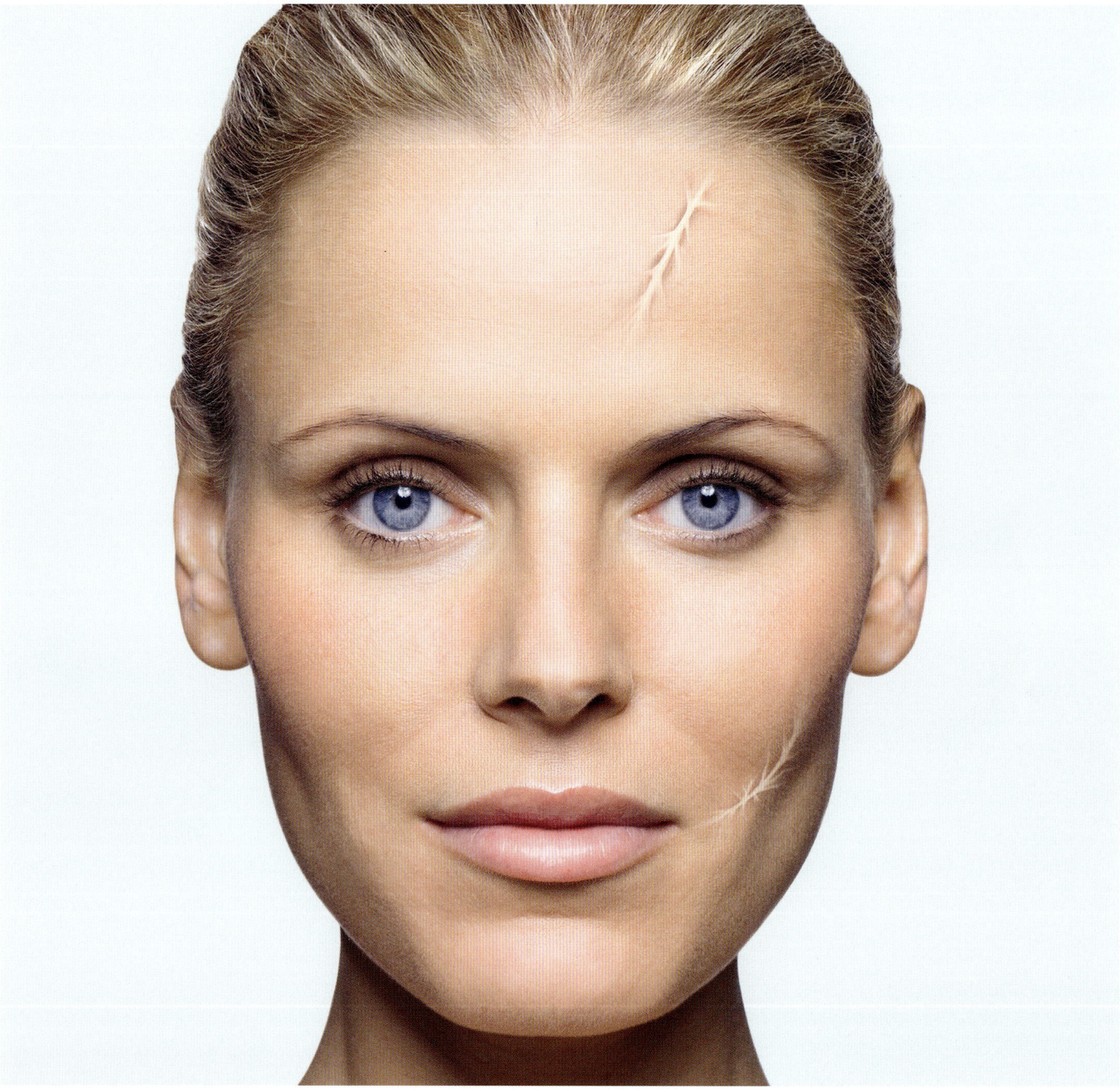

5.19.1 Befund

Postoperative hypertrophe Narben oder gar Keloide sind eine gefürchtete Folge von chirurgischen Eingriffen. Für den behandelnden Arzt stellt die ästhetische Korrektur eine Herausforderung dar, da es an effizienten Behandlungsmethoden fehlt. Die Betroffenen leiden nicht nur unter Schmerzen und Spannungsgefühlen, sondern häufig auch unter einer Minderung des Selbstwertgefühls und des Selbstvertrauens, da eine unansehnliche Narbe als generelle Entstellung des Gesichts wahrgenommen werden kann.

Die pharmakologische Ruhigstellung der Muskulatur, die sogenannte „Chemoimmobilisation" mittels BTX-A, reduziert das Risiko der Entstehung von pathologischer Narben.

5.19.2 Patientenauswahl

Patienten, bei denen die Narbe schräg oder parallel zum Zugvektor der umgebenden Muskulatur verläuft, eignen sich für eine Intervention mit Botulinumtoxin Typ A, da die durch muskuläre Aktivität hervorgerufene Dehnung wie die Mikrodehiszenz auf die Narbenränder reduziert wird.

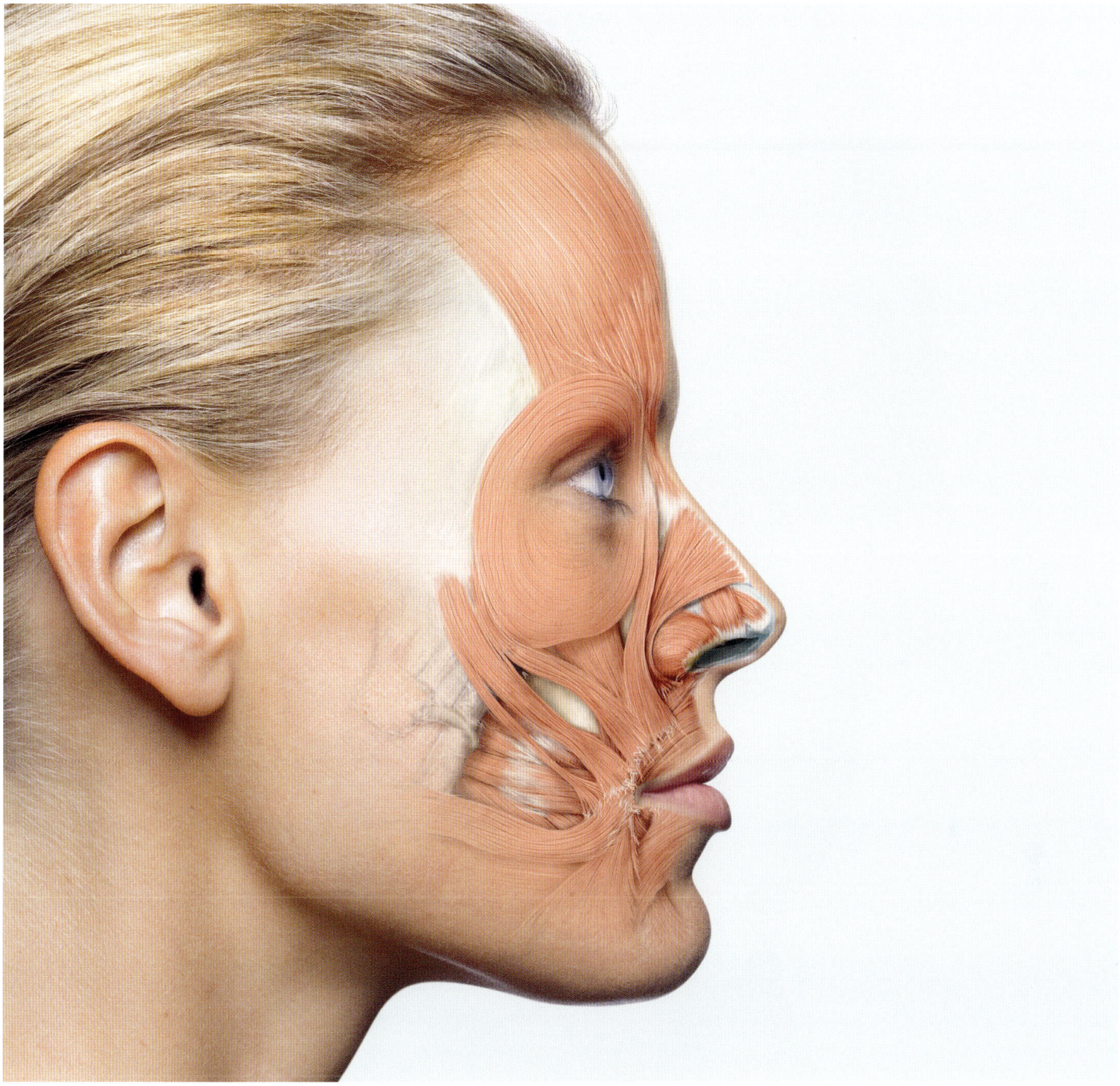

Für senkrecht zum Faserverlauf befindliche Narben bringt die Chemoimmobilisation keine Optimierung der Wundheilung mit sich.

5.19.3 Bewertung der Indikation

Eine Behandlung mit Botulinumtoxin Typ A kann der Entstehung einer pathologischen Narbe vorbeugen. Eine langwierige und meist wenig erfolgversprechende Therapie zur Optimierung einer hypertrophen Narbe oder eines Keloids mit Silikon, Kompression, Steroiden oder Kryotherapie kann so umgangen werden.

5.19.4 Anatomie

In Abhängigkeit von der Lokalisation ist der auf die Narbe traktionsausübende Muskel in seiner Aktivität zu hemmen. Es gibt keine Limitation in der Auswahl des zu behandelnden Areals.

Am häufigsten sind Behandlungen des Venter frontalis des M. epicranius bei Stirnnarben und des M. orbicularis oris bei perioraler Narben.

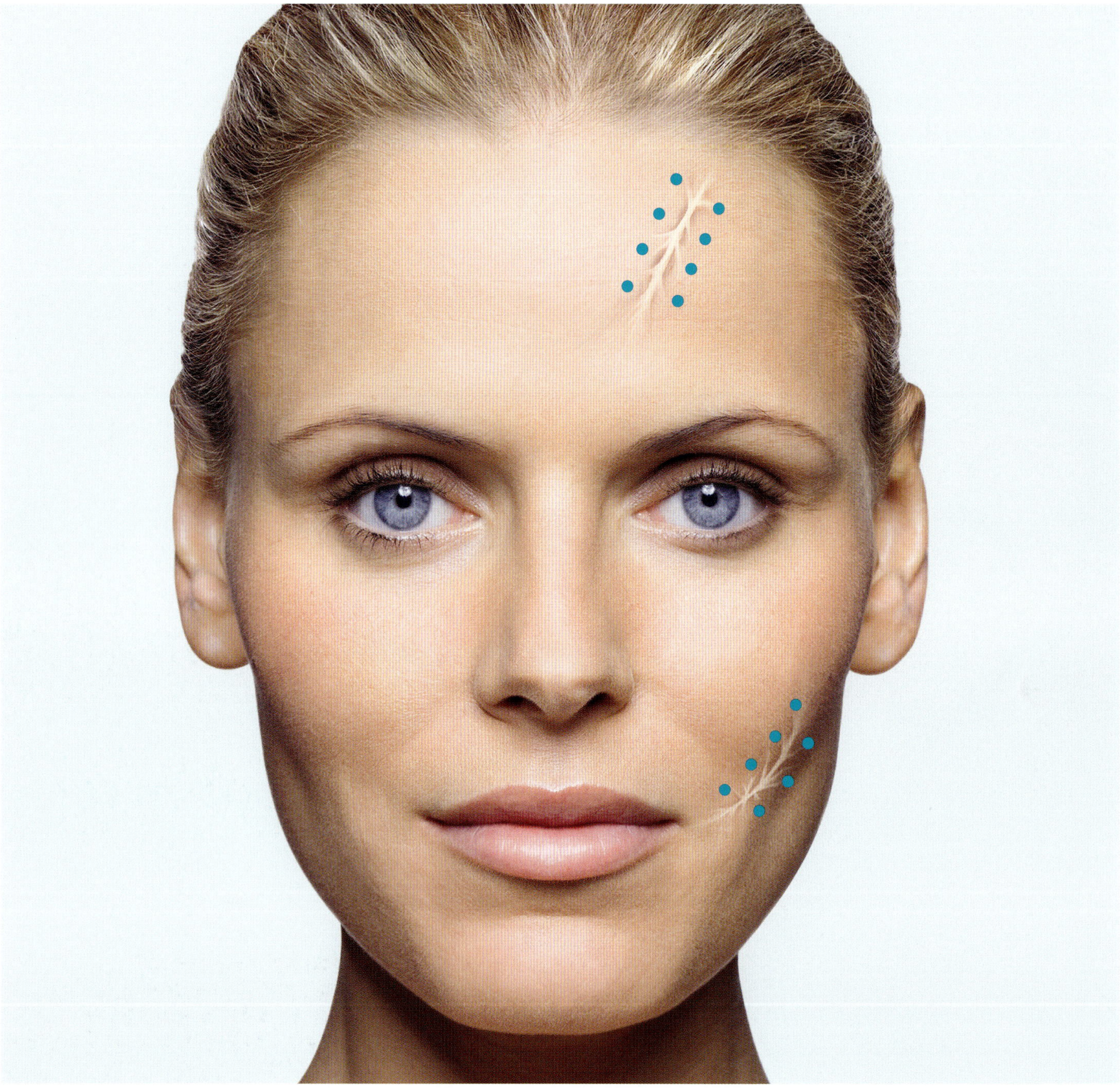

5.19.5 Behandlungsplanung

Zur Vermeidung einer hypertrophen Narbenbildung oder eines Keloids sollte bereits intraoperativ, alternativ bis spätestens 14 Tage postoperativ, eine Injektion mit Botulinumtoxin Typ A erfolgen. Während die Injektionstechnik mit der einer ästhetischen Behandlung im Behandlungsareal gleichzusetzen ist, liegt die verwendete Dosierung höher, um eine vollkommene Ruhigstellung zu erzielen. Eine einmalige Behandlung mit einer folgenden Inaktivierungszeit von drei Monaten ist meist ausreichend.

Praxistipp

Der Patient sollte vorab über die erhöhte Dosis und des daraus resultierenden erhöhten Risikos einer funktionellen Einschränkung wie einer Ptosis zugunsten der Erzielung einer maximalen Ruhigstellung während der Wundheilung aufgeklärt werden.

Behandlungsschema

Die Injektionspunkte werden entlang der Narbe in Abständen von 1 cm gesetzt. Zur Narbe sollte ein Abstand von ca. 0,5 cm eingehalten werden.

5.19.6 Behandlung

Injektion

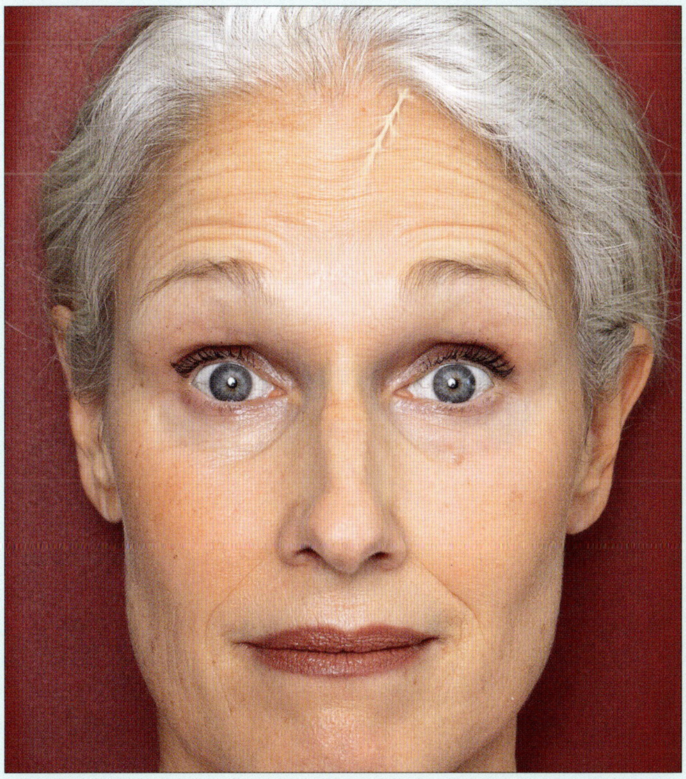

Aktivierung
Die Injektion erfolgt nach einmaliger, kurzer Aktivierung der betreffenden Muskulatur.

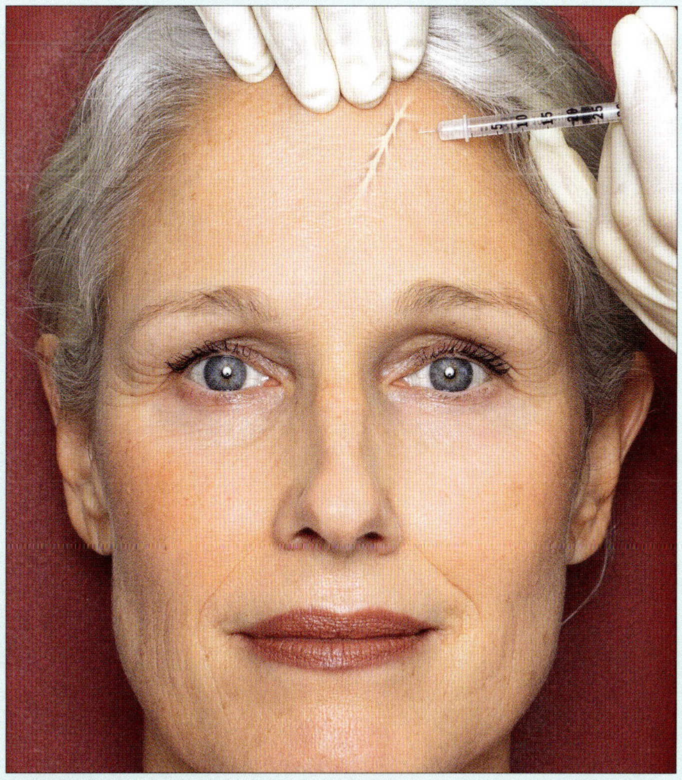

Injektionstechnik
Entlang einer imaginären Linie wird auf beiden Seiten der Narbe die Injektion durchgeführt. Injektionstiefe und -technik entsprechen der einer ästhetischen Behandlung des betroffenen Areals.

Präparate und Dosierung

Injektionsstelle	Präparat	Einheiten/ Punkt	ml Lösung/ Punkt
Venter frontalis (M. epicranius)	Bocouture®	1–3	0,05–0,075
	Vistabel®	1–3	0,05–0,075
	Azzalure®	4–8	0,02–0,04
M. orbicularis oculi	Bocouture®	1–3	0,05–0,075
	Vistabel®	1–3	0,05–0,075
	Azzalure®	4–8	0,02–0,04
M. orbicularis oris	Bocouture®	4–8	0,1–0,2*
	Vistabel®	4–8	0,1–0,2*
	Azzalure®	6–20	0,03–0,1**

Tabelle 5.30 Dosisempfehlungen der Autoren für die Behandlung von „Knitterfalten" in der Unterlidregion. * Ein-Drittel-Lösung ** Ein-Halb-Lösung

Die angegebenen Einheiten der drei Standardpräparate sind herstellerspezifisch und damit produktbezogen. Die Angaben gelten auch für andere Produkte mit gleicher Wirkstoffpräparation.

Korrekturfaktor

- Mimikaktiver Mann: Faktor 2
- Alter/inaktive Mimik: Faktor 0,5

Komplikationen

Gefürchtete Komplikationen sind eine Brauen- oder Lidptosis bei Behandlung von Narben an der Stirn oder Doppelbilder bei periokkulärer Narbentherapie.
Im Wangenbereich lokalisierte Wunden und ihre Behandlung gehen mit dem Risiko eines schiefen Lächelns einher.
Eine Injektion präaurikulär birgt zudem das Risiko einer Xerostomie durch Lähmung der Parotis.
Bei einer perioralen Injektion ist eine mögliche Insuffizienz des M. orbicularis oris mit Sprech- bzw. Artikulationsstörungen zu bedenken.

Bitte die Hinweise zu den zugelassenen Präparaten, zur Off-Label-Therapie (s. Kap. 1.12, S. 11) und die einschlägigen Fachinformationen berücksichtigen.

5.20 Platysmastränge | Platysma

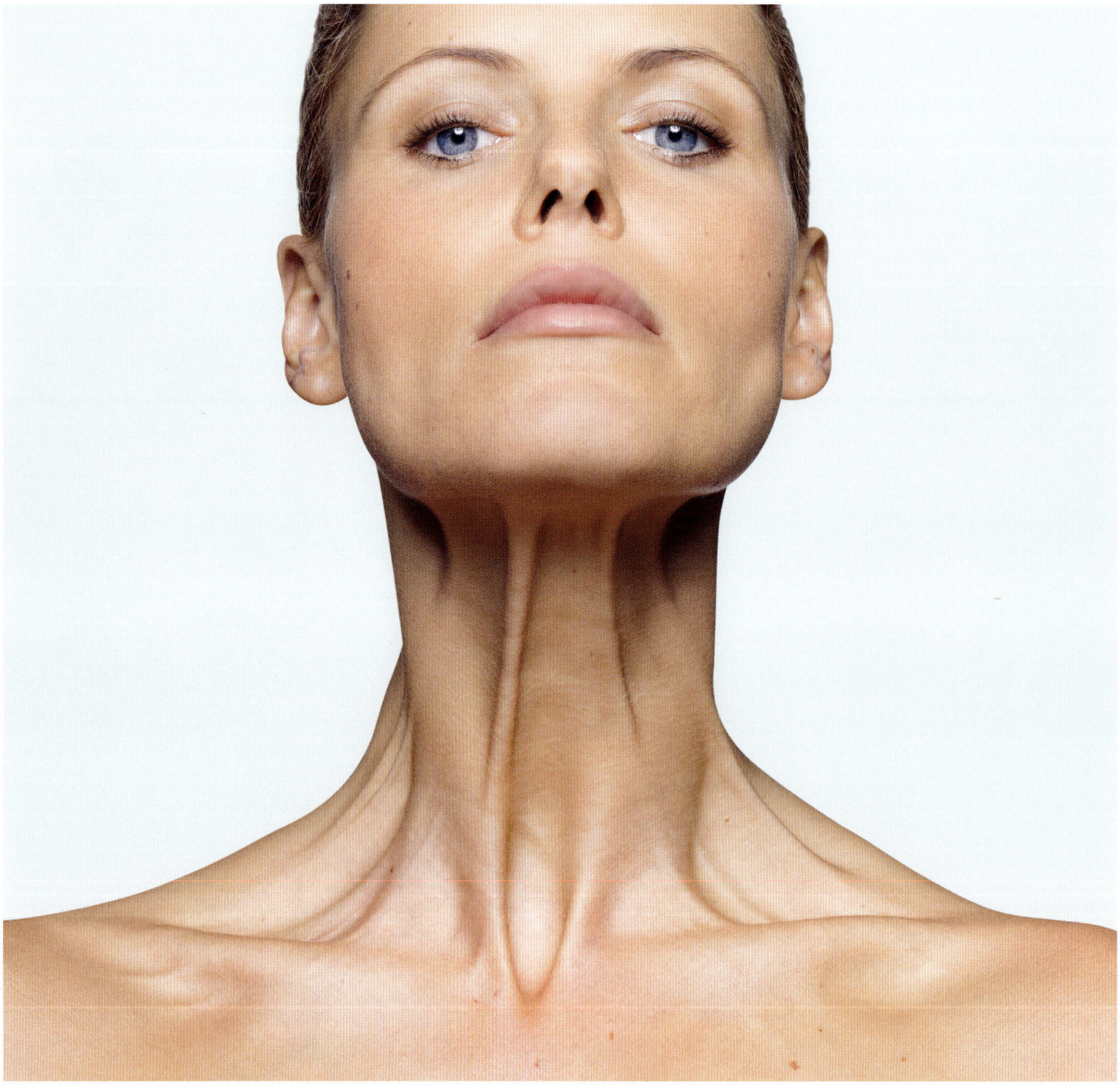

5.20.1 Befund

Platysmastränge oder -bänder kommen mit zunehmendem Alter verstärkt vor. Beim Einsatz der mimischen Muskulatur oder beim Sprechen treten sie prominent hervor und können das allgemeine Erscheinungsbild stören.

5.20.2 Patientenauswahl

Am stärksten profitieren die Personen, die das Platysma willkürlich anspannen und die längs verlaufenden Stränge oder Bänder darstellen können. Im Erstgespräch ist zu evaluieren, ob in der Vorgeschichte kosmetische Operationen wie Facelifts vorgenommen wurden. In solchen Fällen sind die Stränge meist einseitig lokalisiert und therapiebedürftig. Im Rahmen dieses Gesprächs sollte auf die Grenzen der Halsstraffung mit Botulinumtoxin Typ A hingewiesen werden, insbesondere auch darauf, dass sich die horizontalen Falten im Halsbereich mit diesem Verfahren nicht beeinflussen lassen. Hier kommen beispielsweise augmentative Verfahren mit Fillern oder injizierbaren Biostiumlatoren zur Anwendung.

Eine komplette Platysmabehandlung kann mit einer relativ hohen Dosierung einhergehen, da typischerweise mehrere Stränge auftreten und diese mit entsprechend vielen Einheiten BTX-A behandelt werden.

5.20.3 Bewertung der Indikation

Bei guter Patientenselektion eine gute und effektive Indikation.

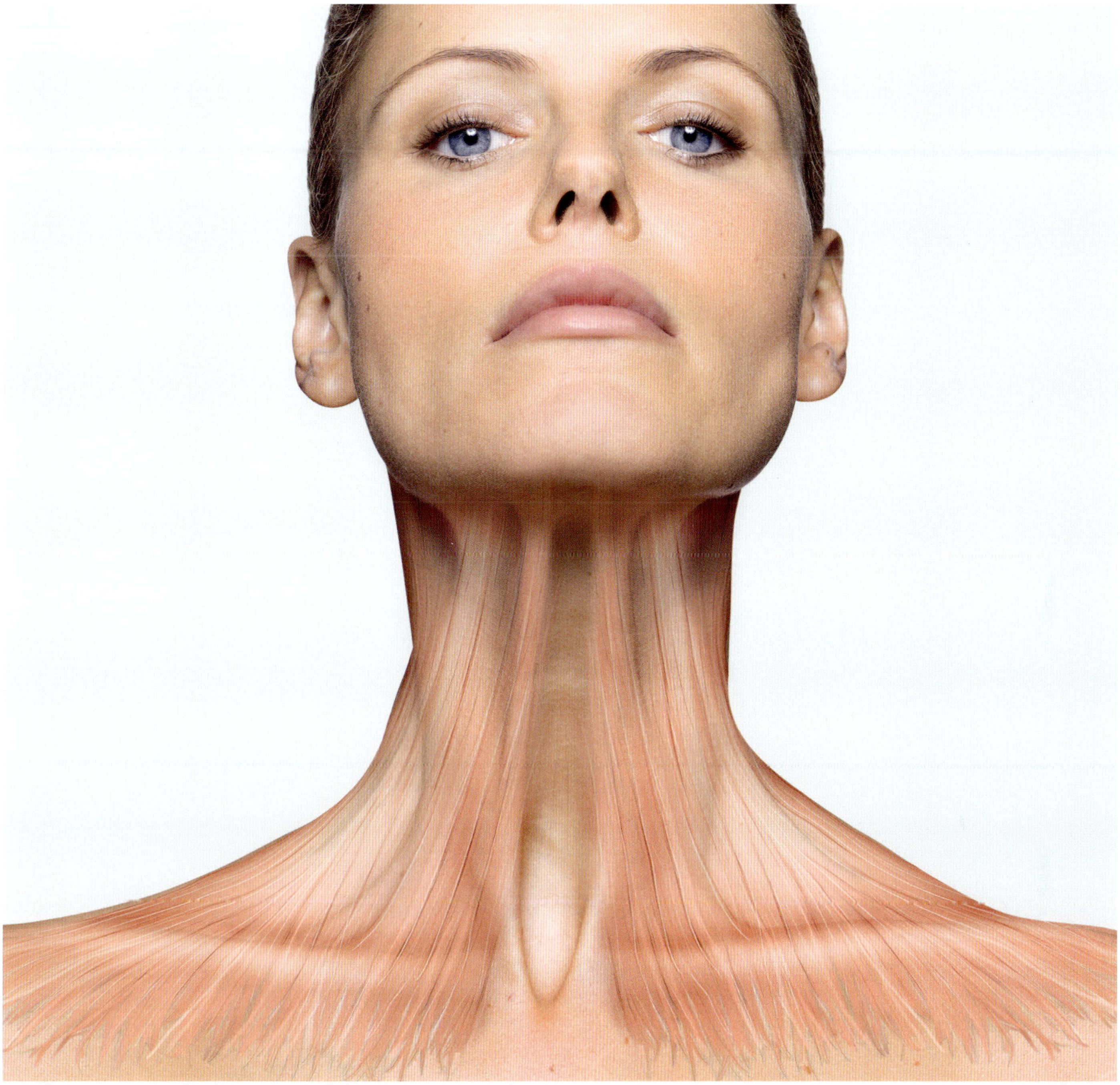

5.20.4 Anatomie

Das Platysma kann als Hautmuskel des Halses bei der willkürlichen Anspannung – zum Beispiel durch Herabziehen beider Mundwinkel – die Haut im Bereich des vorderen Halses vom Unterkiefer bis über die Schlüsselbeine anspannen und wird dann häufig mit seinen einzelnen Muskelsträngen durch die Haut sichtbar.

Platysma					
Ursprung	**Ansatz**	**Funktion**	**Synergisten**	**Antagonisten**	**Innervation**
• Basis mandibulae • Fascia parotidea	• Haut kaudal der Klavikula • Fascia pectoralis	• Hilfe beim Herabziehen der Mundwinkel • Hilfe bei der Mundöffnung	M. depressor anguli oris	M. levator anguli oris	R. colli des N. facialis (VII)

Tabelle 5.31 Anatomische Beschreibung des Platysmas.

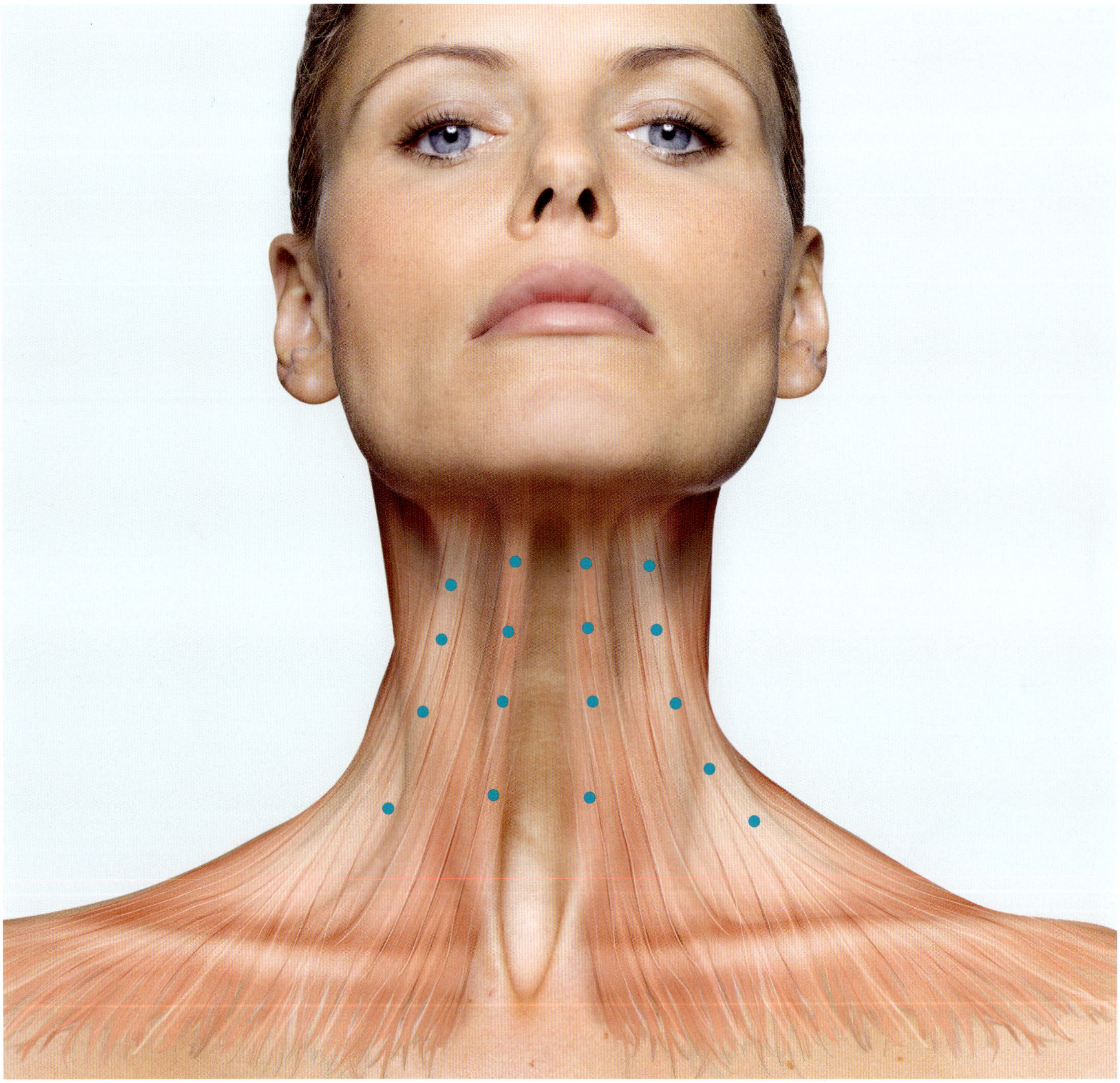

5.20.5 Behandlungsplanung

Das Behandlungsziel der Botulinumtoxin-Injektion ist eine Tonusminderung in den einzelnen Platysmasträngen. Bei der Behandlung von Marionettenlinien sollte eine Einbeziehung des Platysmas erwogen werden.

Behandlungsschema

Die Punktionen erfolgen in einem Abstand von jeweils 2 cm.

5.20.6 Behandlung

Injektion

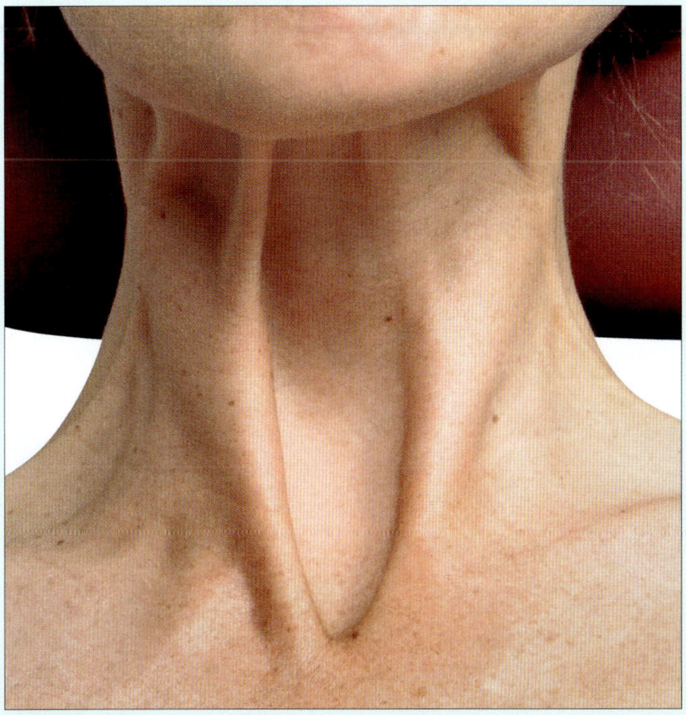

Aktivierung
Der Therapeut instruiert die Patientin zur aktiven Anspannung des Muskels: „Ziehen Sie die Mundwinkel und die Unterlippe kräftig nach unten und zur Seite, und spannen Sie die Haut über dem Hals an."

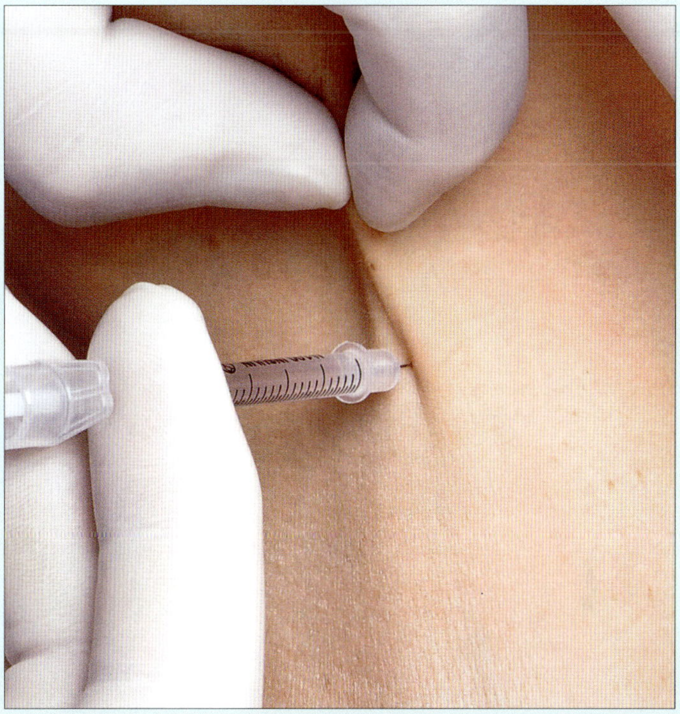

Injektionstechnik
Der Therapeut hebt die einzelnen angespannten Stränge oder Bänder mit Daumen und Zeigefinger leicht an, wodurch eine zu tiefe Nadelinsertion in jedem Fall vermieden wird.
Die Einstiche erfolgen von kranial nach kaudal jeweils in einem Abstand von 2 cm senkrecht direkt in den Muskel.

Präparate und Dosierung

Injektions-stelle	Präparat	Einheiten/ Punkt	ml Lösung/ Punkt
Platysma	Bocouture®	1–2	0,025–0,05
	Vistabel®	1–2	0,025–0,05
	Azzalure®	2,5–5	0,0125–0,025

Tabelle 5.32 Dosisempfehlungen der Autoren für die Behandlung von Platysmasträngen.

Die angegebenen Einheiten der drei Standardpräparate sind herstellerspezifisch und damit produktbezogen. Die Angaben gelten auch für andere Produkte mit gleicher Wirkstoffpräparation.

Korrekturfaktor

Mimikaktiver Mann: Faktor 2
Alter/inaktive Mimik: Faktor 0,5

Kombinationsmöglichkeiten

Horizontale Falten können mit augmentativen Verfahren behandelt werden.

Komplikationen

Bei zu tiefer Injektion oder zu hohen Dosen kann Botulinumtoxin Typ A in tiefer gelegene Muskeln diffundieren. Erreicht es die Kehlkopfmuskulatur, kommt es zu Schluck- und Sprechstörungen. Die Kehlkopfregion sollte daher bei den Injektionen nach Möglichkeit ausgespart werden.
Eine Beeinträchtigung der tieferen, geraden Halsmuskeln könnte eine Halshebeschwäche zur Folge haben.
Eine Gesamtdosis von 50 IE bzw. 125 Speywood E sollte demnach nicht überschritten werden.

5.21 Primäre Hyperhidrose | Ekkrine Schweißdrüsen

Prädilektionsstellen der primären Hyperhidrose

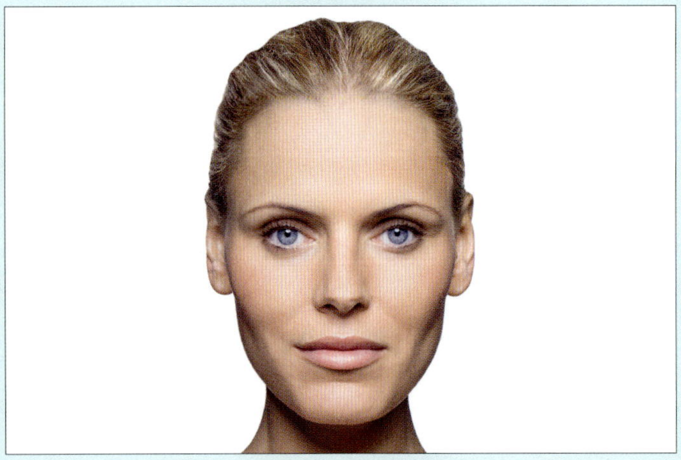

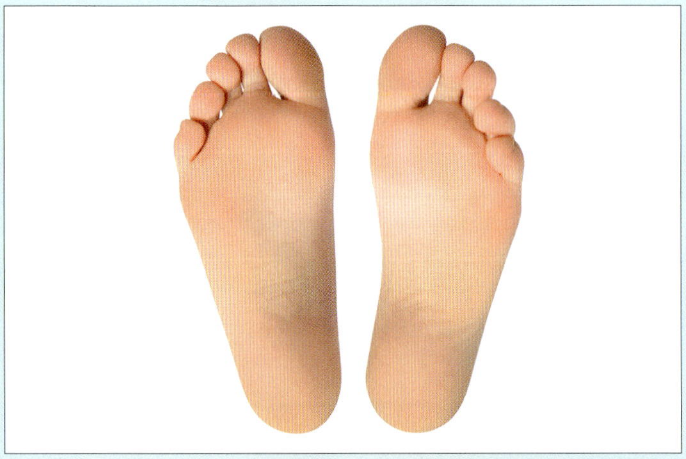

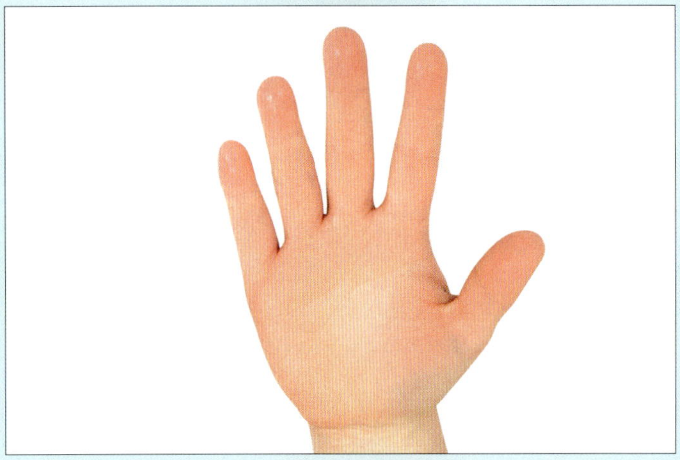

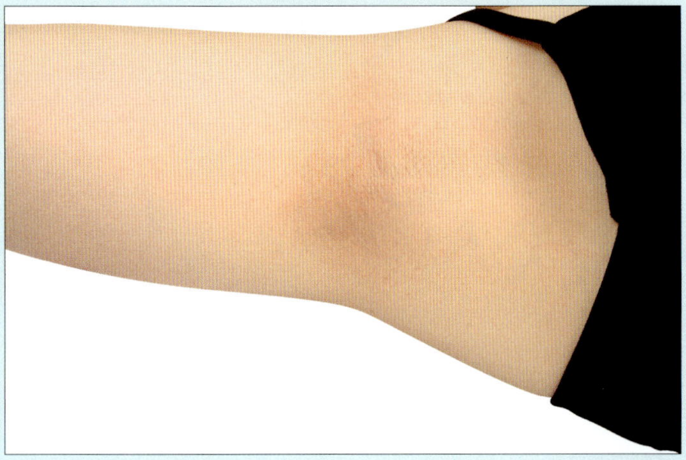

5.21.1 Befund

Die primäre Hyperhidrose tritt in der Regel fokal in umschriebenen Körperarealen auf. Es liegen keine internistischen oder externen Ursachen zugrunde. Prädilektionsstellen sind Achselhöhlen, Fußsohlen, Handflächen, Stirn- und Nackenbereich. Diese Regionen weisen eine hohe Dichte ekkriner Schweißdrüsen auf.

5.21.2 Patientenauswahl

Zunächst ist durch Anamnese, ggf. serologischer oder bildmorphologischer Tests, eine sekundäre Hyperhidrose auszuschließen und mittels „Schweißtest nach Minor" (Iod-Stärke-Test) und Gravimetrie das Ausmaß der Hyperhidrose festzulegen. Für jeden Patienten mit der Diagnose einer primären Hyperhidrose wird sodann ein individueller, auf das betroffene Areal angepasster Behandlungsplan erstellt. Eine Therapie mit Botulinumtoxin Typ A ist insbesondere dann angezeigt, wenn axillär konventionelle topische Maßnahmen (z. B. Aluminiumchlorid-Hexahydrat-Präparate oder gerbsäurehaltige Externa) und palmar bzw. plantar zusätzlich eine Iontophorese keine ausreichende Reduktion der Schweißbildung erreichen und der Leidensdruck der Patienten entsprechend hoch ist.

Die Behandlung mit BTX-A führt zu einer Hemmung sympathischer cholinerger Nervenfasern und bewirkt eine verminderte oder fehlende Schweißproduktion.

5.21.3 Bewertung der Indikation

Die intrakutane Injektion von Botulinumtoxin Typ A gehört zu den effektivsten Methoden der Reduktion einer übermäßigen Schweißproduktion. Bei der Behandlung von Hyperhidrosen werden deutlich längere Wirkungszeiten als bei ästhetischen Anwendungen beobachtet: Es kommt meist erst nach sechs bis zwölf Monaten, teilweise sogar erst nach 18 Monaten zur Remission. Nur in wenigen Fällen werden kürzerer Wirkzeiten beobachtet. Die Ursachen für die längere Wirkdauer, im Vergleich zu den Remissionszeiten einer ästhetischen Botulinumtoxin-Anwendung, sind jedoch noch nicht vollständig geklärt. Zu beachten ist, dass lediglich Botox® zur axillären Behandlung eine Zulassung in Deutschland hat. Für alle anderen Regionen und Produkte gilt ein Off-Label-Use, der entsprechend aufzuklären ist.

Schweißtest nach Minor

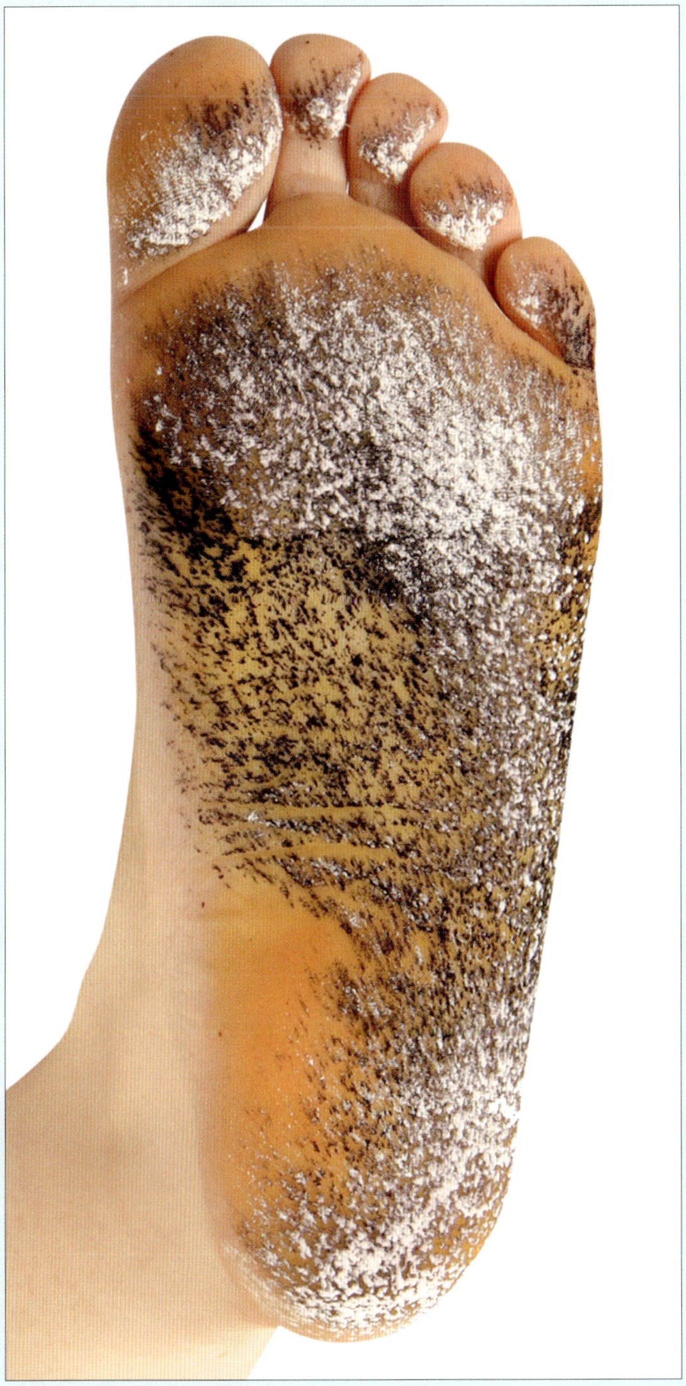

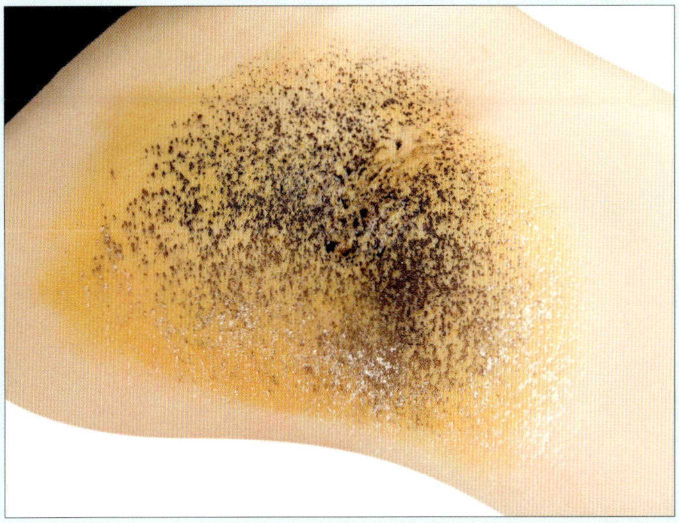

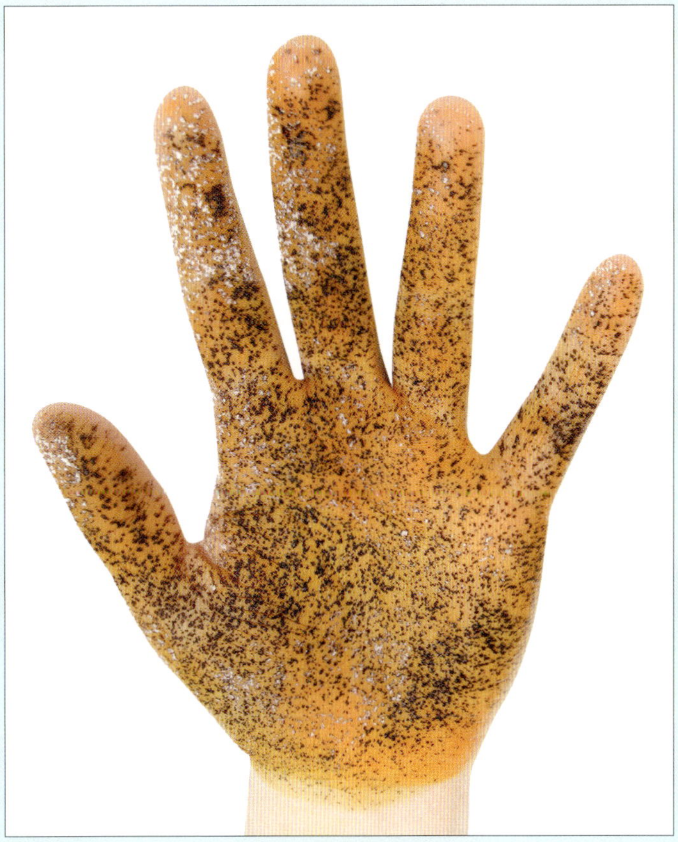

5.21.4 Schweißtest nach Minor (Iod-Stärke-Test)

Zur konkreten Darstellung der betroffenen Areale erfolgt der Schweißtest nach Minor. Im ersten Schritt erfolgt das Auftragen der Lugol'schen Lösung (Jod-Kaliumjodid-Lösung) mit einem Tupfer. Im zweiten Schritt bepudert man das Areal mit Speisestärke. Nach einer individuellen Wartezeit von drei bis fünf Minuten verfärben sich schweißbildende Hautareale, da sich gelöste Polyjodid-Ionen in die Stärkemoleküle einlagern.

5.21.5 Gravimetrie

Mittels Gravimetrie kann die Bestimmung der Schweißmengenbildung in einem definierten Zeitraum von zumeist 5 Minuten erfolgen. Der in der Zeiteinheit abgegebene Schweiß wird in einem Filterpapier aufgenommen und anschließend mit einer Ultrafeinwaage ausgewogen. Einen definierten Wert zur Abgrenzung zwischen Norm- und Hyperhidrose gibt es nicht, sondern nur willkürlich festgelegte Referenzbereiche.

Behandlungsschema

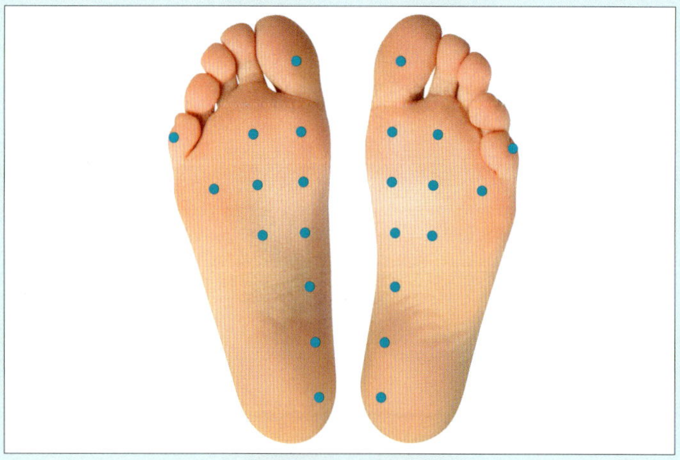

Behandlungsschema Fuß
Die Injektionen werden im Abstand von etwa 2 cm gesetzt. Gegebenenfalls kann durch Aufzeichnung von Hilfslinien eine bessere Orientierung erreicht werden. Am Fuß werden 10 bis 50 Injektionsstellen benötigt. (Hier beispielhafte Injektionsstellen – kein festes Injektionsschema.)

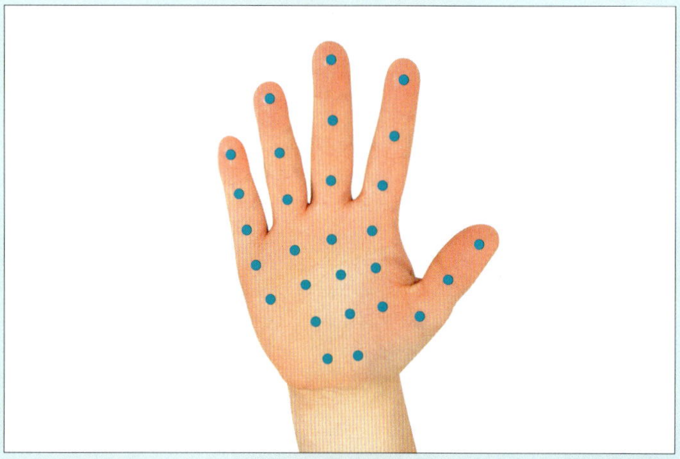

Behandlungsschema Hand
Die Injektionen werden im Abstand von etwa 2 cm gesetzt. Gegebenenfalls kann durch Aufzeichnung von Hilfslinien eine bessere Orientierung erreicht werden. An der Hand werden 10 bis 30 Injektionsstellen benötigt. (Hier beispielhafte Injektionsstellen – kein festes Injektionsschema.)

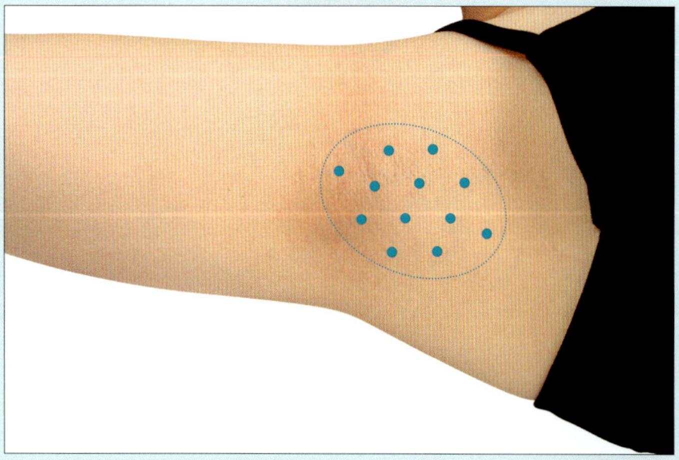

Behandlungsschema Axilla
Die Injektionen werden im Abstand von etwa 2 cm gesetzt. Um die Fläche besser abzudecken, kann auch versetzt injiziert werden. Gegebenenfalls kann durch Aufzeichnung von Hilfslinien eine bessere Orientierung erreicht werden. In der Axilla werden 10 und ggf. mehr Injektionsstellen benötigt. (Hier beispielhafte Injektionsstellen – kein festes Injektionsschema.)

5.21.6 Behandlungsplanung

Das Schwitzen ist eine wichtige Funktion der Thermoregulation. Bei Patienten mit axillärer, palmarer oder plantarer Hyperhidrosis besteht die Hyperhidrosis unabhängig von der Thermoregulation. An Händen und Füßen empfiehlt sich der oben beschriebene Schweißtest nach Minor, da die Verteilung der hyperhidrotischen Bereiche sehr unterschiedlich sein kann.

Praxistipp
Am Fuß besonders auf die lateralen Bereiche achten, da auch hier eine vermehrte Schweißbildung auftreten kann.

5.21.7 Behandlung

Injektion

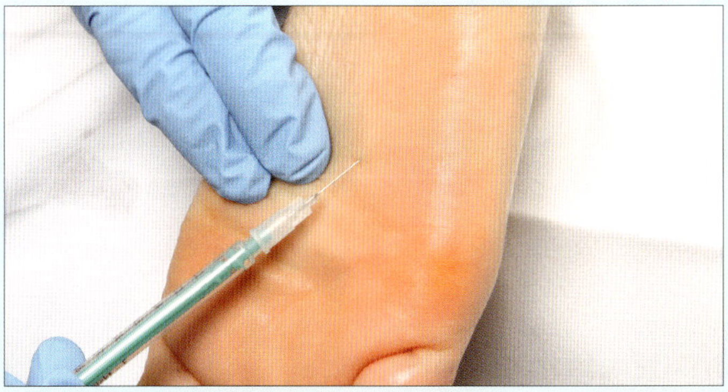

Injektionstechnik Fuß
Die Injektionen erfolgen intrakutan. Die laterale Seite des Fußes wird bei positivem Minor-Test mitbehandelt.

Cave: Vorsicht im medialen Fußbereich, hier können durch eventuelle Diffusion des Toxins Paresen entstehen.

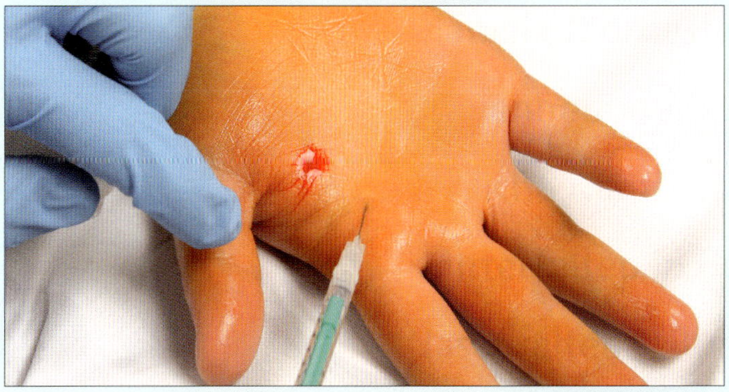

Injektionstechnik Hand
Die Injektionen erfolgen intrakutan.

Cave: Vorsicht im Thenar- und Hypothenarbereich, da durch eventuelle Diffusion des Toxins Kraftminderungen bis hin zu Paresen entstehen und das Greifen erschweren können.

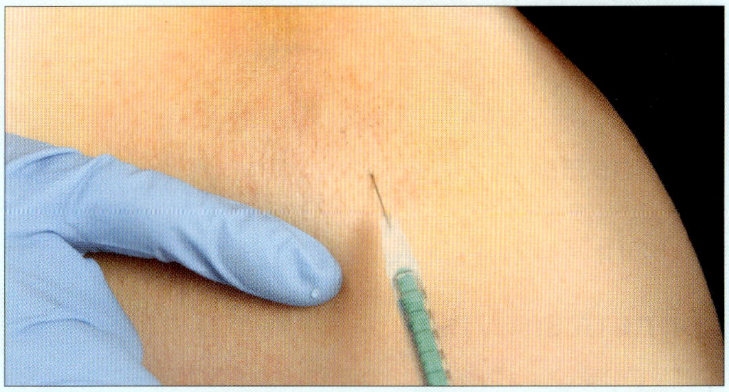

Injektionstechnik Axilla
Die Injektionen erfolgen bevorzugt intrakutan, manchmal auch subkutan.

Cave: Die Injektion im Bereich der Achsel ist fast komplikationsfrei, es können lediglich lokale Hämatome entstehen.

5

Präparate und Dosierung

Injektionsstelle	Präparat	Einheiten/ Punkt	ml Lösung/ Punkt
Fußsohle/ Handfläche/ Axilla	Bocouture®	2,5–5	0,0625–0,125
	Vistabel®	2,5–5	0,0625–0,125
	Azzalure®	10–20	0,05–0,1

Tabelle 5.33 Dosisempfehlungen der Autoren für die Behandlung einer primären Hyperhidrose.

Die angegebenen Einheiten der drei Standardpräparate sind herstellerspezifisch und damit produktbezogen. Die Angaben gelten auch für andere Produkte mit gleicher Wirkstoffpräparation.

Klinischer Hinweis

Im Bereich der Achseln ist die Region der stärksten Schweißbildung meist identisch mit dem behaarten Areal. Bei Männern kann dieses Areal relativ groß sein.

Komplikationen

Im Bereich von Händen und Füßen ist der Injektionsschmerz meist stark, sodass anästhesierende Maßnahmen (topische Anästhesie, bevorzugt jedoch z. B. Leitungsanästhesie) empfehlenswert sind.
Wird palmar oder plantar zu tief injiziert, kann es zu einer passageren Schwächung der Muskulatur kommen.

6 Falldokumentationen

Horizontale Stirnfalten – Fall 1

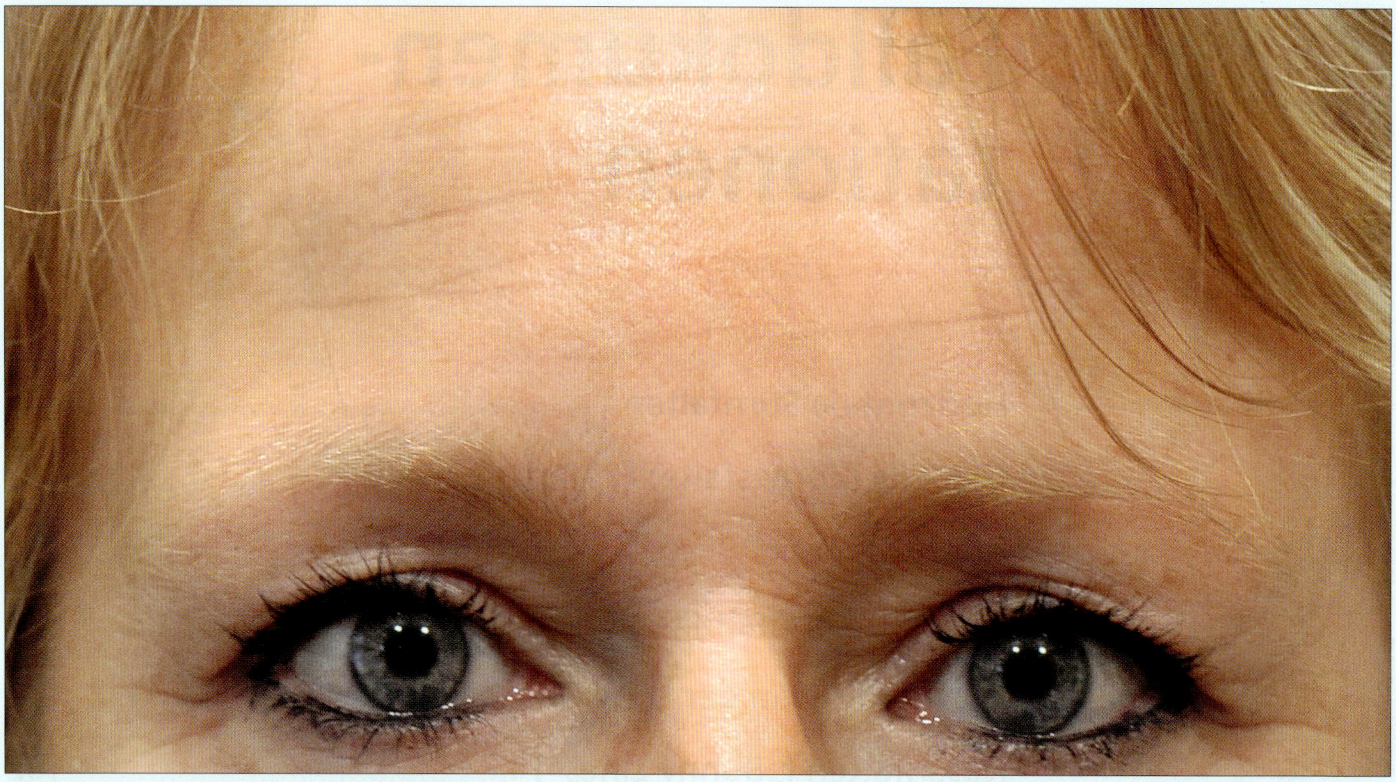

Ausgangsbefund: deutliche Ausprägung der horizontalen Stirnfalten im Ruhezustand

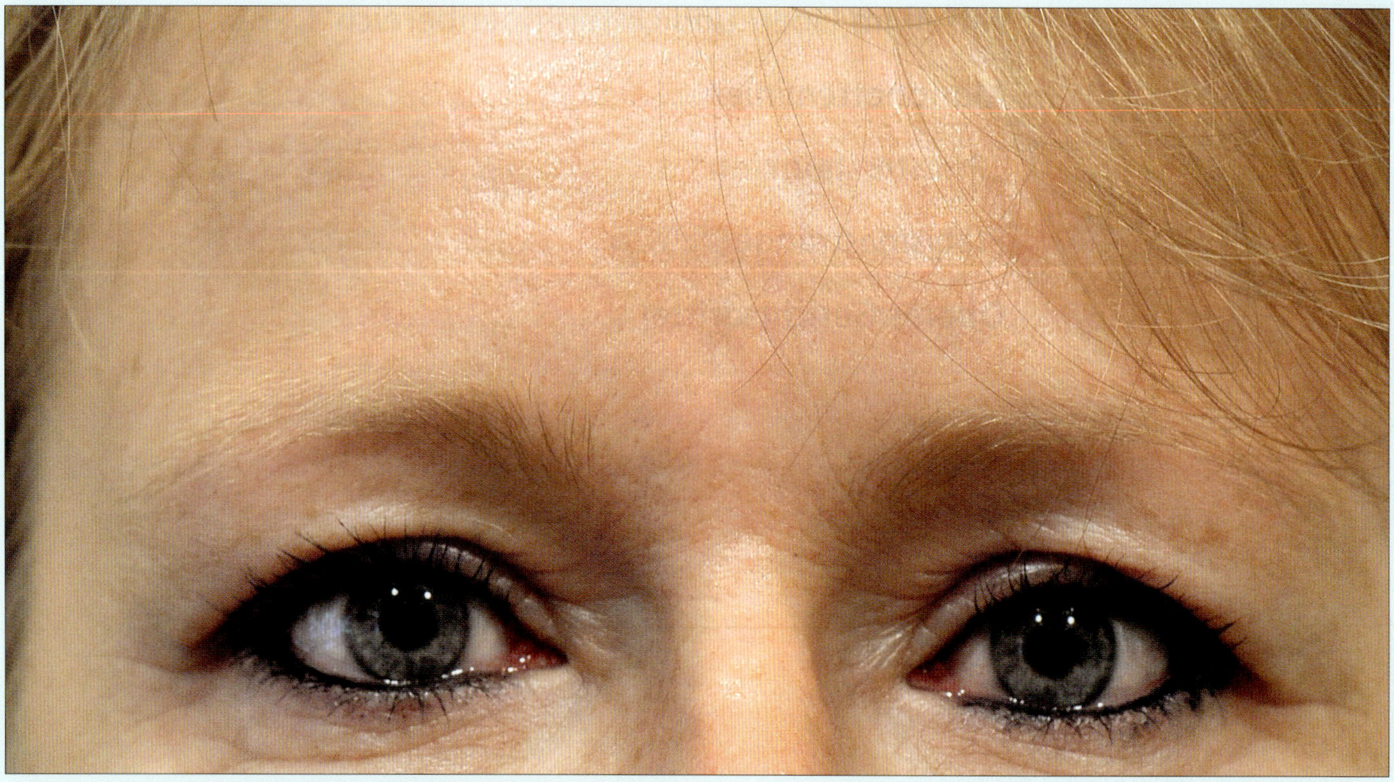

Zustand 14 Tage nach der Behandlung mit Botulinumtoxin Typ A

Horizontale Stirnfalten – Fall 2

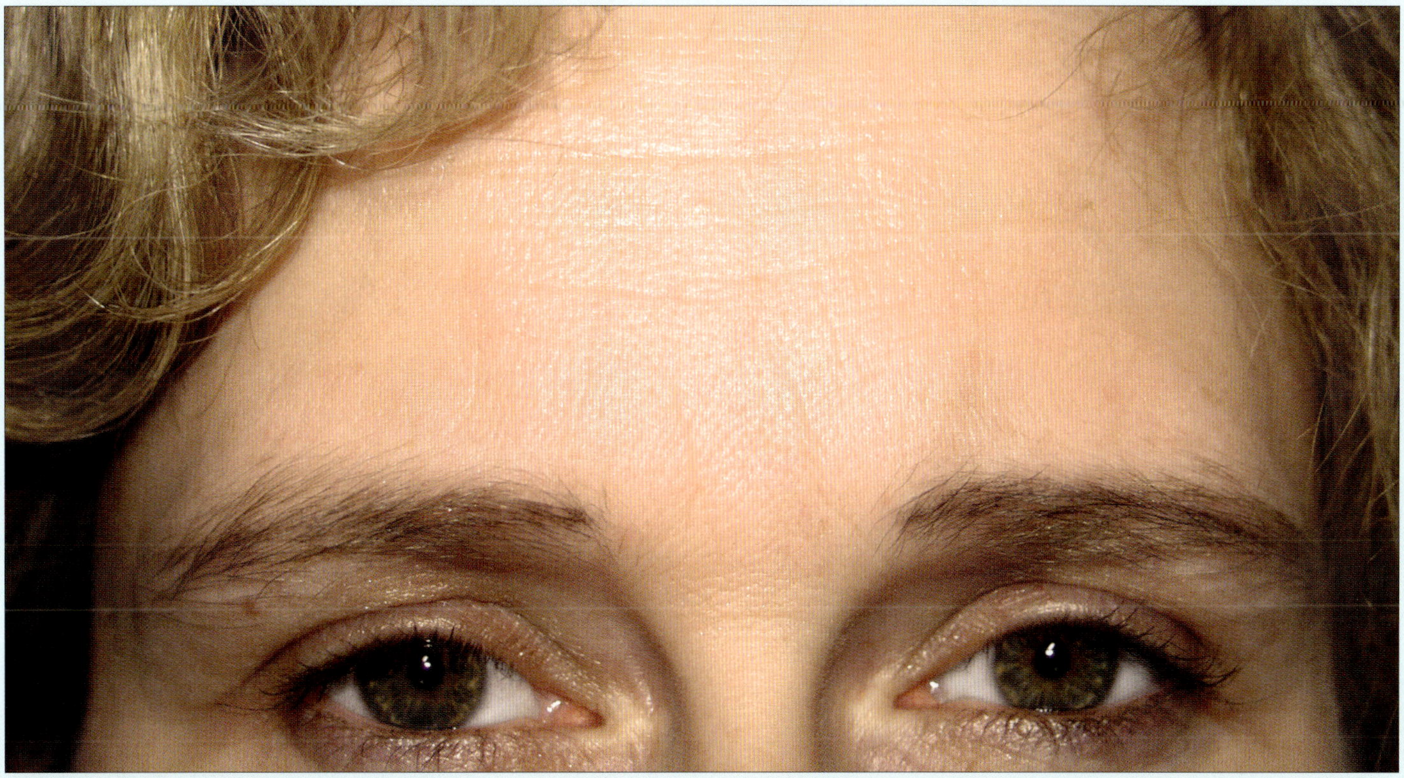

Ausgangsbefund: deutliche Ausprägung der horizontalen Stirnfalten im Ruhezustand

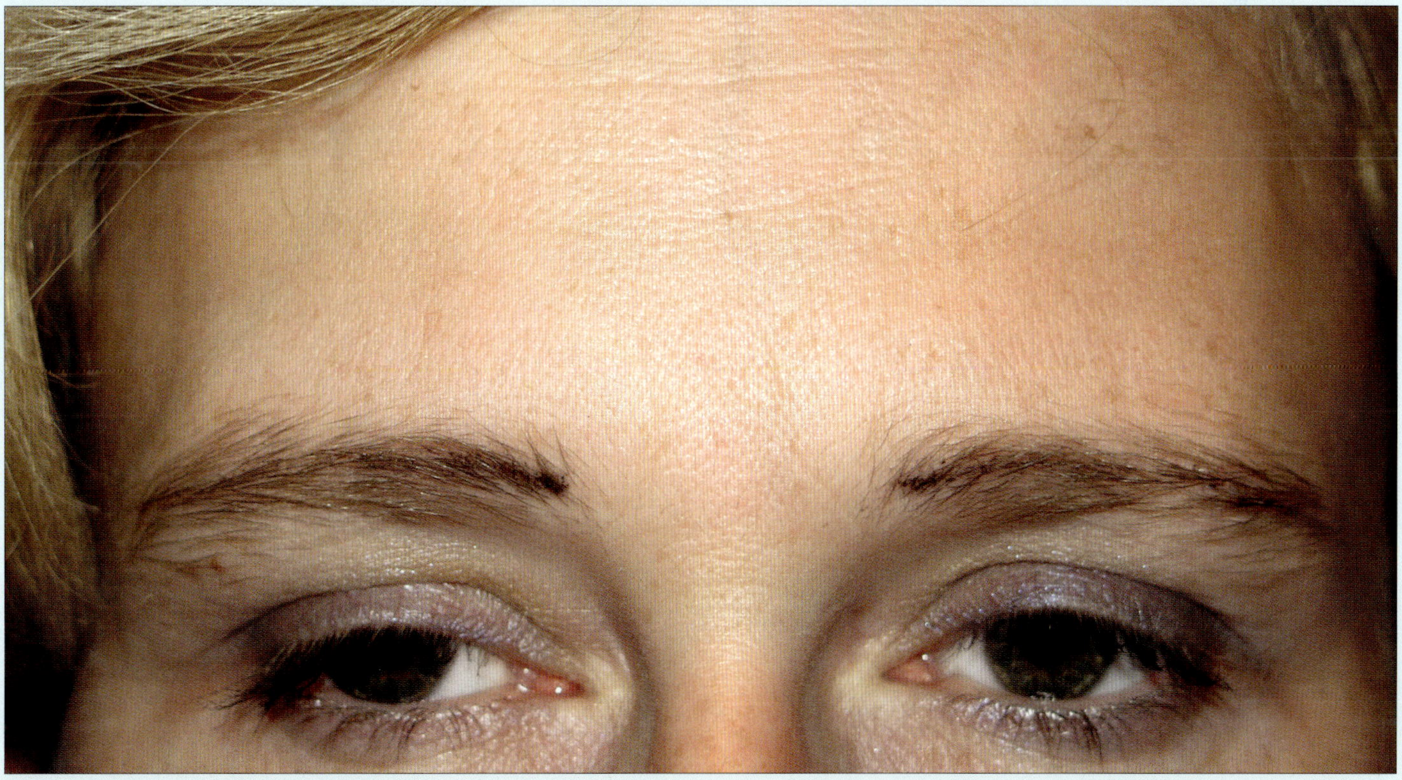

Zustand 14 Tage nach der Behandlung mit Botulinumtoxin Typ A

Glabella (Zornesfalte) – Fall 1

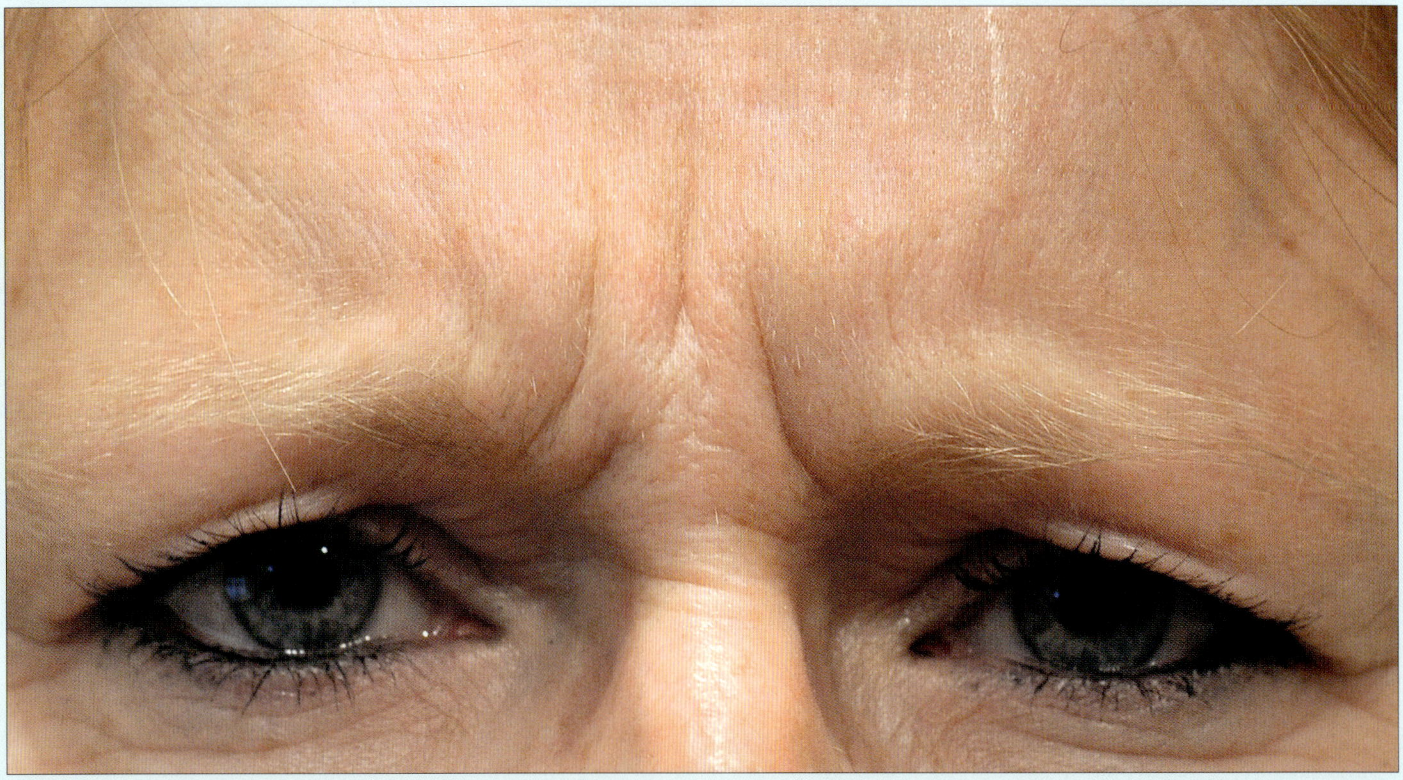

Ausgangsbefund: deutliche Ausprägung der Zornesfalte bei willkürlicher Anspannung

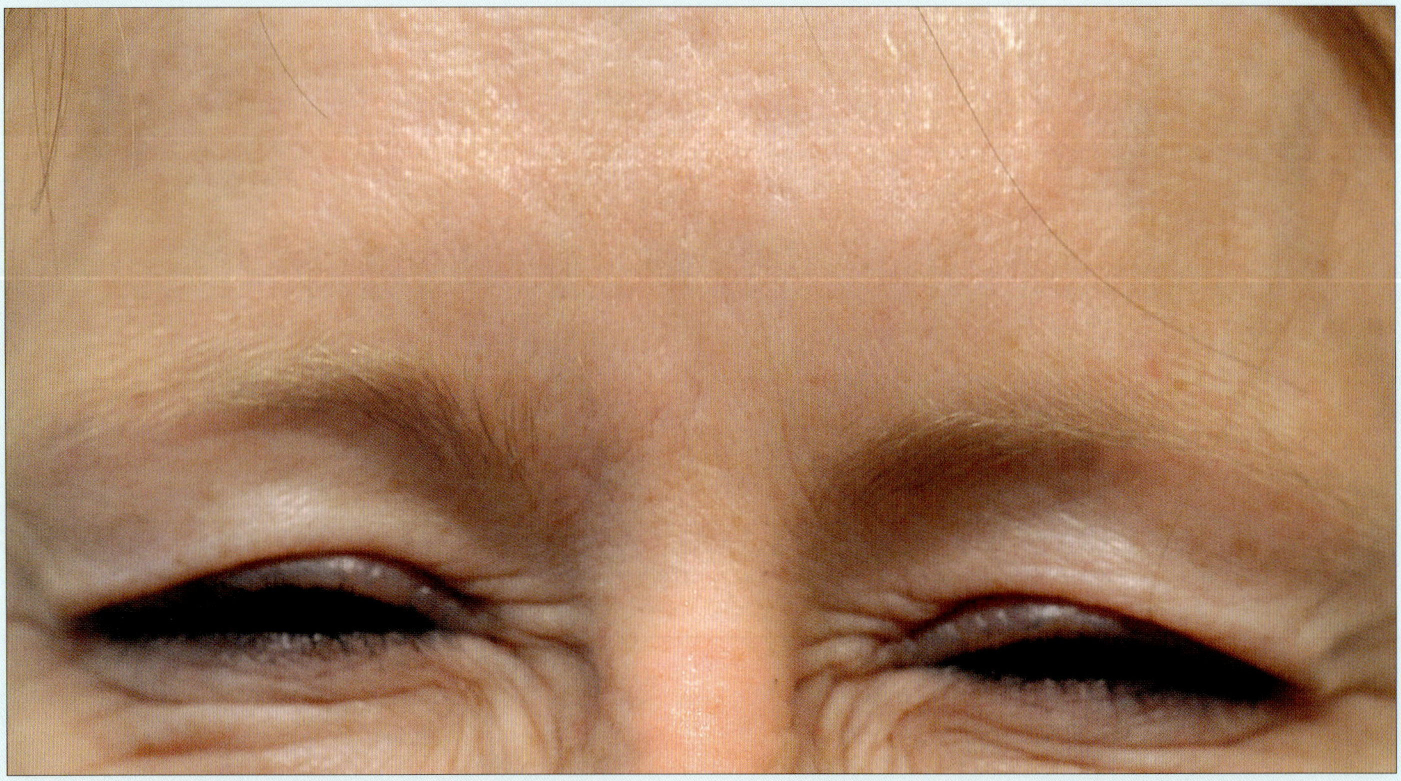

Zustand 14 Tage nach der Behandlung mit Botulinumtoxin Typ A

Glabella (Zornesfalte) – Fall 2

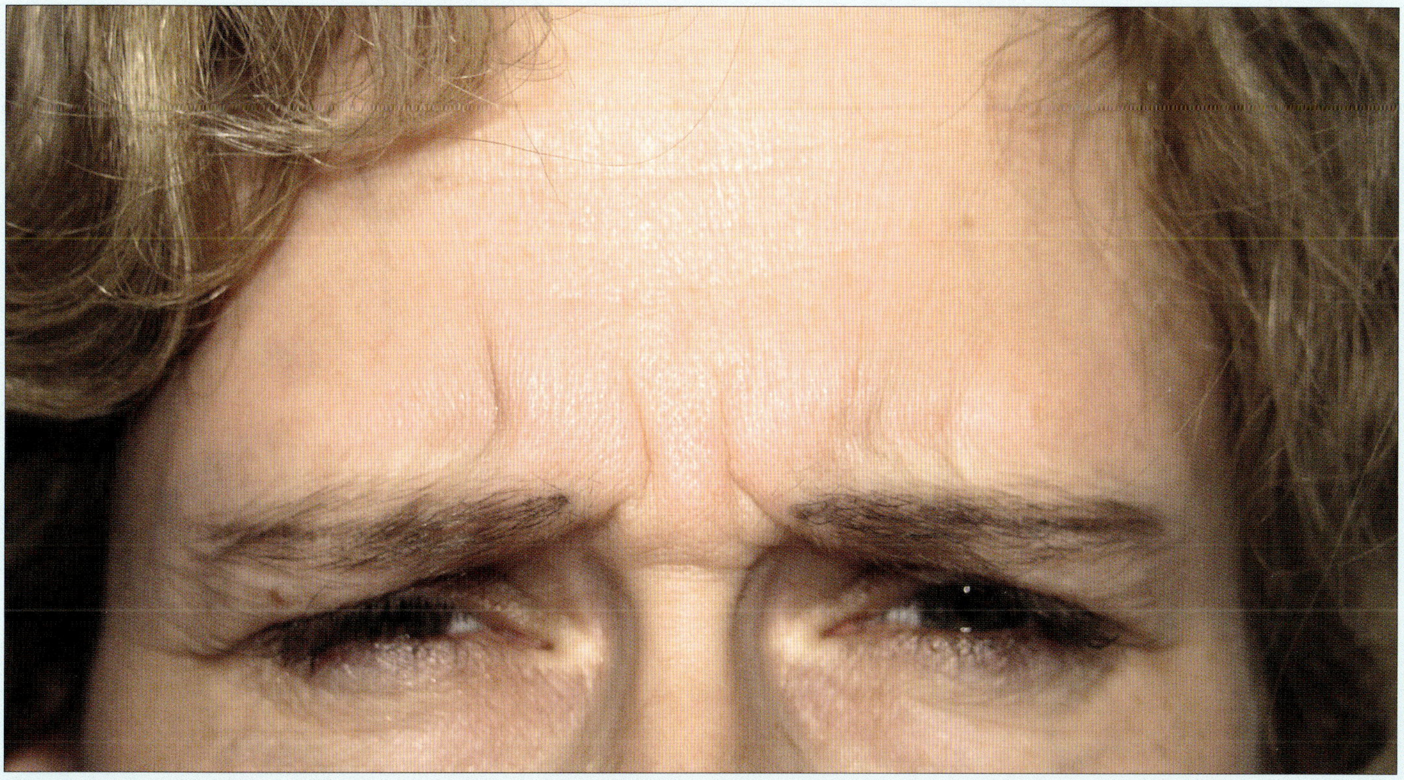

Ausgangsbefund: deutliche Ausprägung der Zornesfalte bei willkürlicher Anspannung

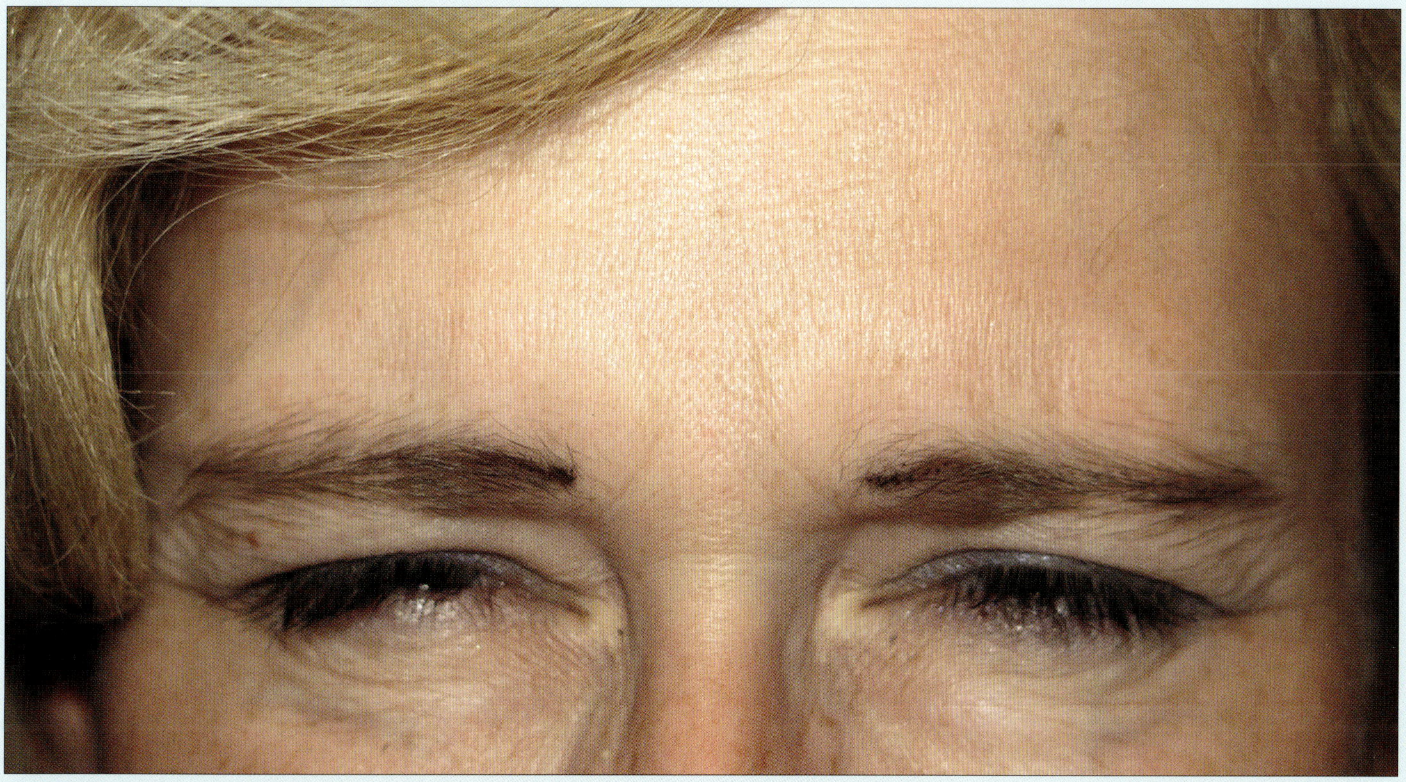

Zustand 14 Tage nach der Behandlung mit Botulinumtoxin Typ A

Brauenhebung – Fall 1

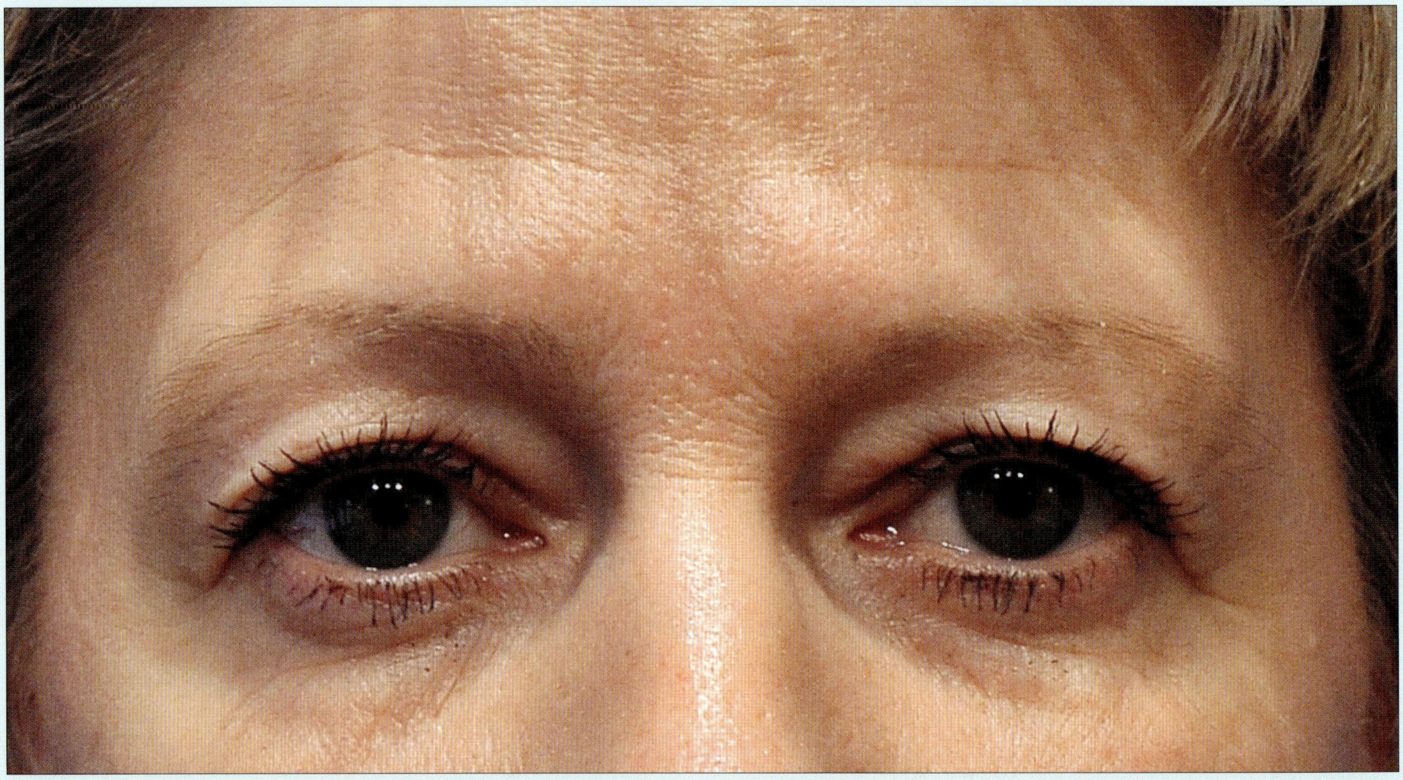

Ausgangsbefund: Leicht asymmetrische, herabhängende Brauen und eine Ptosis der Oberlider führen zu einem müden und abgespannten Eindruck.

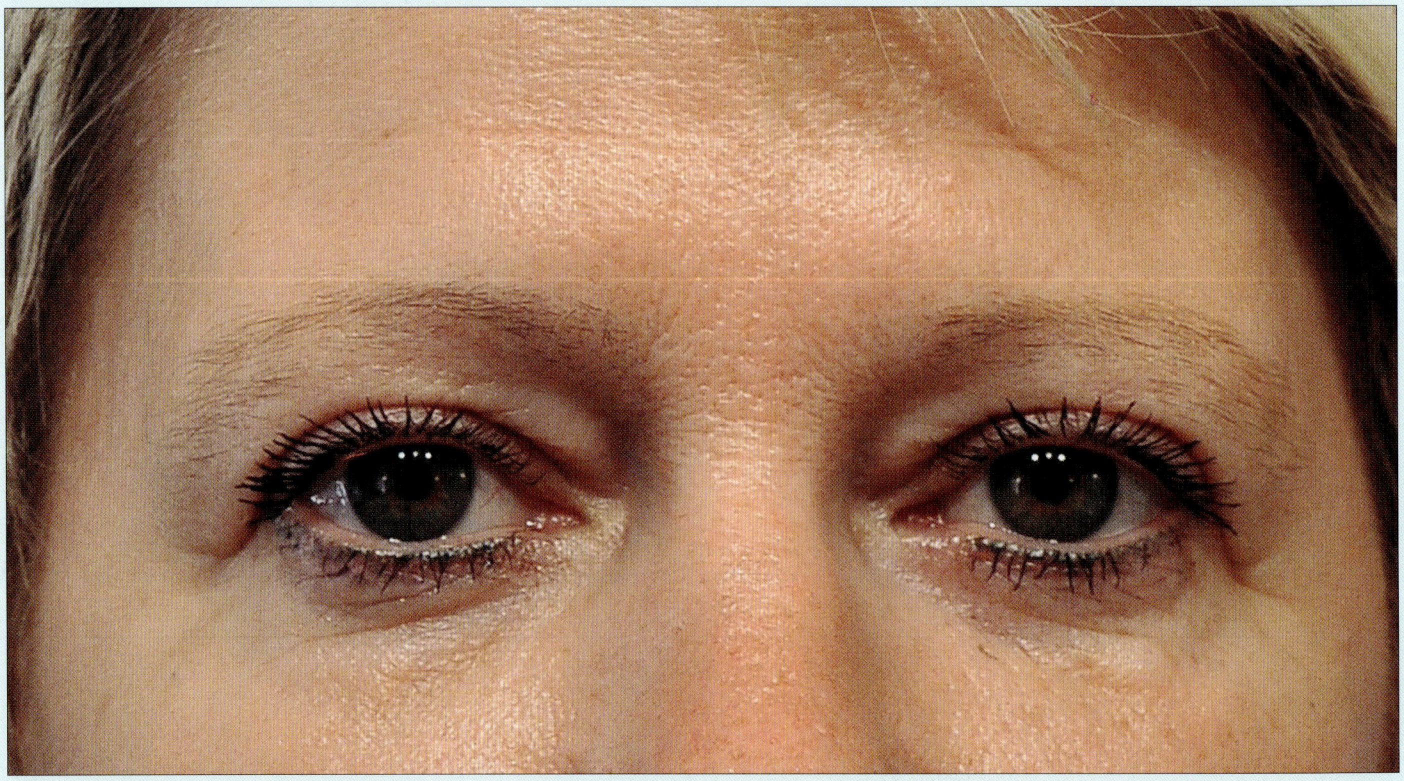

Zustand 20 Tage nach der Behandlung mit Botulinumtoxin Typ A: Die Brauen sind angehoben, die Oberlider gestrafft; der Blick wirkt wach und aufgeschlossen.

Brauenhebung – Fall 2

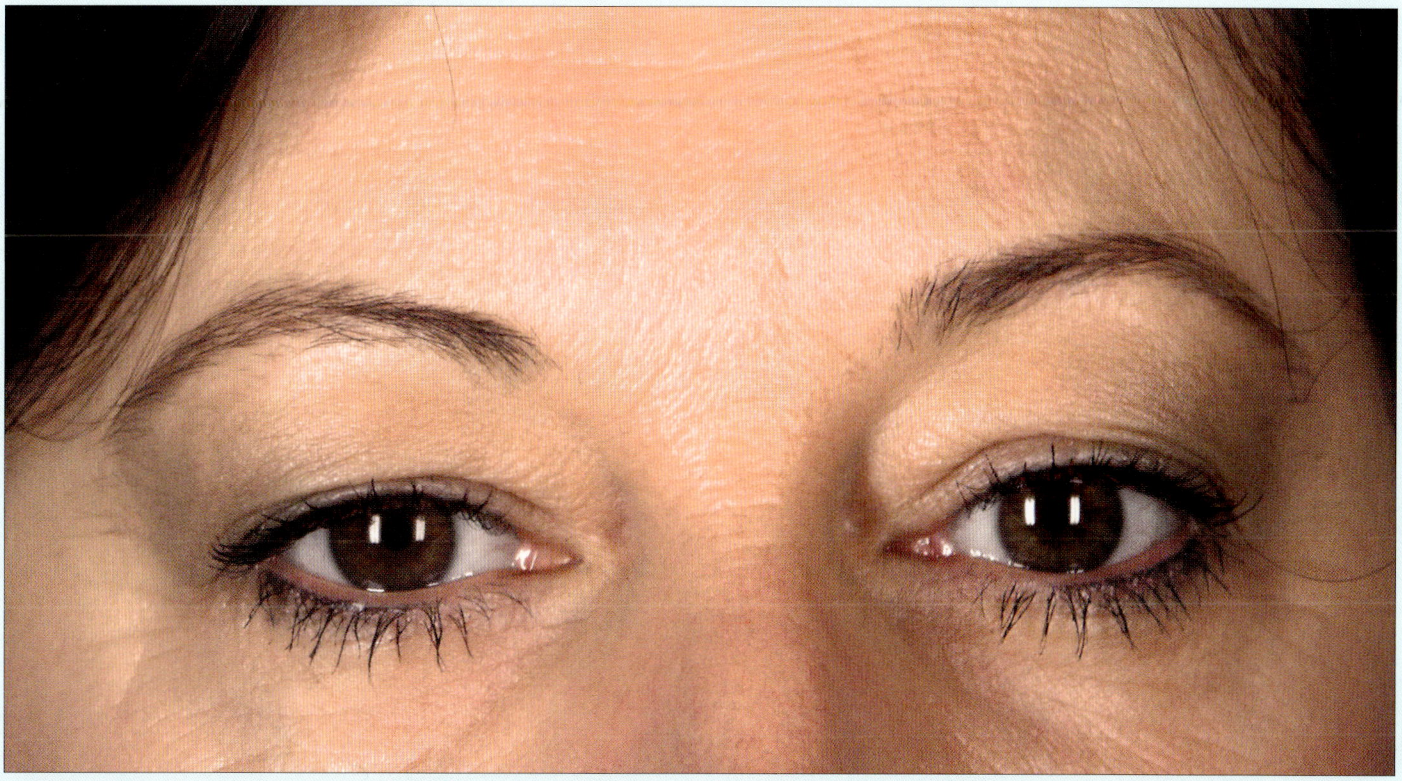

Ausgangsbefund: Die Brauenwölbung ist abgeflacht, die Brauenhöhe ist asymmetrisch.

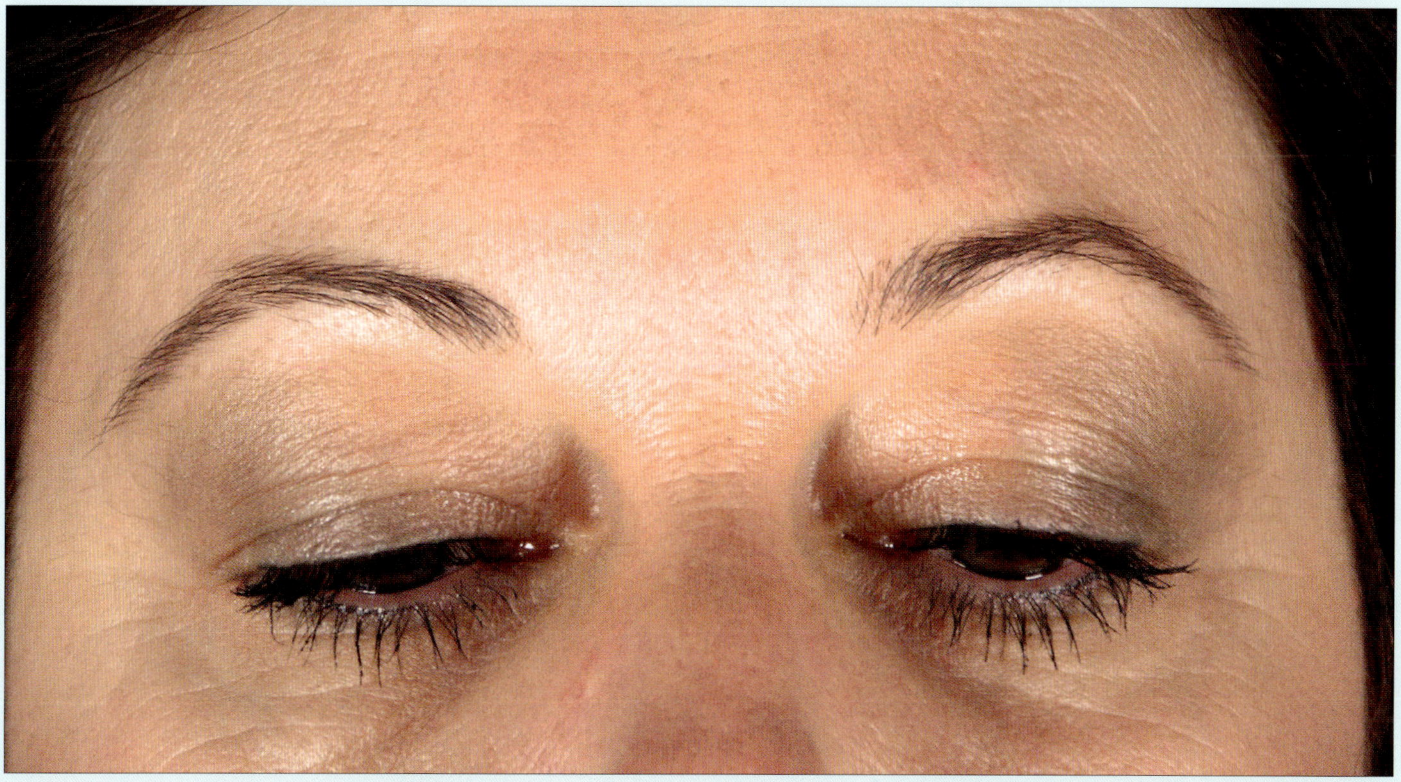

Zustand 14 Tage nach der Behandlung mit Botulinumtoxin Typ A: Die Brauen sind angehoben, die Brauenwölbung ist deutlich ausgeprägt.

Seitliche Kanthalfalten („Krähenfüße") – Fall 1

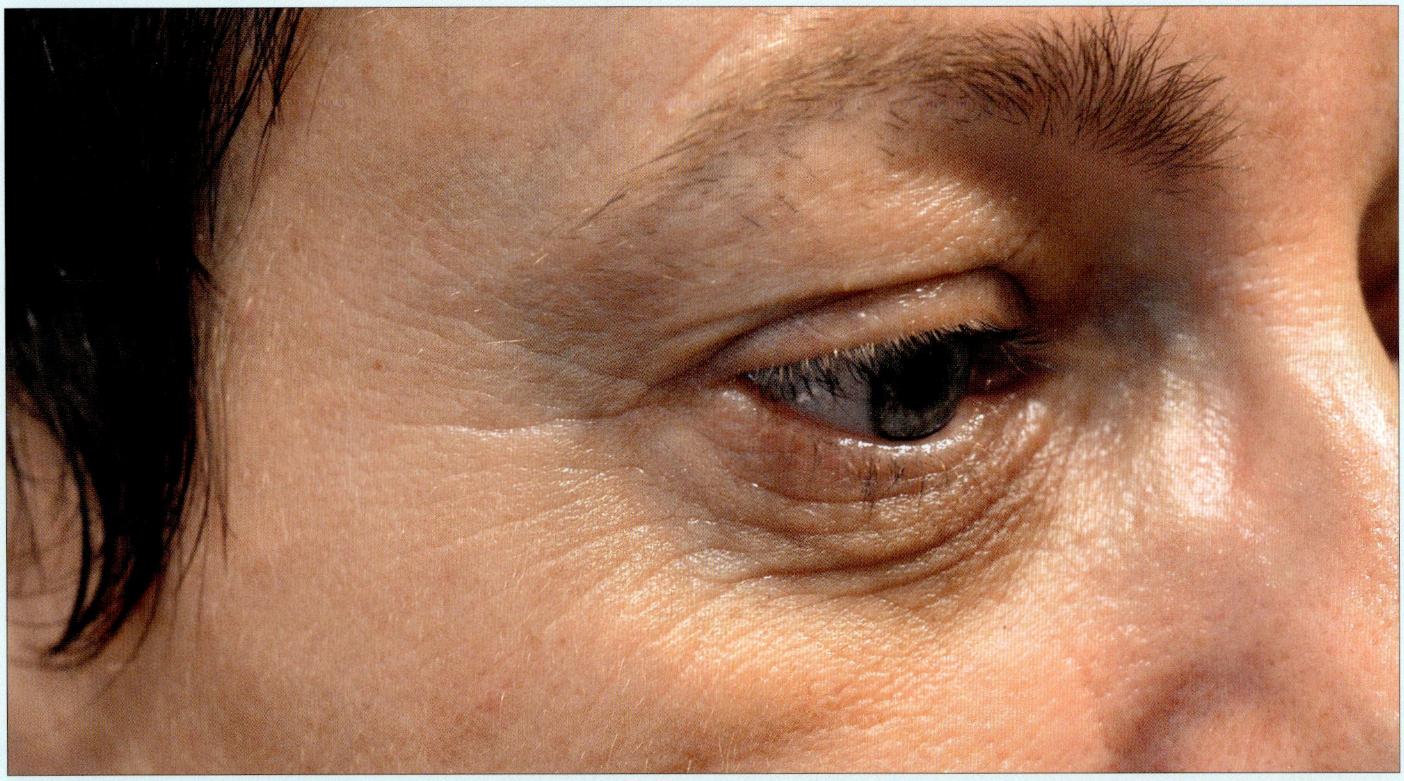

Ausgangsbefund rechts: Im Ruhezustand treten deutlich sichtbare, radiär verlaufende Falten am seitlichen Lidrand auf.

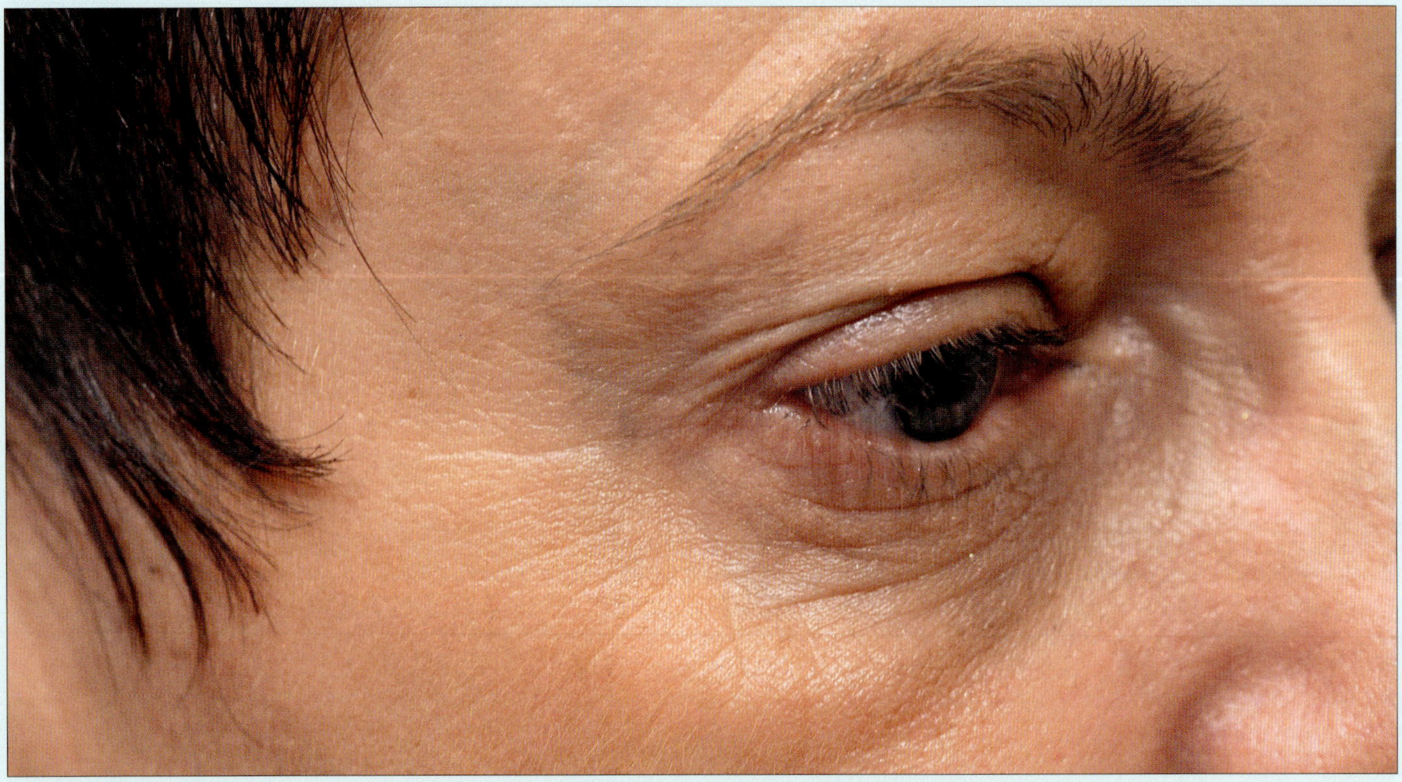

18 Tage nach der Behandlung mit Botulinumtoxin Typ A zeigt sich eine deutliche Faltenreduktion.

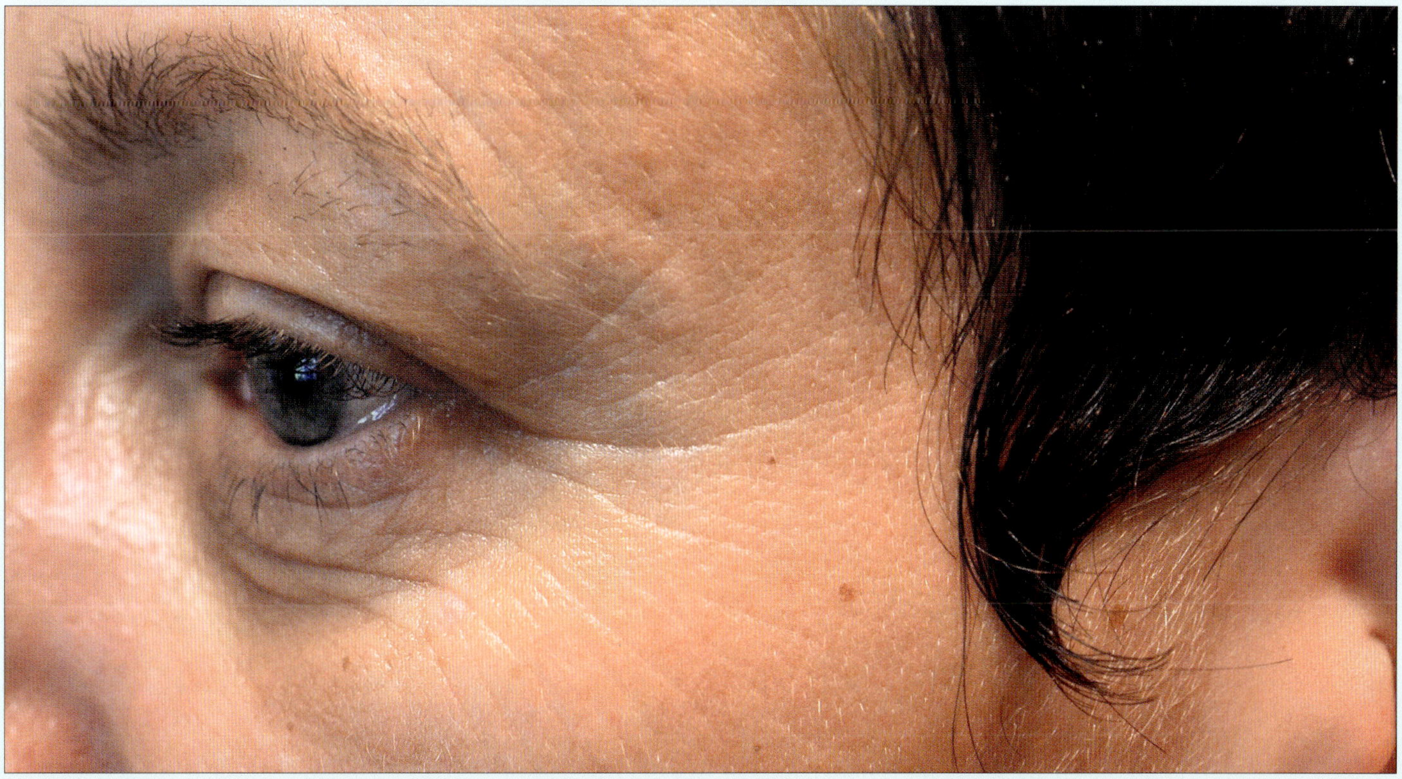

Ausgangsbefund links: Im Ruhezustand treten deutlich sichtbare, radiär verlaufende Falten am seitlichen Lidrand auf.

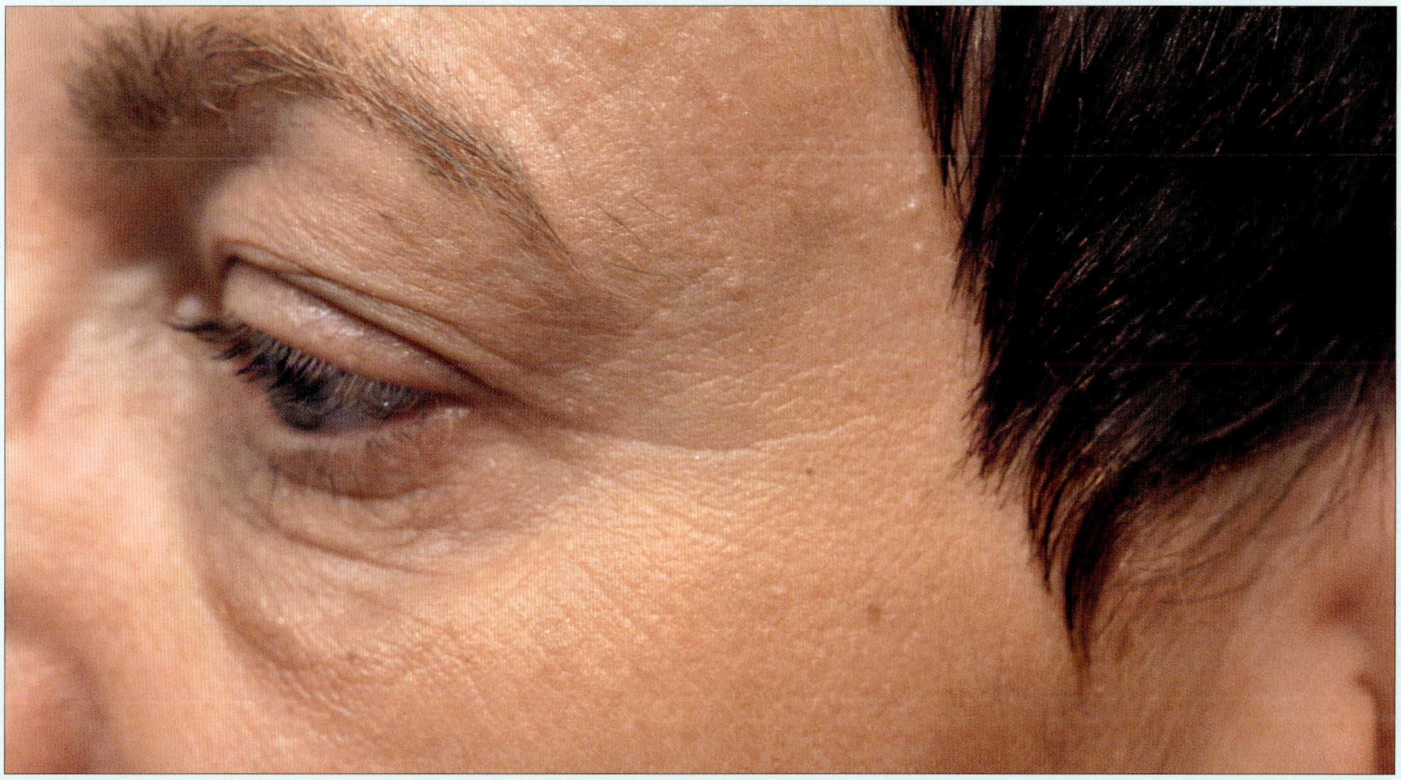

18 Tage nach der Behandlung mit Botulinumtoxin Typ A zeigt sich eine deutliche Faltenreduktion.

Seitliche Kanthalfalten („Krähenfüße") – Fall 2

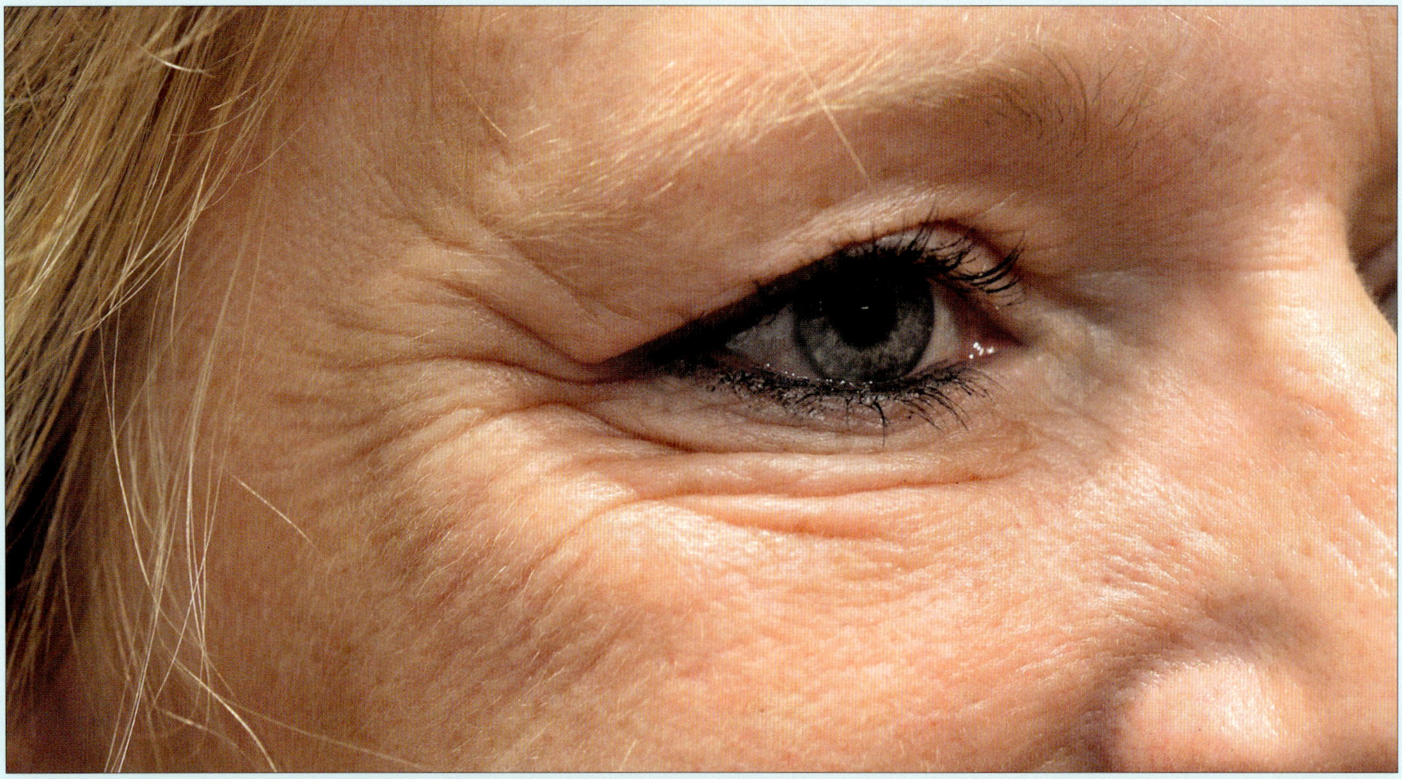

Ausgangsbefund rechts: Beim Lachen treten zahlreiche radiär verlaufende Falten auf.

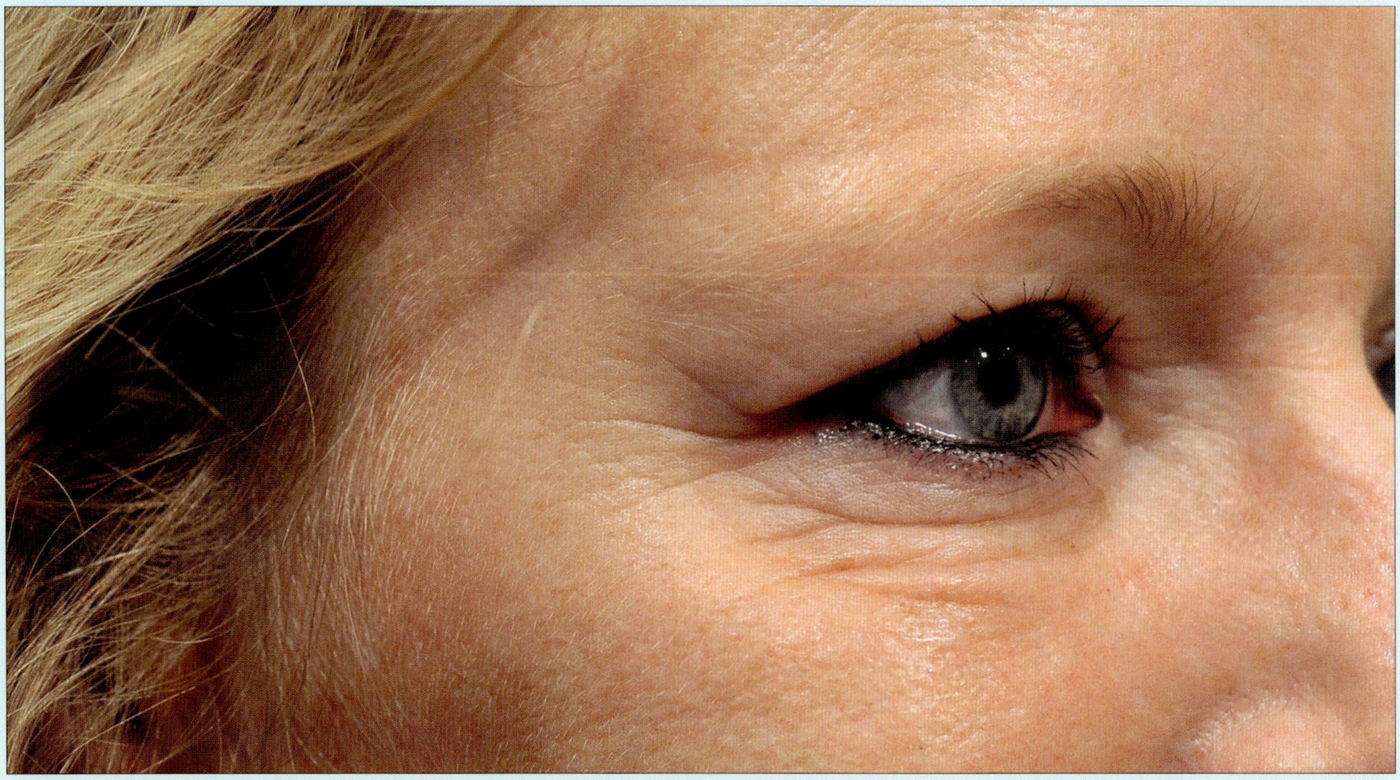

13 Tage nach der Behandlung mit Botulinumtoxin Typ A zeigt sich eine eindrucksvolle Reduktion der Falten.

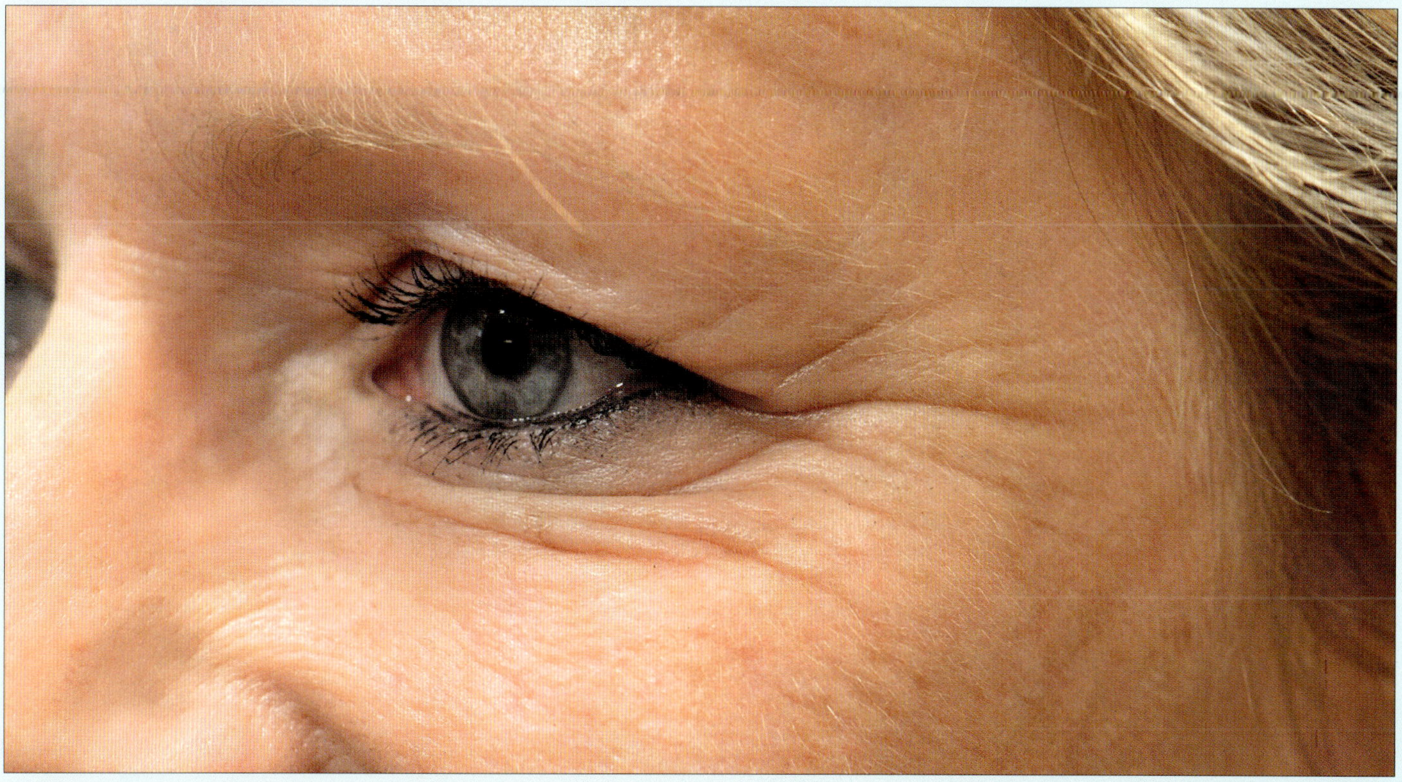

Ausgangsbefund links: Beim Lachen treten zahlreiche radiär verlaufende Falten auf.

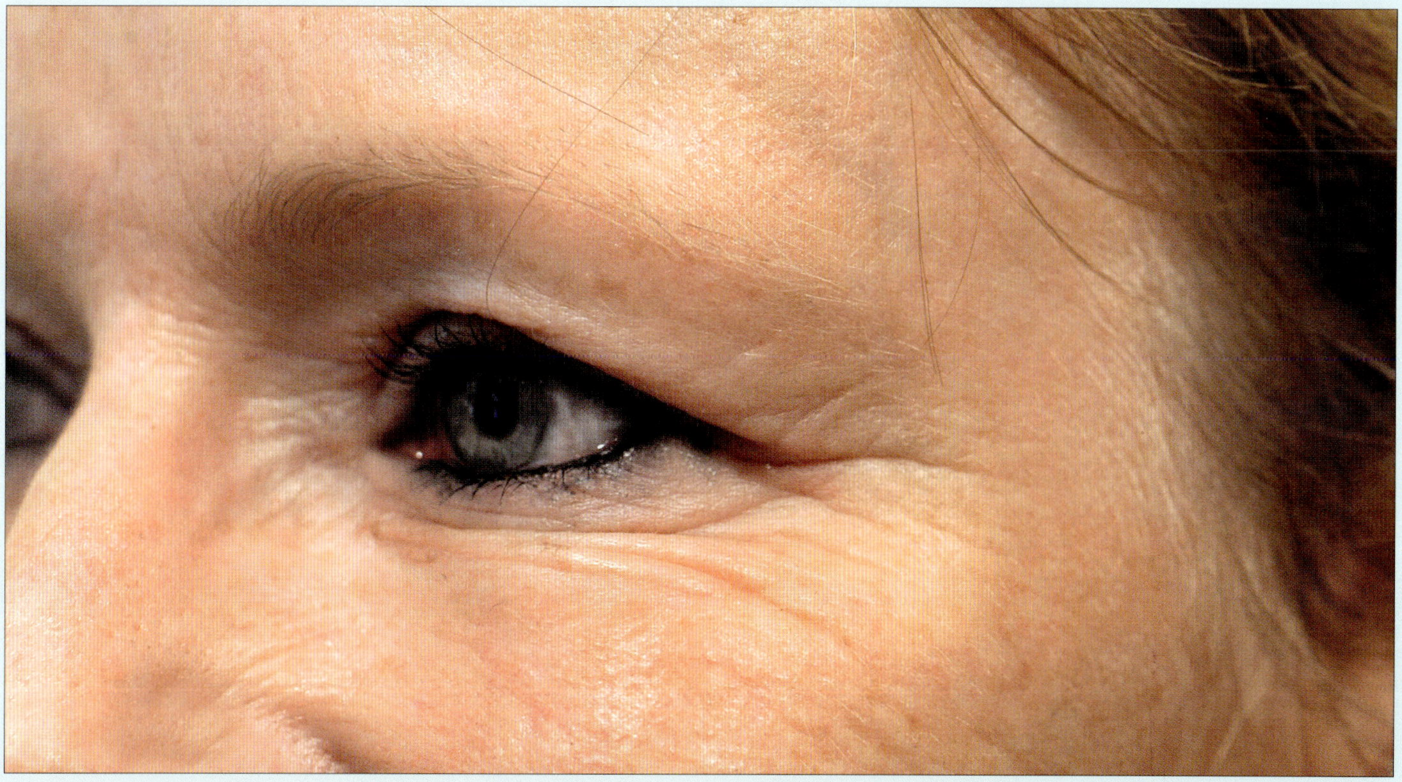

13 Tage nach der Behandlung mit Botulinumtoxin Typ A zeigt sich eine eindrucksvolle Reduktion der Falten.

Knitterfalten in der Unterlidregion

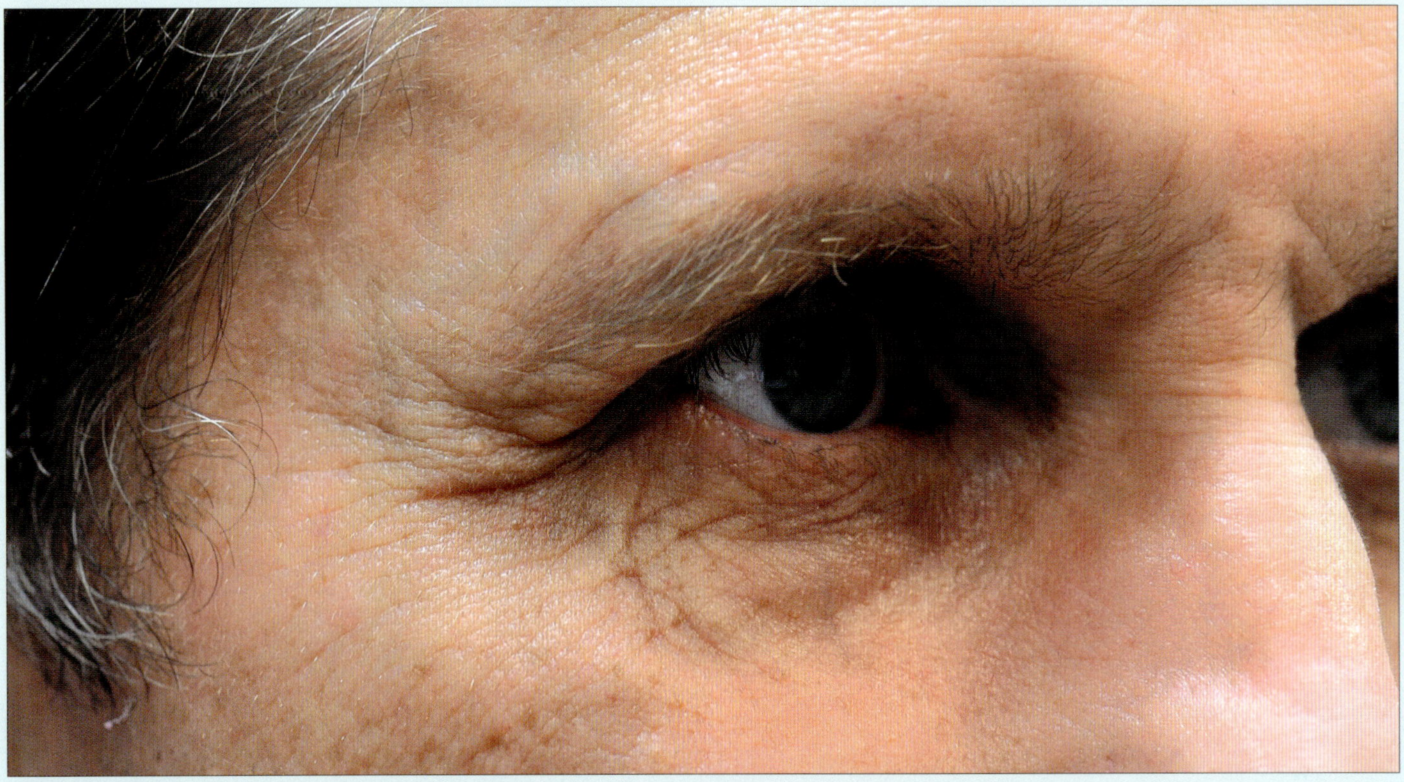

Ausgangsbefund rechts: im Ruhezustand deutlich sichtbare feine Kräuselung der periorbitalen Hautregion.

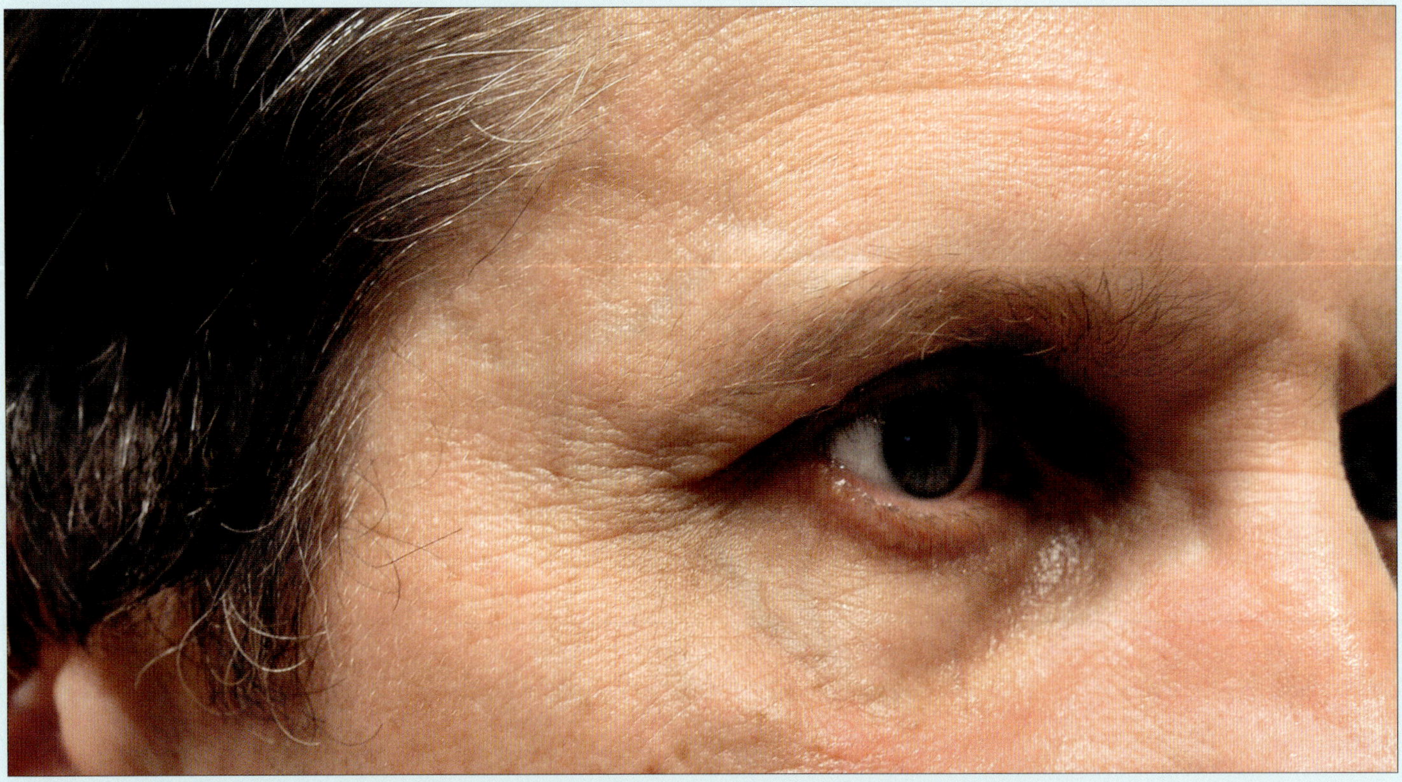

16 Tage nach der Behandlung mit Botulinumtoxin Typ A zeigt sich eine deutliche Hautglättung und Faltenreduktion.

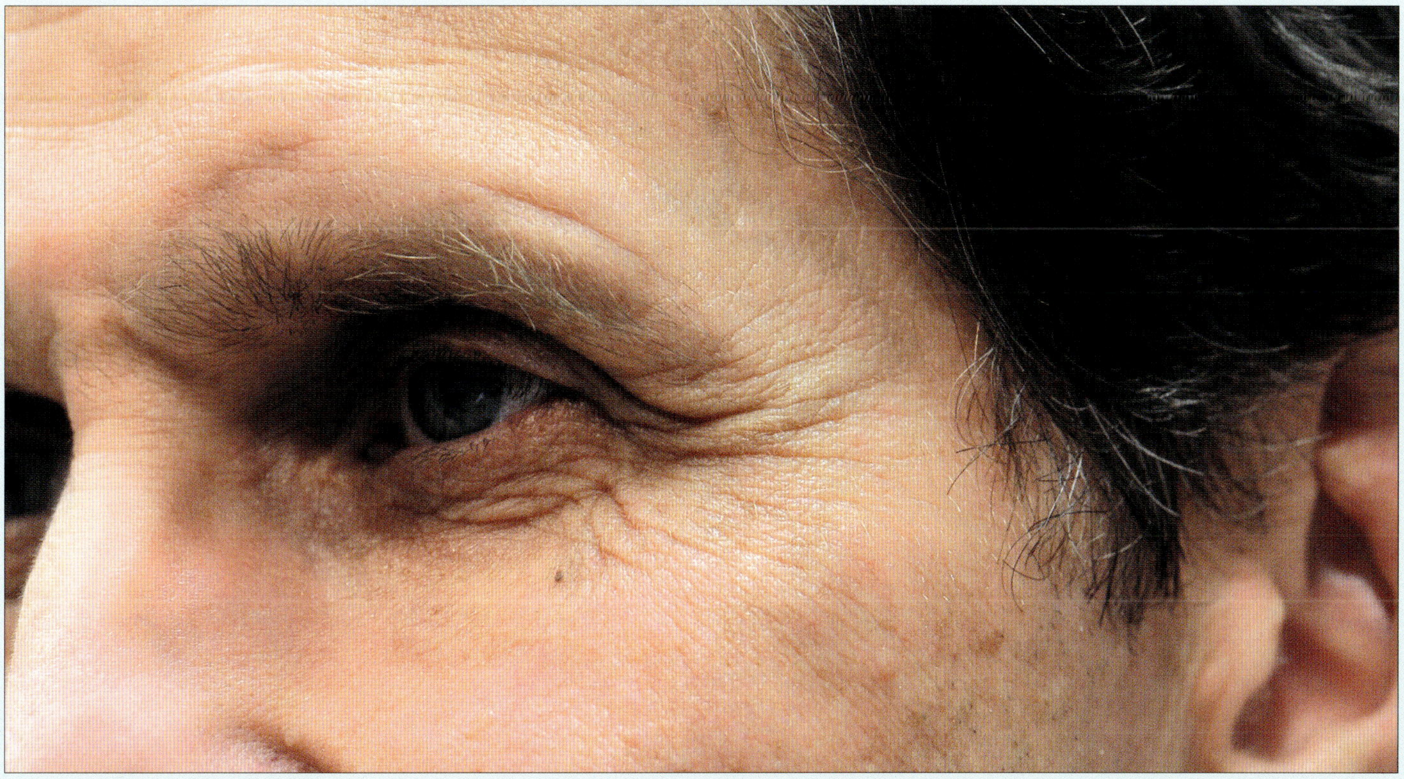

Ausgangsbefund links: im Ruhezustand deutlich sichtbare feine Kräuselung der periorbitalen Hautregion.

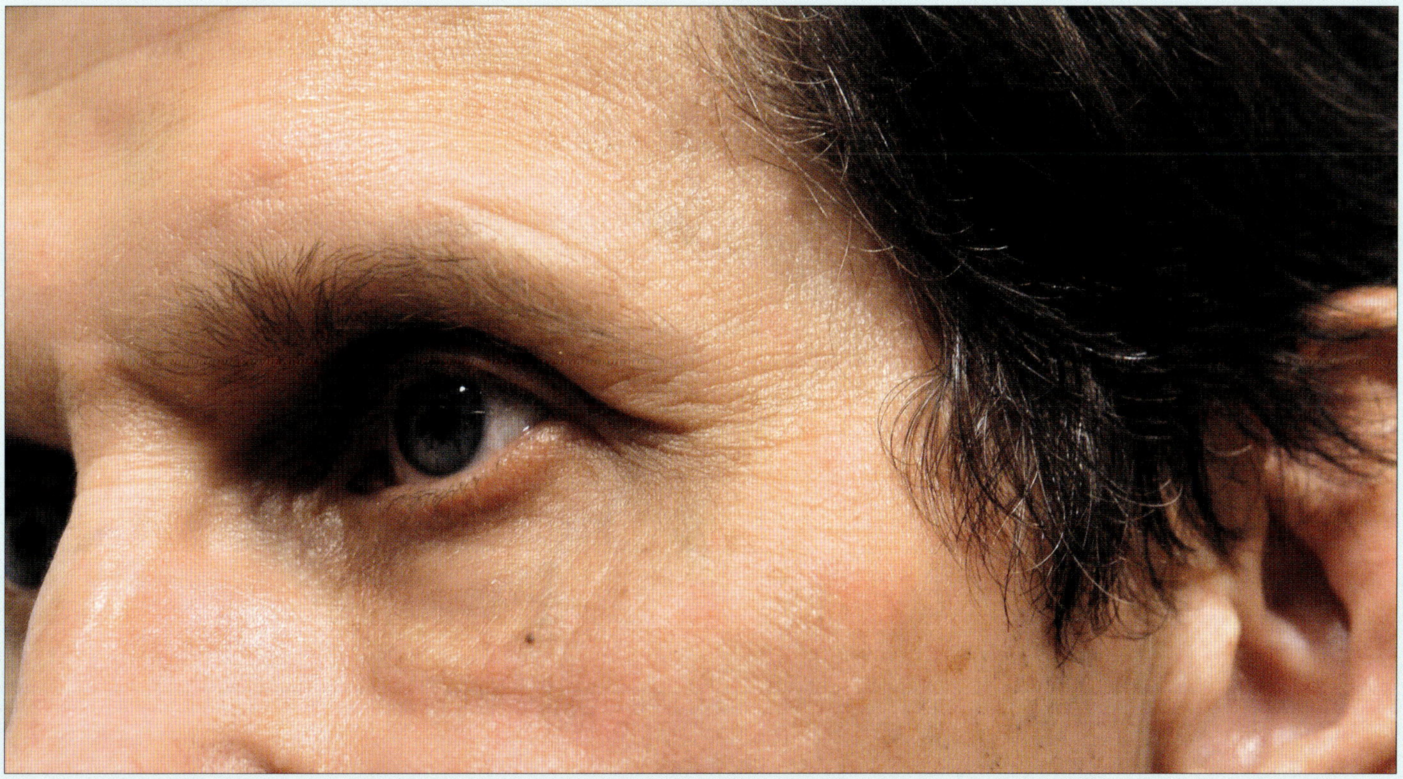

16 Tage nach der Behandlung mit Botulinumtoxin Typ A zeigt sich eine deutliche Hautglättung und Faltenreduktion.

Nasenfalten („Bunny Lines") – Fall 1

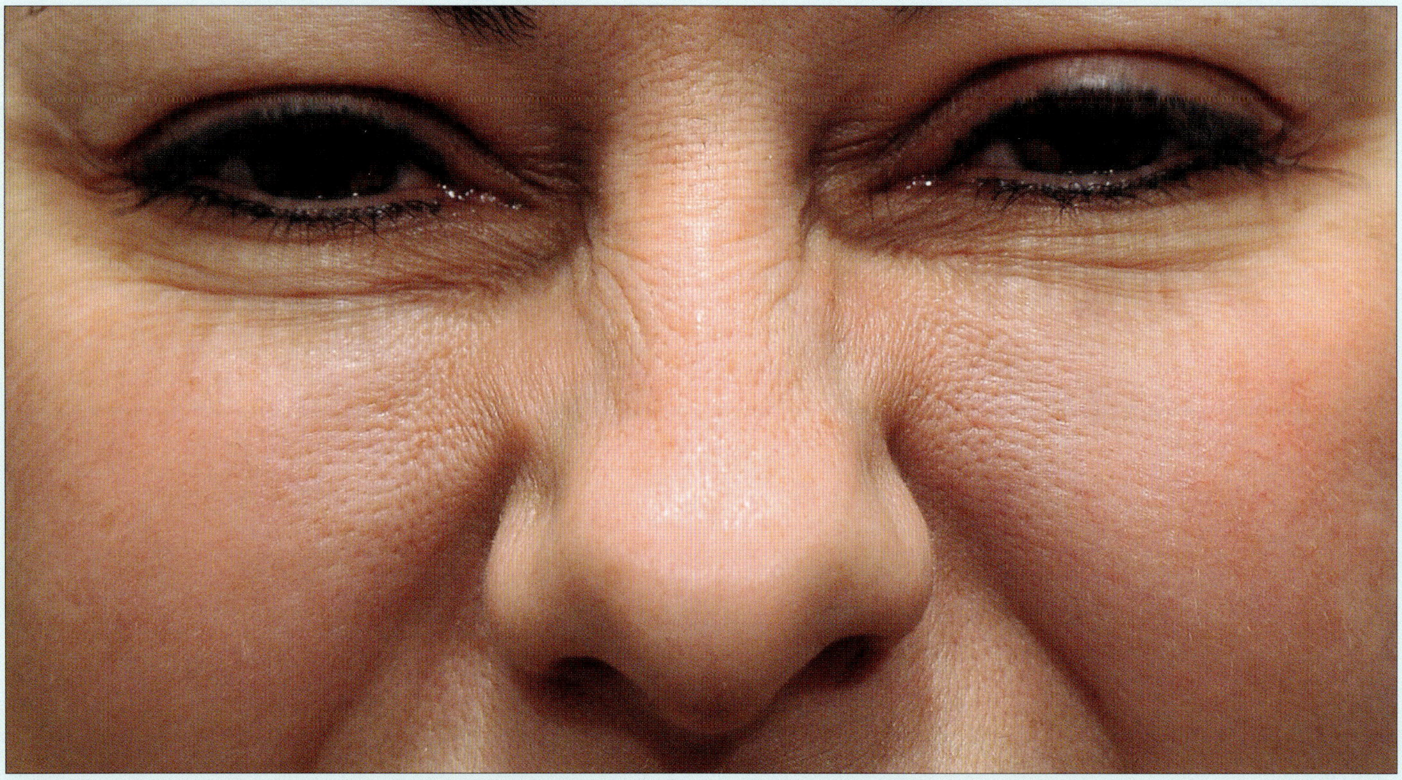

Ausgangsbefund frontal: Beim Lachen zeichnen sich feine Fältchen im oberen Nasendrittel ab.

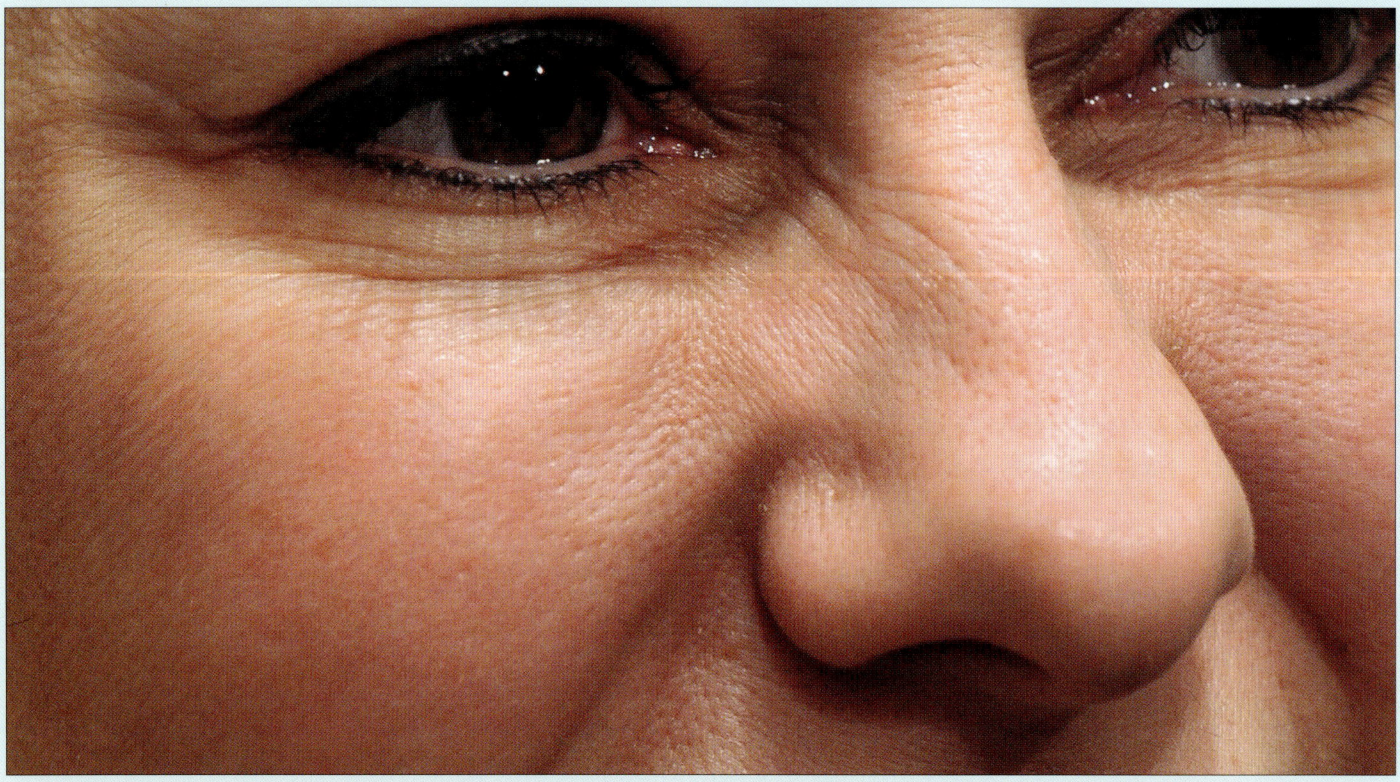

Ausgangsbefund rechts: deutlich sichtbare Falten im seitlichen oberen Drittel der Nase

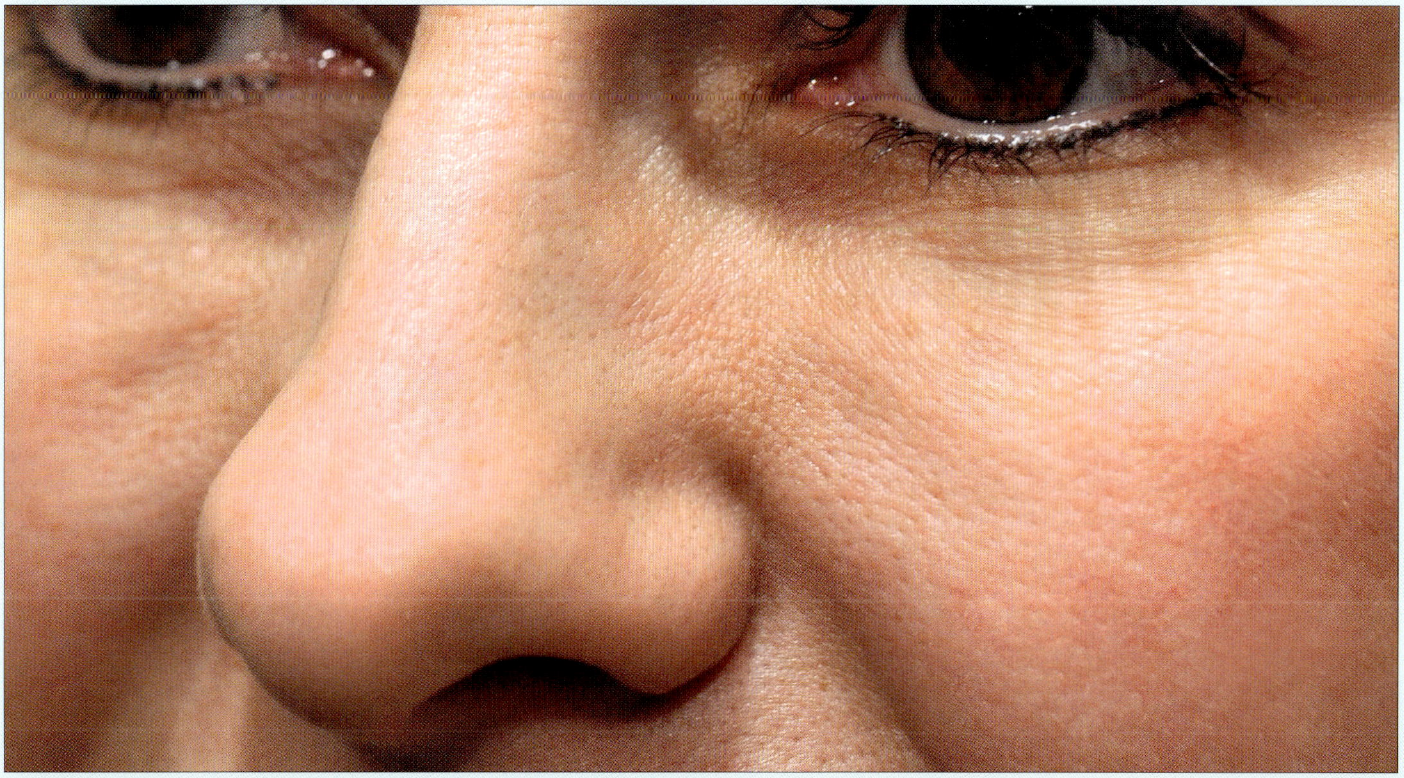

14 Tage nach Behandlung mit Botulinumtoxin Typ A zeigen sich keine Falten mehr beim Lachen.

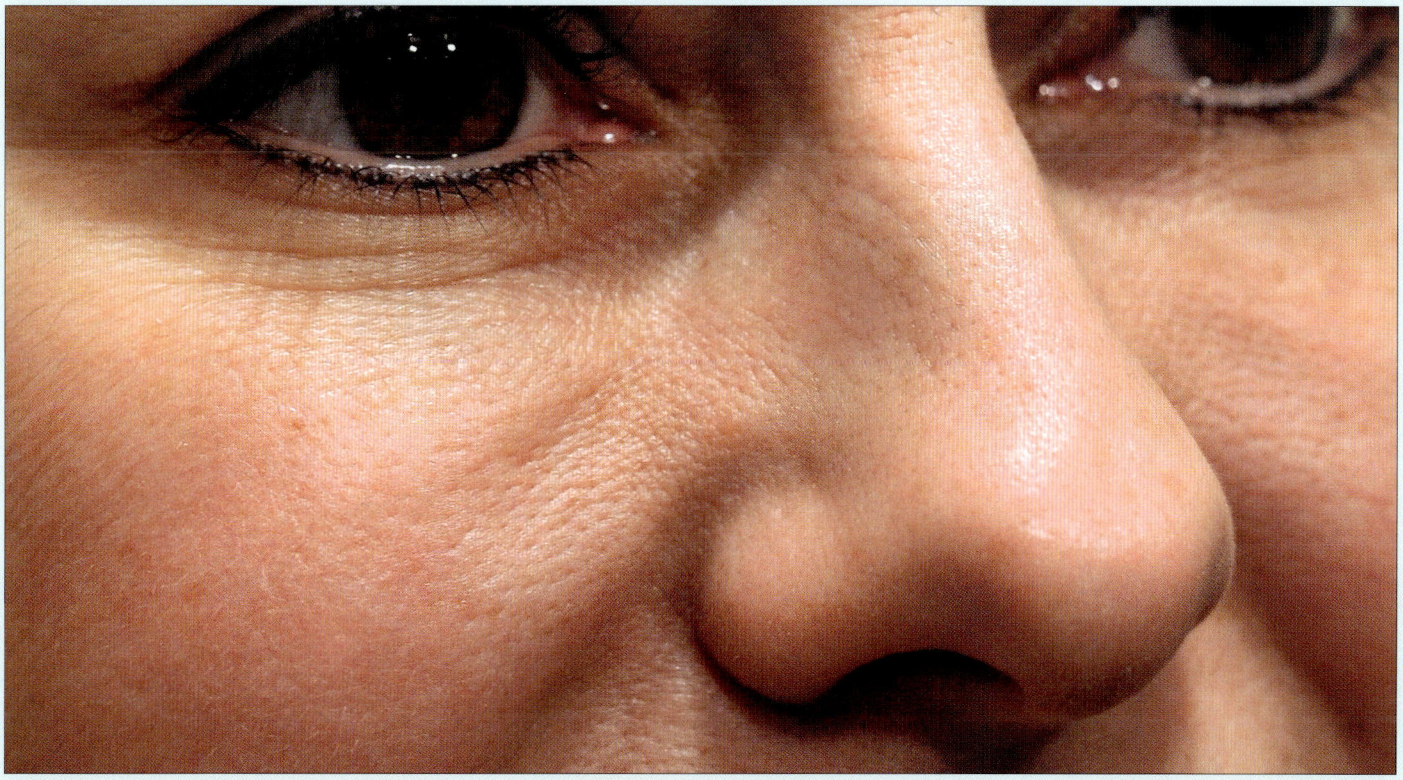

14 Tage nach Behandlung mit Botulinumtoxin Typ A zeigen sich keine Falten mehr beim Lachen.

Nasenfalten („Bunny Lines") – Fall 2

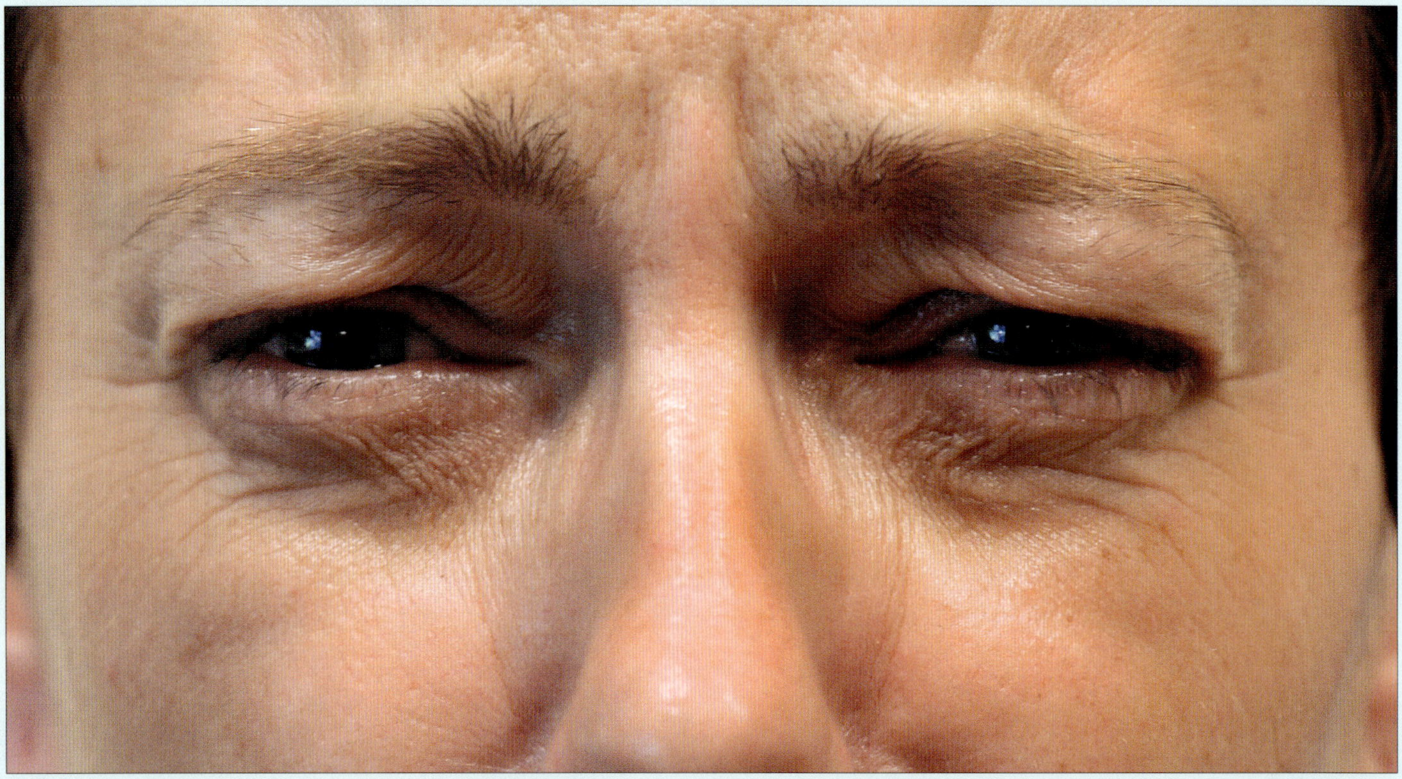

Ausgangsbefund frontal: Der Ausgangsbefund zeigt eine Glabellafalte, die dynamisch hervorgerufen werden kann.

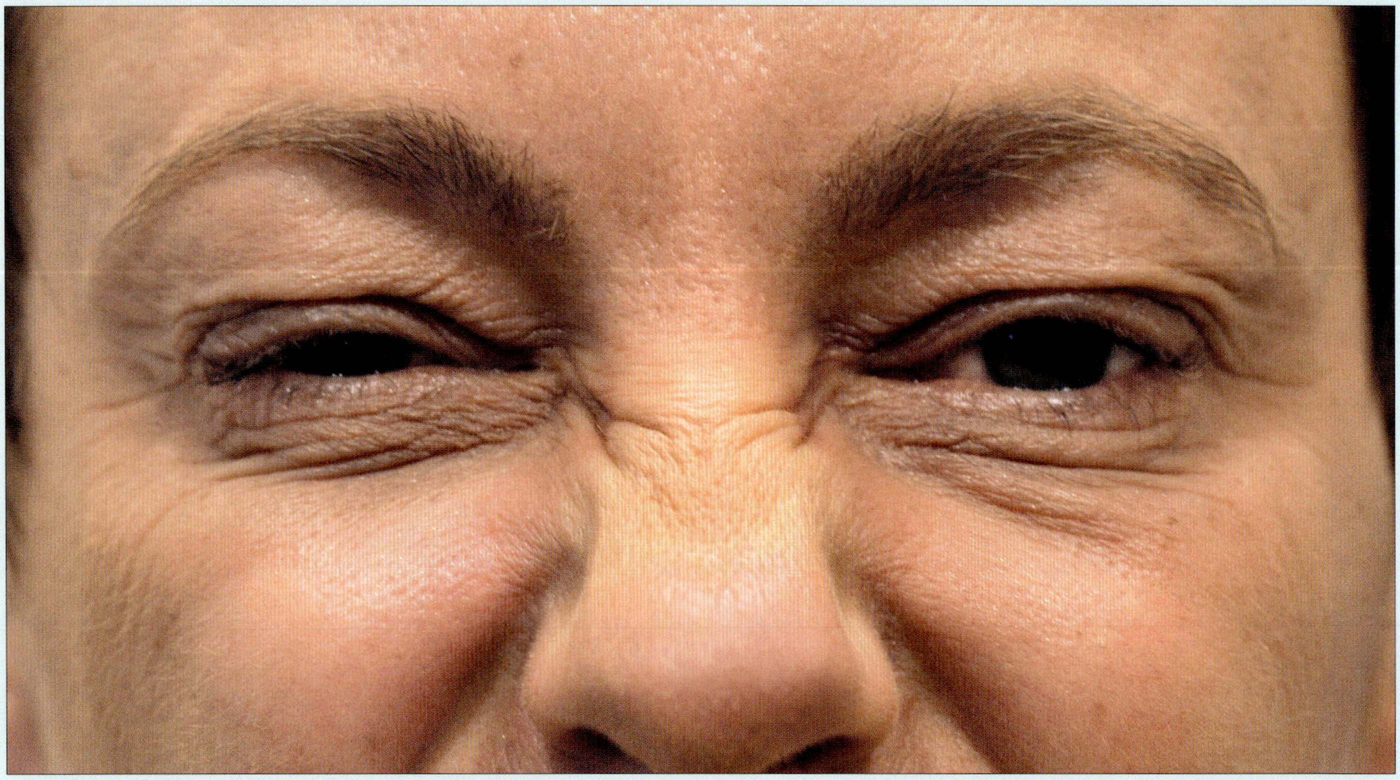

18 Tage nach der Behandlung mit Botulinumtoxin Typ A ist die Glabellafalte aktiv nicht mehr hervorzurufen. Es zeigen sich jedoch durch eine kompensatorische Aktivierung des M. nasalis feine Nasenfalten im mittleren und oberen Nasendrittel.

Zahnfleischlachen („Gummy Smile")

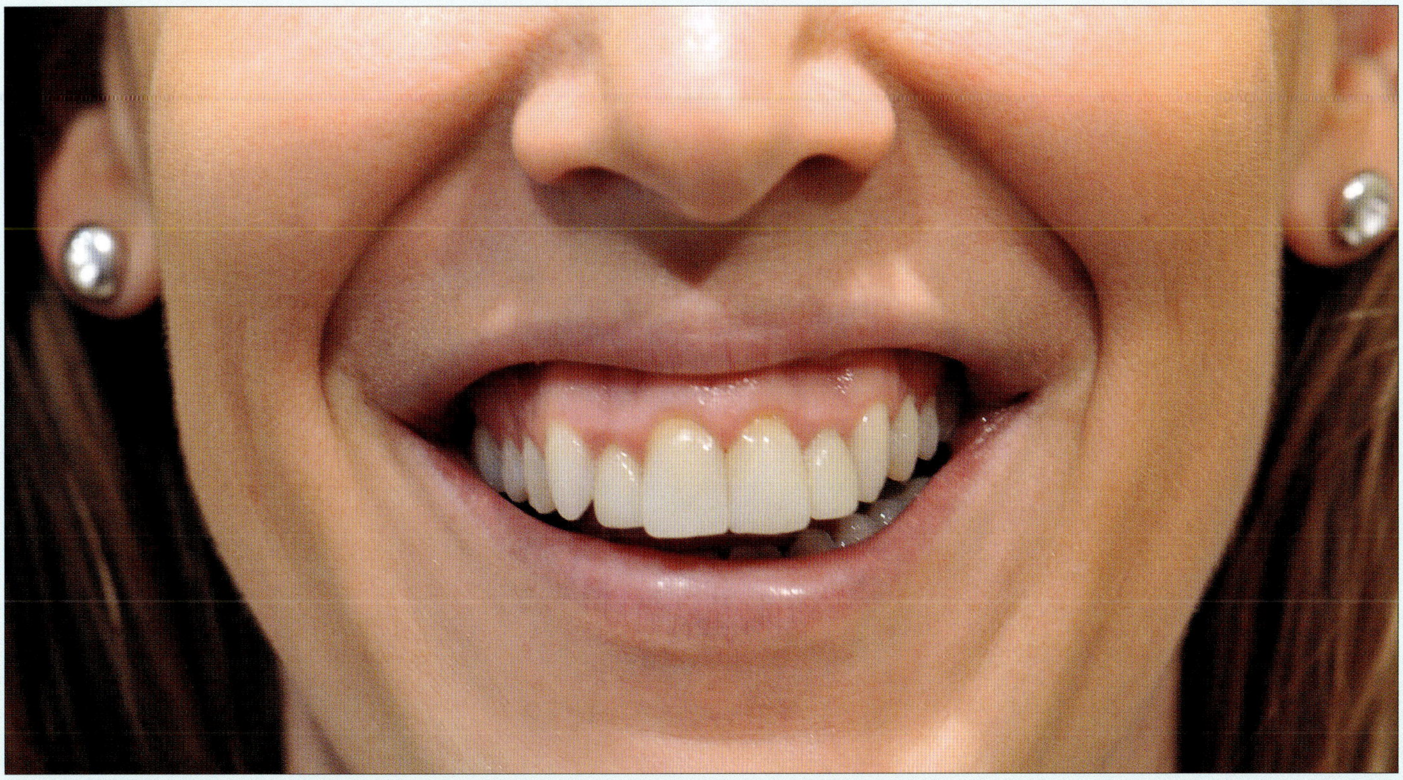

Ausgangsbefund: Beim Lachen werden unproportional große Anteile des Zahnfleisches sichtbar.

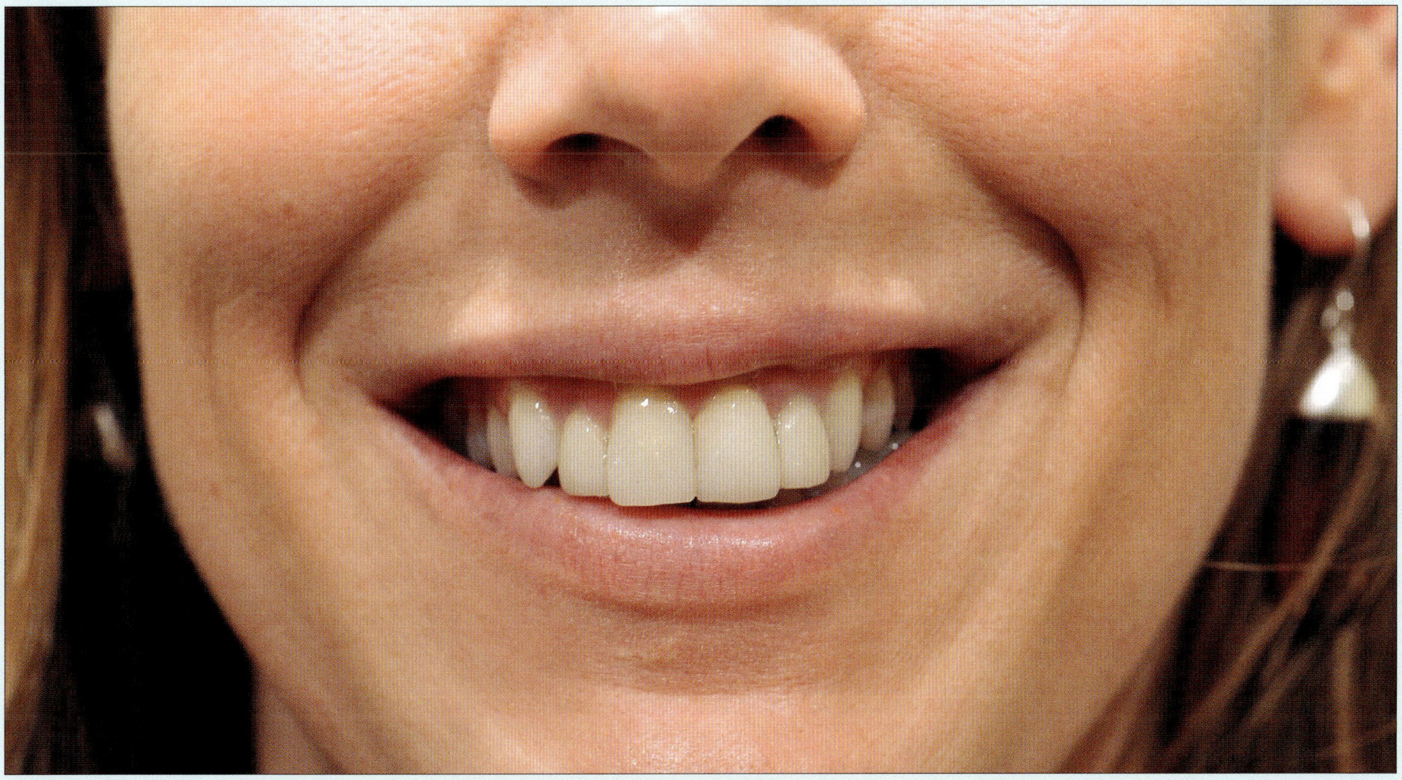

17 Tage nach einer Behandlung mit Botulinumtoxin Typ A zeigt sich eine Harmonisierung des Lachens.

Falten im Ober- und Unterlippenbereich

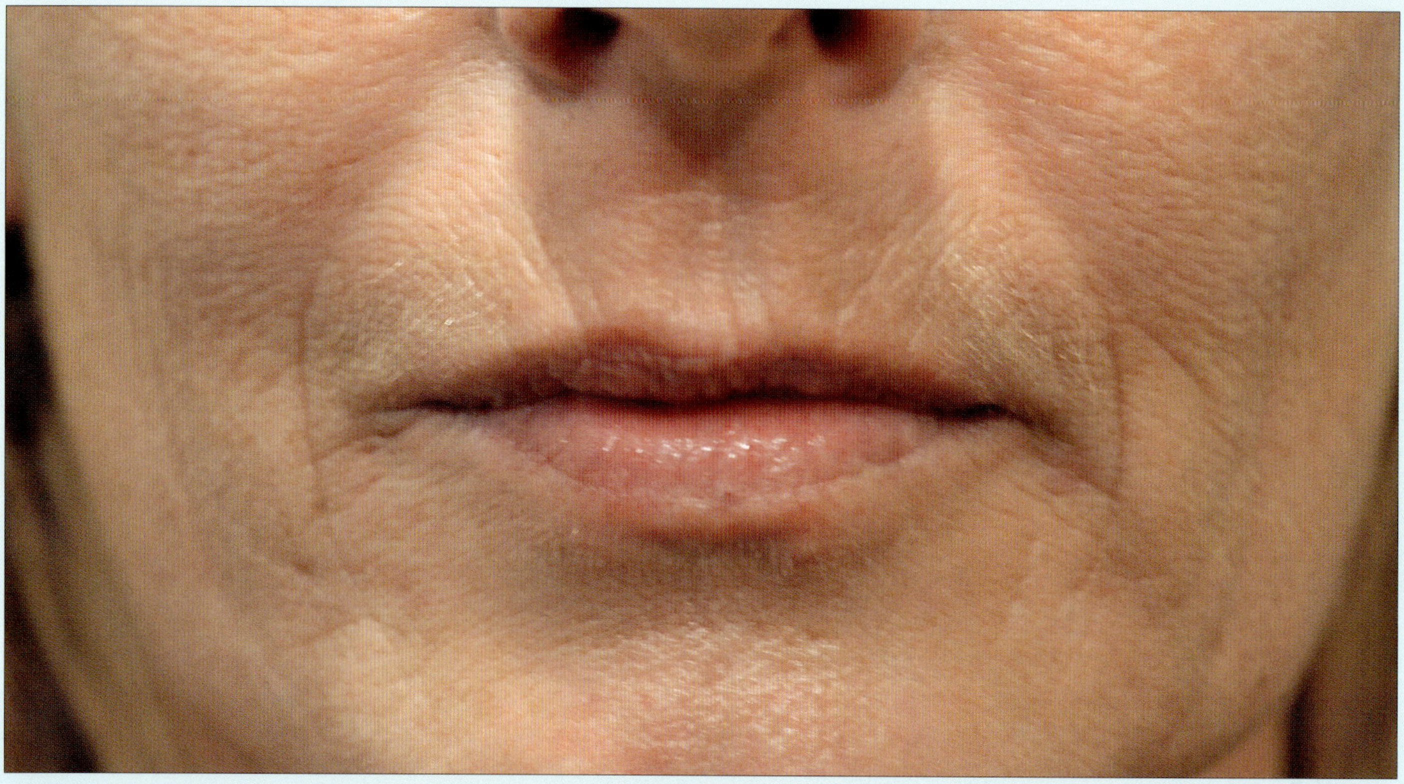

Ausgangsbefund: Im Ruhezustand sind deutliche, strahlenförmig verlaufende Falten perioral, bevorzugt im Oberlippenbereich, zu erkennen.

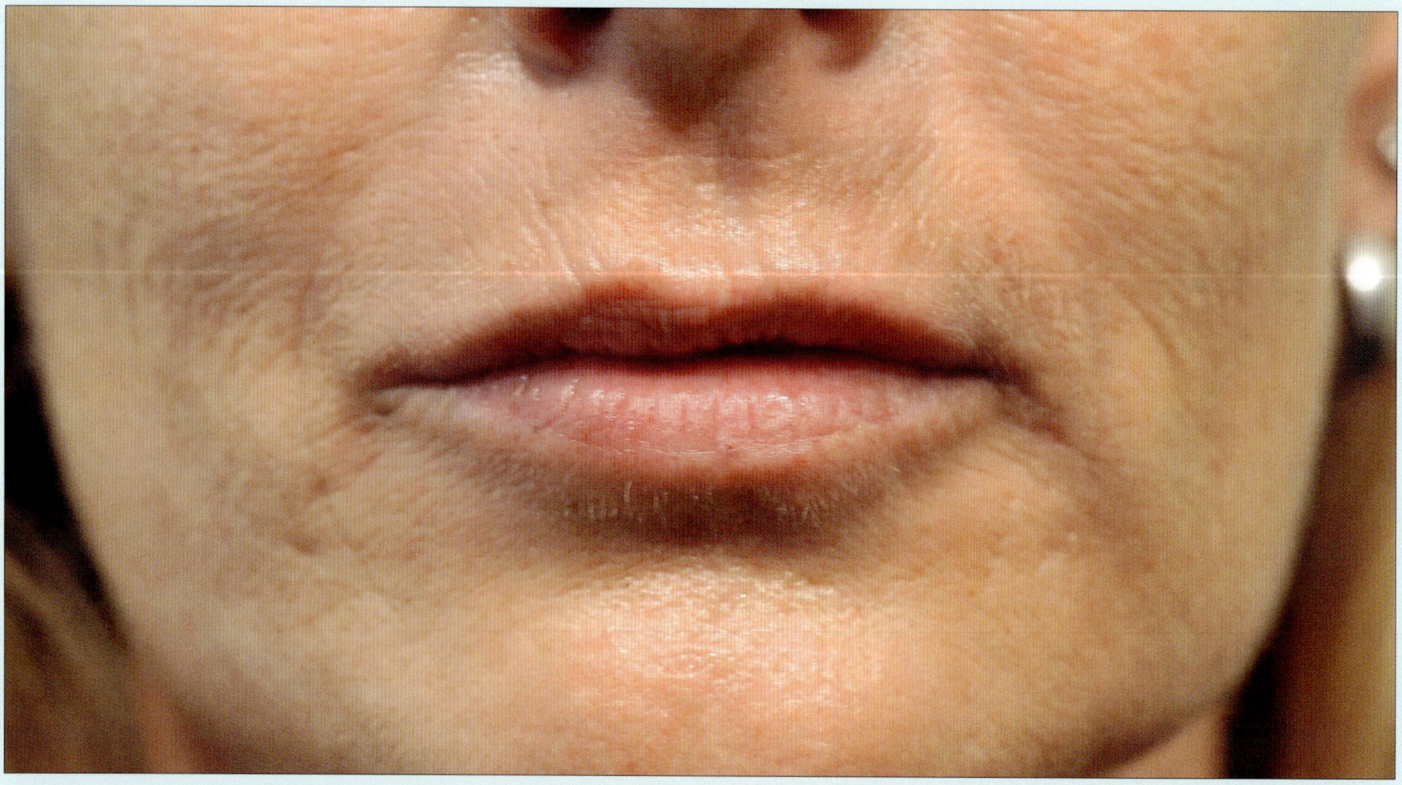

13 Tage nach der Behandlung mit Botulinumtoxin Typ A ist eine deutliche Abschwächung des Faltenreliefs im entspannten Zustand erkennbar.

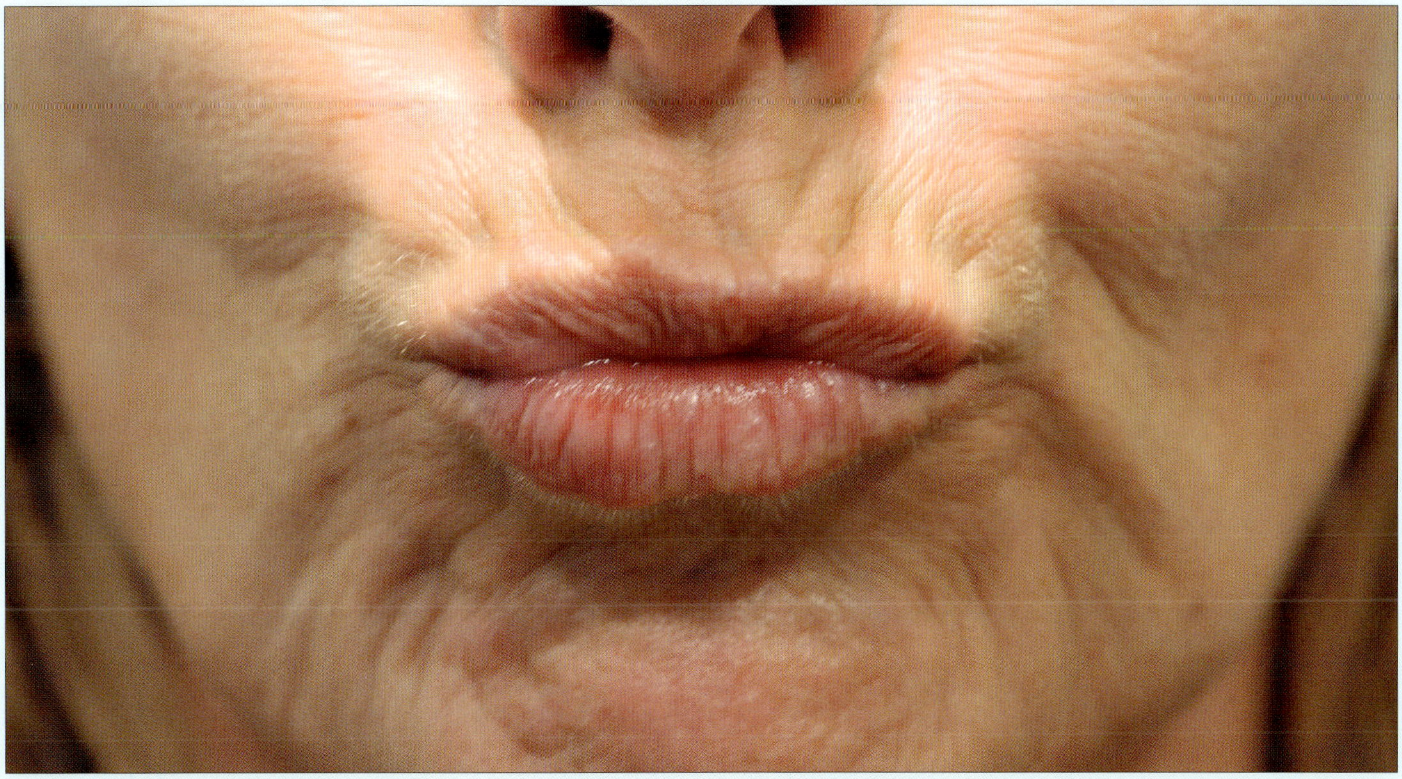

Ausgangsbefund: Bei der aktiven Anspannung des M. orbicularis oris treten die Falten noch ausgeprägter hervor.

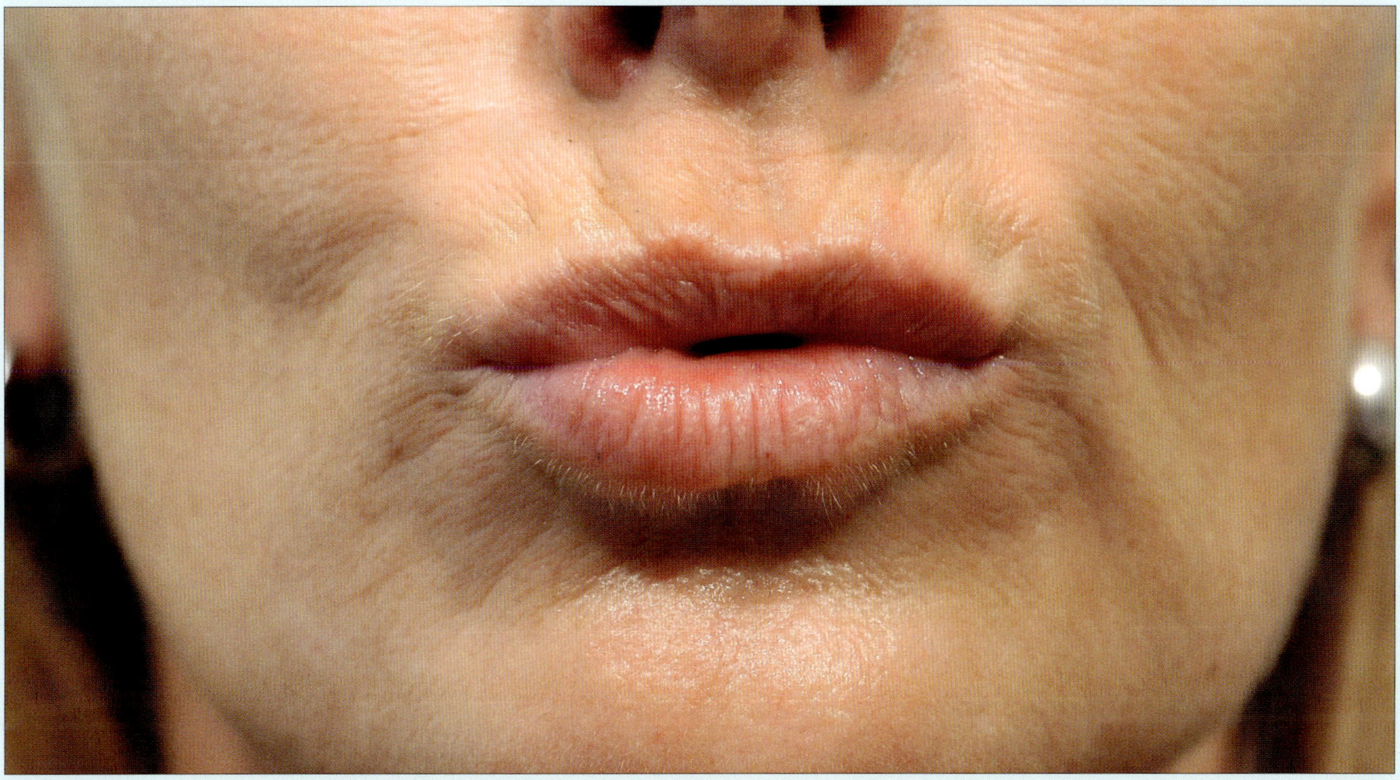

13 Tage nach der Behandlung mit Botulinumtoxin Typ A ist eine deutliche Reduzierung des Faltenreliefs zu erkennen.

Marionettenlinien

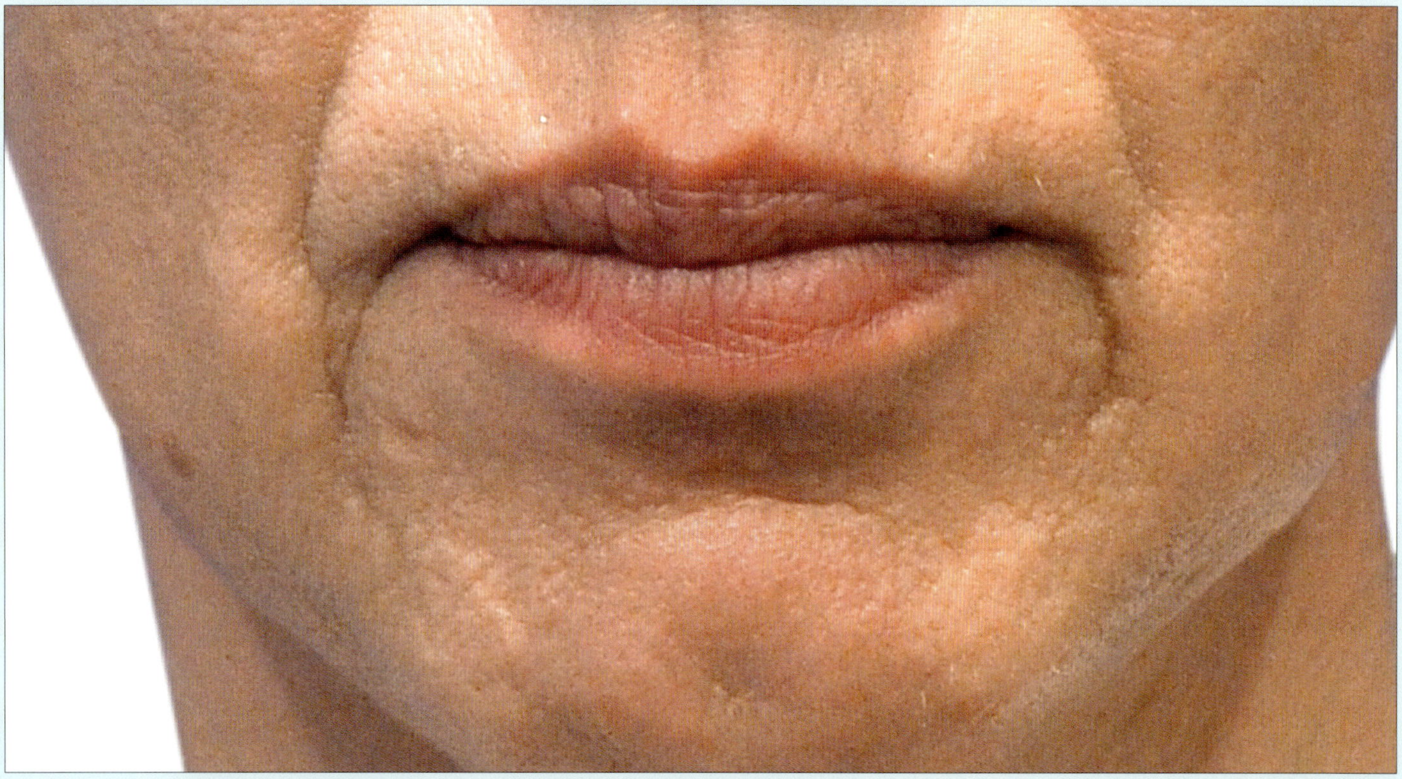

Ausgangsbefund: Es zeigen sich im Ruhezustand beidseits Marionettenlinien.

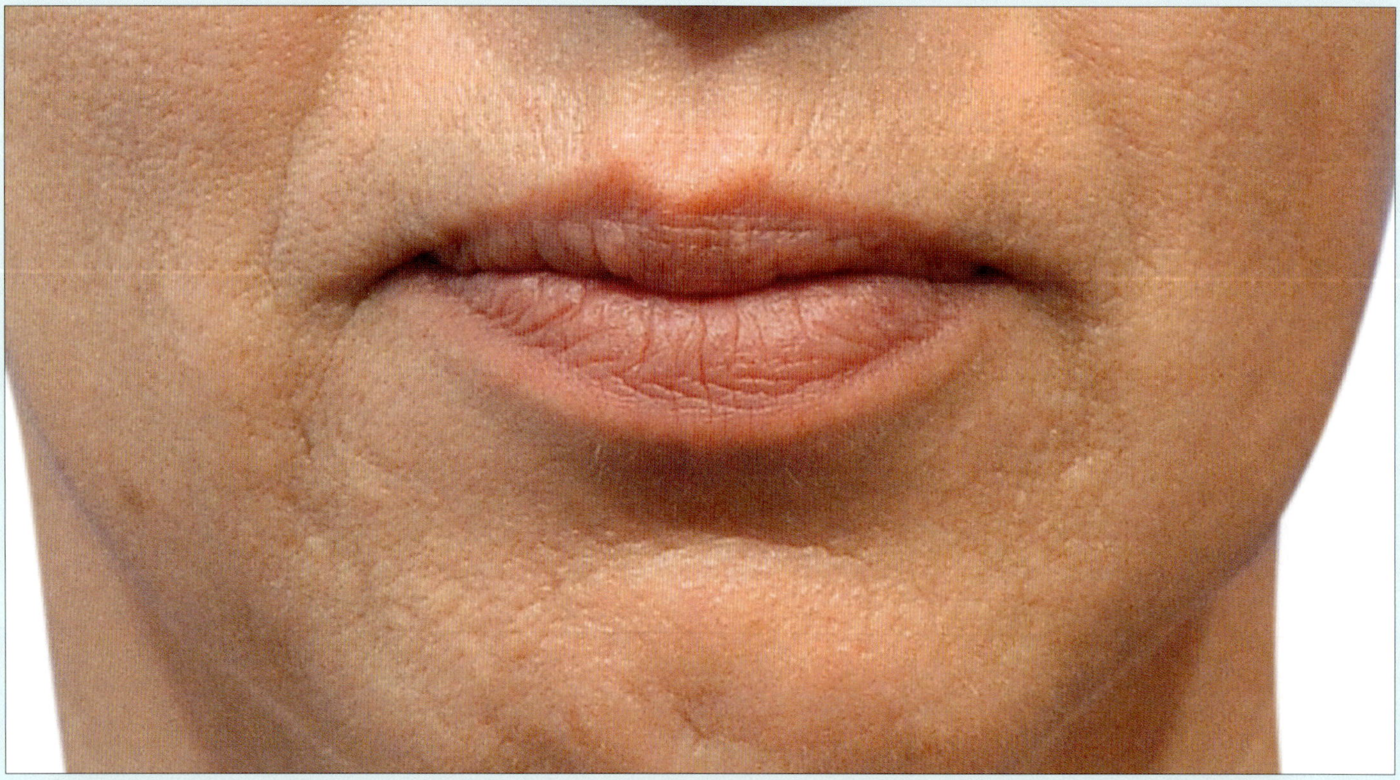

14 Tage nach einer Behandlung mit Botulinumtoxin Typ A sind die Falten nahezu ausgeglichen.

„Pflastersteinkinn“ – Fall 1

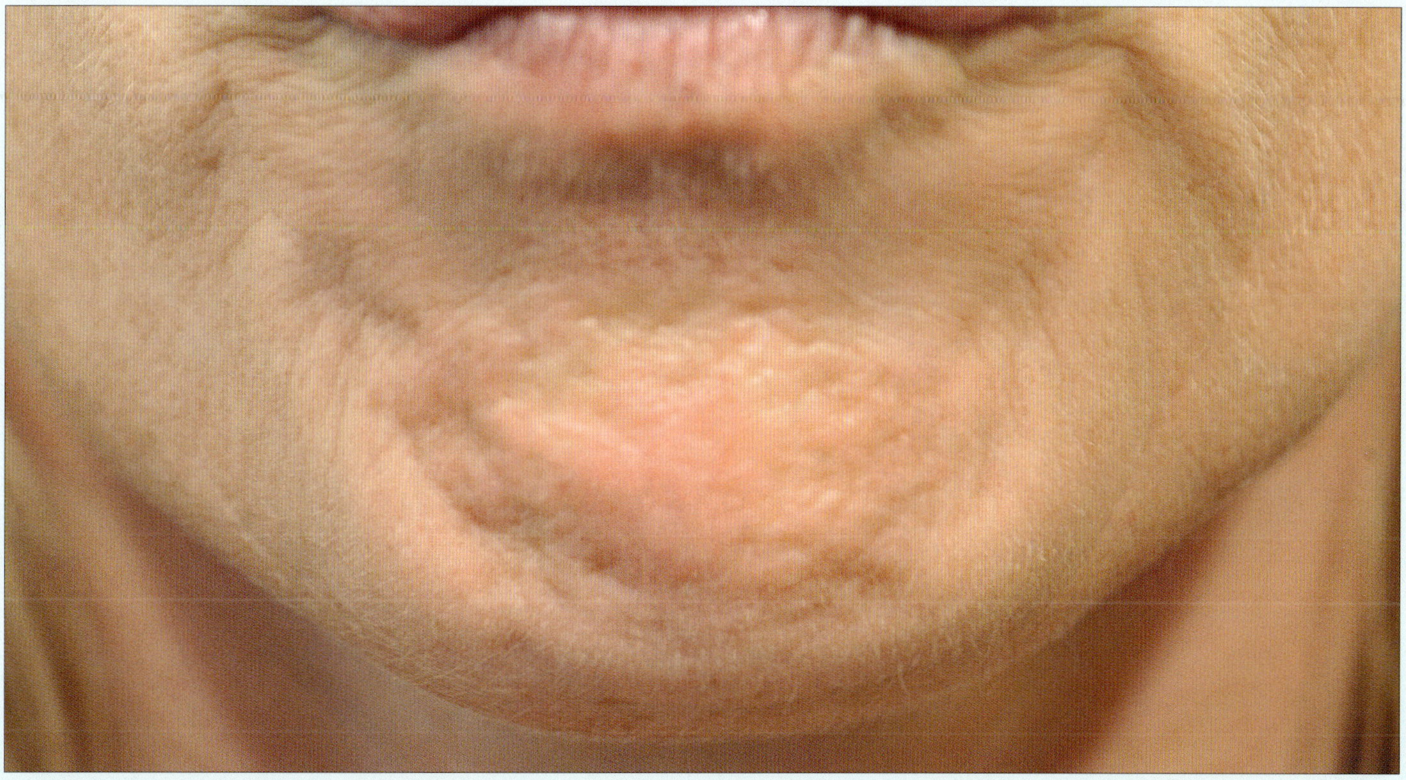

Ausgangsbefund: Im Kinnbereich ist ein unregelmäßig strukturiertes Hautrelief mit pflastersteinartigen Erhabenheiten zu erkennen.

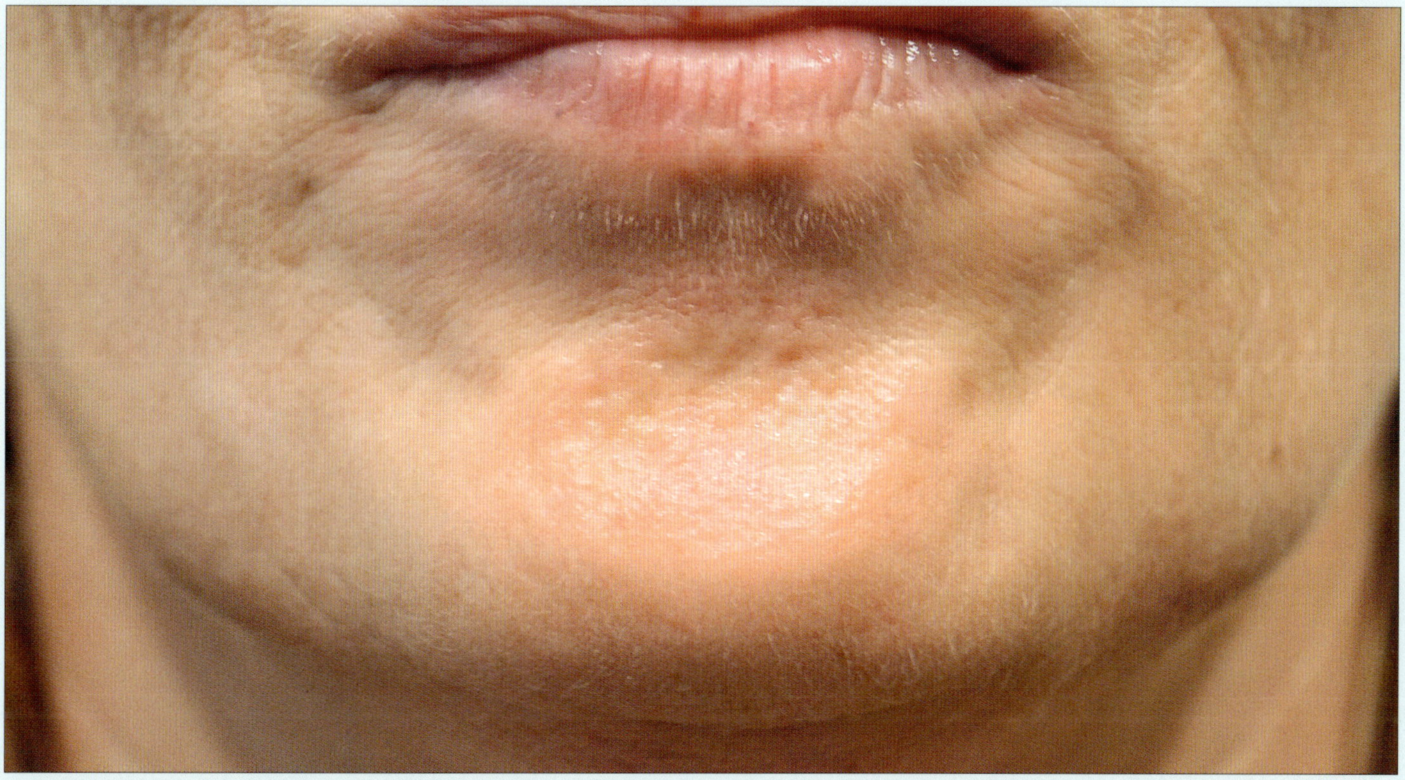

13 Tage nach einer Behandlung mit Botulinumtoxin Typ A zeigt sich ein nahezu glattes Hautbild.

„Pflastersteinkinn“ – Fall 2

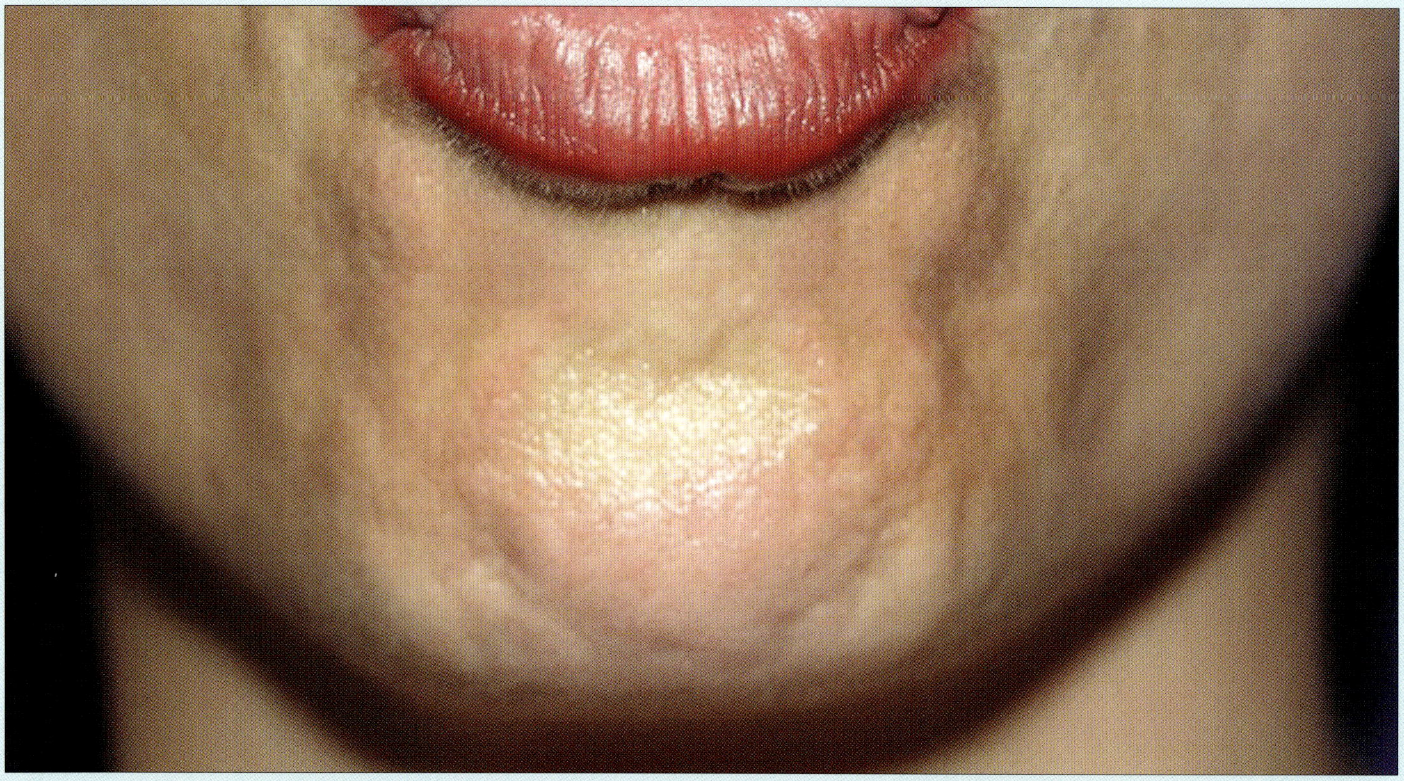

Ausgangsbefund: Im Kinnbereich ist ein unregelmäßig strukturiertes Hautrelief mit pflastersteinartigen Erhabenheiten zu erkennen.

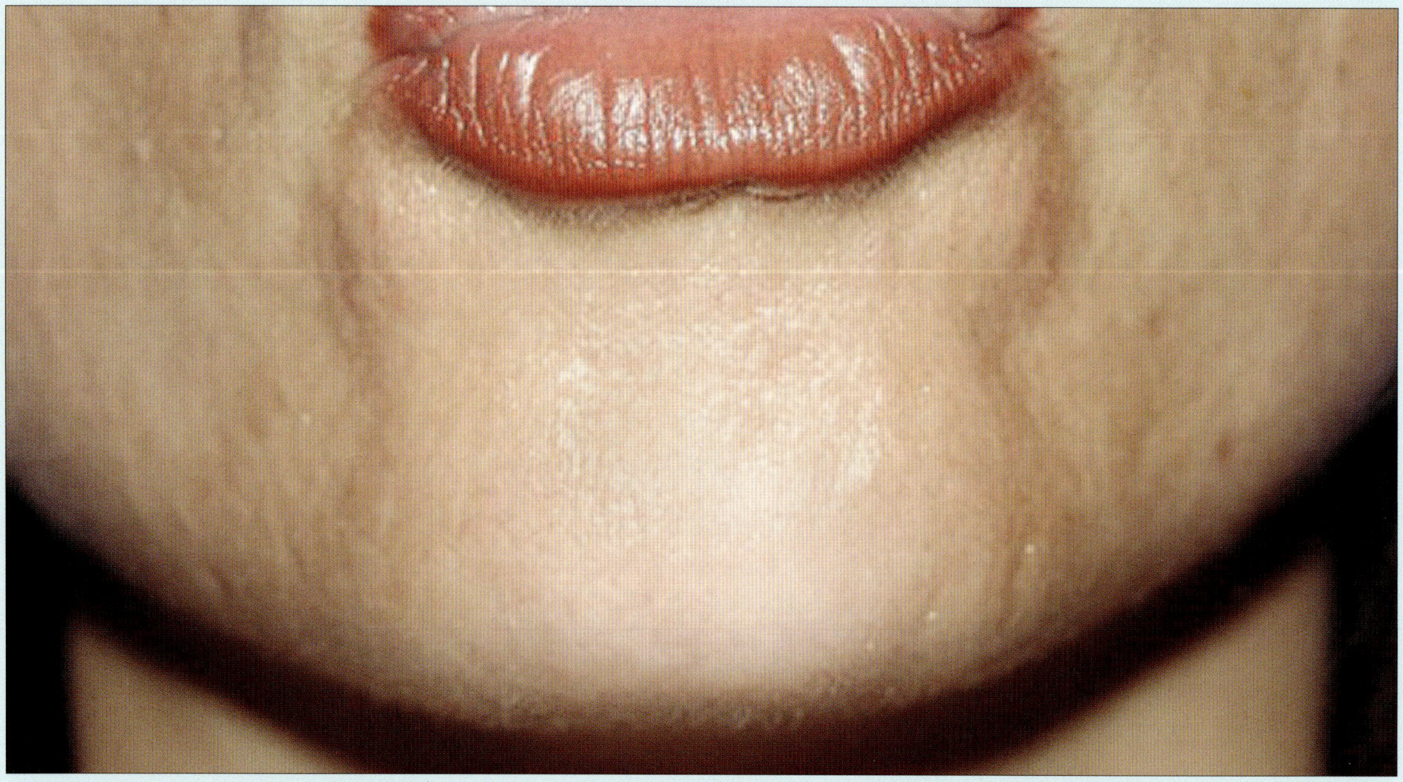

14 Tage nach einer Behandlung mit Botulinumtoxin Typ A ist eine deutliche Glättung zu erkennen.

Platysmastränge – Fall 1

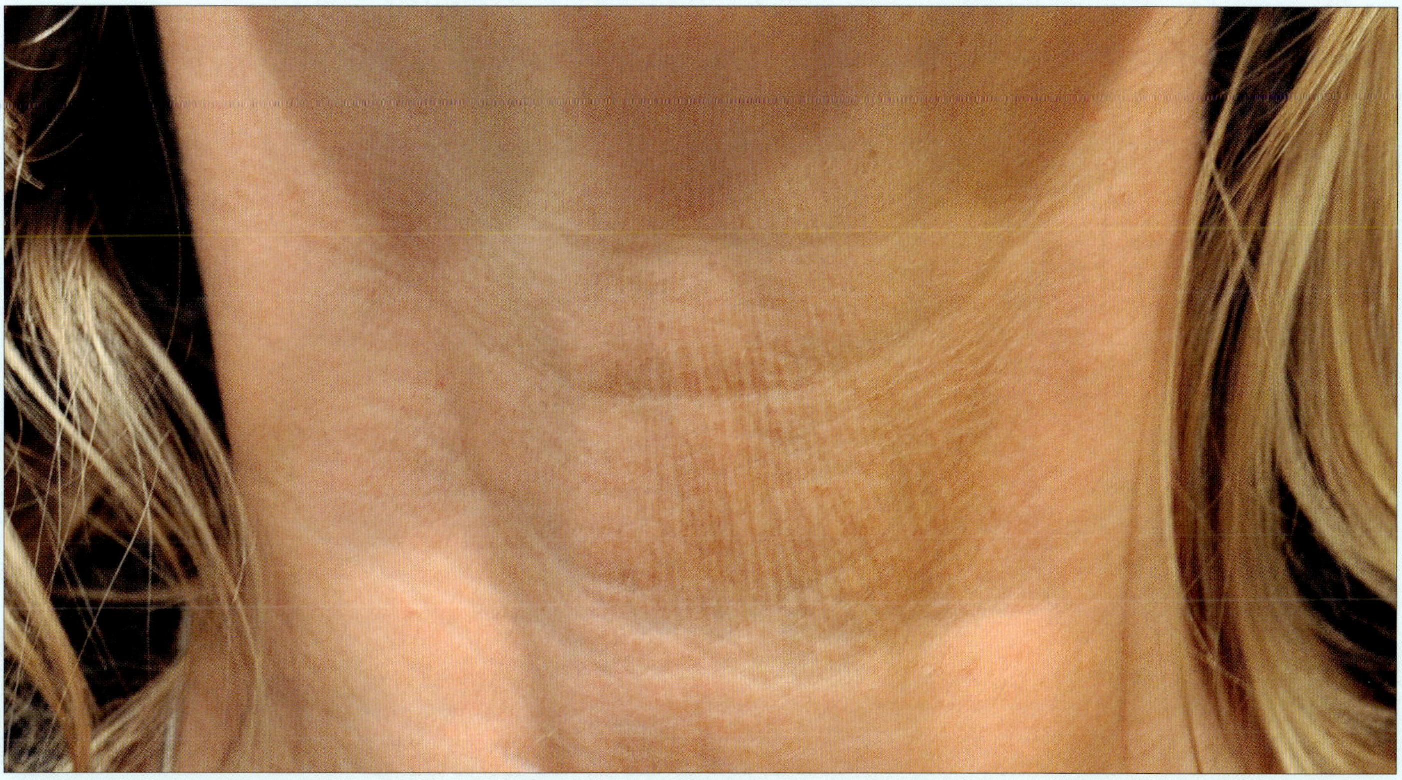

Ausgangsbefund: Es zeigen sich sehr dünne, feine, senkrecht verlaufende Falten, besonders ventral.

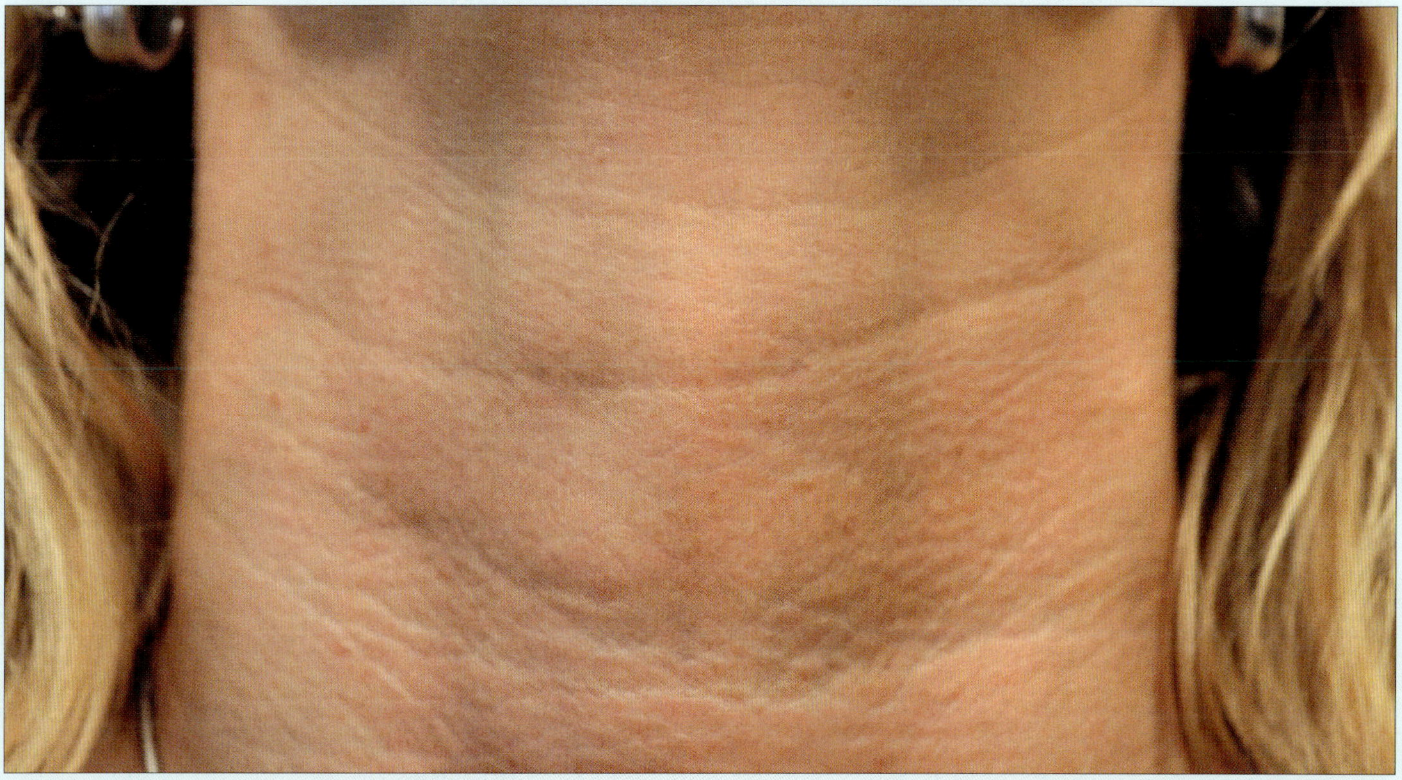

14 Tage nach einer Behandlung mit Botulinumtoxin Typ A zeigt sich eine eindrucksvolle Glättung der feinen Platysmastränge. Die horizontal verlaufenden Falten lassen sich mit Botulinumtoxin Typ A nicht beeinflussen.

Platysmastränge – Fall 2

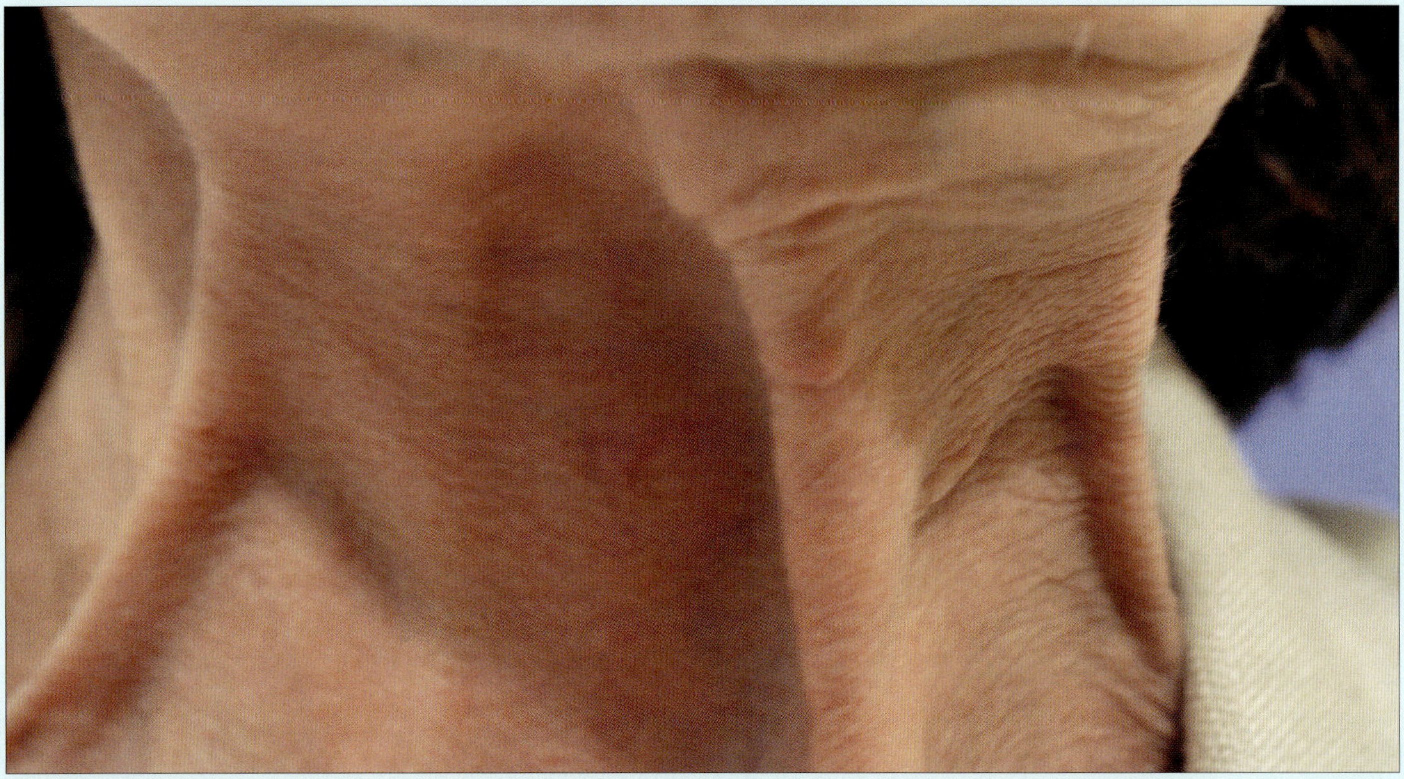

Ausgangsbefund: Es zeigen sich deutlich ausgeprägte Stränge lateral und ventral.

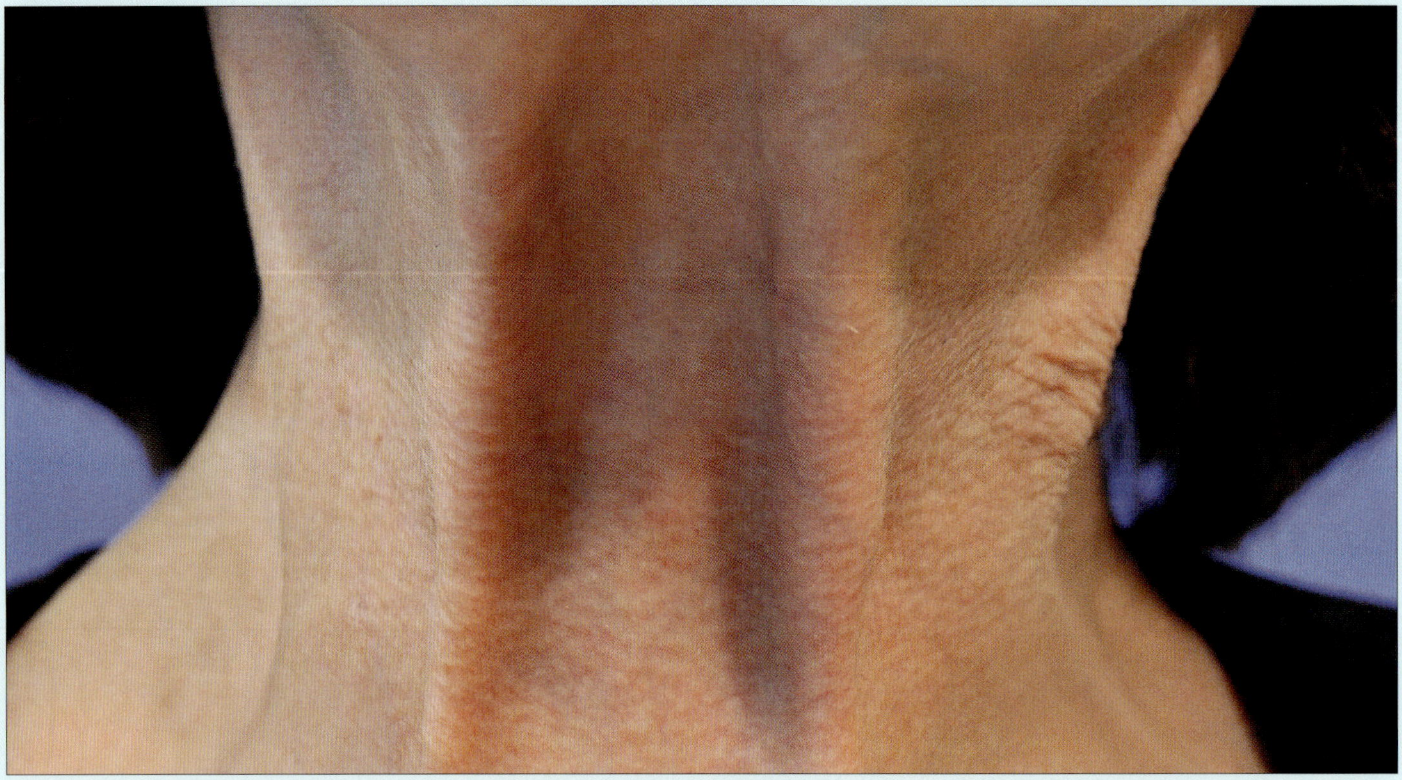

14 Tage nach einer Behandlung mit Botulinumtoxin Typ A haben sich die lateralen Stränge fast komplett zurückgebildet. Die Stränge im ventralen Bereich sind abgeschwächt.

Oberes Gesichtsdrittel – Übersicht

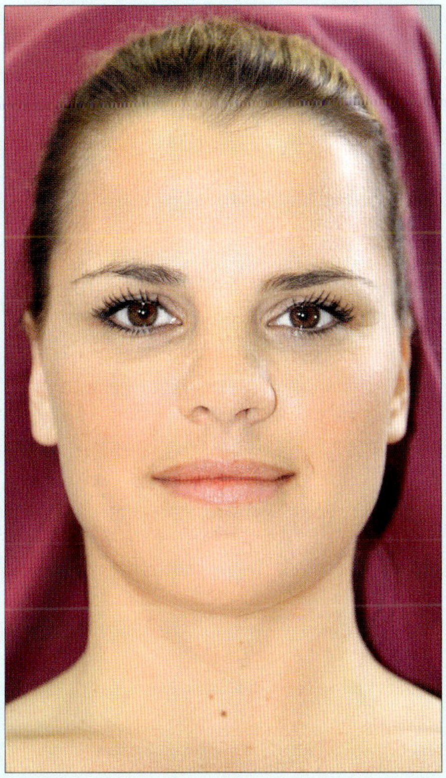

Fall 1 – siehe S. 154

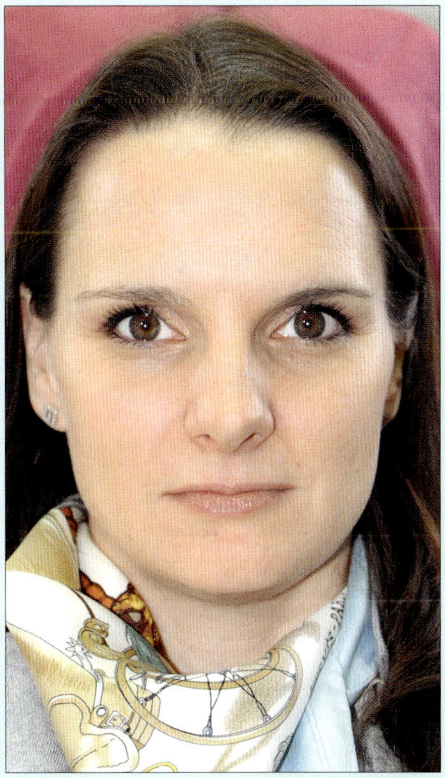

Fall 2 – siehe S. 156

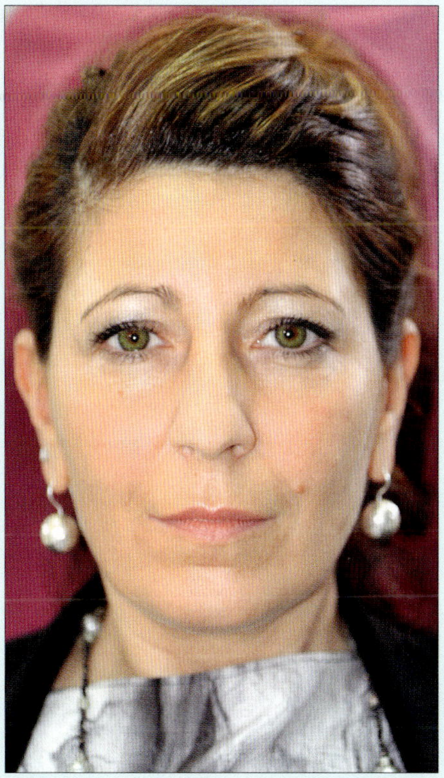

Fall 3 – siehe S. 158

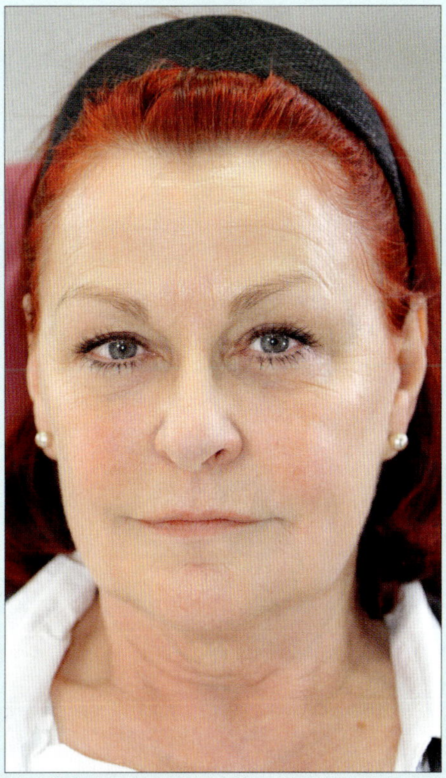

Fall 4 – siehe S. 160

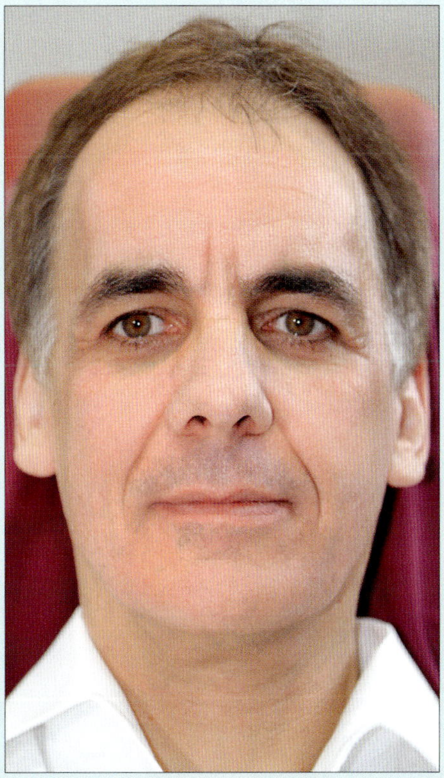

Fall 5 – siehe S. 162

Oberes Gesichtsdrittel – Fall 1

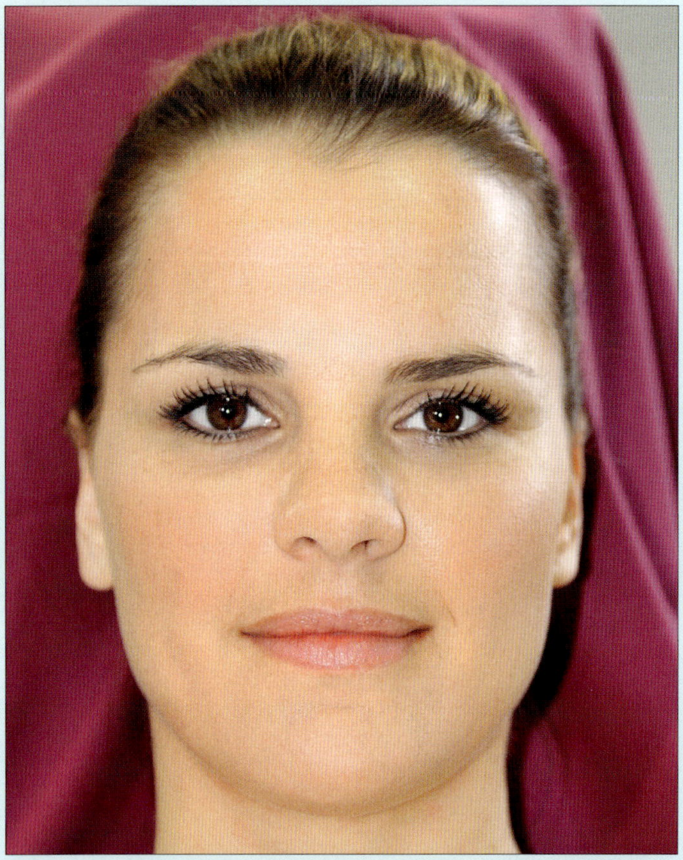

Ausgangsbefund, in Ruhe

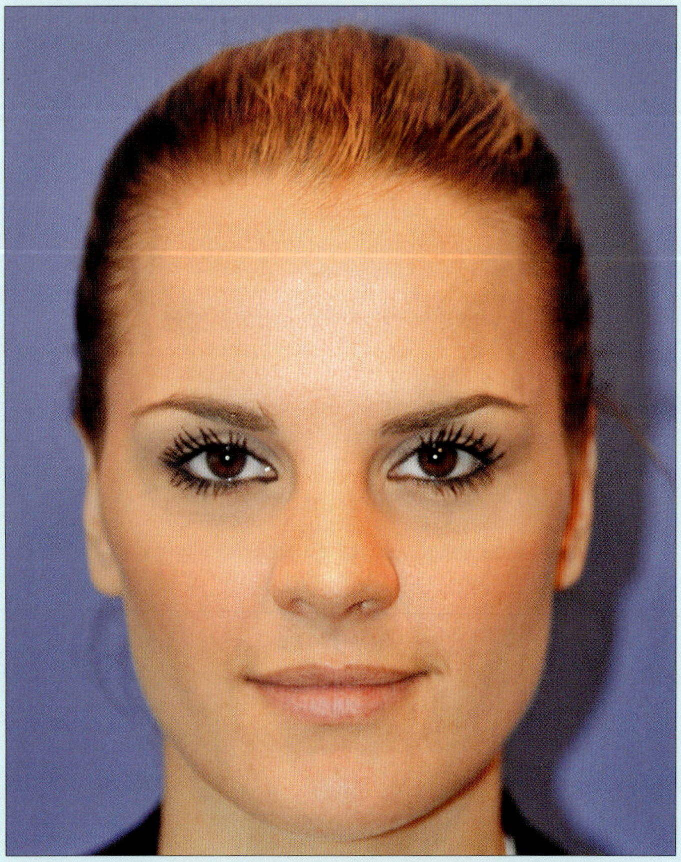

Einen Monat nach einer Behandlung mit Botulinumtoxin Typ A manifestiert sich ein gut sichtbarer Brauenlift sowie eine allgemeine Verbesserung von Ausdruck und Hauterscheinung der Patientin.

Ausgangsbefund

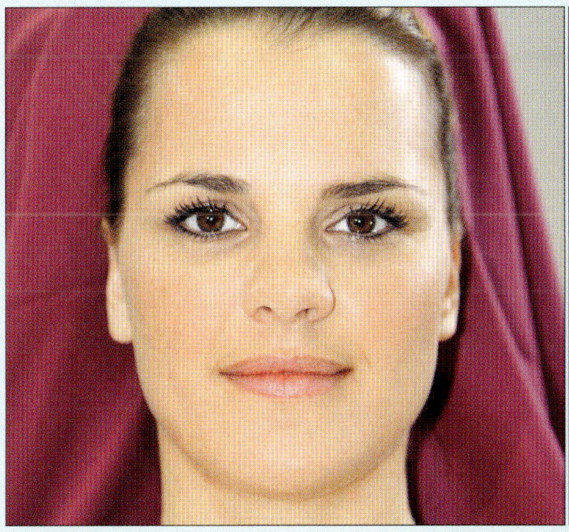
In Ruhe

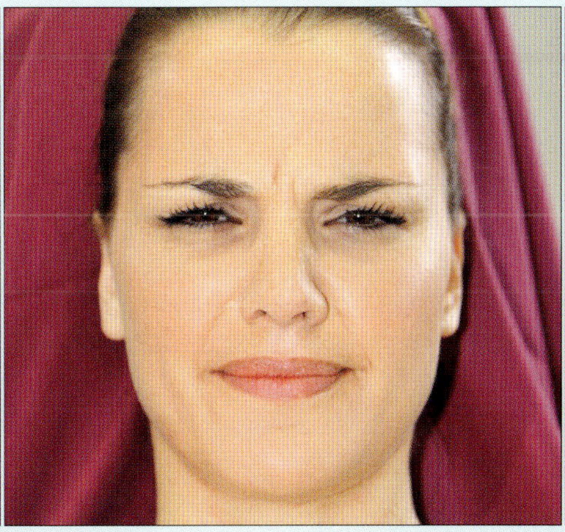
Bei aktiver Depression

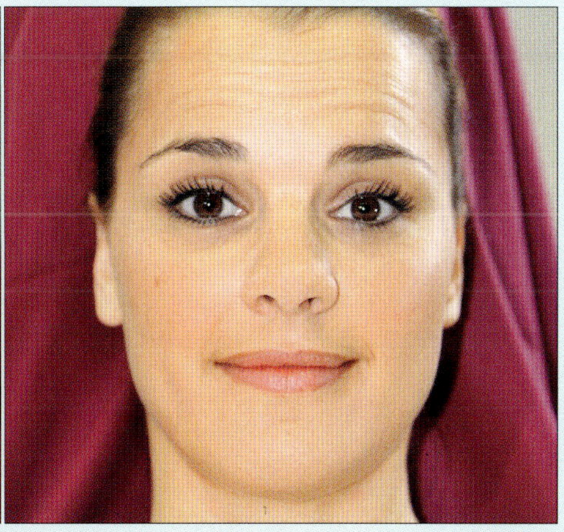
Bei aktiver Elevation

Eine Woche nach der Behandlung

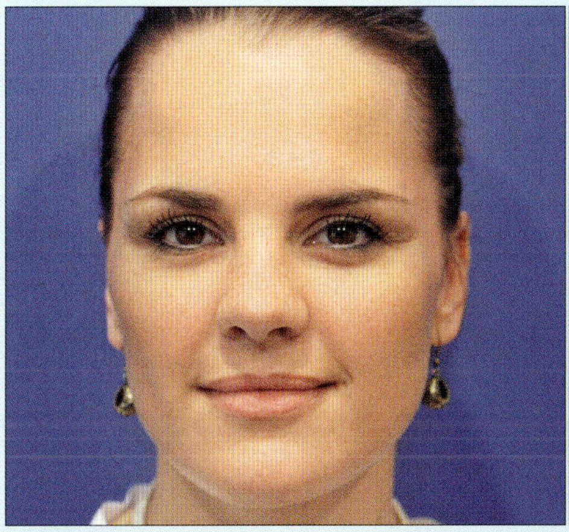
In Ruhe

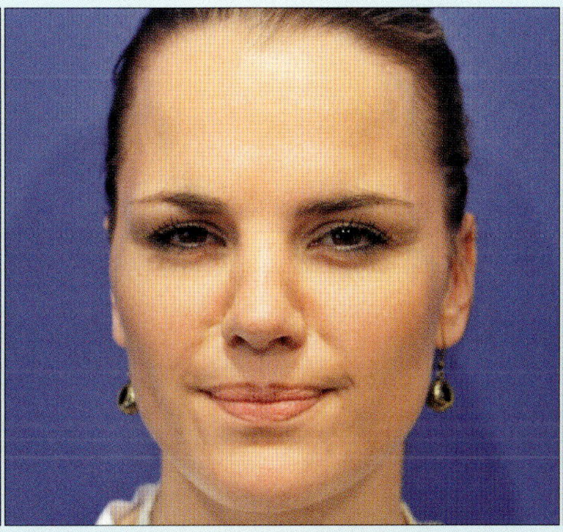
Bei aktiver Depression

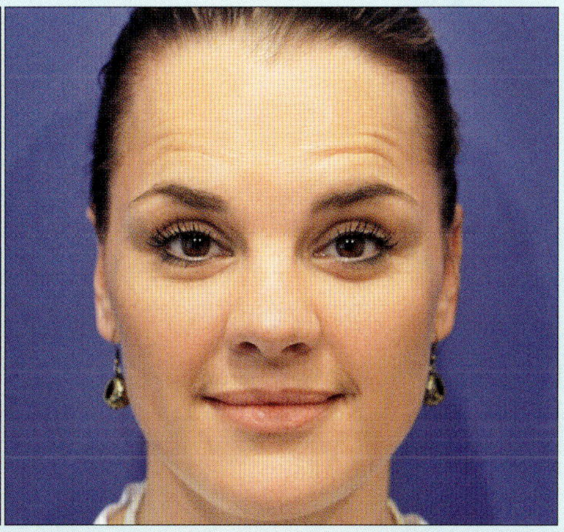
Bei aktiver Elevation

Einen Monat nach der Behandlung

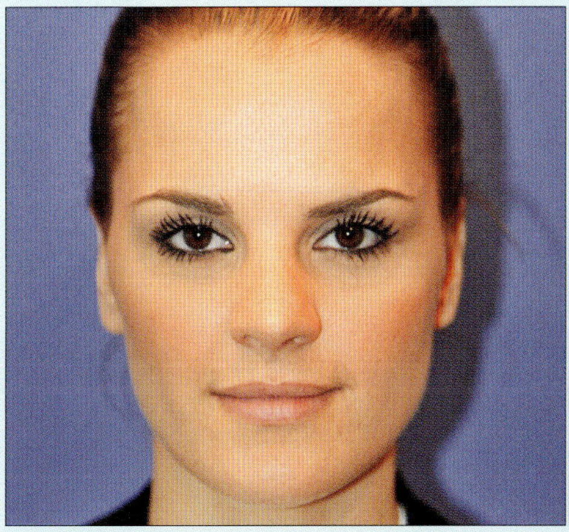
In Ruhe

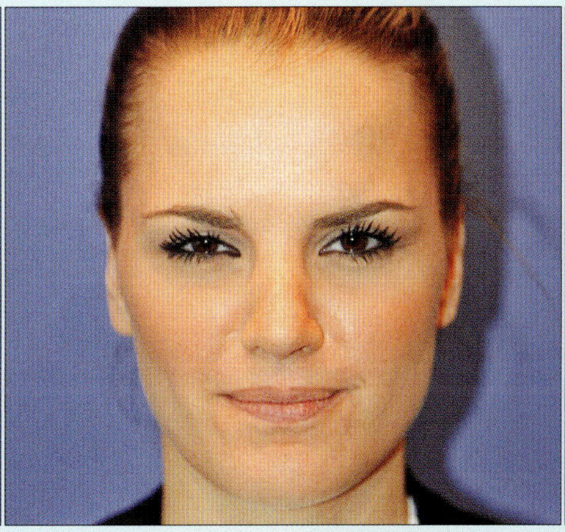
Bei aktiver Depression

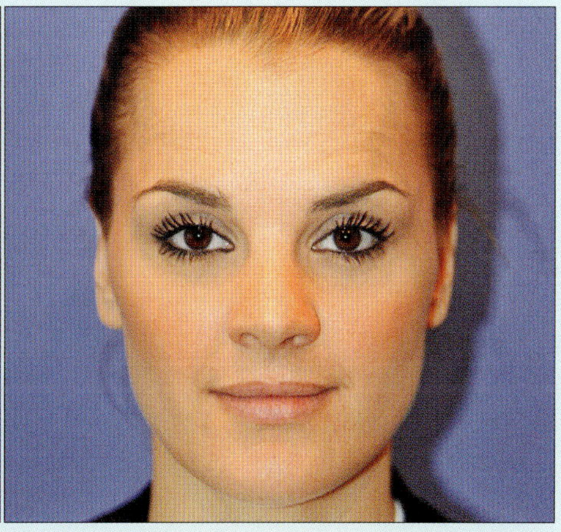
Bei aktiver Elevation

Oberes Gesichtsdrittel – Fall 2

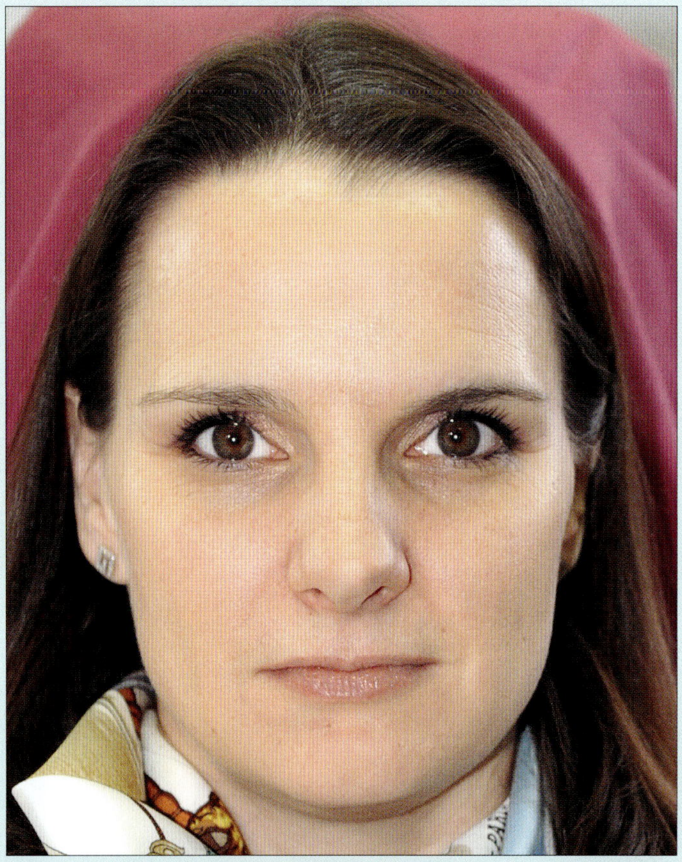

Ausgangsbefund, in Ruhe

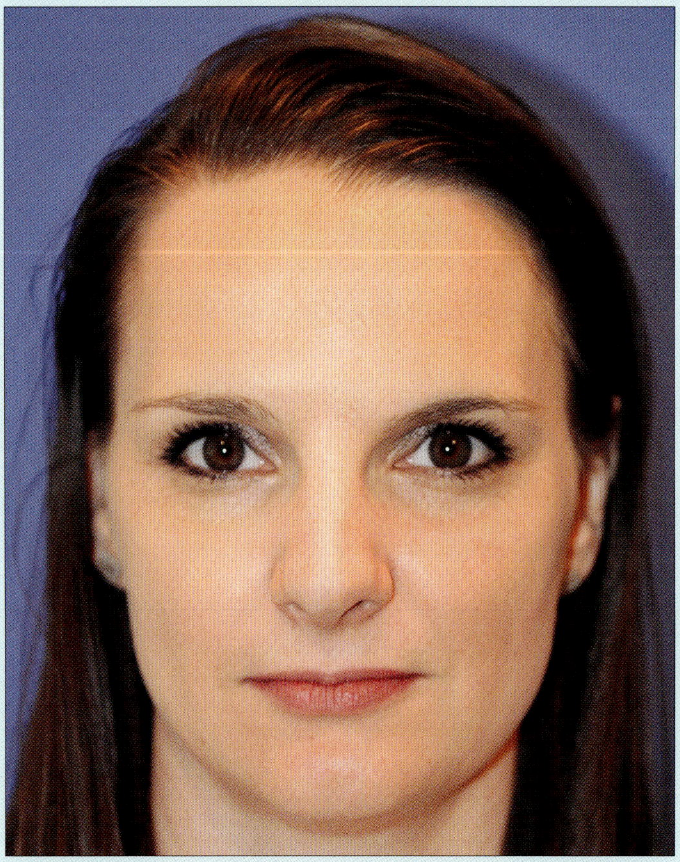

Einen Monat nach einer Behandlung mit Botulinumtoxin Typ A zeigt die Patientin insgesamt ein wacheres, entspannteres Aussehen bei vollständiger Glättung der horizontalen Stirnfalten.

Ausgangsbefund

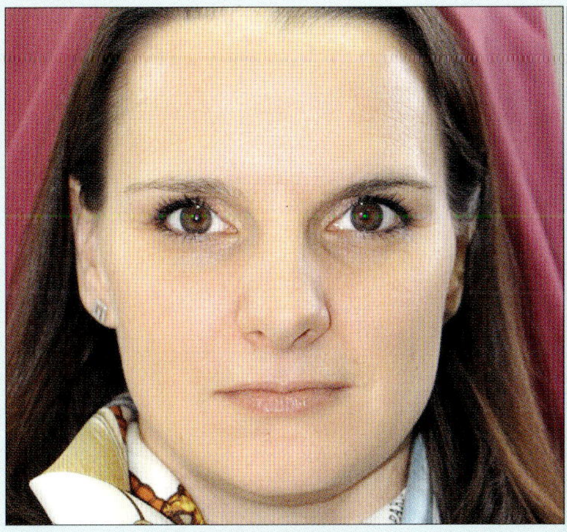
In Ruhe

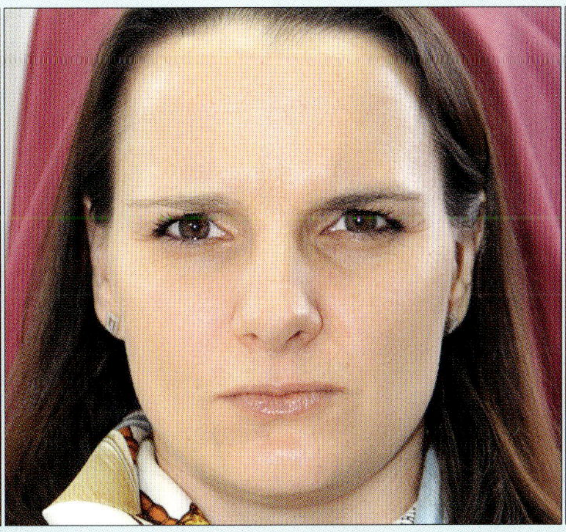
Bei aktiver Depression

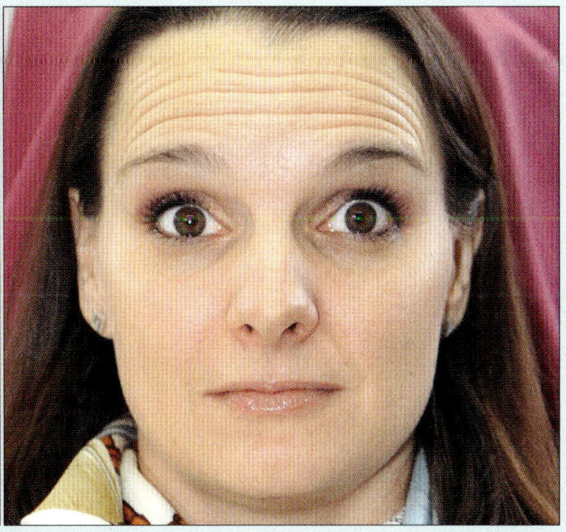
Bei aktiver Elevation

Eine Woche nach der Behandlung

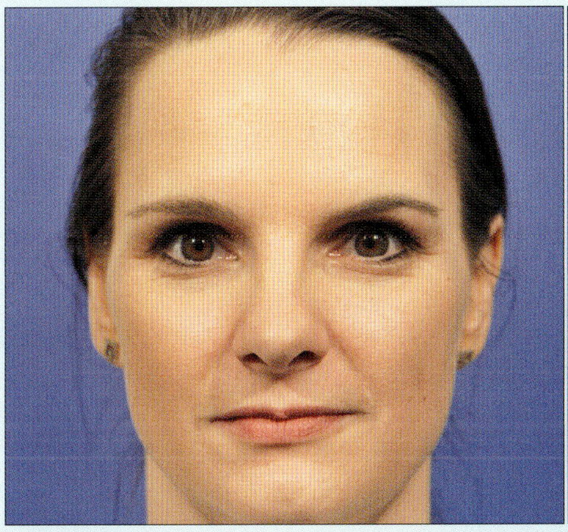
In Ruhe

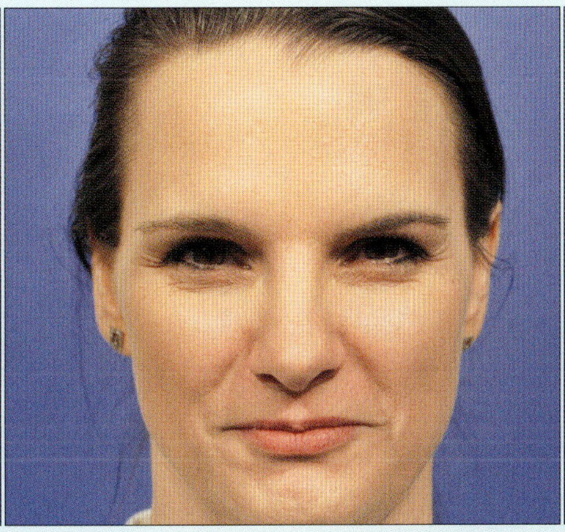
Bei aktiver Depression

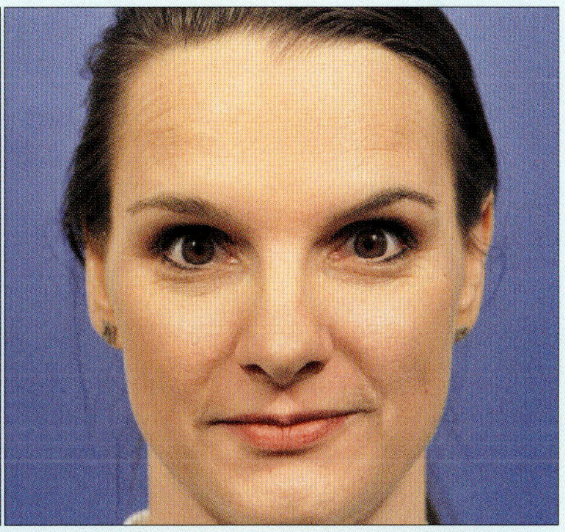
Bei aktiver Elevation

Einen Monat nach der Behandlung

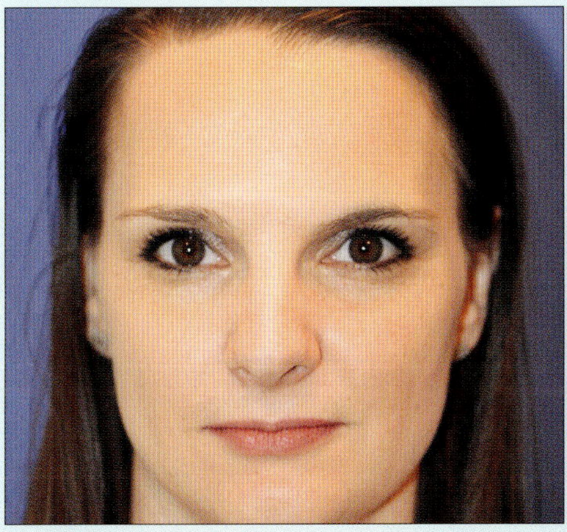
In Ruhe

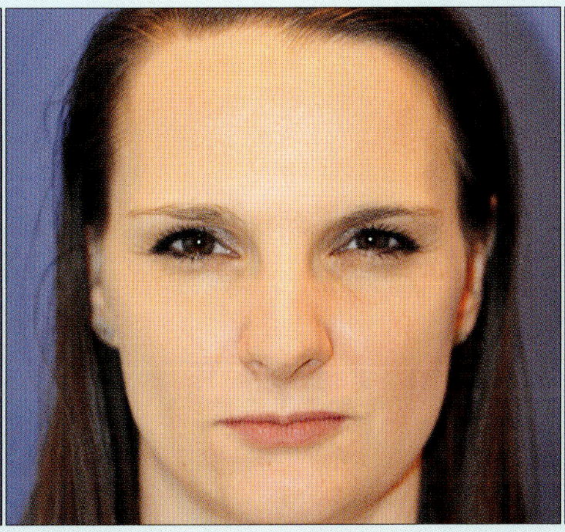
Bei aktiver Depression

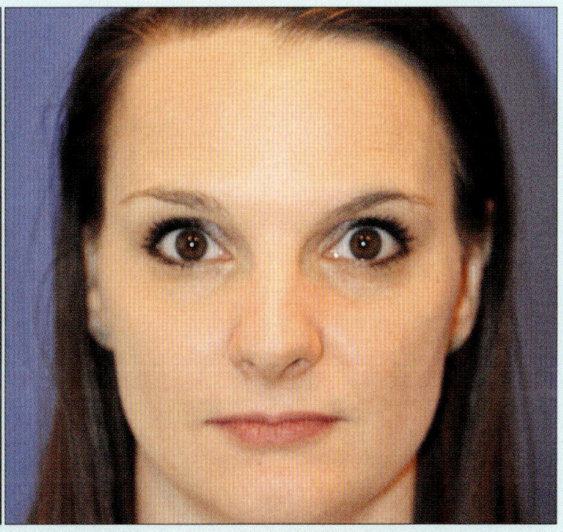
Bei aktiver Elevation

Oberes Gesichtsdrittel – Fall 3

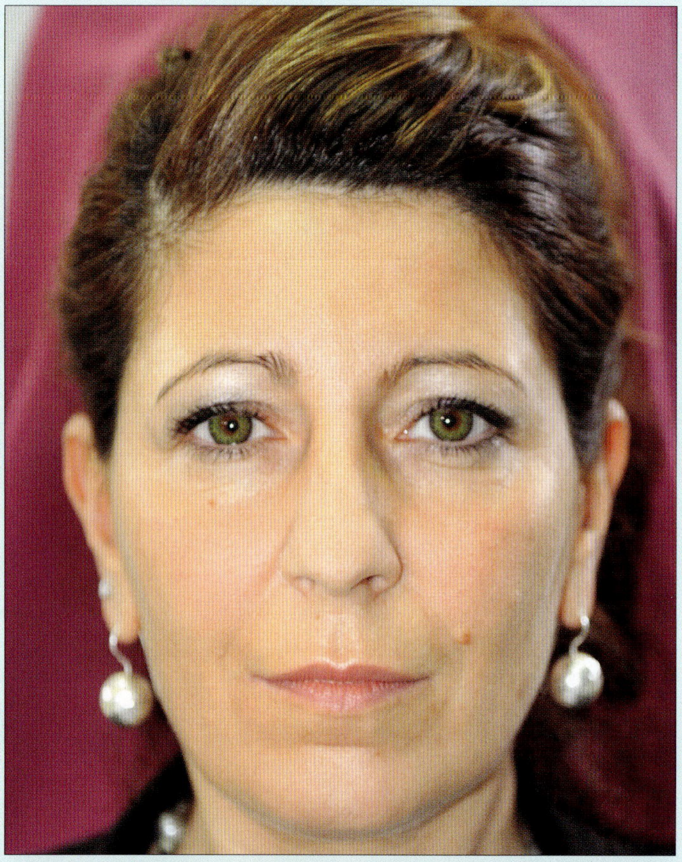

Ausgangsbefund, in Ruhe

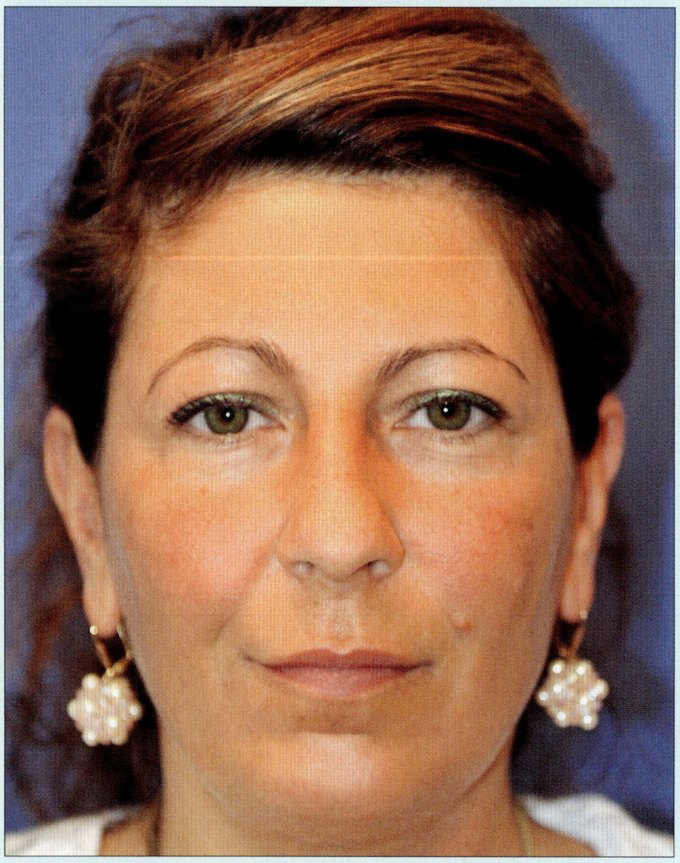

Einen Monat nach einer Behandlung mit Botulinumtoxin Typ A zeigt sich die Haut der Patientin sichtbar geglättet, gemeinsam mit einem dezenten Augenbrauenlift.

Ausgangsbefund

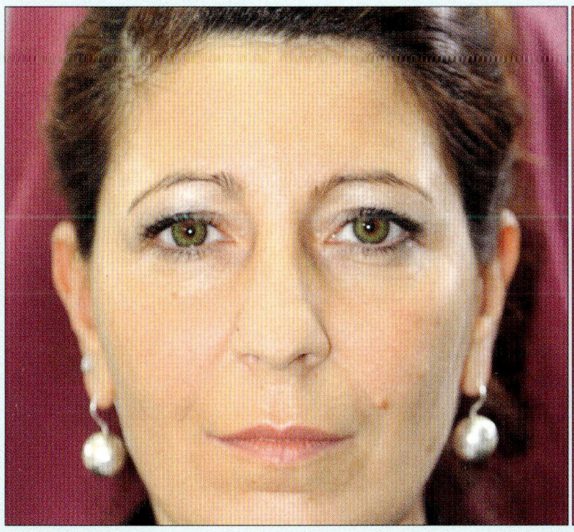
In Ruhe

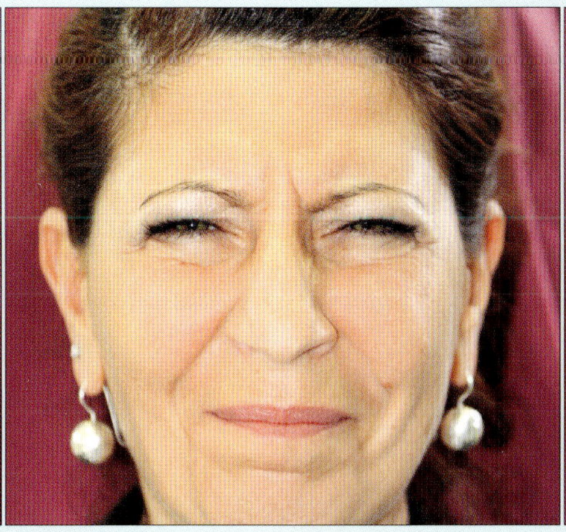
Bei aktiver Depression

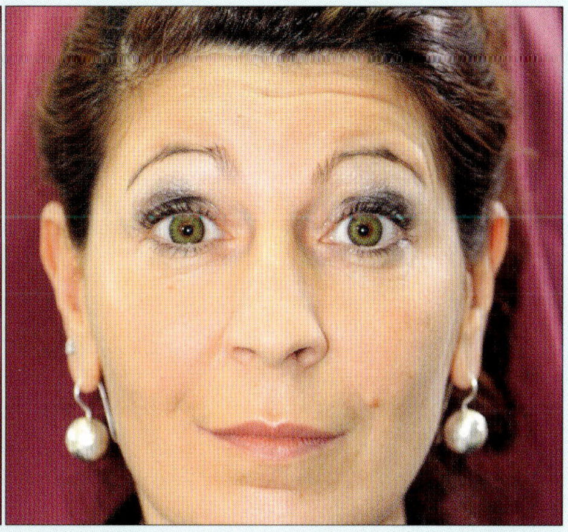
Bei aktiver Elevation

Eine Woche nach der Behandlung

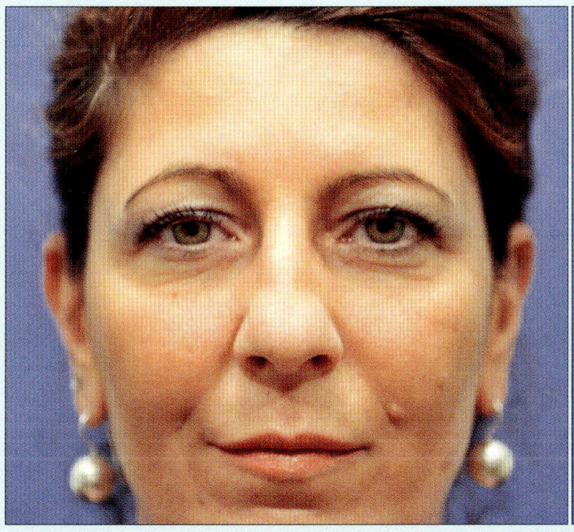
In Ruhe

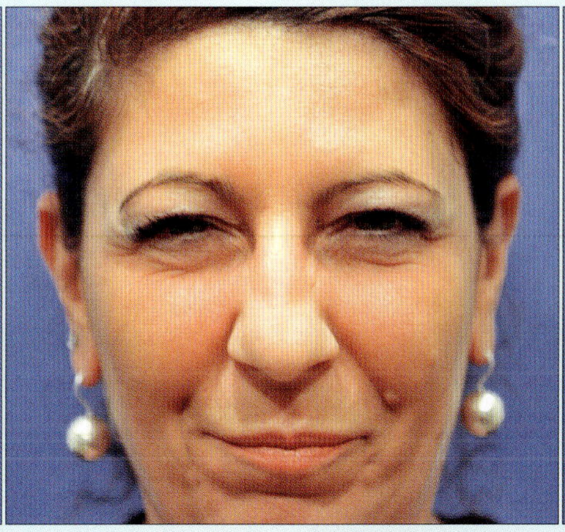
Bei aktiver Depression

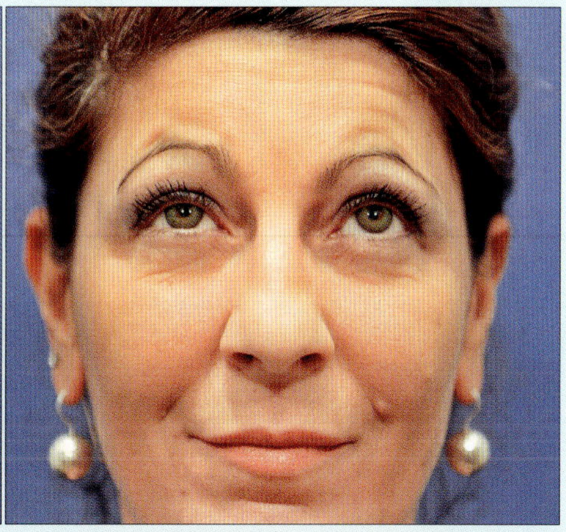
Bei aktiver Elevation

Einen Monat nach der Behandlung

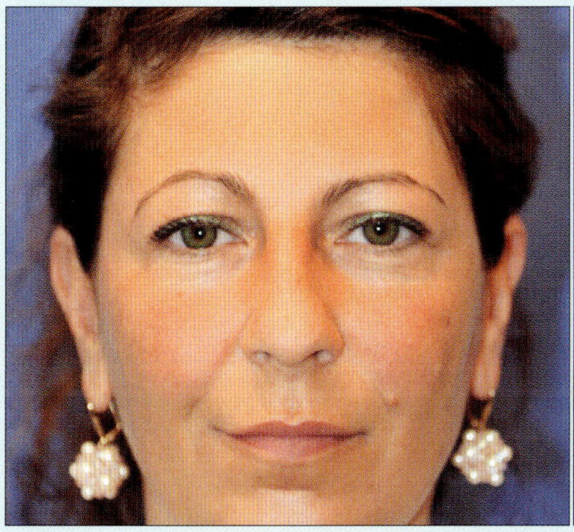
In Ruhe

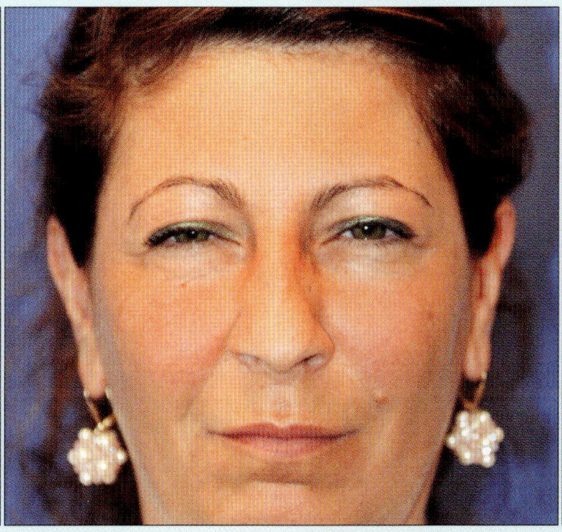
Bei aktiver Depression

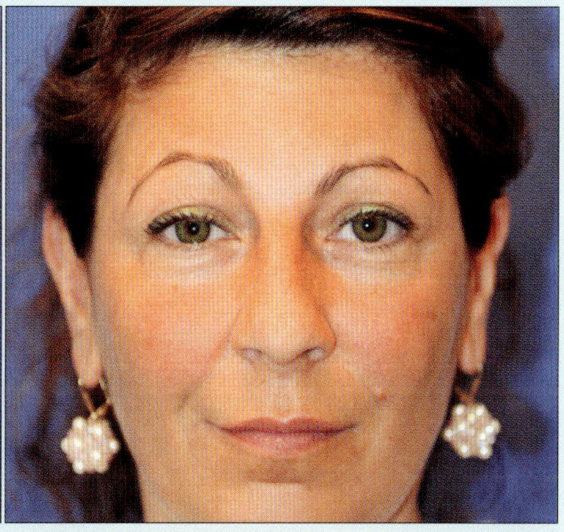
Bei aktiver Elevation

Oberes Gesichtsdrittel – Fall 5

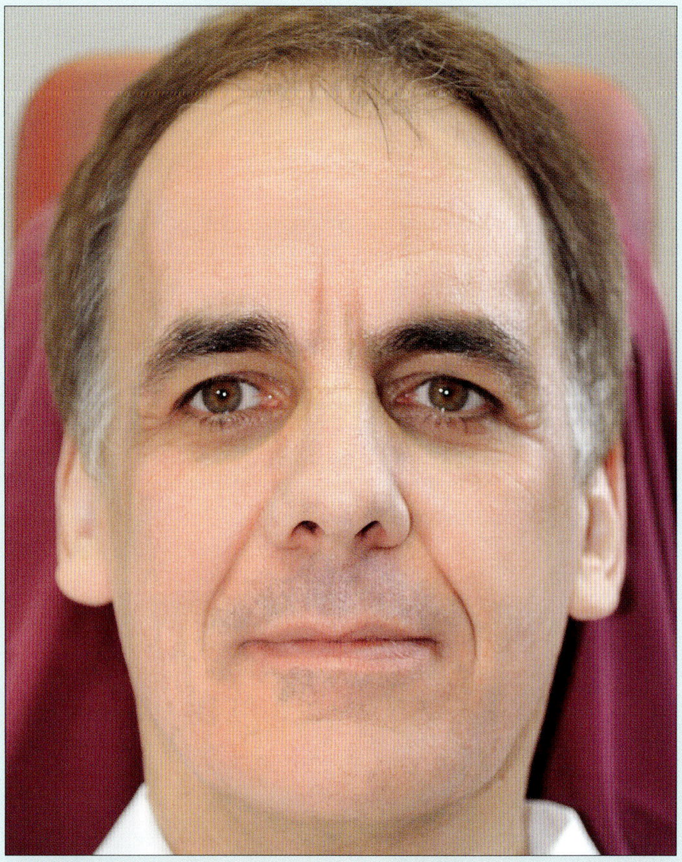

Ausgangsbefund, in Ruhe

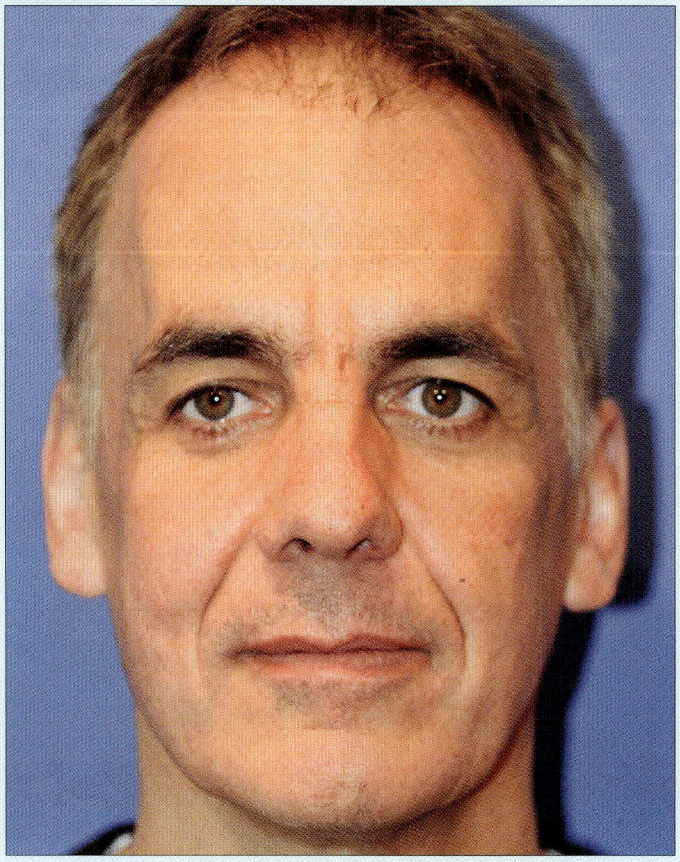

Einen Monat nach der Behandlung mit Botulinumtoxin Typ A: eindrucksvolle Reduktion der zuvor stark ausgeprägten Falten im Glabella- und Stirnbereich, deutlicher Augenbrauenlift und allgemeine Verbesserung des Aussehens („offener Blick“) sowie der Hauterscheinung des Patienten.

Ausgangsbefund

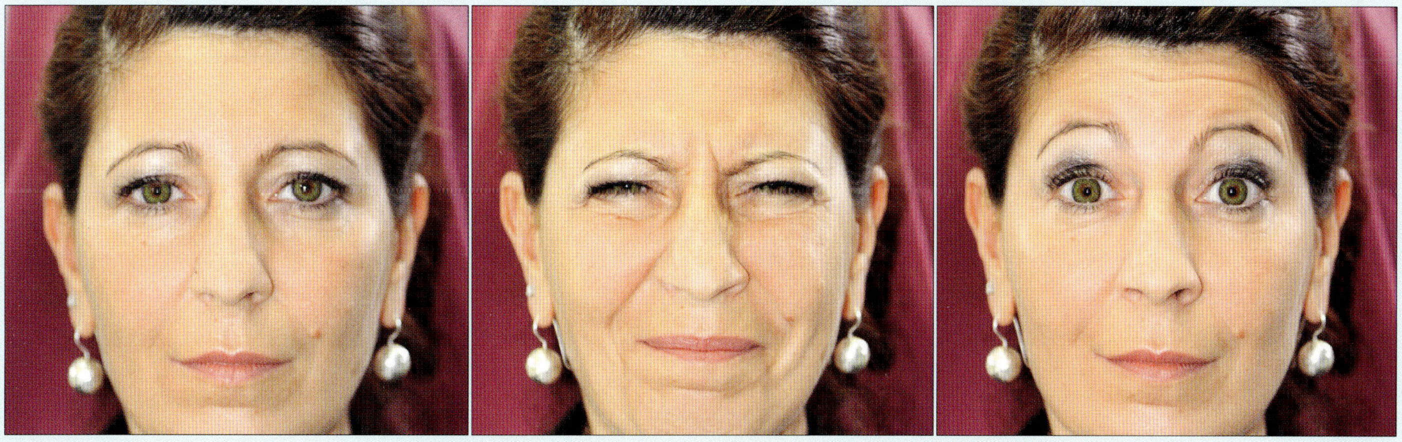

In Ruhe | Bei aktiver Depression | Bei aktiver Elevation

Eine Woche nach der Behandlung

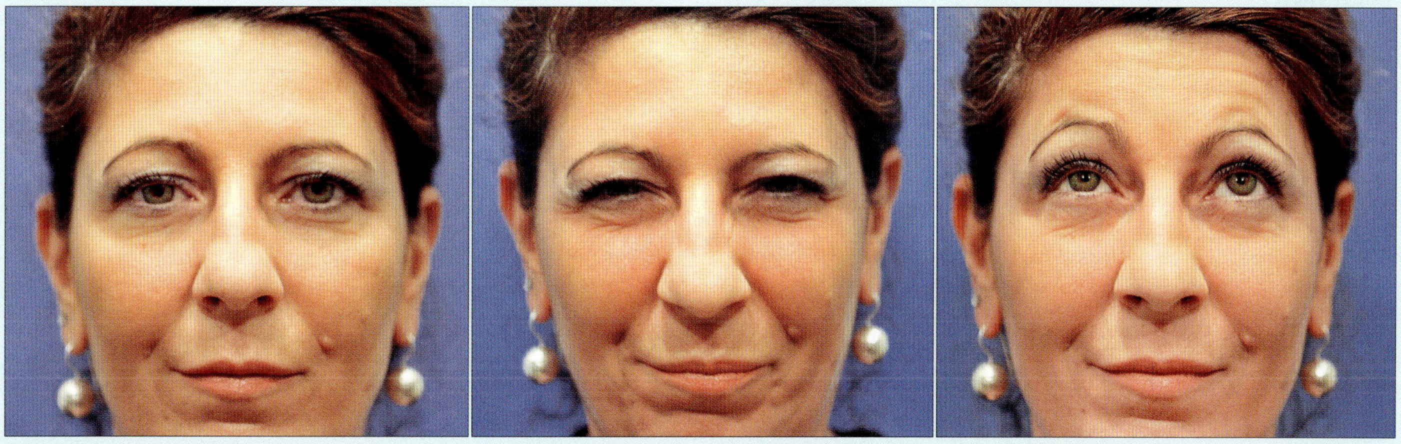

In Ruhe | Bei aktiver Depression | Bei aktiver Elevation

Einen Monat nach der Behandlung

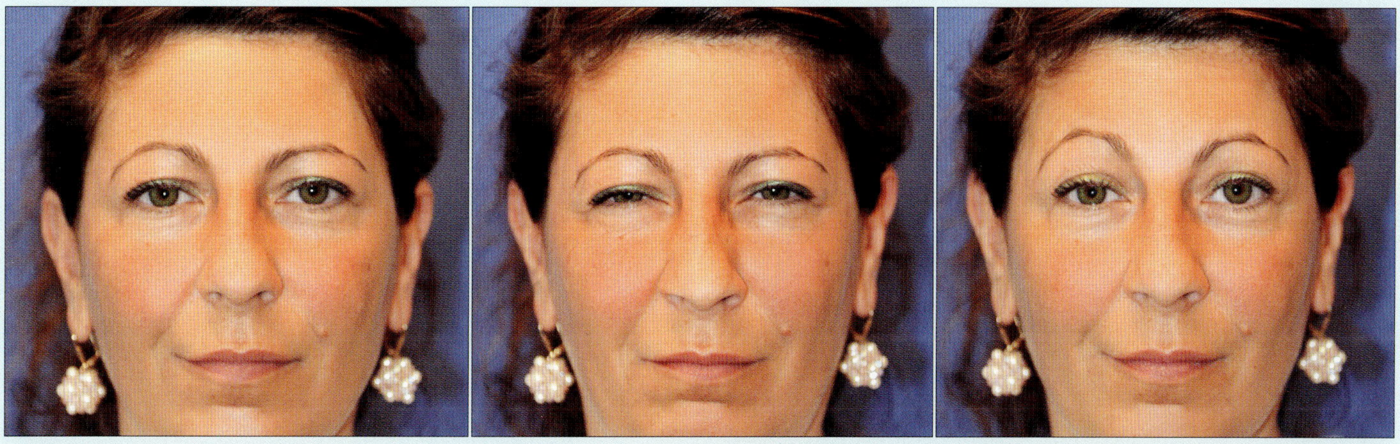

In Ruhe | Bei aktiver Depression | Bei aktiver Elevation

Oberes Gesichtsdrittel – Fall 4

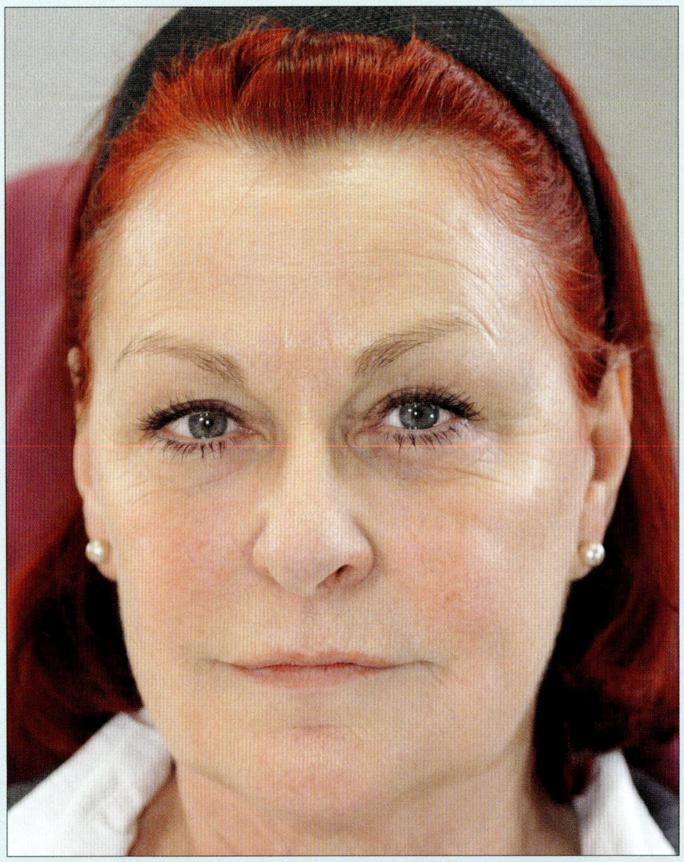

Ausgangsbefund, in Ruhe

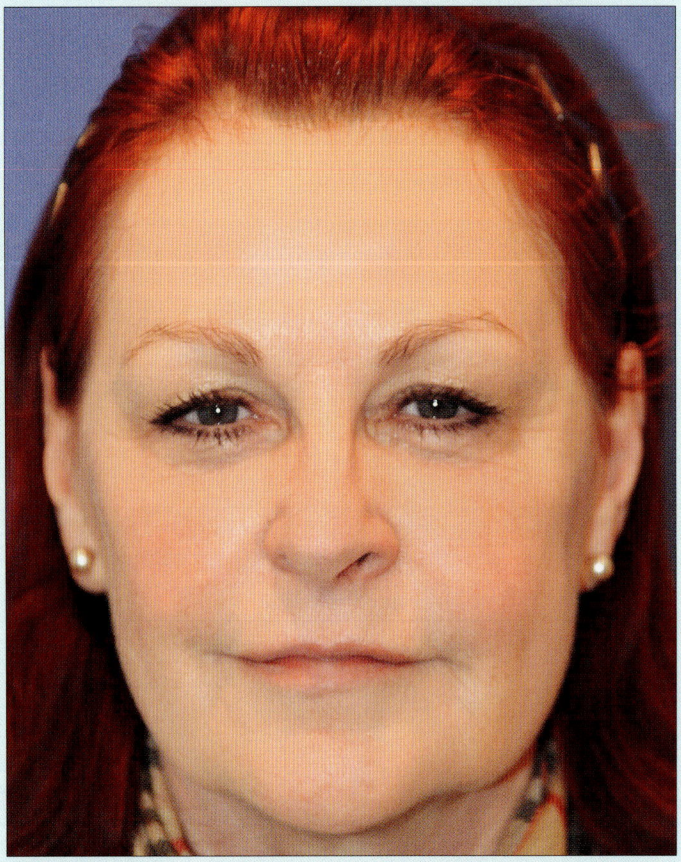

Einen Monat nach einer Behandlung mit Botulinumtoxin Typ A weist die Patientin ein allgemein verbessertes Aussehen und eine deutliche Verringerung der ursprünglich ausgeprägten Falten im Glabella- und Stirnbereich auf.

Ausgangsbefund

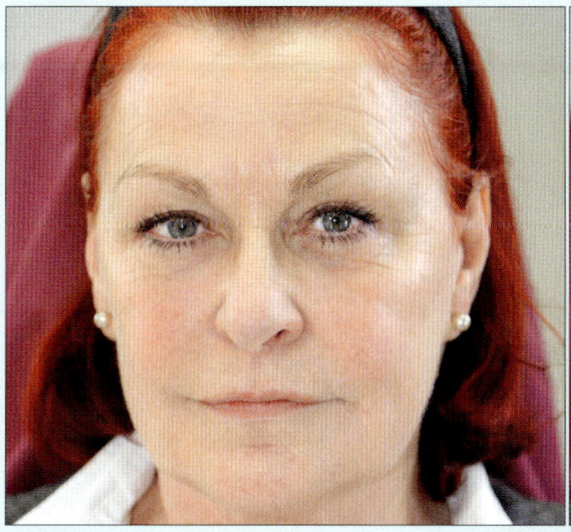

In Ruhe

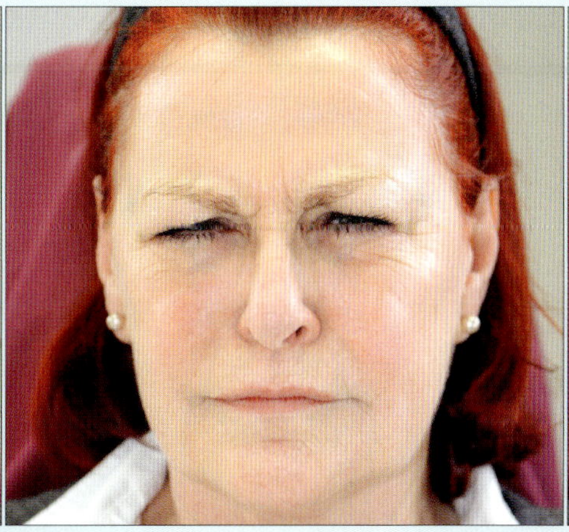

Bei aktiver Depression

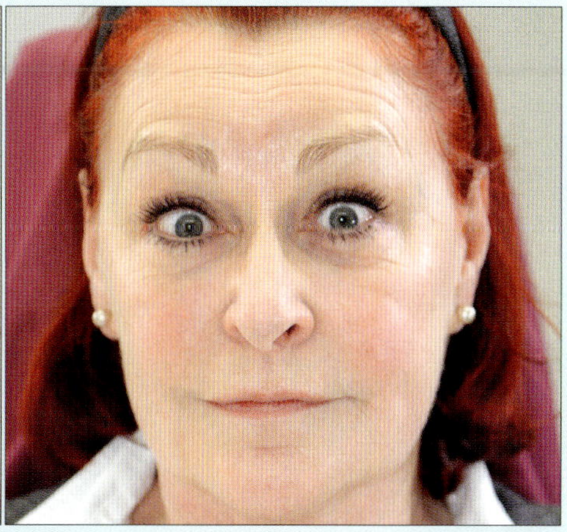

Bei aktiver Elevation

Eine Woche nach der Behandlung

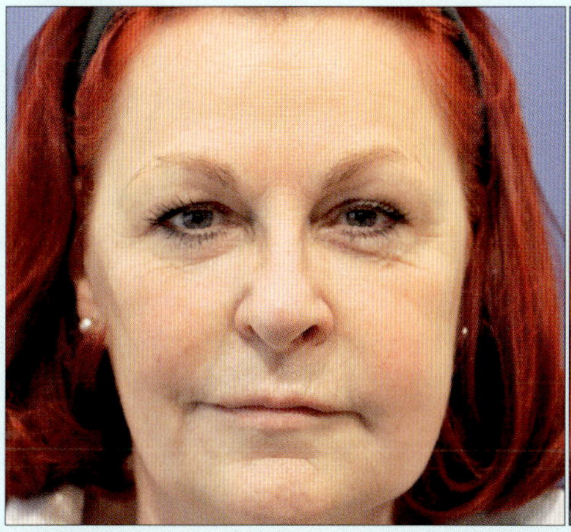

In Ruhe

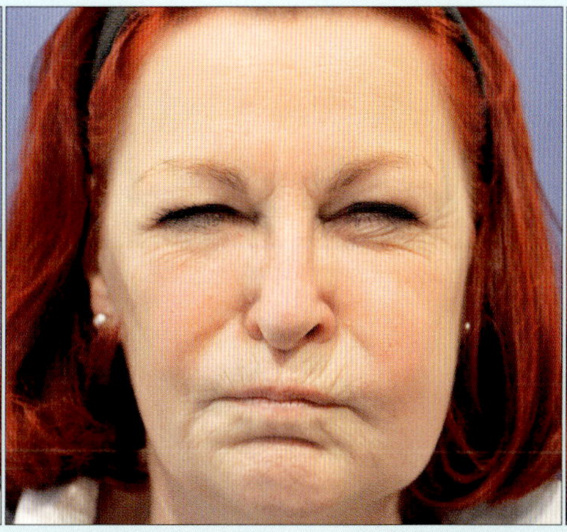

Bei aktiver Depression

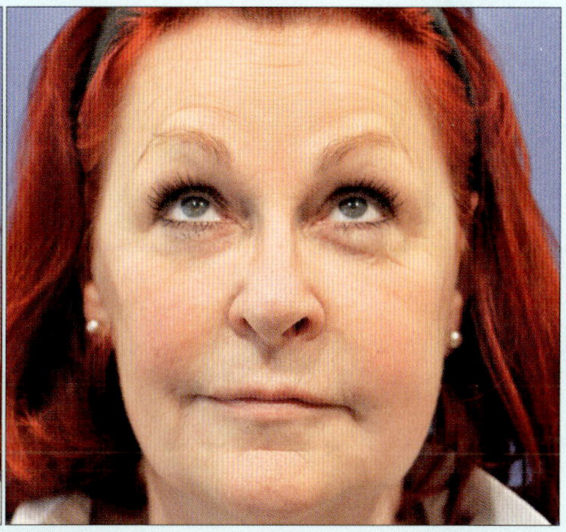

Bei aktiver Elevation

Einen Monat nach der Behandlung

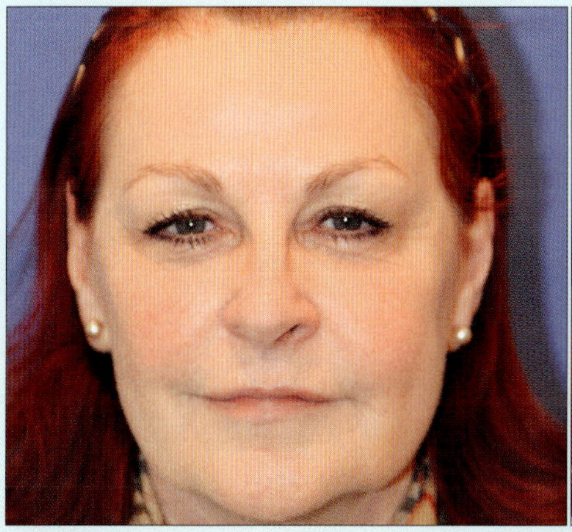

In Ruhe

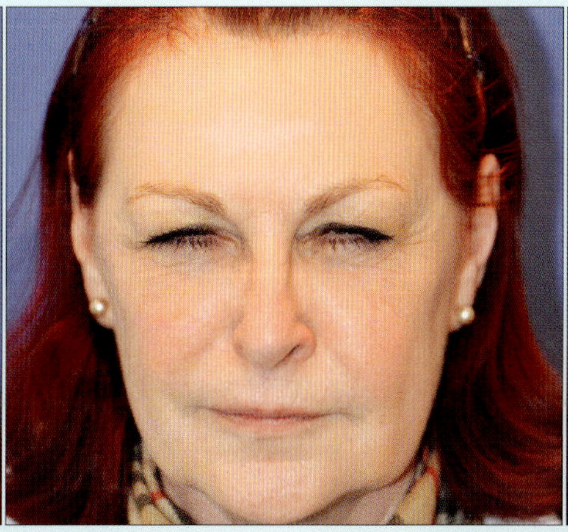

Bei aktiver Depression

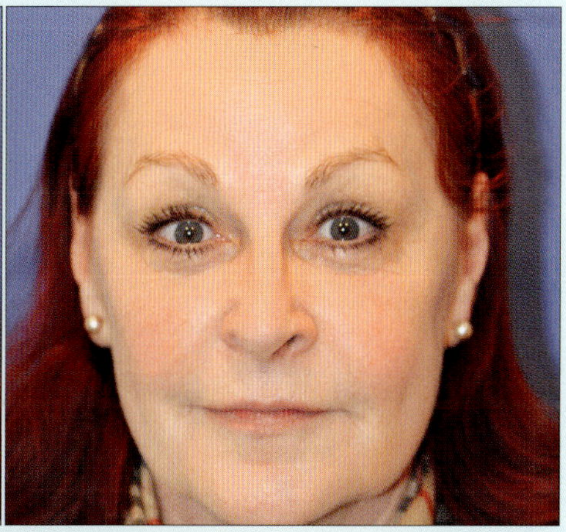

Bei aktiver Elevation

Oberes Gesichtsdrittel – Fall 5

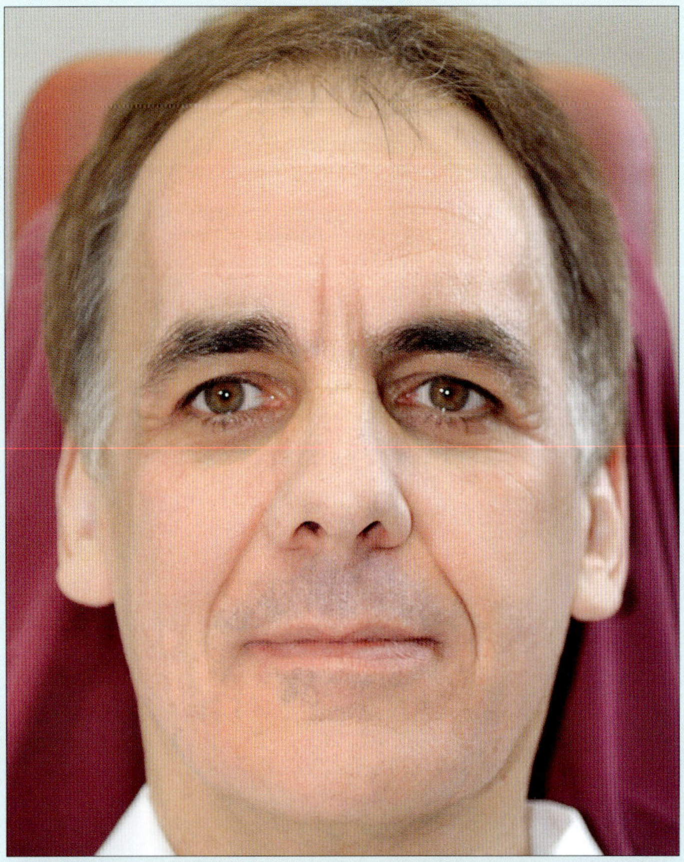

Ausgangsbefund, in Ruhe

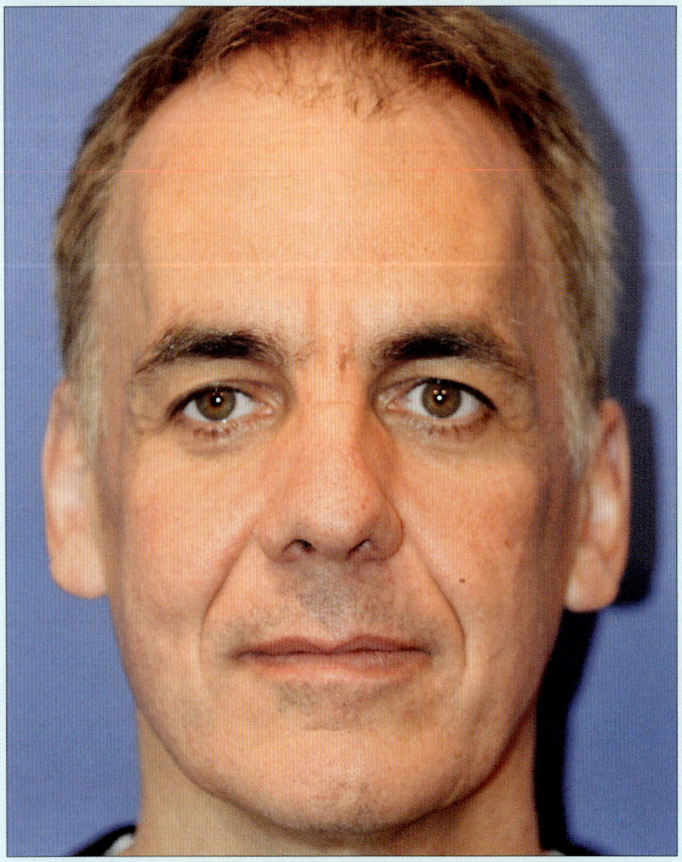

Einen Monat nach der Behandlung mit Botulinumtoxin Typ A: eindrucksvolle Reduktion der zuvor stark ausgeprägten Falten im Glabella- und Stirnbereich, deutlicher Augenbrauenlift und allgemeine Verbesserung des Aussehens („offener Blick") sowie der Hauterscheinung des Patienten.

Ausgangsbefund

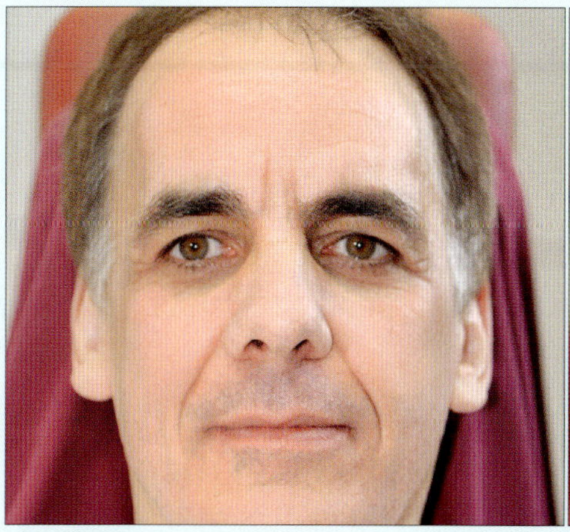

In Ruhe

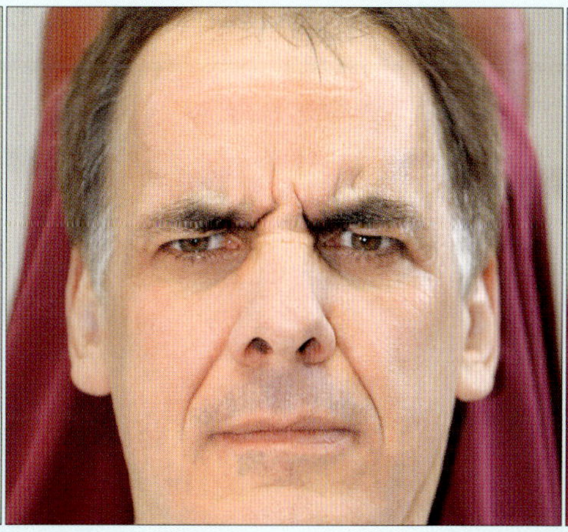

Bei aktiver Depression

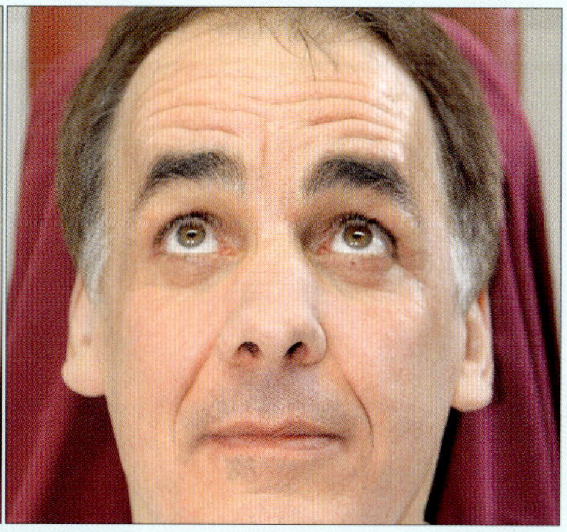

Bei aktiver Elevation

Eine Woche nach der Behandlung

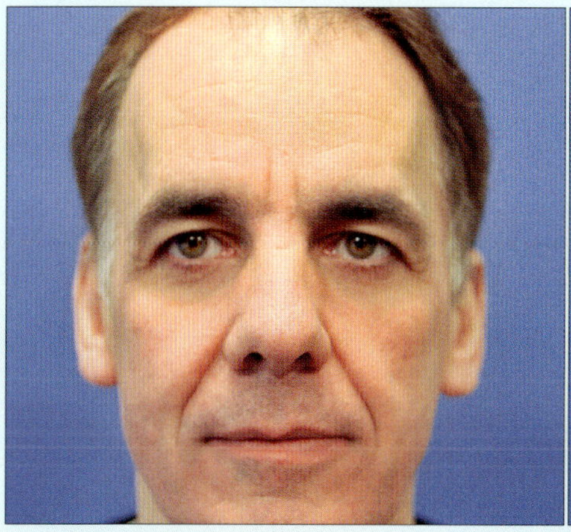

In Ruhe

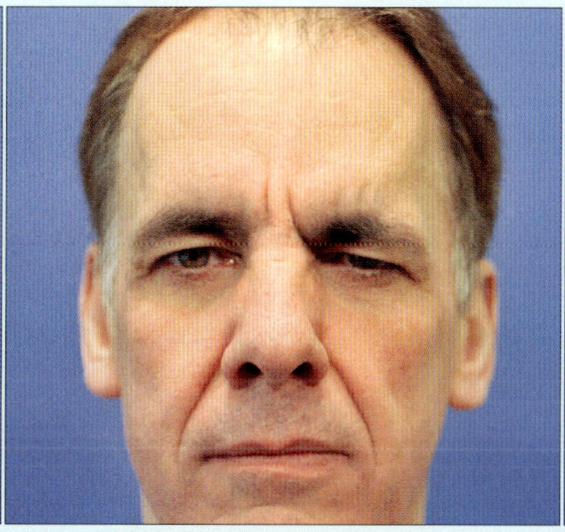

Bei aktiver Depression

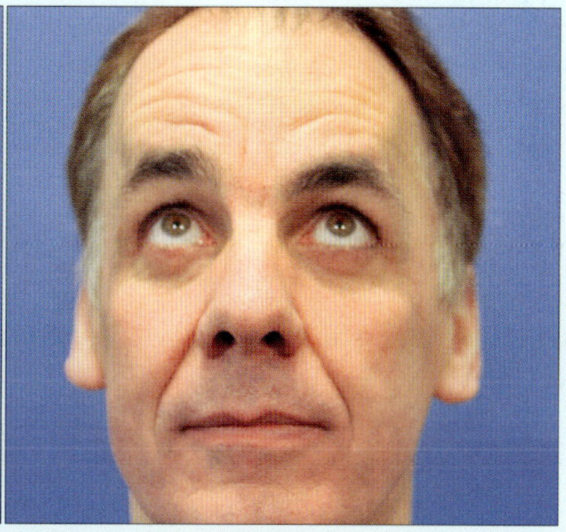

Bei aktiver Elevation

Einen Monat nach der Behandlung

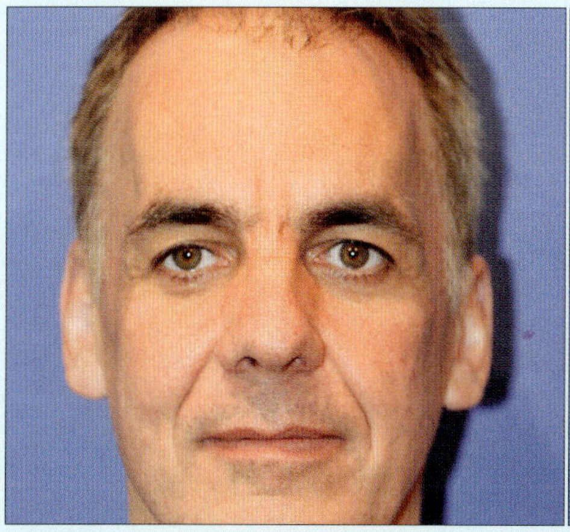

In Ruhe

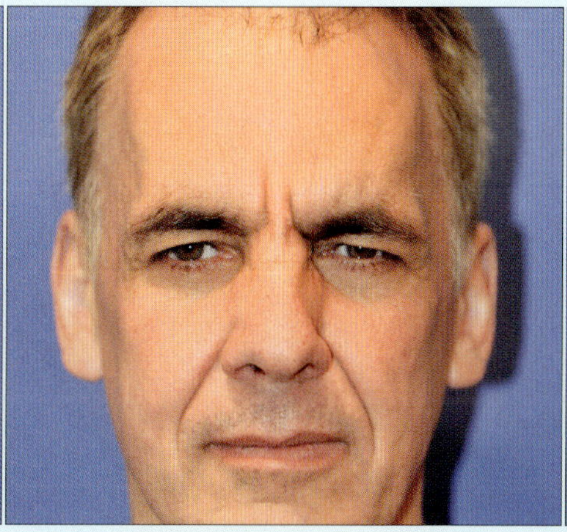

Bei aktiver Depression

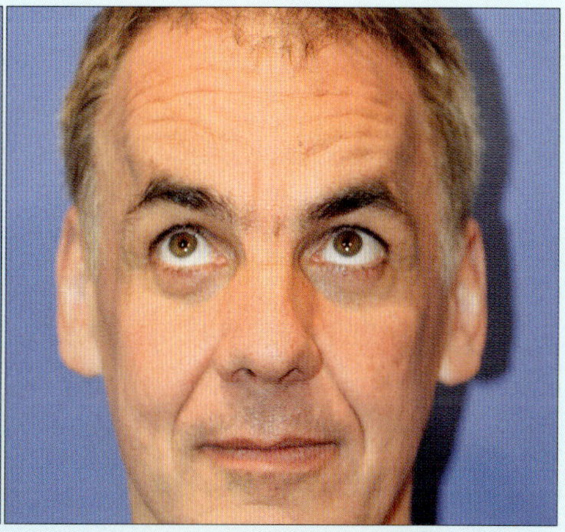

Bei aktiver Elevation

7 Arbeitshilfen

Dokumentationsbogen 166

Merz-Skalen 167

Aufklärungs- und Fragebögen 178

Dokumentationsbogen für ästhetische Behandlungen

Name der Patientin/des Patienten | Geburtsdatum | Krankenkasse

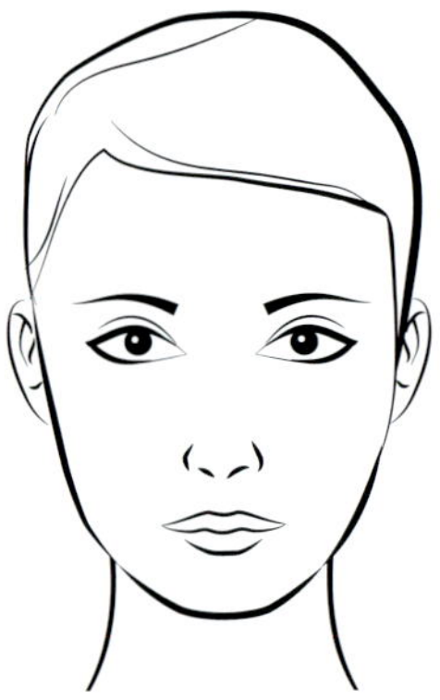

Behandlung mit ☐ *Botulinumtoxin Typ A* ☐ *Filler*

Produkte

Chargennr.

Einheiten (ml)

Merz-Skala	*A*	*B*	*C*	*D*	*E*	*F*	*G*	*H*	*I*	*J*	*K*
Wert											

Datum

Foto heute ☐ *Ja* ☐ *Nein*

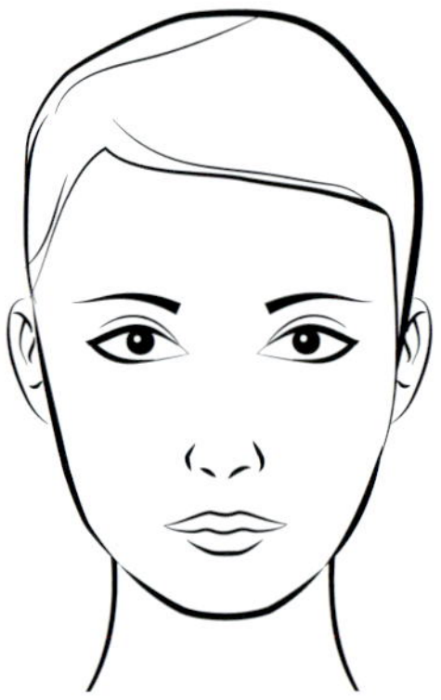

Behandlung mit ☐ *Botulinumtoxin Typ A* ☐ *Filler*

Produkte

Chargennr.

Einheiten (ml)

Merz-Skala	*A*	*B*	*C*	*D*	*E*	*F*	*G*	*H*	*I*	*J*	*K*
Wert											

Datum

Foto heute ☐ *Ja* ☐ *Nein*

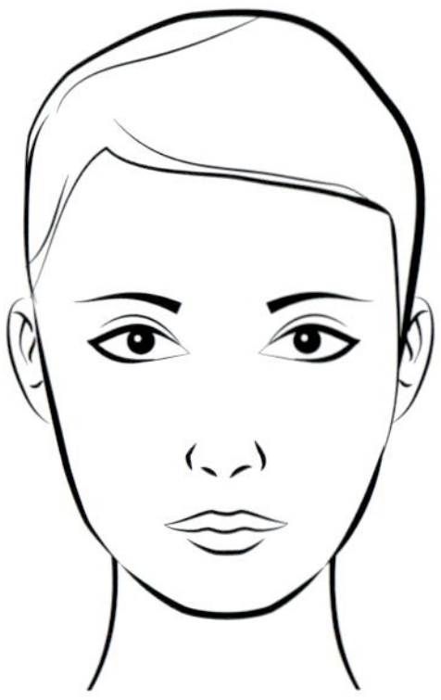

Behandlung mit ☐ *Botulinumtoxin Typ A* ☐ *Filler*

Produkte

Chargennr.

Einheiten (ml)

Merz-Skala	*A*	*B*	*C*	*D*	*E*	*F*	*G*	*H*	*I*	*J*	*K*
Wert											

Datum

Foto heute ☐ *Ja* ☐ *Nein*

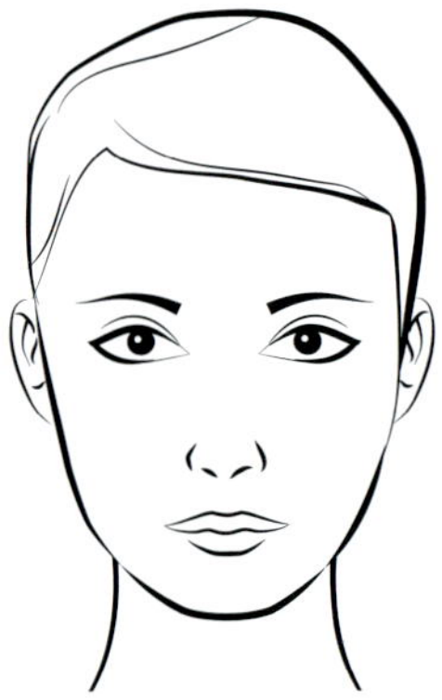

Behandlung mit ☐ *Botulinumtoxin Typ A* ☐ *Filler*

Produkte

Chargennr.

Einheiten (ml)

Merz-Skala	*A*	*B*	*C*	*D*	*E*	*F*	*G*	*H*	*I*	*J*	*K*
Wert											

Datum

Foto heute ☐ *Ja* ☐ *Nein*

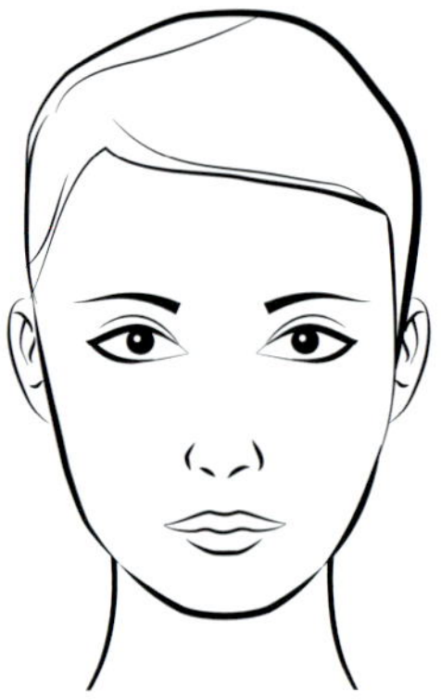

Behandlung mit ☐ *Botulinumtoxin Typ A* ☐ *Filler*

Produkte

Chargennr.

Einheiten (ml)

Merz-Skala	*A*	*B*	*C*	*D*	*E*	*F*	*G*	*H*	*I*	*J*	*K*
Wert											

Datum

Foto heute ☐ *Ja* ☐ *Nein*

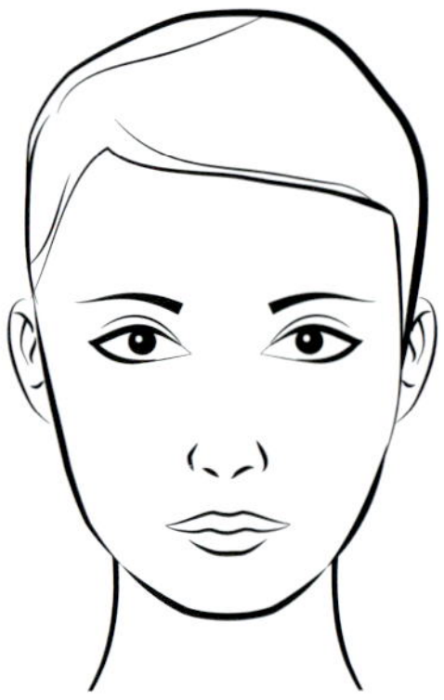

Behandlung mit ☐ *Botulinumtoxin Typ A* ☐ *Filler*

Produkte

Chargennr.

Einheiten (ml)

Merz-Skala	*A*	*B*	*C*	*D*	*E*	*F*	*G*	*H*	*I*	*J*	*K*
Wert											

Datum

Foto heute ☐ *Ja* ☐ *Nein*

KOPIERVORLAGE

Merz-Skalen

A **Augenbrauenposition**

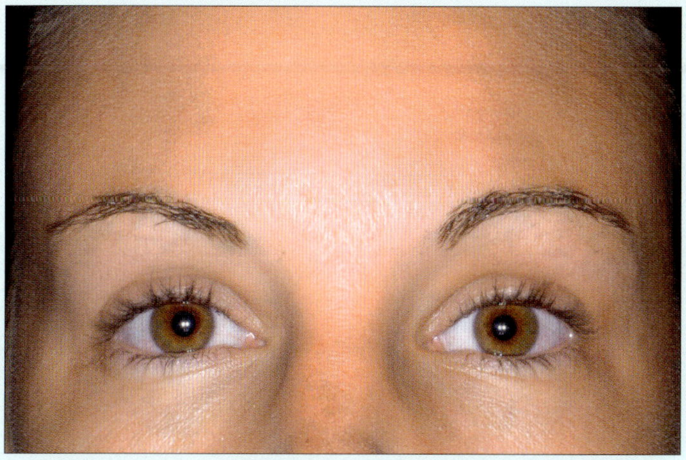

0 Jugendlicher, wacher Blick; hoher Brauenbogen

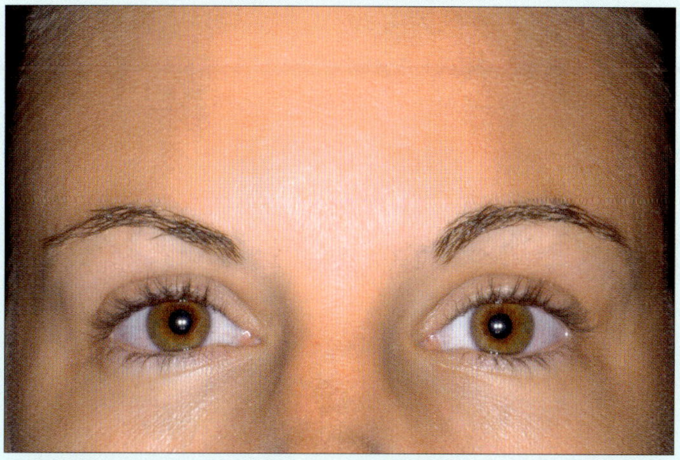

1 Mittelhoher Brauenbogen

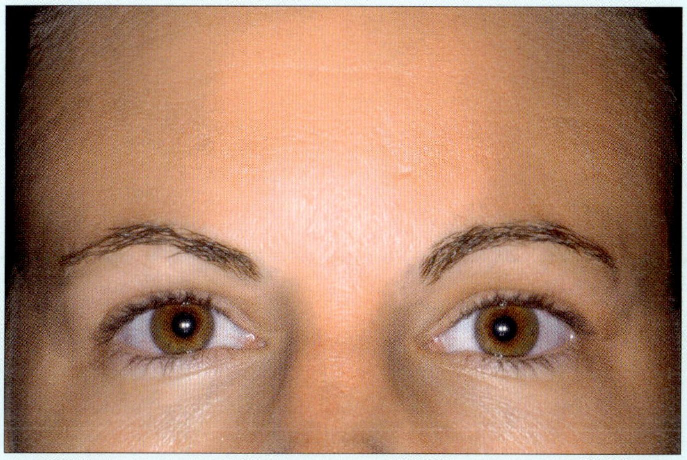

2 Niedriger Brauenbogen

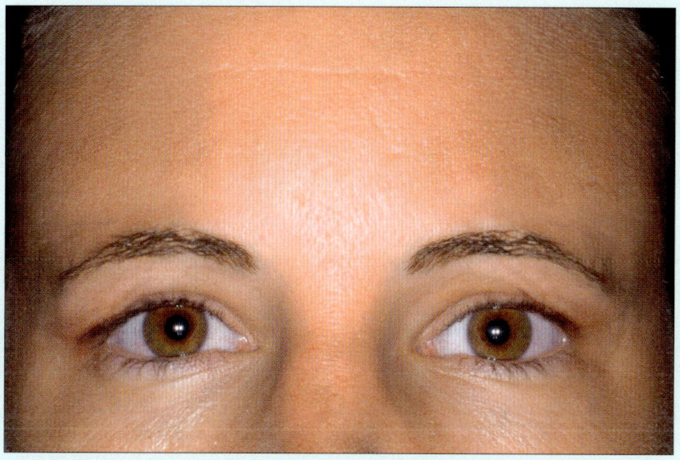

3 Flacher Brauenbogen; Fältchen; müdes Aussehen

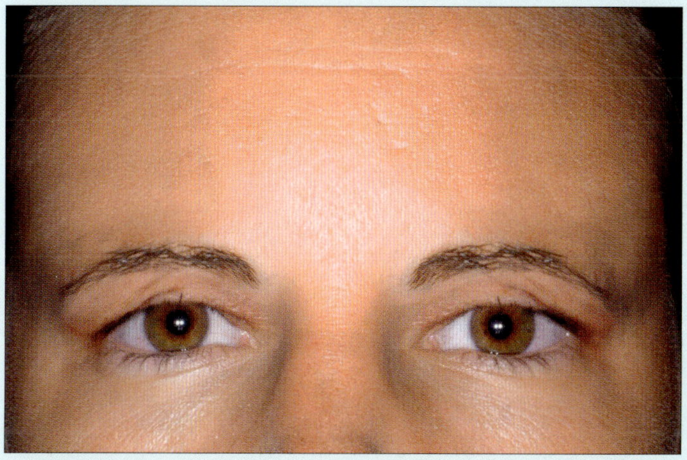

4 Sehr flacher Brauenbogen; ausgeprägte Falten; sehr müdes Aussehen

B Stirnfalten – statisch

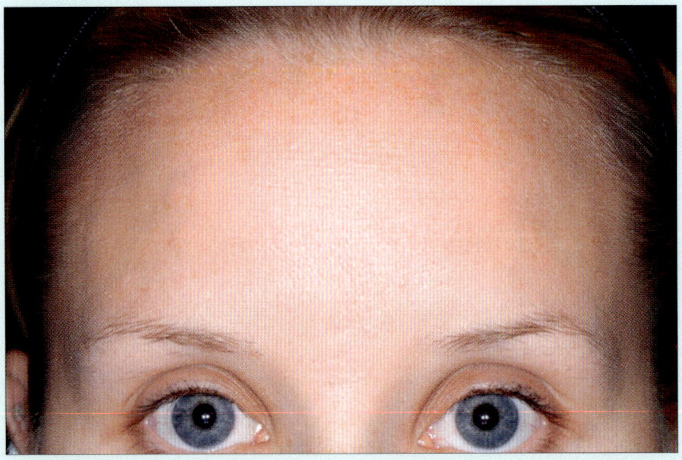

0 Keine Falten

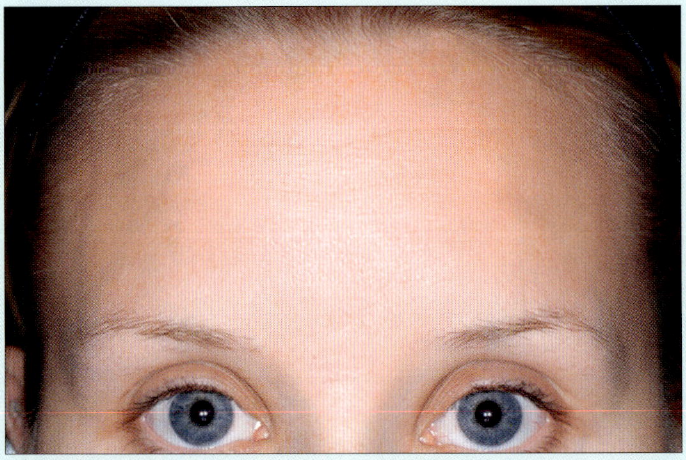

1 Leichte Falten

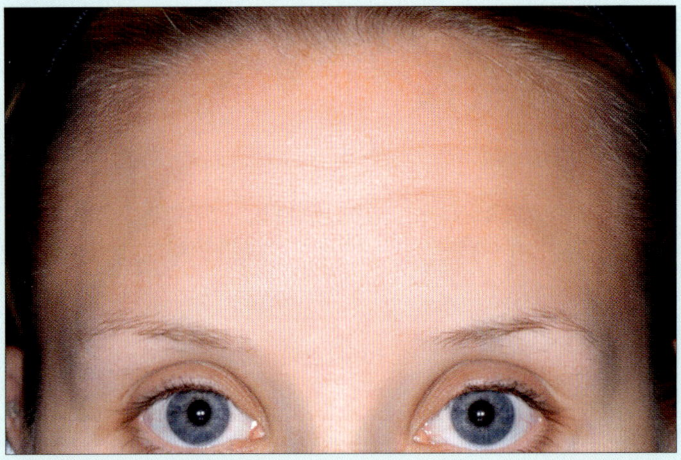

2 Mittelstarke Falten

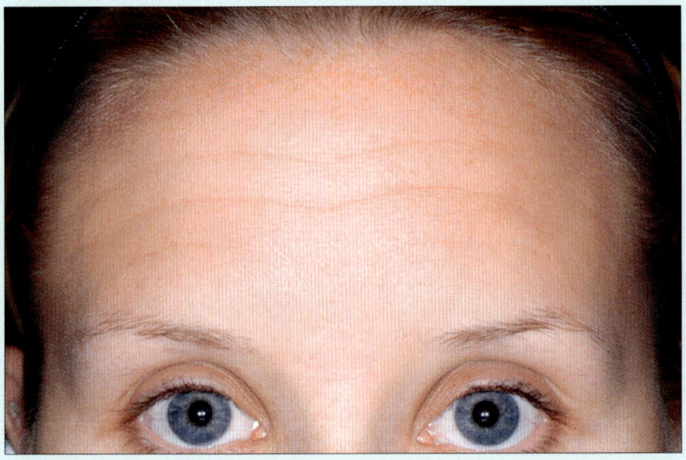

3 Ausgeprägte Falten

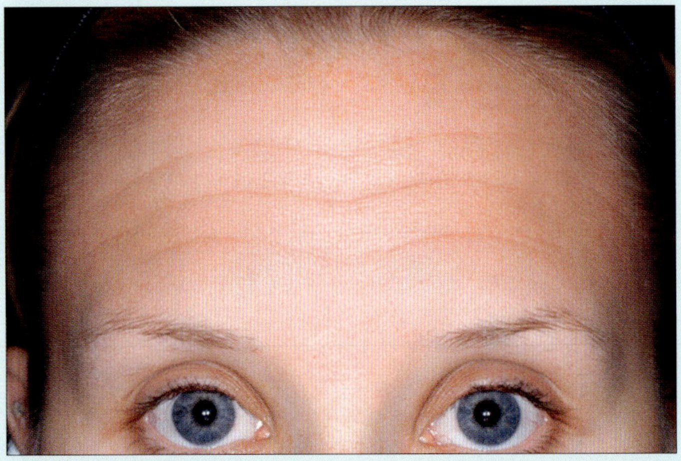

4 Sehr ausgeprägte Falten

C Stirnfalten – dynamisch

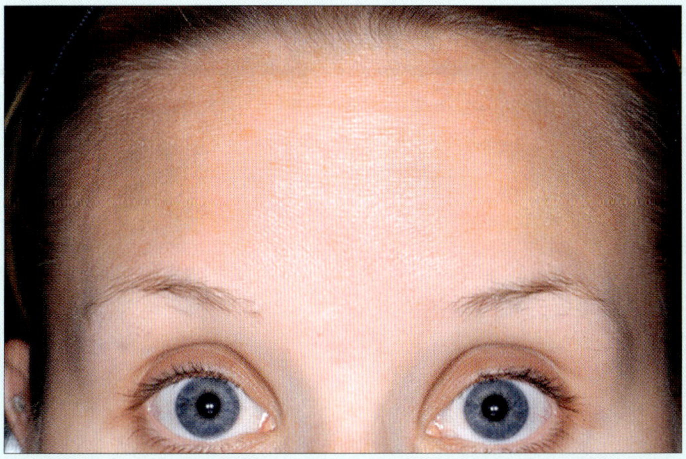

0 Keine Falten

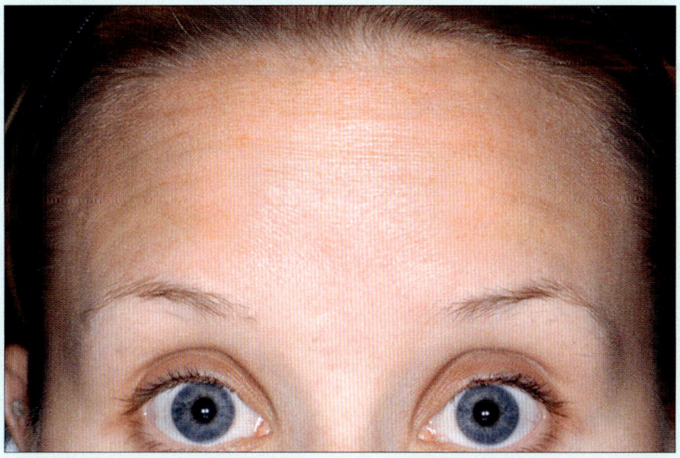

1 Leichte Falten

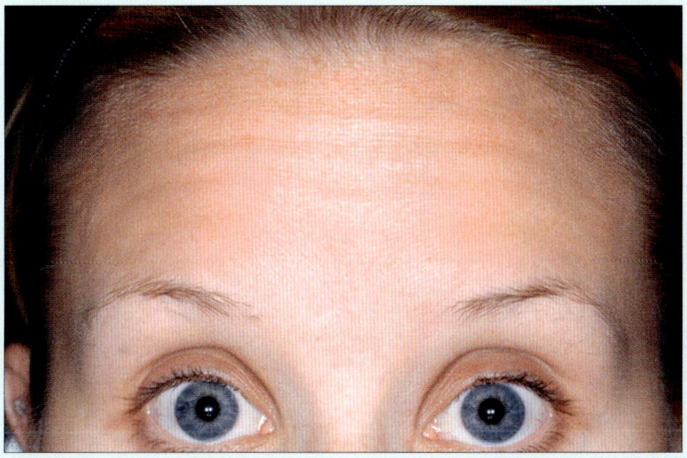

2 Mittelstarke Falten

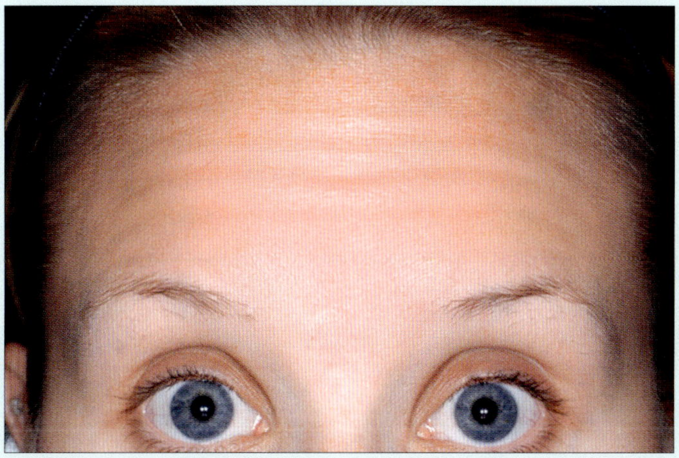

3 Ausgeprägte Falten

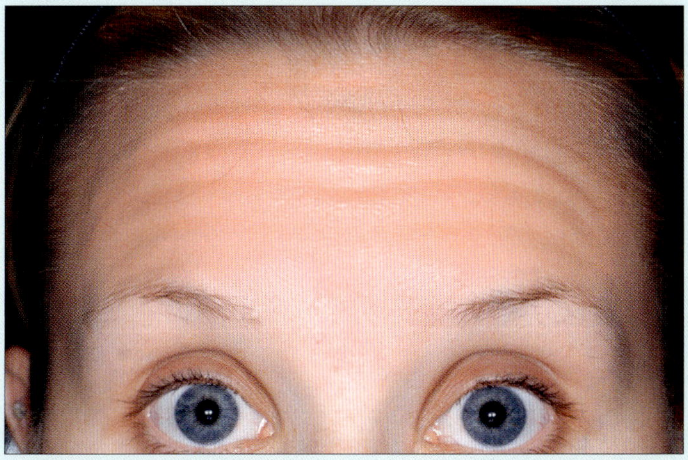

4 Sehr ausgeprägte Falten

D **Glabellafalten – statisch**

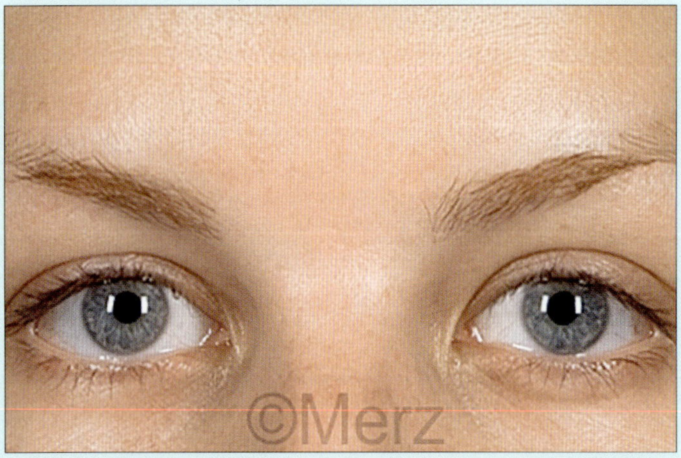

0 Keine Falten

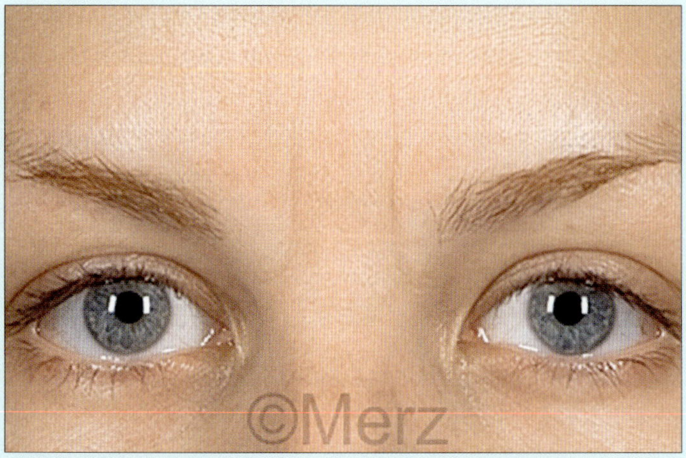

1 Leichte Falten

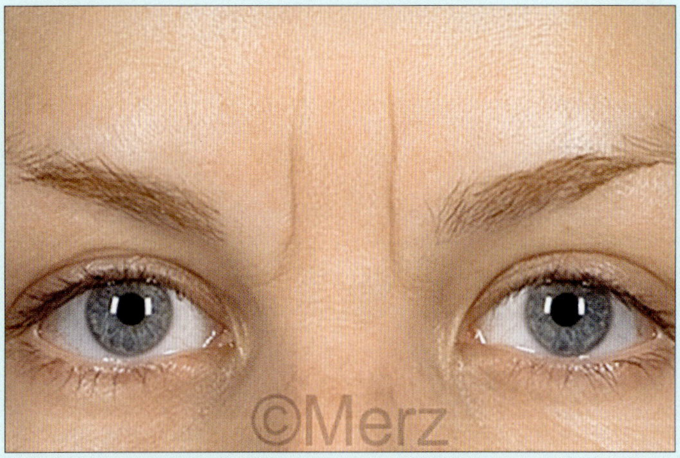

2 Mittelstarke Falten

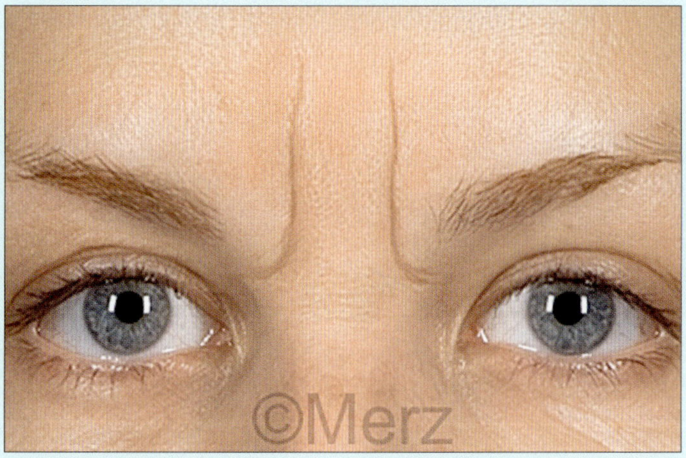

3 Ausgeprägte Falten

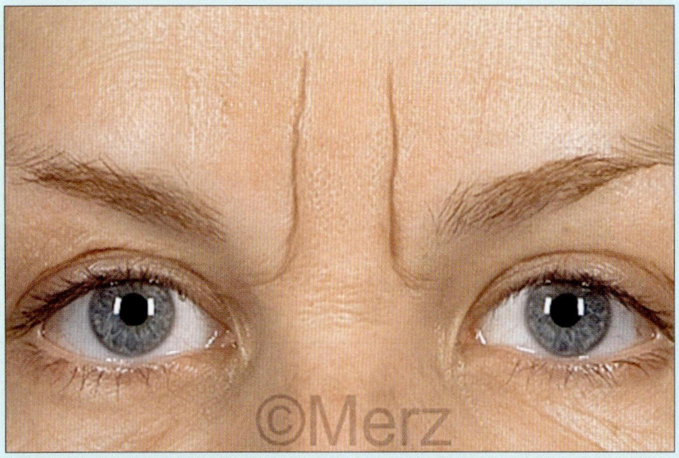

4 Sehr ausgeprägte Falten

E **Glabellafalten – dynamisch**

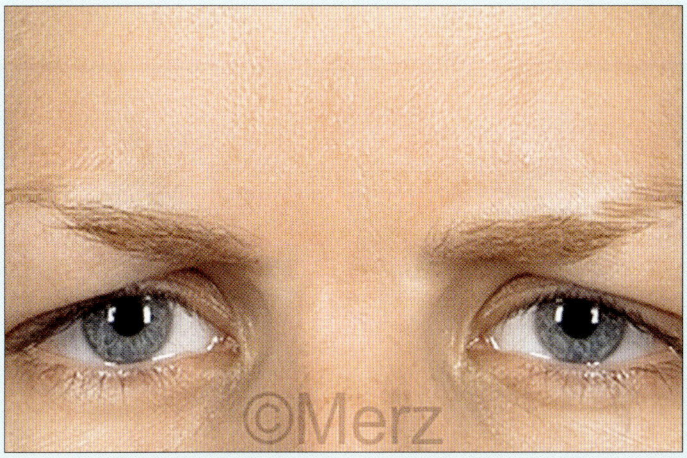

0 Keine Falten

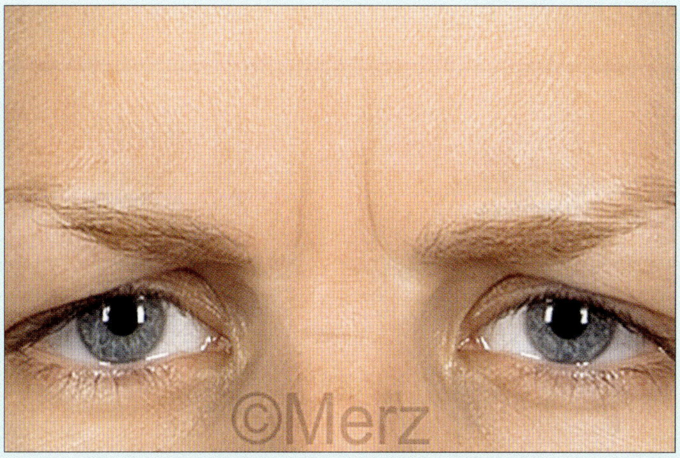

1 Leichte Falten

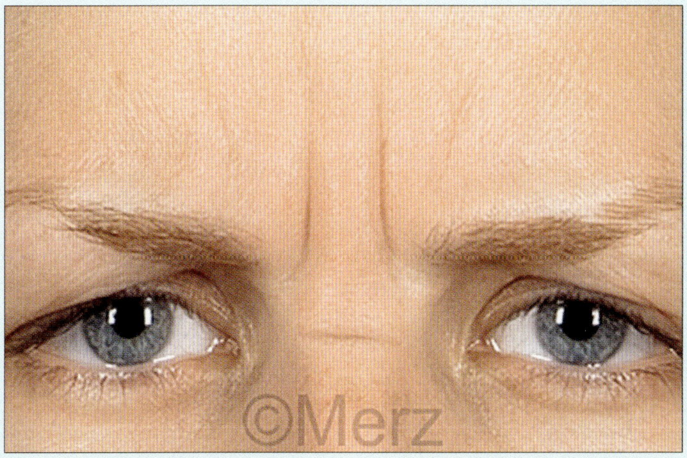

2 Mittelstarke Falten

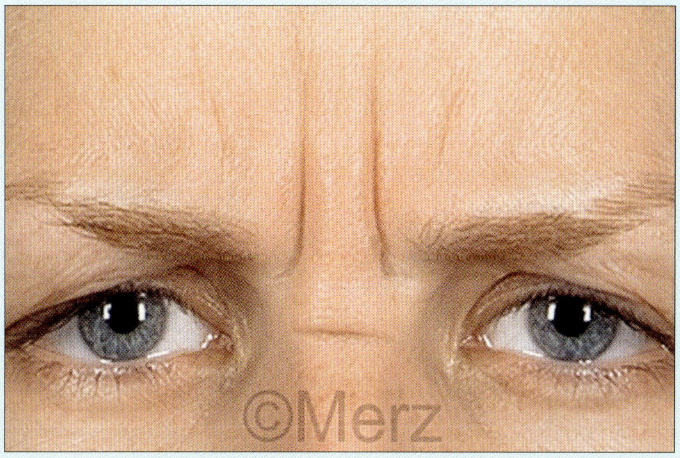

3 Ausgeprägte Falten

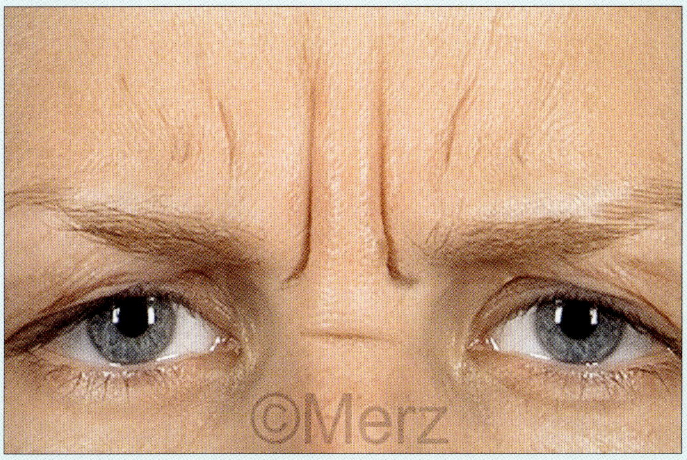

4 Sehr ausgeprägte Falten

F **Seitliche Kanthalfalten („Krähenfüße") – statisch**

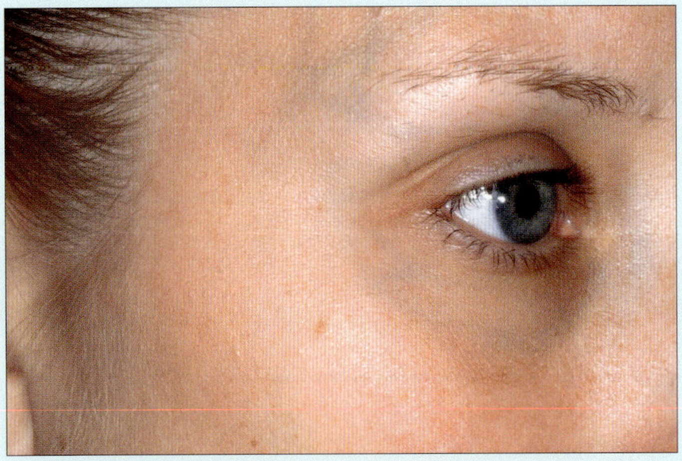

0 Keine Falten

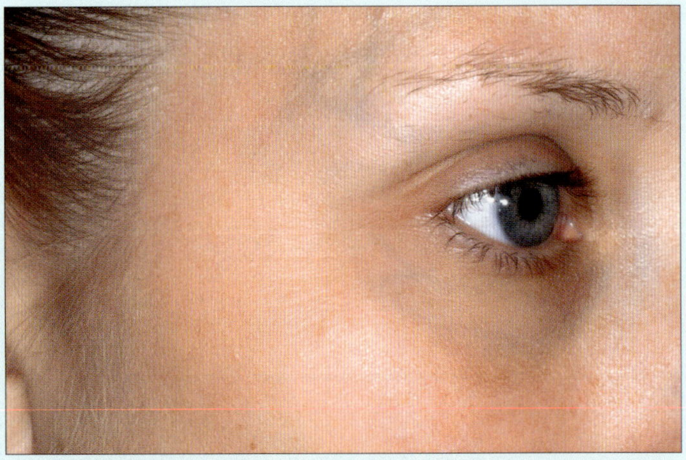

1 Sehr feine Falten

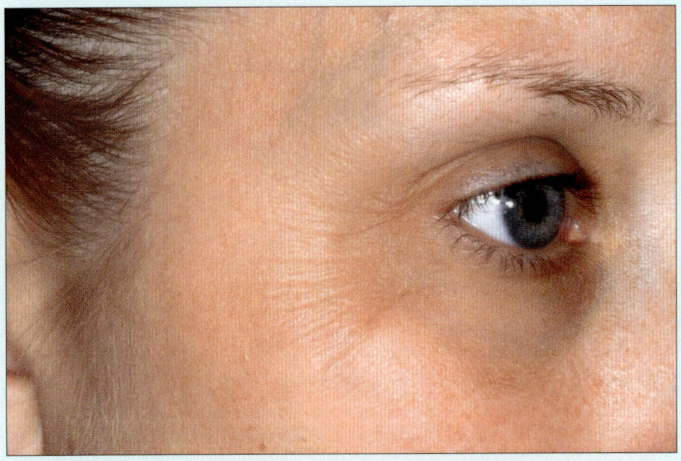

2 Leichte Falten

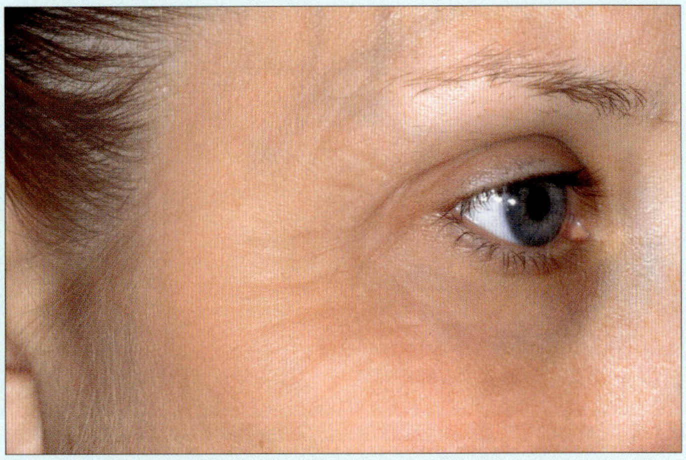

3 Mäßige Falten

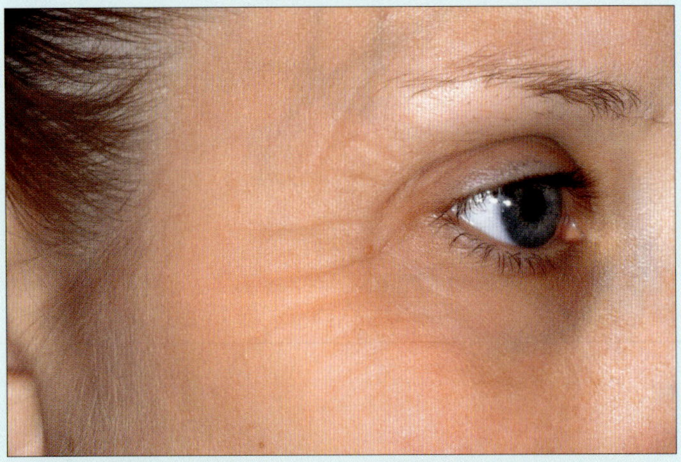

4 Tiefe Falten

G Seitliche Kanthalfalten („Krähenfüße") – dynamisch

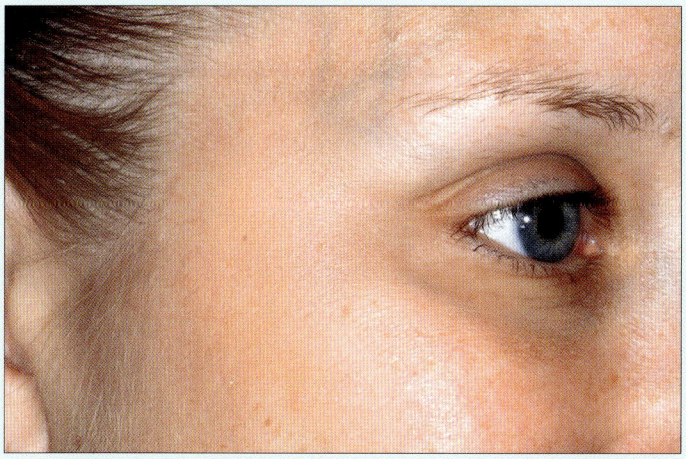

0 Keine Falten

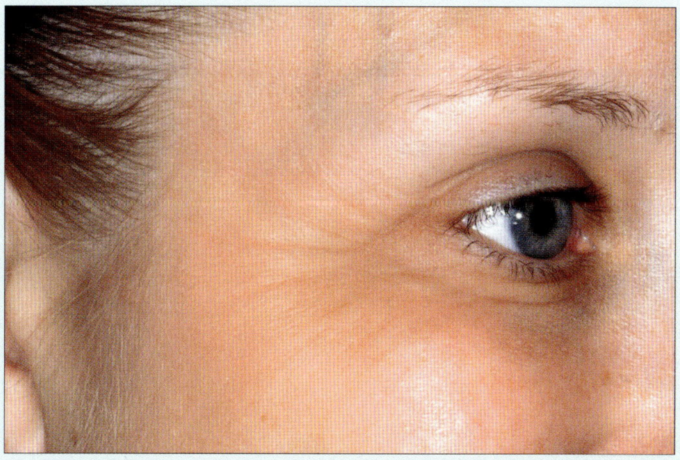

1 Leichte Falten

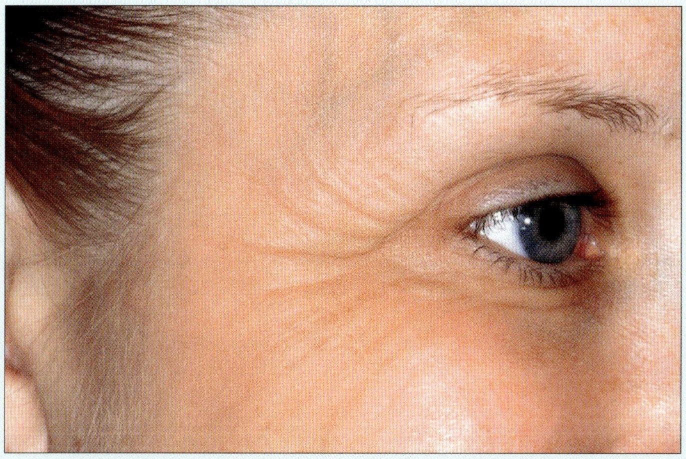

2 Mäßige Falten

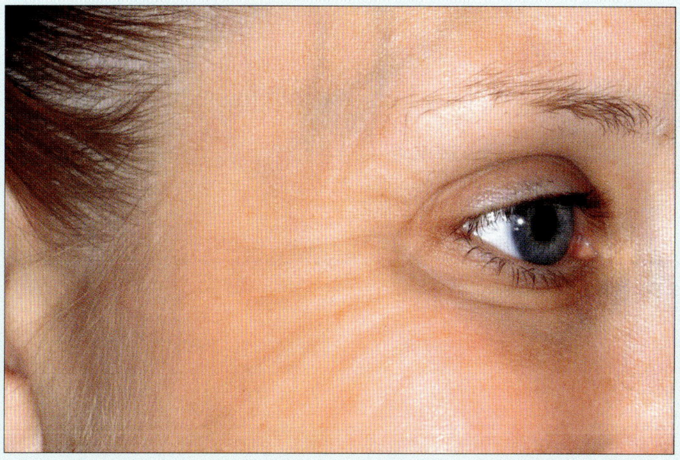

3 Tiefe Falten

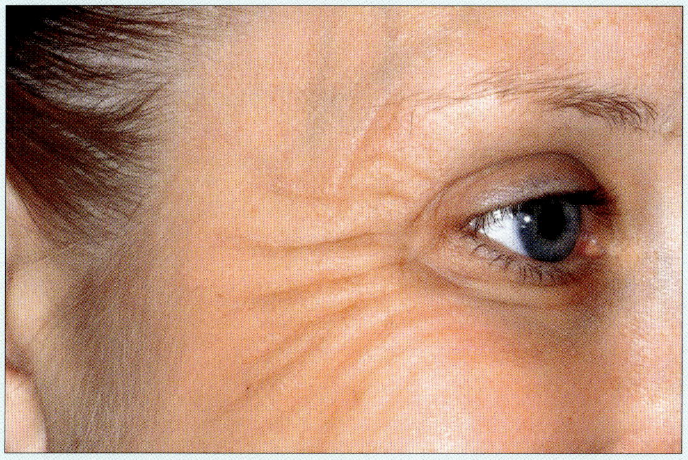

4 Sehr tiefe Falten

H Periorale Falten – statisch

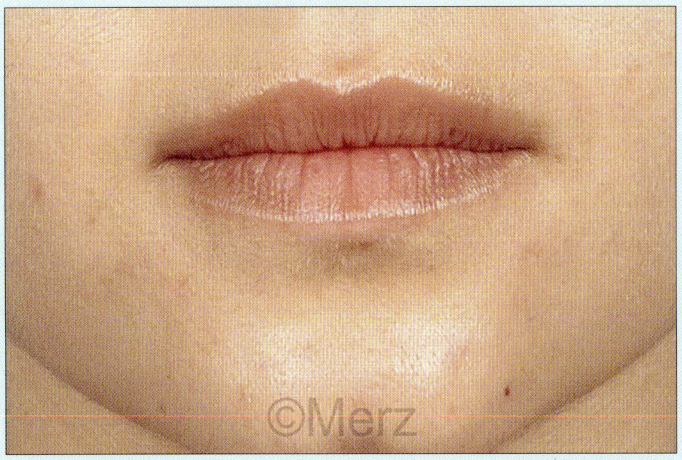

0 Keine Falten

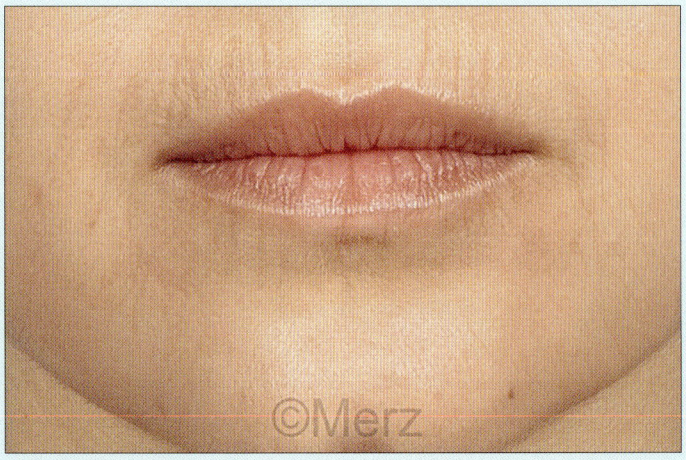

1 Sehr feine Falten

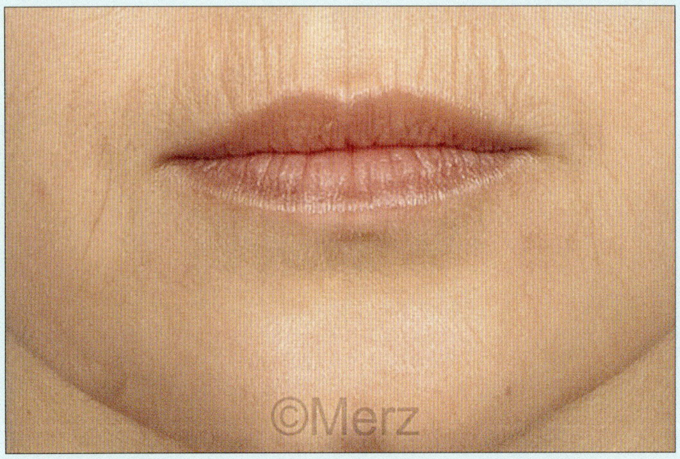

2 Leichte Falten

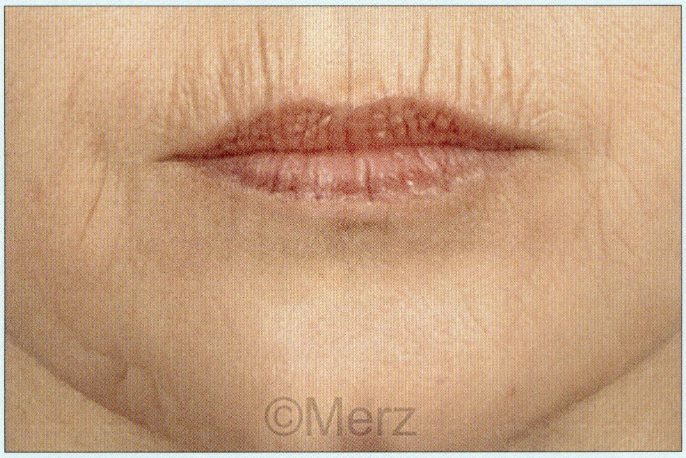

3 Mäßige Falten

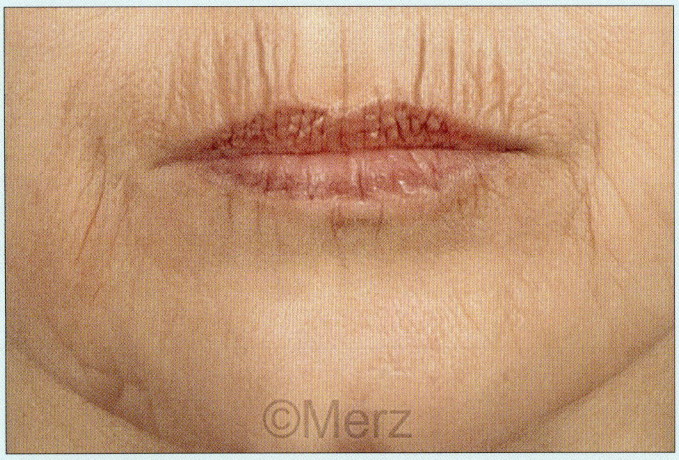

4 Tiefe Falten

I **Periorale Falten – dynamisch**

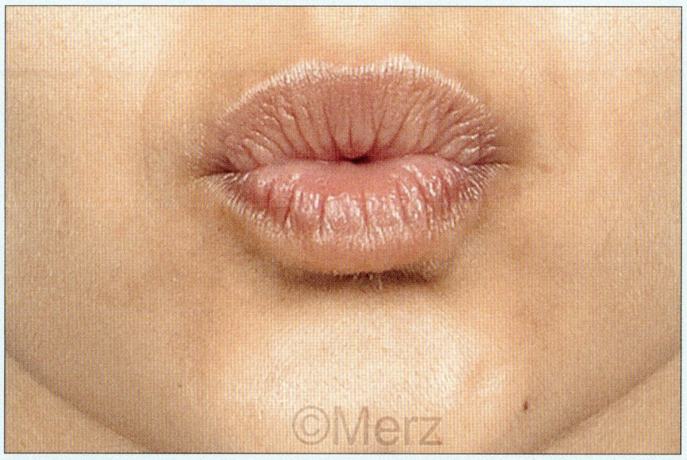

0 Keine Falten

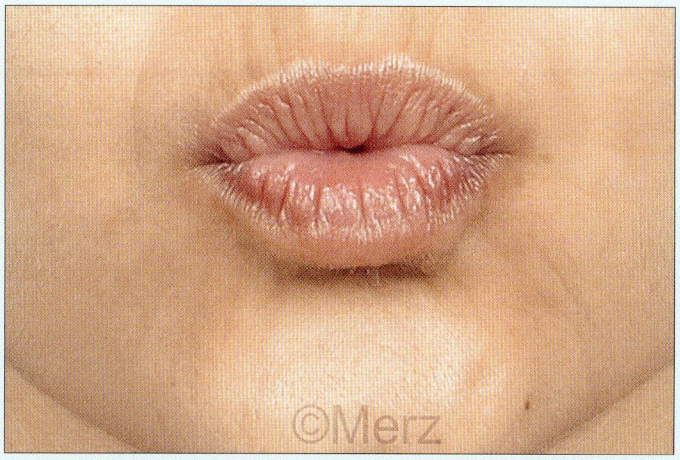

1 Leichte Falten

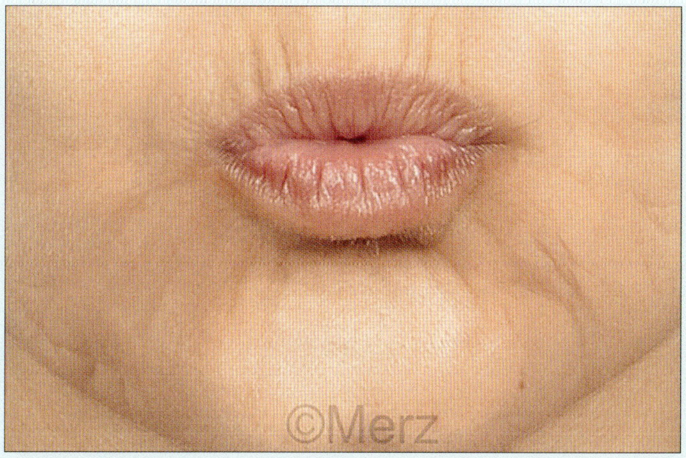

2 Mäßige Falten

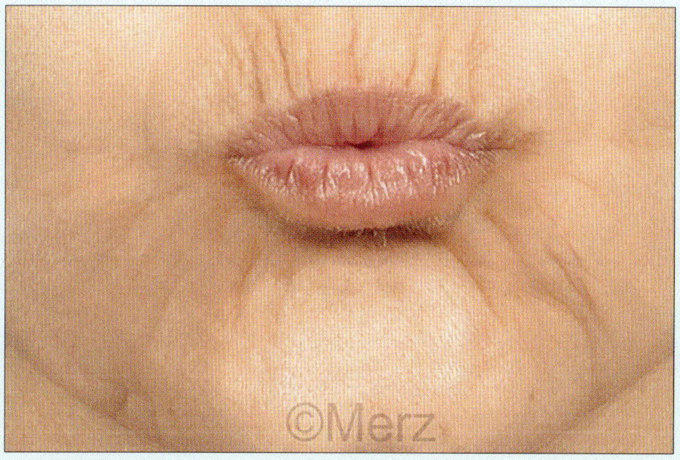

3 Tiefe Falten

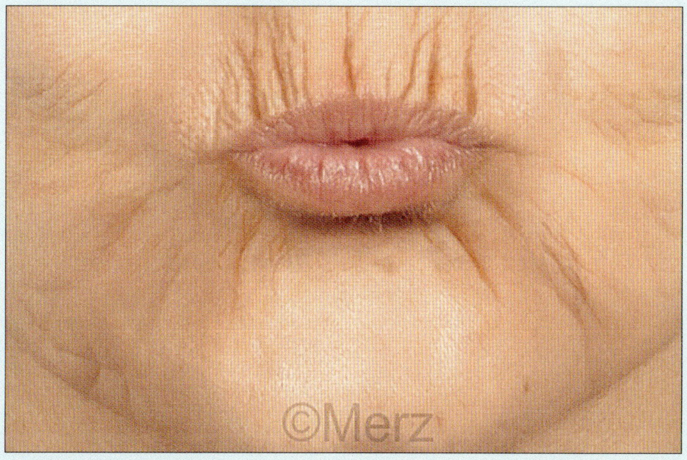

4 Sehr tiefe Falten

J **Marionettenfalten**

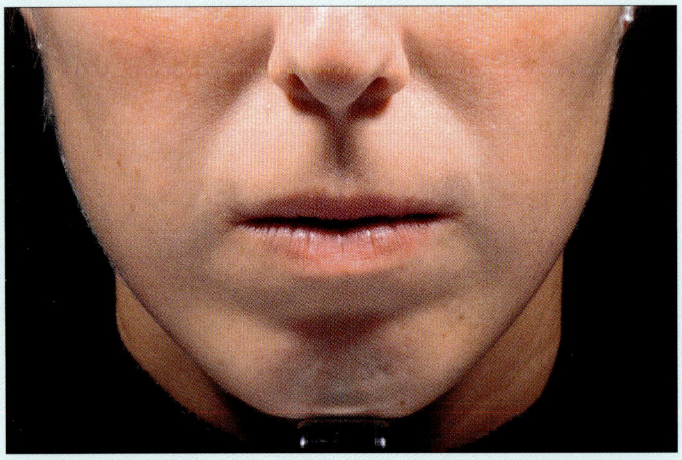

0 Keine Falten

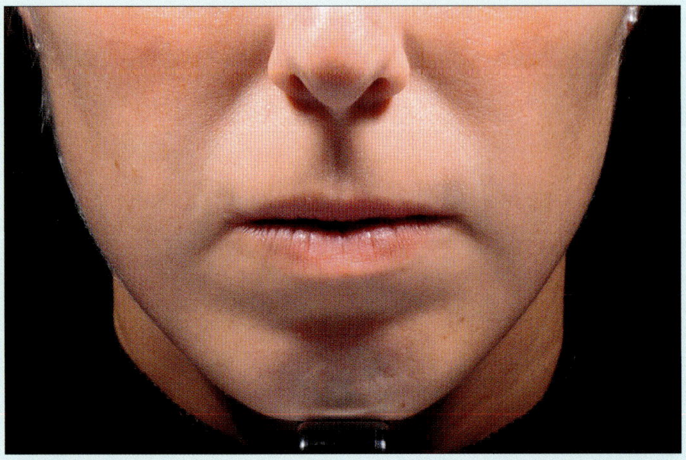

1 Leichte Falten

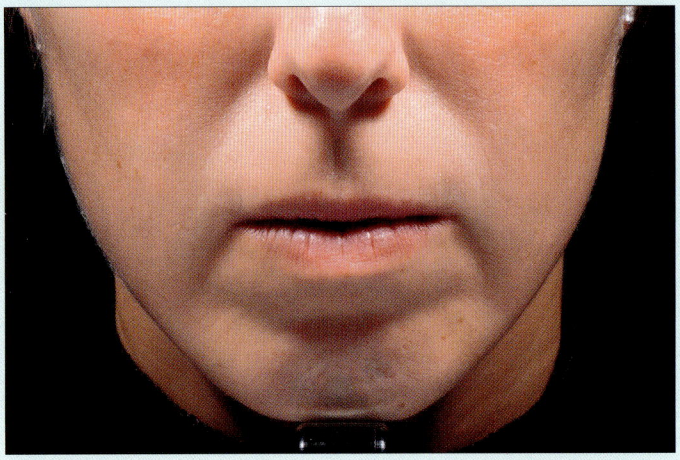

2 Moderate Falten, sichtbar in Ruhe, aber nicht unter Dehnung der Haut

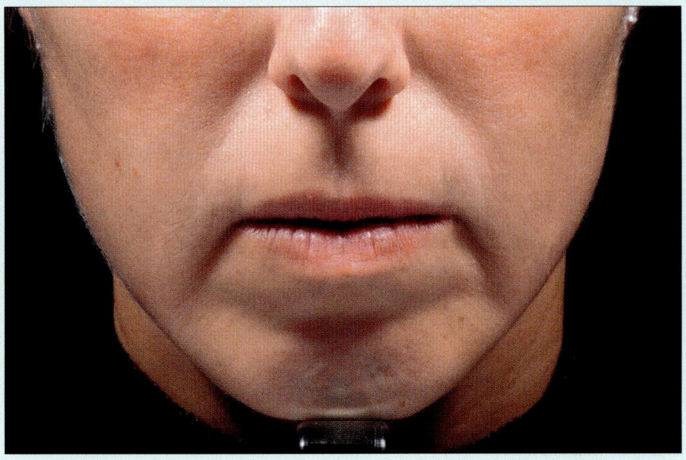

3 Ausgeprägte Falten als auffälliges Gesichtsmerkmal, sichtbar in Ruhe und unter Dehnung

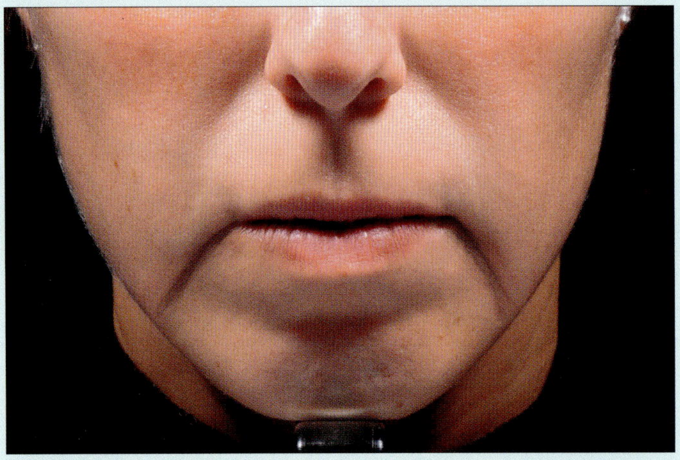

4 Sehr ausgeprägte Falten, Beeinträchtigung des Erscheinungsbildes

K **Hals**

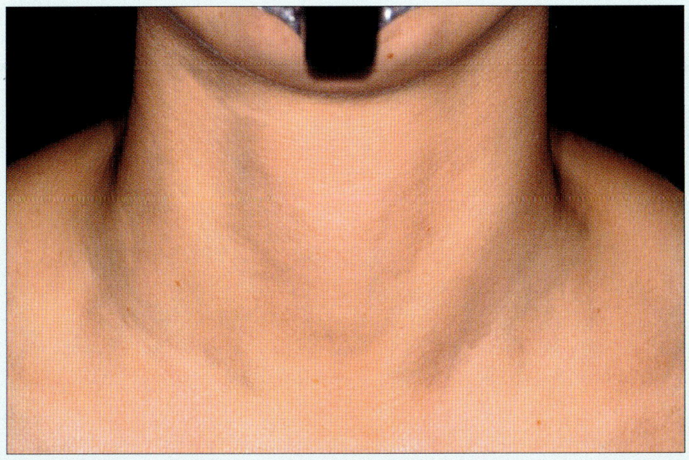

0 Keine sichtbaren horizontalen Falten oder Linien

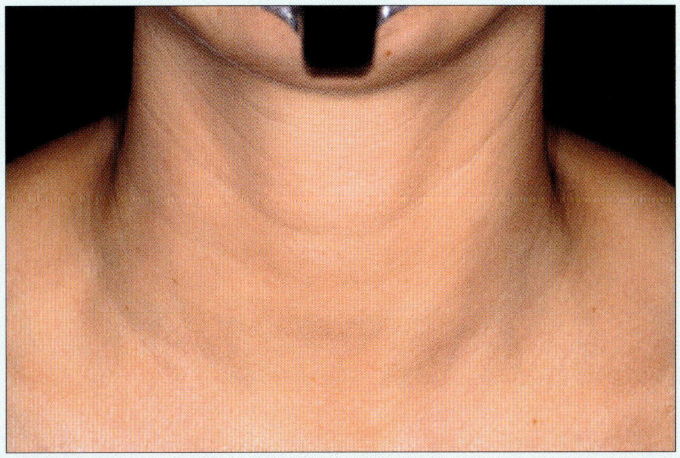

1 Leichte horizontale Falten oder Linien

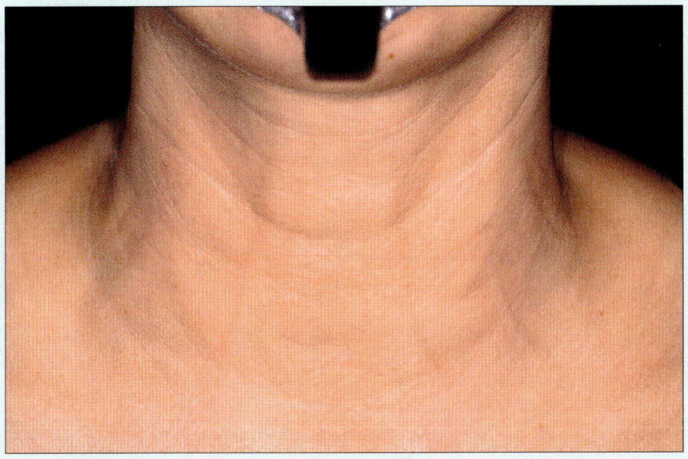

2 Moderate horizontale Falten oder Linien, beginnende Hauterschlaffung und Hervortreten des Platysmas

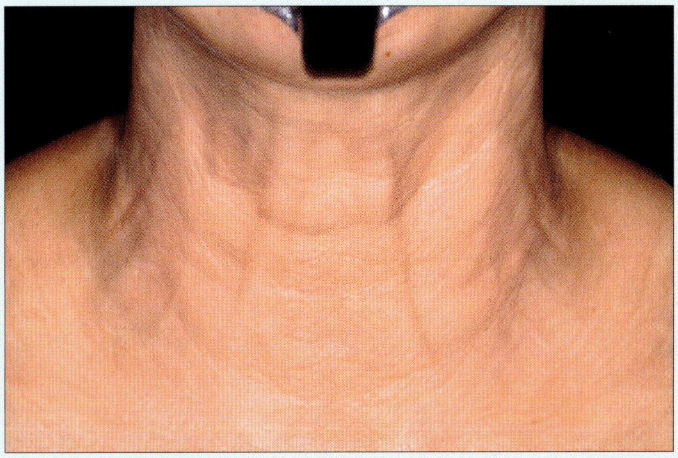

3 Ausgeprägte horizontale Falten oder Linien, moderate Hauterschlaffung und Hervortreten des Platysmas

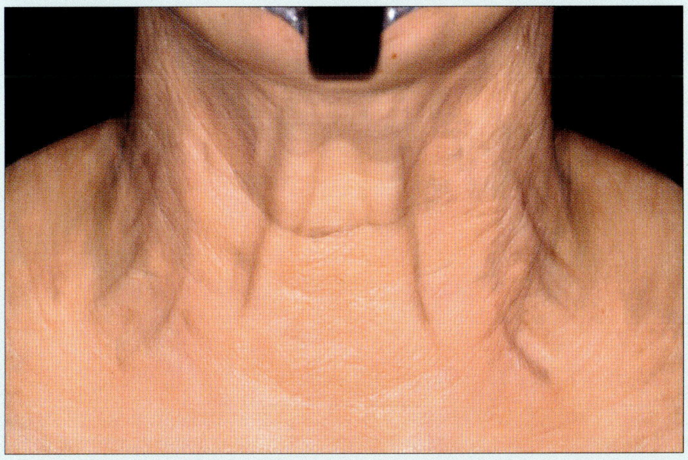

4 Sehr ausgeprägte horizontale Falten oder Linien, ausgeprägte Hauterschlaffung und Hervortreten des Platysmas

Faltenbehandlung Aufklärungsbogen

Sehr geehrte Patientin, sehr geehrter Patient,

Sie haben sich zur Behandlung störender Gesichtsfalten bei uns vorgestellt. Neben alternativen Verfahren, wie Operation, Unterspritzung mit Füllmaterialien und Laser, besteht die Möglichkeit der Faltenbehandlung mit Botulinumtoxin Typ A. Dieses Informationsblatt soll Ihnen helfen, das Verfahren genauer kennenzulernen.

Die Entstehung von Gesichtsfalten ist auf verschiedene Ursachen zurückzuführen. Neben dem natürlichen Alterungsprozess der Haut spielen individuelle Veranlagungen, Lebensgewohnheiten (z. B. Rauchen) und äußere Einwirkungen (z. B. Sonne) eine Rolle. Einen wesentlichen Bestandteil macht außerdem die Überaktivität der kleinen mimischen Gesichtsmuskeln aus, die wir oft unbewusst einsetzen – so zum Beispiel beim Lachen oder Stirnrunzeln. Es sind heute verschiedene Verfahren im Einsatz, mit denen sich störende Gesichtsfalten korrigieren lassen. Im Folgenden wird genauer auf die Korrektur von mimischen Gesichtsfalten durch Botulinumtoxin Typ A eingegangen. Mit dem Einspritzen von BotulinumtoxinTyp A können dynamische Gesichtsfalten, das heißt solche, die durch überaktive mimische Muskeln entstanden sind, behandelt werden. Das Toxin hemmt die Übertragung von Nervenimpulsen, welche zum Zusammenziehen der Muskeln führen. Durch den fehlenden Nervenimpuls kommt es zu einer Entspannung der betroffenen Muskeln. Diese Entspannung äußert sich in einer sichtbaren Faltenglättung. Aufgrund der zielgerichteten Injektion von Botulinumtoxin Typ A in den gewünschten Muskel werden andere Gesichtsmuskeln nicht beeinträchtigt. Es entsteht also kein maskenhaftes Gesicht.

Botulinumtoxin Typ A wird vor allem zur Behandlung von Stirnfalten, „Zornesfalten" an der Nasenwurzel (Glabellafalten) und radiären Falten am äußeren Augenwinkel („Krähenfüßen") eingesetzt. Falten im mittleren Gesichtsbereich werden nur bedingt mit Botulinumtoxin Typ A behandelt, da hierdurch die Mimik (z. B. Lächeln) beeinträchtigt werden kann. Auch die Behandlung von hängenden Mundwinkeln, Kinngrübchen sowie Halsfalten ist mit Botulinumtoxin Typ A möglich. Falten, die durch natürliche Alterungsprozesse auftreten und nicht durch eine verstärkte Muskelaktivität bedingt sind, lassen sich nicht mit Botulinumtoxin Typ A behandeln. Diese Falten können mit anderen Verfahren wie beispielsweise der Unterspritzung mit geeigneten Füllmaterialien bzw. Eigenfett oder mit Laserverfahren behandelt werden. Botulinumtoxin Typ A wird bereits seit vielen Jahren in der Medizin eingesetzt. Es werden vor allem krankhafte Bewegungsstörungen (Lidkrampf, Schiefhals) mit diesem Medikament behandelt. In der kosmetischen Medizin sind die meisten Botulinumtoxin-Präparate für die Behandlung der Stirnfalten, der Zornesfalte und zur Behandlung der Krähenfüße zugelassen. Seit Jahren werden jedoch auch die übrigen oben genannten Falten erfolgreich mit Botulinumtoxin Typ A behandelt. Ein solcher Einsatz von Botulinumtoxin Typ A außerhalb des Zulassungsbereiches (Off-Label-Use) ist mit Ihrer Zustimmung möglich und erlaubt.

Gegenanzeigen

Bei einigen Vorerkrankungen sowie der Einnahme bestimmter Medikamente darf eine Behandlung mit Botulinumtoxin nicht durchgeführt werden. Bitte füllen Sie daher den ausgehändigten Fragebogen sorgfältig aus.

Klinik/Praxis

Vorgehensweise

Die eigentliche Behandlung erfolgt in einem Behandlungsstuhl und dauert etwa 20 Minuten. Die zu behandelnden Areale werden gereinigt, desinfiziert und bei Bedarf mit Kühlkissen gekühlt. Anschließend wird eine genau dosierte Menge des Wirkstoffs mit einer sehr feinen Injektionsnadel exakt in die vorher festgelegten Areale injiziert. Eine Betäubung der Einstichstellen ist nicht notwendig. Anschließend werden die Einstichstellen erneut gekühlt, um kleineren Schwellungen und Blutergüssen vorzubeugen. Sie können nach der Behandlung die Klinik sofort verlassen, ohne in Ihren alltäglichen Beschäftigungen eingeschränkt zu sein.

Nebenwirkungen und Komplikationen

Die Anwendung von Botulinumtoxin-Präparaten ist im Allgemeinen komplikationsarm; bei der Behandlung der einzelnen Muskeln können jedoch Nebenwirkungen auftreten.

Diese können sein:

- *lokale Schmerzen an der Einstichstelle*
- *Blutergüsse*
- *Müdigkeit*
- *allgemeines, grippeartiges Krankheitsgefühl*
- *unerwünschte Erschlaffung benachbarter Muskeln*
  - *vorübergehendes Hängen des Oberlids (Ptosis) oder der Braue*
  - *vorübergehende Sehstörungen in Form von Doppelbildern*
- *Schwellung und Rötung des Gewebes*
- *allergische Reaktionen*
- *Mundtrockenheit*
- *übermäßige Schwächung der Zielmuskulatur*
- *Infektionen durch unsaubere Einstiche*

Das Ausmaß und die Häufigkeit der unerwünschten Effekte sind je nach Dosierung, Ort der Injektion und Art des Präparats sehr unterschiedlich. Ebenso wie die erwünschten Wirkungen sind jedoch auch die unerwünschten Wirkungen der Botulinumtoxin-Präparate vollständig reversibel. Es bleiben also keine dauerhaften Schäden bestehen.

Grenzen der Anwendungen (Gegenanzeigen)

Nicht bei jedem Menschen kann eine Behandlung mit Botulinumtoxin Typ A gefahrlos eingesetzt werden. Vor der Behandlung wird der Arzt mögliche Gegenanzeigen mit Ihnen besprechen. Bitte füllen Sie hierzu ebenfalls den Fragebogen sorgfältig aus. Zu den Gegenanzeigen für eine Behandlung mit Botulinumtoxin Typ A zählen:

- *bestimmte Nerven- oder Muskelerkrankungen (z. B. Myasthenia gravis, Lambert-Eaton-Rooke-Syndrom)*
- *Blutgerinnungsstörungen*
- *Allergien gegen Botulinumtoxin Typ A oder Bestandteile des angewendeten Präparats*
- *Entzündungen im zu behandelnden Hautareal*
- *Einnahme bestimmter Medikamente (z. B. blutverdünnende Medikamente, bestimmte Antibiotika)*
- *Schwangerschaft und Stillzeit*

Behandlungserfolg und Dauer der Wirkung

Die erste sichtbare Wirkung einer Behandlung mit Botulinumtoxin Typ A stellt sich ca. 2 bis 10 Tage nach der Injektion ein. Nach etwa 2 Wochen ist das Wirkmaximum dann erreicht. Bei den meisten Personen hält die Wirkung in etwa 3 Monate an. Dann erlangen die Muskeln ihre ursprüngliche Funktion zurück und die Falten werden wieder sichtbar. Eine erneute Anwendung von Botulinumtoxin Typ A ist möglich. In seltenen Fällen kommt es bei wiederholter Botulinumtoxin-Behandlung zur Ausbildung von Antikörpern gegen den Wirkstoff. Dies führt zu einem Nachlassen bis hin zum Ausbleiben der Wirkung. Ein zufriedenstellendes Behandlungsergebnis kann nicht garantiert werden. Insbesondere bei der ersten Anwendung ist die benötigte Dosis nicht mit absoluter Sicherheit festlegbar. Auch lässt sich nicht exakt vorhersagen, wie lange die Wirkung bei Ihnen anhält und wie ausgeprägt sie bei Ihnen ist. Gelegentlich muss nach der ersten Behandlung eine Nachspritzung erfolgen, weil die initiale Dosis individuell eine zu geringe Wirkung gezeigt hat. In seltenen Fällen kann trotz korrekter und sorgfältiger Vorgehensweise die gewünschte Wirkung ganz ausbleiben.

Nach der Behandlung

In den ersten Stunden nach der Behandlung sollten Sie den Kopf aufrecht halten und sich nicht hinlegen, da das Medikament einige Zeit braucht, bis es von der Muskulatur vollständig aufgenommen wird. Körperliche Anstrengungen sowie extreme Sonneneinstrahlung oder Solariumsanwendungen sollten ebenso wie der Konsum von Alkohol in den ersten 24 Stunden gemieden werden.

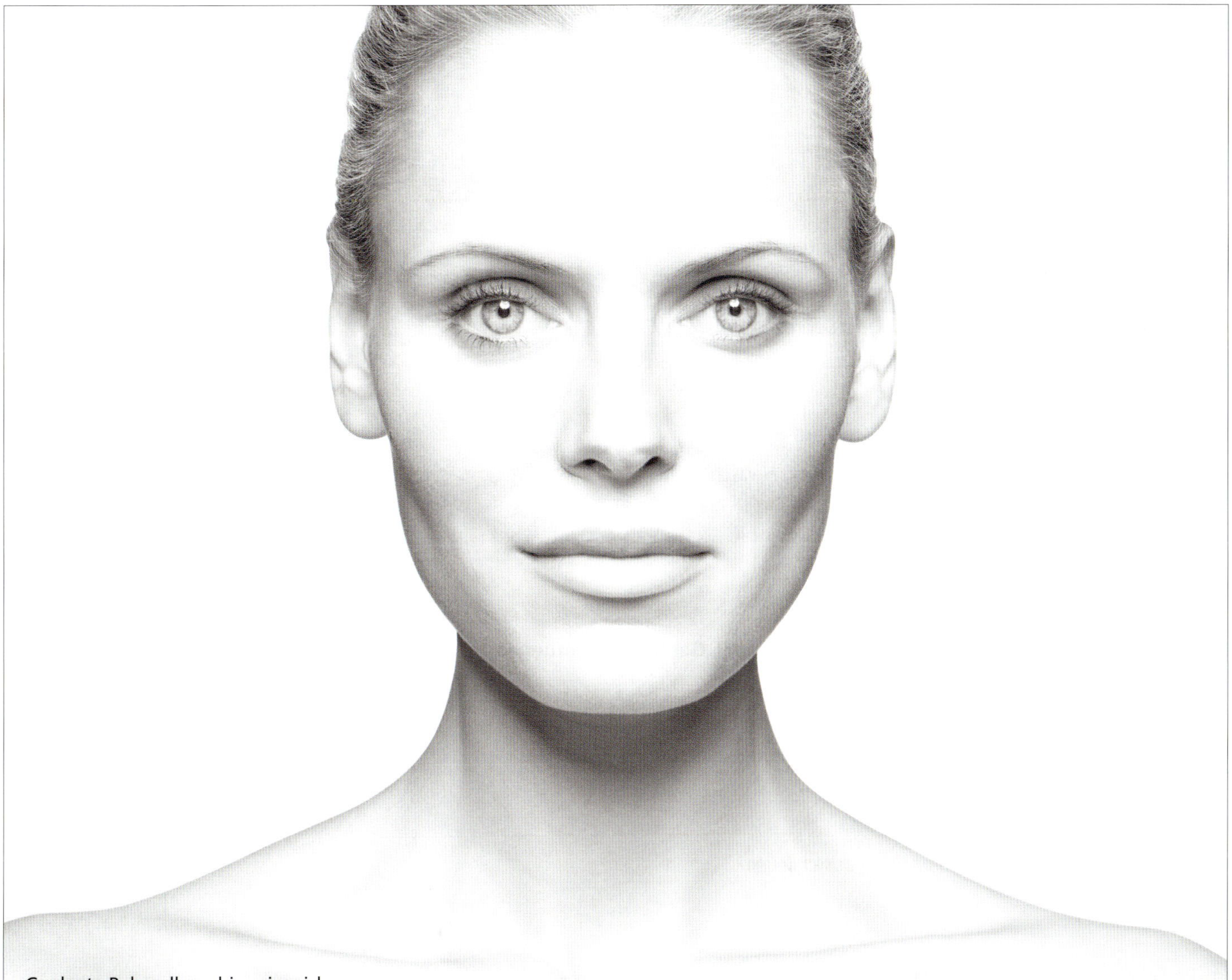

Geplante Behandlung hier einzeichnen

Hyperhidrose Aufklärungsbogen

Klinik/Praxis

Sehr geehrte Patientin, sehr geehrter Patient,

Sie haben sich zur Behandlung von übermäßigem Schwitzen bei uns vorgestellt. Ein mögliches Verfahren ist hierbei die Behandlung mit Botulinumtoxin Typ A. Dieses Informationsblatt soll Ihnen helfen, die Methode genauer kennenzulernen.

Einige Menschen leiden unter ständig schwitzigen Händen oder Füßen oder unter einer ungewöhnlich starken Schweißproduktion unter den Achseln. Man nennt diesen Zustand in der medizinischen Fachsprache lokale Hyperhidrose. Die Schweißproduktion kann dabei auch ohne äußerliche Einflüsse wie Stress, Angst oder Hitze in unnatürlichem Maße gesteigert sein. Diese Situation stellt für die Betroffenen oft eine enorme Belastung dar. Neben Problemen im sozialen Umfeld kann eine vermehrte Schweißbildung auch zu Folgeerkrankungen der Haut führen. So wird beispielsweise in feuchten Hautarealen vermehrt das Auftreten von Virus- und Pilzinfektionen bzw. die Ausbildung chronischer Entzündungsreaktionen beobachtet.

Die Schweißdrüsen der Haut sind mit dem unwillkürlichen Nervensystem verbunden. Schwitzen ist deshalb genauso wenig bewusst steuerbar wie der Blutdruck, die Verdauung oder der Herzrhythmus. Bei milden Formen des Schwitzens helfen oft einfache Maßnahmen wie eine Anpassung der Kleidung, das Meiden von Kaffee und Alkohol, Entspannungsübungen oder Bäder. Auch Salbeitee und einige Medikamente wie Aluminiumchlorid-Lösungen können angewendet werden. Bei schwersten Formen des Schwitzens helfen oft nur operative Eingriffe. So können die Schweißdrüsen unter den Achseln chirurgisch ausgeschabt oder bestimmte Nervenknoten an der Wirbelsäule zerstört werden.

Alternativ können heute stärkere Ausprägungen der lokalisierten Form des übermäßigen Schwitzens auch sehr gut mit Botulinumtoxin Typ A behandelt werden. Dabei wird die Substanz mit einer feinen Injektionsnadel in das entsprechende Hautareal gespritzt. Botulinumtoxin Typ A wandert an die Nervenendigungen und hemmt die Reizübertragung von den Nerven auf die Schweißdrüsen, indem es die Ausschüttung eines Botenstoffs (Acetylcholin) verhindert, der für die Signalübertragung zuständig ist. Dadurch wird die Schweißausscheidung in den behandelten Drüsen vermindert. Andere Nervenfunktionen, wie das Fühlen oder Tasten, werden nicht beeinträchtigt.

Botulinumtoxin wird seit vielen Jahren erfolgreich in der Medizin verwendet. Neben der Behandlung von übermäßigem Schwitzen wird es auch bei einigen Nervenerkrankungen wie Schiefhals, Krämpfen und anderen Bewegungsstörungen eingesetzt.

Gegenanzeigen

Bei einigen Vorerkrankungen sowie der Einnahme bestimmter Medikamente darf eine Behandlung mit Botulinumtoxin Typ A nicht durchgeführt werden. Bitte füllen Sie daher den ausgehändigten Fragebogen sorgfältig aus.

Vorgehensweise

Die eigentliche Behandlung erfolgt in einem Behandlungsstuhl und dauert etwa 20 Minuten. Nach hinreichender Einwirkzeit topischer Lokalanästhetika werden die zu behandelnden Areale gereinigt, desinfiziert und bei Bedarf mit Kühlkissen gekühlt. Anschließend wird eine genau dosierte Menge des Wirkstoffs mit einer sehr feinen Injektionsnadel exakt in die vorher festgelegten Areale injiziert. Anschließend werden die Einstichstellen erneut gekühlt, um kleineren Schwellungen und Blutergüssen vorzubeugen. Sie können nach der Behandlung die Klinik sofort verlassen, ohne in Ihren alltäglichen Beschäftigungen eingeschränkt zu sein.

Nebenwirkungen und Komplikationen

Die Anwendung von Botulinumtoxin-Präparaten ist im Allgemeinen komplikationsarm; bei der Behandlung der Hyperhidrose können jedoch Nebenwirkungen auftreten.

Diese können sein:

- *lokale Schmerzen an der Einstichstelle*
- *Blutergüsse*
- *Müdigkeit*
- *allgemeines, grippeartiges Krankheitsgefühl*
- *Schwellung und Rötung des Gewebes*
- *allergische Reaktionen*
- *Mundtrockenheit*
- *übermäßige Schwächung der Zielmuskulatur*
- *Infektionen durch unsaubere Einstiche*

Das Ausmaß und die Häufigkeit der unerwünschten Effekte sind je nach Dosierung, Ort der Injektion und Art des Präparats sehr unterschiedlich. Ebenso wie die erwünschten Wirkungen sind jedoch auch die unerwünschten Wirkungen der Botulinumtoxin-Präparate vollständig reversibel. Es bleiben also keine dauerhaften Schäden bestehen.

Grenzen der Anwendungen (Gegenanzeigen)

Nicht bei jedem Menschen kann eine Behandlung mit Botulinumtoxin Typ A gefahrlos eingesetzt werden. Vor der Behandlung wird der Arzt mögliche Gegenanzeigen mit Ihnen besprechen. Bitte füllen Sie hierzu ebenfalls den Fragebogen sorgfältig aus. Zu den Gegenanzeigen für eine Behandlung mit Botulinumtoxin Typ A zählen:

- *bestimmte Nerven- oder Muskelerkrankungen (z. B. Myasthenia gravis, Lambert-Eaton-Rooke-Syndrom)*
- *Blutgerinnungsstörungen*
- *Allergien gegen Botulinumtoxin Typ A oder Bestandteile des angewendeten Präparats*

- *Entzündungen im zu behandelnden Hautareal*
- *Einnahme bestimmter Medikamente (z. B. blutverdünnende Medikamente, bestimmte Antibiotika)*
- *Schwangerschaft und Stillzeit*

Behandlungserfolg und Dauer der Wirkung

Die erste sichtbare Wirkung einer Behandlung mit Botulinumtoxin Typ A stellt sich ca. 2 bis 10 Tage nach der Injektion ein. Nach etwa 2 Wochen ist das Wirkmaximum dann erreicht. Bei den meisten Personen hält die Wirkung in etwa 6–12 Monaten an. Dann erlangen die Schweißdrüsen ihre ursprüngliche Funktion wieder. Eine erneute Anwendung von Botulinumtoxin Typ A ist möglich. In seltenen Fällen kommt es bei wiederholter Behandlung mit Botulinumtoxin Typ A zur Ausbildung von Antikörpern gegen den Wirkstoff. Dies führt zu einem Nachlassen bis hin zum Ausbleiben der Wirkung. Ein zufriedenstellendes Behandlungsergebnis kann nicht garantiert werden. Insbesondere bei der ersten Anwendung ist die benötigte Dosis nicht mit absoluter Sicherheit festlegbar. Auch lässt sich nicht exakt vorhersagen, wie lange die Wirkung bei Ihnen anhält und wie ausgeprägt sie bei Ihnen ist. Gelegentlich muss nach der ersten Behandlung eine Nachspritzung erfolgen, weil die initiale Dosis individuell eine zu geringe Wirkung gezeigt hat. In seltenen Fällen kann trotz korrekter und sorgfältiger Vorgehensweise die gewünschte Wirkung ganz ausbleiben.

Nach der Behandlung

Körperliche Anstrengungen sowie extreme Sonneneinstrahlung oder Solariumsanwendungen sollten ebenso wie der Konsum von Alkohol in den ersten 24 Stunden gemieden werden.

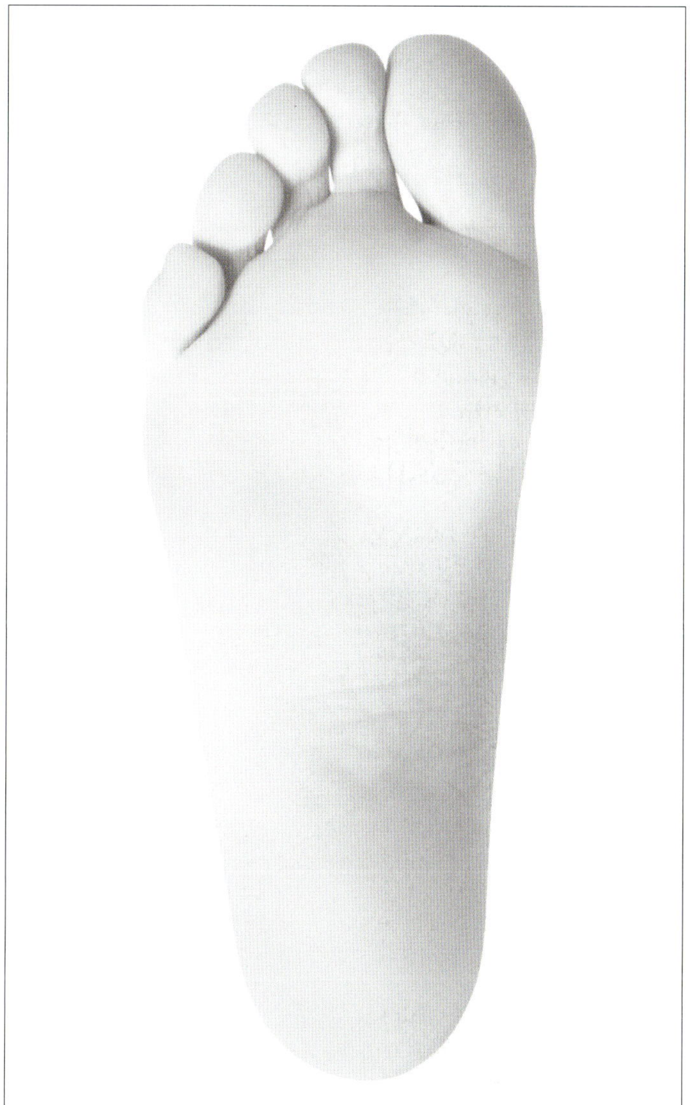

Geplante Behandlung hier einzeichnen

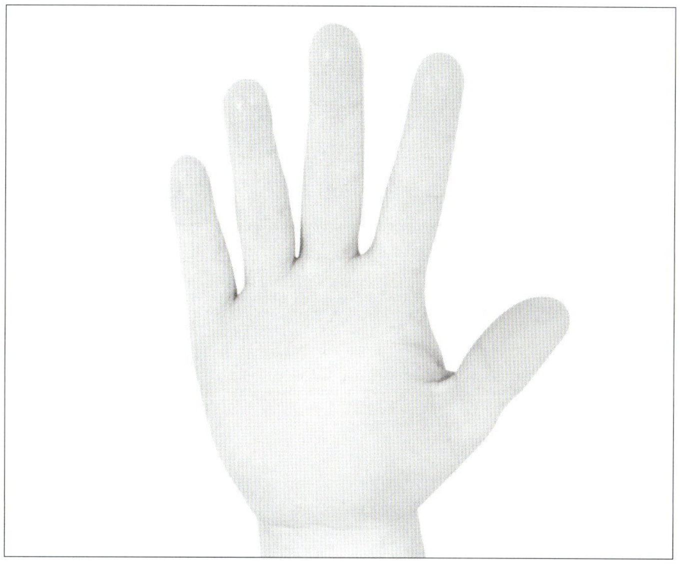

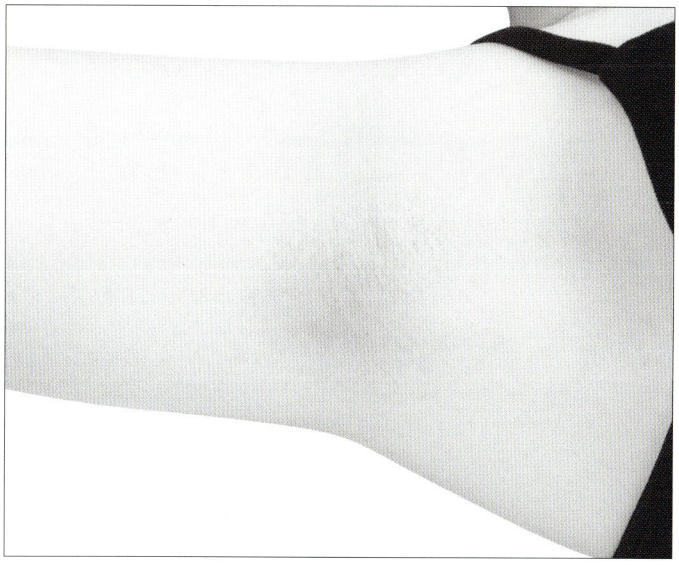

Fragebogen

Patientin/Patient

Bitte beantworten Sie die folgenden Fragen sorgfältig, damit wir etwaigen Risiken besser vorbeugen können. Zutreffendes kreuzen Sie bitte an, unterstreichen es oder ergänzen es gegebenenfalls.

Haben Sie bereits einmal eine Botulinumtoxin-Behandlung erhalten? ☐ Ja ☐ Nein

Gab es dabei Komplikationen? ☐ Ja ☐ Nein

Wenn ja, welche? ______________________________

Haben Sie Operationen im Gesichtsbereich gehabt? ☐ Ja ☐ Nein

Nehmen Sie Medikamente ein? ☐ Ja ☐ Nein

Wenn ja, welche? ______________________________

Bestehen bei Ihnen eine oder mehrere der folgenden Störungen?

- *Pigmentstörungen* ☐ Ja ☐ Nein
- *Verstärkte Lichtempfindlichkeit* ☐ Ja ☐ Nein
- *Verstärkte Narbenbildung* ☐ Ja ☐ Nein
- *Herpes-Infektionen* ☐ Ja ☐ Nein

Leiden Sie an einer der folgenden Krankheiten?

- *Muskelerkrankungen (z. B. Myasthenia gravis, Lambert-Eaton-Rooke-Syndrom)* ☐ Ja ☐ Nein
- *Nervenleiden (Krampfanfälle, Lähmungen, Depressionen)* ☐ Ja ☐ Nein
- *Erbkrankheiten* ☐ Ja ☐ Nein

Haben Sie eine Erkrankung des Herz-Kreislauf-Systems? ☐ Ja ☐ Nein

(z. B. Angina pectoris, Herzinfarkt, hoher Blutdruck, Herzschwäche)

Wenn ja, welche Erkrankung? ______________________________

Leiden Sie unter häufigem Nasenbluten, Blutergüssen, Gerinnungsstörungen? ☐ Ja ☐ Nein

Sind Allergien bekannt oder reagieren Sie überempfindlich auf Medikamente, Schmerzmittel, Betäubungsmittel, Nahrungsmittel, Latex, Pflaster? ☐ Ja ☐ Nein

Für Frauen im gebärfähigen Alter:

- *Können Sie eine Schwangerschaft sicher ausschließen?* ☐ Ja ☐ Nein
- *Stillen Sie?* ☐ Ja ☐ Nein

Aufklärungsgespräch

1. Ich habe den Aufklärungsbogen sorgfältig gelesen und verstanden. Ich versichere, die Fragen zur Krankenvorgeschichte nach bestem Wissen beantwortet zu haben.
2. In einem Aufklärungsgespräch wurde ich ausführlich über die geplante Behandlung, Risiken und mögliche Komplikationen informiert. Vor- und Nachteile alternativer Behandlungsmethoden wurden mir ausführlich dargestellt. Ich konnte alle mir wichtig erscheinenden Fragen stellen. Sie wurden vollständig und verständlich beantwortet. Ich hatte ausreichend Zeit, in Ruhe eine Entscheidung zu der anstehenden Behandlung zu treffen.
3. Mir ist bewusst, dass die eingesetzten Medikamente im Wesentlichen keine Zulassung zur Behandlung bei dieser Indikation haben.

Vermerke der Ärztin/des Arztes zum Aufklärungsgespräch

Behandlungsbeginn (geplant): ____________________

Einwilligung

Ich fühle mich ausreichend aufgeklärt, habe meine Entscheidung sorgfältig durchdacht und willige hiermit in die geplante Behandlung ein. Den abgetrennten Informationsbogen habe ich nach dem Aufklärungsgespräch zum Mitnehmen und Aufbewahren erhalten.

Ort, Datum, Uhrzeit *Ärztin/Arzt* *Patientin/Patient*

8 Anhang

Produktinformationen 188
Herstellernachweise 189
Internetlinks 189
Bildquellen 189
Videoverzeichnis 190
Literaturverzeichnis 192
Index 195

Produktinformationen & Pflichtangaben

Fachinformationen der in Deutschland für die Ästhetik zugelassenen Präparate und Kontaktdaten der Pharmazeutischen Unternehmer

ALLUZIENCE®

Verschreibungspflichtig

Pharmazeutischer Unternehmer
Galderma Laboratorium GmbH
Toulouser Allee 23a
40211 Düsseldorf
Telefon: +49 (0)800 588 88 50
E-Mail: kundenservice@galderma.com
www.galderma.com

AZZALURE®

Verschreibungspflichtig

Pharmazeutischer Unternehmer
Galderma Laboratorium GmbH
Toulouser Allee 23a
40211 Düsseldorf
Telefon: +49 (0)800 588 88 50
E-Mail: kundenservice@galderma.com
www.galderma.com

BOCOUTURE®

Verschreibungspflichtig

Pharmazeutischer Unternehmer
Merz Pharma GmbH
Eckenheimer Landstraße 100
60318 Frankfurt am Main
Telefon: +49 (0)69 15 03 0
E-Mail: contact@merz.de
www.merz.com

BOTOX®

Verschreibungspflichtig

Pharmazeutischer Unternehmer
Allergan Aesthetics
Mainzer Straße 81
65189 Wiesbaden
Telefon: +49 (0)611 1720 0
E-Mail: aesthetics.de@allergan.com
www.allerganaesthetics.de

LETYBO®

Verschreibungspflichtig

Pharmazeutischer Unternehmer
Croma-Pharma GmbH
Industriezeile 6
2100 Leobendorf / Österreich
Telefon: +43 (0)2262 684 68
E-Mail: office@croma.at
www.cromapharma.com

NUCEIVA®

Verschreibungspflichtig

Pharmazeutischer Unternehmer
Evolus Pharma B.V.
Apollolaan 151
1077 AR Amsterdam / Niederlande
Telefon: +31 (0)88 781 6000
E-Mail: medicalinformation@evolus.com
www.evolus.com

VISTABEL®

Verschreibungspflichtig

Pharmazeutischer Unternehmer
Allergan Aesthetics
Mainzer Straße 81
65189 Wiesbaden
Telefon: +49 (0)611 1720 0
E-Mail: aesthetics.de@allergan.com
www.allerganaesthetics.de

Herstellernachweise

1 ml Luer-Lok™ Syringe, Spritzen: BD, Franklin Lakes, USA
EMLA® 25 mg/g + 25 mg/g Creme©, Aspen Germany GmbH, München, Deutschland
Iopidine® 5mg/ml Augentropfen, Novartis Pharma GmbH, Nürnberg, Deutschland
Micro-Fine™ 0,30 × 8 mm, Insulinspritzen: BD, Franklin Lakes, USA
Microlance™ 0,30 × 13 mm, Kanülen: BD, Franklin Lakes, USA
Omnican® 0,30 × 8 mm, Einmal-Insulinspritze mit integrierter Kanüle: B. Braun, Melsungen, Deutschland
Sterijet 0,25 × 13 mm, Kanülen: TSK, Tochigi, Japan

Internetlinks

www.abbviepro.com	Fachinformation der Firma AbbVie (Allergan) zu Botox®
www.ak-botulinumtoxin.de	Arbeitskreis Botulinumtoxin e. V. der Deutschen Gesellschaft für Neurologie
www.allerganaesthetics.de	Fachinformationen der Firma Allergan zu Vistabel®
www.botulinum.at	Österreichische Dystonie- und Botulinumtoxin-Arbeitsgruppe
www.cromapharma.com	Fachinformation der Firma Croma zu Letybo®
www.dgaepc.de	Deutsche Gesellschaft für Ästhetisch-Plastische Chirurgie
www.dgbt.de	Deutsche Gesellschaft für Ästhetische Botulinumtoxin- und Fillertherapie e. V.
www.dgn.org	Deutsche Gesellschaft für Neurologie e. V.
www.dystonie.de	Deutsche Dystonie Gesellschaft e. V.
www.evolus-europe.com	Fachinformation der Firma Evolus zu Nuceiva®
www.gacd.de	Gesellschaft für Ästhetische Chirurgie Deutschland e. V.
www.galderma.de	Fachinformationen der Firma Galderma zu Azzalure® und Alluzience®
www.ipsen-pharma.de	Fachinformationen der Firma Ipsen zu Dysport®
www.merz-aesthetics.de	Fachinformationen der Firma Merz zu Bocouture®
www.vdaepc.de	Vereinigung der Deutschen Ästhetisch-Plastischen Chirurgen
www.xeomin.de	Fachinformationen der Firma Merz zu Xeomin® für Fachkreise

Bildquellen

S. 4, 5, 167–177	Merz Pharma GmbH, Frankfurt am Main
S. 29	Canon Deutschland GmbH, Krefeld
S. 38	EMLA® 25 mg/g + 25 mg/g Creme©, Aspen Germany GmbH, München
S. 130–163	Fotoarchiv Dr. Gerhard Sattler

Videoverzeichnis

Name des Videoclips	Buchseite	QR-Code	URL
Direkte Injektionstechnik	**44**		http://media.kvm-verlag.de/Botulinumtoxin_Therapie/Videos/Direkte_Injektionstechnik.mp4
Gerichtete Injektionstechnik	**45**		http://media.kvm-verlag.de/Botulinumtoxin_Therapie/Videos/Gerichtete_Injektionstechnik.mp4
Bi-Level-Injektionstechnik	**46**		http://media.kvm-verlag.de/Botulinumtoxin_Therapie/Videos/Bi_Level_Injektionstechnik.mp4
Quaddelung	**48**		http://media.kvm-verlag.de/Botulinumtoxin_Therapie/Videos/Quaddelung.mp4
Horizontale Stirnfalten	**56**		http://media.kvm-verlag.de/Botulinumtoxin_Therapie/Videos/Stirnfalten.mp4
Glabellafalten	**61**		http://media.kvm-verlag.de/Botulinumtoxin_Therapie/Videos/Glabellafalten.mp4
Augenbrauenlift	**66**		http://media.kvm-verlag.de/Botulinumtoxin_Therapie/Videos/Augenbrauenlift.mp4
Seitliche Kanthalfalten	**71**		http://media.kvm-verlag.de/Botulinumtoxin_Therapie/Videos/Seitliche_Kanthalfalten.mp4
Knitterfalten Unterlidregion	**75**		http://media.kvm-verlag.de/Botulinumtoxin_Therapie/Videos/Knitterfalten_Unterlidregion.mp4

Name des Videoclips	Buchseite	QR-Code	URL
Lidspaltenvergrößerung	**79**		http://media.kvm-verlag.de/Botulinumtoxin_Therapie/Videos/Lidspaltenvergroesserung.mp4
Nasenfalten	**83**		http://media.kvm-verlag.de/Botulinumtoxin_Therapie/Videos/Nasenfalten.mp4
Lip Flip	**99**		http://media.kvm-verlag.de/Botulinumtoxin_Therapie/Videos/Lip_Flip.mp4
Marionettenlinie	**103**		http://media.kvm-verlag.de/Botulinumtoxin_Therapie/Videos/Marionettenlinie.mp4
Pflastersteinkinn	**107**		http://media.kvm-verlag.de/Botulinumtoxin_Therapie/Videos/Pflastersteinkinn.mp4
Masseter/Bruxismus	**111**		http://media.kvm-verlag.de/Botulinumtoxin_Therapie/Videos/Masseter_Bruxismus.mp4

Literaturverzeichnis

Abbasi NR, Durfee MA, Petrell K, Dover JS, Arndt KA. A small study of the relationship between abobotulinumtoxinA concentration and forehead wrinkle reduction. Arch Dermatol 2012; 148 (1): 119–121. DOI: 10.1001/archdermatol.2011.611. PMID: 22250248

Affatato O et al. High efficacy of onabotulinumtoxinA treatment in patients with comorbid migraine and depression: a meta-analysis. J Transl Med 2021; 19 (1): 133. DOI: 10.1186/s12967-021-02801-w. PMID: 33789668.

Allen SB, Goldenberg NA. Pain difference associated with Injection of abobotulinumtoxinA reconstituted with preserved saline and preservative-free saline: A prospective, randomized, side-by-side, double-blind study. Dermatol Surg 2012; 38 (6): 867–870. DOI: 10.1111/j.1524-4725.2011.02284.x, PMID: 22268727.

Benninghoff A, Drenckhahn D. Anantomie – Makroskopische Anatomie, Histologie, Embryologie, Zellbiologie. Band 1. 17. Aufl. München, Jena: Urban & Fischer, 2008.

Brin MF et al. Pregnancy outcomes following exposure to onabotulinumtoxinA. Pharmacoepidemiol Drug Saf 2016; 25: 179–187. DOI: 10.1002/pds.3920. PMID: 26635276.

Carruthers A et al. A Validated Brow Positioning Grading Scale. Dermatol Surg 2008; 34 Suppl 2: S150–S154. DOI: 10.1111/j.1524-4725.2008.34363.x. PMID: 19021672.

Carruthers A et al. A Validated Grading Scale for Crow's Feet. Dermatol Surg 2008; 34 Suppl 2: S173–S178. 34 Suppl 2: S173–S178. DOI: 10.1111/j.1524-4725.2008.34367.x. PMID: 19021676.

Carruthers A et al. A Validated Grading Scale for Forehead Lines. Dermatol Surg 2008; 34 Suppl 2: S155–S160. DOI: 10.1111/j.1524-4725.2008.34364.x. PMID: 19021673.

Carruthers A et al. A Validated Grading Scale for Marionette Lines. Dermatol Surg 2008; 34 Suppl 2: S167–S172. DOI: 10.1111/j.1524-4725.2008.34366.x. PMID: 19021675.

Carruthers A et al. A Validated Hand Grading Scale. Dermatol Surg 2008; 34 Suppl 2: S179–S183. DOI: 10.1111/j.1524-4725.2008.34368.x. PMID: 19021677.

Carruthers A et al. A Validated Lip Fullness Grading Scale. Dermatol Surg 2008; 34 Suppl 2: S161–S166. DOI: 10.1111/j.1524-4725.2008.34365.x. PMID: 19021674.

Carruthers A, et al. (eds). Botulinum Toxin. Procedures in Cosmetic Dermatology. 5th ed. Philadelphia: Elsevier, 2024.

Chai Q et al. Structural basis of cell surface receptor recognition by botulinum neurotoxin B. Nature 2006; 444: 1096–1100. DOI: 10.1038/nature05411. PMID: 17167418.

Cotofana S et al. The Bidirectional Movement of the Frontalis Muscle: Introducing the Line of Convergence and Its Potential Clinical Relevance. Plast Reconstr Surg 2020; 145 (5):1155–1162. DOI: 10.1097/PRS.0000000000006756. PMID: 32332530.

Costin BR et al. Anatomy and histology of the frontalis muscle. Ophthalmic Plast Reconstr Surg 2015; 31 (1): 66–72. DOI: 10.1097/IOP.0000000000000244. PMID: 25417794.

De Maio M, Rzany B. Botulinum Toxin in Aesthetic Medicine. Berlin: Springer, 2007.

Dong M et al. SV2 Is the Protein Receptor for Botulinum Neurotoxin A. Science 2006; 312: 592–596. DOI: 10.1126/science.1123654. PMID: 16544315.

Dressler D et al. Equivalent potency of Xeomin® and Botox®. Toxicon 2008; 51 Suppl: 10. DOI: 10.1016/j.toxicon.2008.04.029.

Dressler D. Klinische Relevanz von Botulinum-Toxin-Antikörpern. Der Nervenarzt 2008; 79 Suppl 1: 36–40.

Dressler D, Vogt S, Saberi FA. Der Off-Label Use am Beispiel der Botulinumtoxin-Therapie. Klin Neurophysiol 2016; 47 (02): 87–91.

Fabi SG, Goldman MP, Mills DC, Werschler WP, Green JB, Kaufman J, Weiss RA, Hornfeldt CS. Combining Microfocused Ultrasound With Botulinum Toxin and Temporary and Semi-Permanent Dermal Fillers: Safety and Current Use. Dermatol Surg 2016; 42 Suppl 2: S168–S176. DOI: 10.1097/DSS.0000000000000751. PMID: 27128245.

Field D. Anatomy – Palpation & surface markings, 4th ed. Oxford: Butterworth-Heinemann, 2006.

Flynn TC. Advances in the use of botulinum neurotoxins in facial esthetics. J Cosmet Dermatol 2012; 11 (1): 42–50. DOI: 10.1111/j.1473-2165.2011.00593.x. PMID: 22360334.

Foster KA, Bigalke H, Aoki KR. Botulinum Neurotoxin – From Laboratory to Bedside. Neurotox Res 2006; 9 (2, 3): 133–140. DOI: 10.1007/BF0303393. PMID: 16785110.

Gauglitz G et al. S1-Leitlinie Ästhetische Botulinumtoxin-Therapie (AWMF Registernr. 013-077). 2021. https://register.awmf.org/assets/guidelines/013-077l_S1_Aesthetische_Botulinumtoxin_Therapie_2022-07.pdf

Geiringer SR. Elektromyographie. Atlas zur präzisen Muskellokalisation. Ulm, Stuttgart, Jena, Lübeck: Gustav Fischer, 1997.

Giess R, Werner E, Beck M et al. Impaired salivary gland function reveals autonomic dysfunction in amyotrophic lateral sclerosis. J Neurol 2002; 249: 1246–1249. DOI: 10.1007/s00415-002-0820-3. PMID: 12242548.

Heckmann M, Ceballos-Baumann AO, Plewig G. Botulinum toxin for axillary hyperhidrosis (excessive sweating). N Engl J Med 2001; 344: 488–493. DOI: 10.1056/NEJM200102153440704. PMID: 11172190.

Heckmann M, Rzany B. Botulinumtoxin in der Dermatologie – Grundlagen und praktische Anwendung. München: Urban und Vogel, 2002.

Hexsel D, Brum C, do Prado DZ, Soirefmann M, Rotta FT, Dal'forno T, Rodrigues TC. Field effect of two commercial preparations of botulinum toxin type A: A prospective, doubleblind, randomized clinical trial. J Am Acad Dermatol 2012; 67 (2): 226–232. DOI: 10.1016/j.jaad.2011.08.011. PMID: 22041253.

Jost W, Bluemel J, Grafe S. Botulinum Neurotoxin Type A Free of Complexing Proteins (Xeomin®) in Focal Dystonia. Drugs 2007; 67 (5): 669–683. DOI: 10.2165/00003495-200767050-00003. PMID: 17385940.

Jost W, Kohl A. Botulinum toxin: evidence-based medicine criteria in rare indications. J Neurol 2001; 248 Suppl 1: 39–44. DOI: 10.1007/pl00007819. PMID: 11357240.

Jost W. Atlas der Botulinumtoxin-Injektion, 3. Aufl. Berlin: KVM – Der Medizinverlag, 2018.

Jost W. Efficacy and safety of botulinum neurotoxin type A free of complexing proteins (NT 201) in cervical dystonia and blepharospasm. Future Neurol 2007; 2 (5): 485–493. DOI: 10.2217/14796708.2.5.485.

Kerscher M, Roll S, Becker A, Wigger-Alberti W. Comparison of the spread of three botulinum toxin type A preparations. Arch Dermatol Res 2012; 304 (2): 155–161. DOI: 10.1007/s00403-011-1179-z. PMID: 22002325.

Knoll B. Bildatlas der ästhetischen Mesotherapie. Wirkstoffe, Dosierung, Anwendung. 2. Aufl. Berlin: KVM – Der Medizinverlag, 2017.

Li Yim JF, Weir CR. Botulinum toxin and pregnancy - a cautionary tale. Strabismus 2010; 18 (2): 65–66. DOI: 10.3109/09273971003793930. PMID: 20521881.

Li X, Sui C, Xia X, Chen X. Efficacy and Safety of Botulinum Toxin Type A for Treatment of Glabellar Lines: A Network Meta-Analysis of Randomized Controlled Trials. Aesthetic Plast Surg 2023; 47(1): 365–377. DOI: 10.1007/s00266-022-03018-y. PMID: 36097079.

Lowe NJ, Shah A, Lowe PL, Patnaik R. Dosing, efficacy and safety plus the use of computerized photography for botulinum toxins type A for upper facial lines. J Cosmet Laser Ther. 2010; 12 (2): 106–111. DOI: 10.3109/14764170903480013. PMID: 20151785.

Mahrhold S et al. The synaptic vesicle protein 2C mediates the uptake of botulinum neurotoxin A into phrenic nerves. FEBS Lett 2006; 580: 2011–2014. DOI: 10.1016/j.febslet.2006.02.074. PMID: 16545378.

May S, Rappl T. Behandlung von Komplikationen nach konservativ ästhetischen Eingriffen: Kompendium zur Therapieoptimierung sowie Komplikationsmanagement nach Behandlungen mit Botulinumtoxin und Filler. Saarbrücken: AV Akademikerverlag 2014.

Michaels BM, Csank GA, Ryb GE, Eko FN, Rubin A. Prospective randomized comparison of onabotulinumtoxinA (Botox®) and abobotulinumtoxinA (Dysport®) in the treatment of forehead, glabellar, and periorbital wrinkles. Aesthet Surg J 2012; 32 (1): 96–102. DOI: 10.1177/1090820X11430685. PMID: 22231417.

Morgan JC et al. Botulinum toxin A during pregnancy: a survey of treating physicians. J Neurol Neurosurg Psychiatry 2006; 77 (1): 117–119. DOI: 10.1136/jnnp.2005.063792. PMID: 16361610.

Münchau A, Bhatia KP. Clinical review: Use of botulinum toxin injection in medicine today. BMJ 2000; 320: 161–165. DOI: 10.1136/bmj.320.7228.161. PMID: 10634738.

Nestor MS et al. Botulinum toxin-induced blepharoptosis: Anatomy, etiology, prevention, and therapeutic options. J Cosmet Dermatol 2021; 20 (10): 3133–3146. DOI: 10.1111/jocd.14361. PMID: 34378298.

Nestor MS, Ablon GR. Duration of Action of AbobotulinumtoxinA and OnabotulinumtoxinA: A Randomized, Double-blind Study Using a Contralateral Frontalis Model. J Clin Aesthet Dermatol 2011; 4 (9): 43–49. PMID: 21938269.

Nettar KD, Yu KC, Bapna S, Boscardin J, Maas CS. An internally controlled, double-blind comparison of the efficacy of onabotulinumtoxinA and abobotulinumtoxinA. Arch Facial Plast Surg 2011; 13 (6): 380–386. DOI: 10.1001/archfacial.2011.37. PMID: 21690460.

Oliveira de Morais O, Matos Reis-Filho E, Vilela Pereira L, Martins Gomes C, Alves G. Comparison of four botulinum neurotoxin type a preparations in the treatment of hyperdynamic forehead lines in men: a pilot study. J Drugs Dermatol 2012; 11 (2): 216–219. PMID: 22270205.

Palmar Saadia D, Voustianiouk A, Wang AK et al. Botulinum toxin type A in primary palmar hyperhidrosis: randomized, single-blind, two-dose study. Neurology 2001; 57: 2095–2099. DOI: 10.1212/wnl.57.11.2095. PMID: 11739832.

Patil A, Kassir M, Wollin U et al. Neue Botulinumtoxine in der ästhetischen Dermatologie. Hautarzt 2021; 72: 393-402. DOI: 10.1007/s00105-021-04801-9. PMID: 33822278.

Paulsen F, Waschke J. Sobotta – Atlas der Anatomie. 3 Bände. 25. Aufl. München: Urban & Fischer in Elsevier, 2022.

Pessino K et al. Anatomy, Head and Neck, Frontalis Muscle. 2022. In: StatPearls [Internet]. Treasure Island (FL): StatPearls Publishing; PMID: 32491684.

Platzer W. Taschenatlas Anatomie. Vol 1: Bewegungsapparat. 11. Aufl. Stuttgart: Thieme, 2013.

Prager W et al. Wirksamkeit und Verträglichkeit des neuen, komplexproteinfreien Botulinumtoxins (Xeomin®) bei der Behandlung von mimischen Falten – Untersuchungsergebnisse. Kosmetische Medizin 2007; 2: 81–84.

Prager W et al. Botulinum toxin type A treatment to the upper face: retrospective analysis of daily practice. Clin Cosmet Investig Dermatol 2012; 5: 53–58. DOI: 10.2147/CCID.S26550. PMID: 22791996.

Prager W, Wissmüller E, Kollhorst B, Williams S, Zschocke I. Comparison of two botulinum toxin type A preparations for treating Crow's feet: a split-face, double-blind, proof-of-concept study. Derm Surg 2010; 26: 2155–2160. DOI: 10.1111/j.1524-4725.2010.01798.x. PMID: 21134046.

Radlanski R.J., Wesker K. (2012): Das Gesicht. 2., überarbeitete Auflage. KVM – Der Medizinverlag.

Roggenkämper P et al. Efficacy and safety of a new Botulinum Toxin Type A free of complexing proteins in the treatment of blepharospasm. J Neural Transm 2006; 113: 303–312. DOI: 10.1007/s00702-005-0323-3. PMID: 15959841.

Rzany B et al. Aktualisierung der S1-Leitlinie zur Definition und Therapie der primären Hyperhidrose. J Dtsch Dermatol Ges 2018; 16 (7): 945–953. DOI: 10.1111/ddg.13579_g. PMID: 29989356.

Jin R et al. Botulinum neurotoxin B regonizes its protein receptor with high affinity and specificity. Nature 2006; 444 (21): 1092-1095. DOI: 10.1038/nature05387. PMID: 17167421.

Rummel A et al. Synaptotagmins I and II Act as Nerve Cell Receptors for Botulinum Neurotoxin G. J Biol Chem 2004; 279 (29): 30865–30870. DOI: 10.1074/jbc.M403945200. PMID: 15123599.

Sattler G, Kolster B. Botulinumtoxin in der Kosmetik. Marburg: KVM – Der Medizinverlag, 2010.

Sattler G. Master Techniques: Ästhetische Botulinumtoxintherapie der Glabella- und Stirnregion. Buch mit DVD. Berlin: KVM – Der Medizinverlag, 2012.

Schlessinger J, Monheit G, Kane MA, Mendelsohn N. Time to onset of response of abobotulinumtoxinA in the treatment of glabellar lines: a subset analysis of phase 3 clinical trials of a new botulinum toxin type A. Dermatol Surg 2011; 37 (10): 1434–1442. DOI: 10.1111/j.1524-4725.2011.02075.x. PMID: 21745254.

Schmitt A, Dreyer F, John C. At Least Three Sequential Steps are Involved in the Tetanus Toxin-Induced Block of Neuromuscular Transmission. Naunyn-Schmiedeberg's Arch Pharmacol 1981; 317: 326–330. DOI: 10.1007/BF00501314. PMID: 6119629.

Schünke M, Schulte E, Schumacher U et al. Prometheus LernAtlas der Anatomie – Kopf und Neuroanatomie. 6. Aufl. Stuttgart, New York: Thieme, 2022. DOI: doi:10.1055/b000000615.

Soames R, Palastanga N. Anatomy and human movement. 7th ed. Edinburgh: Elsevier, 2019.

Sorensen EP, Urman C. Cosmetic complications: rare and serious events following botulinum toxin and soft tissue filler administration. JDD 2015; 14 (5): 486–491. PMID: 25942667.

Stengel G, Bee EK. Antibody-induced secondary treatment failure in a patient treated with botulinum toxin type A for glabellar frown lines. Clin Interv Aging 2011; 6: 281–284. DOI: 10.2147/CIA.S18997. PMID: 22162643.

Stöhr M, Pfister R, Reilich P. Klinische Elektromyographie und Neurographie. 7. Aufl. Stuttgart: Kohlhammer, 2022.

Terminologia Anatomica/International Anatomical Terminology. 2nd ed. Stuttgart, New York: Thieme, 2011.

Valerius KP, Frank A, Kolster BC et al. Das Muskelbuch. Anatomie, Untersuchung, Bewegung, 8. Aufl. Berlin: KVM – Der Medizinverlag, 2021.

Wollmer MA et al. Facing depression with botulinum toxin: A randomized controlled trial. J Psychiatr Res 2012; 46 (5): 574–581. DOI: 10.1016/j.jpsychires.2012.01.027. PMID: 22364892.

Yiannakopoulou E. Serious and long-term adverse events associated with the therapeutic and cosmetic use of botulinum toxin. Pharmacology 2015; 95 (1–2): 65–69. DOI: 10.1159/000370245. PMID: 25613637.

Yu KC, Nettar KD, Bapna S, Boscardin WJ, Maas CS. Split-Face Double-blind Study Comparing the Onset of Action of OnabotulinumtoxinA and AbobotulinumtoxinA. Arch Facial Plast Surg 2012; 14 (3): 198–204. DOI: 10.1001/archfacial.2011.1142. PMID: 22183059.

Index

A

Acetylcholin 3 ff.
Alluzience® 6, 8 f., 40, 188 f.
Anamnese 14, 22
Antidot 11
Antikörperbildung 10 f.
Aufklärungsgespräch 14 f., 22, 181, 185
Augenbrauen *siehe* Brauen
Ausgangsbefund *siehe* Falldokumentationen
Azzalure® 6 f., 9, 40, 57, 61, 66 f., 71, 75, 79, 83, 97, 91, 95, 99, 103, 107, 111, 119, 123, 127, 188 f.

B

Befund 16 ff., 22, 26 f., 54, 58, 64, 67 f., 72, 76, 80, 84, 88, 92, 96, 100, 104, 108, 112, 116, 120, 124
Behandlung 2, 9 ff., 14 ff., 35 ff.
— Areale 52 f.
— regionäre Anwendungen
– Augenlid
-- Lidspaltenvergrößerung 76 ff.
-- Knitterfalten in der Unterlidregion 72 ff.
– Brauen 62 ff.
-- Brauenhebung 64 ff.
-- Mephisto-Braue 67
– Bruxismus 108 ff.
– Glabella 58 ff.
– Horizontale Stirnfalten 54 ff.
– Hyperhidrose, primäre 124 ff.
– Kinn („Pflastersteinkinn“) 104 ff.
– Lippe
-- Falten im Ober- und Unterlippenbereich 92 ff.
-- Lip Flip 96 ff.
– Marionettenlinien 100 ff.
– Meso-/Micro-Botox 112 ff.
– Narbenbehandlung 116 ff.
– Nase
-- Nasenfalten 80 ff.
-- Nasenspitze 84 ff.
– Platysmastränge 120 ff.
– seitliche Kanthalfalten 68 ff.
– Zahnfleischlachen 88 ff.
— Umgebung 36
Berufshaftpflichtversicherung 23 f.
Bewegungstyp
— hyperkinetischer 16, 18, 100, 104
— hypertoner 19 f., 70
— hypokinetischer 16, 18
Bi-Level-Injektion 46 f., 65 f.
Blase 21
Bocouture® 6 f., 9, 11, 40 f., 57, 61, 66 f., 71, 74 f., 79, 83, 87, 91, 95, 99, 103, 107, 111, 119, 123, 127, 188 f.
Botox® 2, 6, 9 f., 40 f., 124, 188 f.
Brauen 7 ff., 16, 42, 46, 55 ff., 62 ff.
— Brauenhebung 64 ff., 134 f., 154 ff.
— ideale Brauen 62 ff.
— Mephisto-Braue 67
Bruxismus *siehe* Behandlung
„Bunny Lines“ *siehe* Nasenfalten

C

Chemical Brow Lift *siehe* Brauenhebung
Coolpack 38

D

Datenarchivierung 22 f., 32 f.
Datenschutz-Grundverordnung (EU-DSGVO) 33
direkte Injektion 44, 57, 60 f., 111
Dokumentation 22 f., 26 ff., 130 ff., 166
Dysport® 22 f., 26 ff., 130 ff., 166

E

Effloreszenzen 20 f.
Einverständniserklärung 14 f., 33, 181, 185
EMG-gestützte Injektion 49
Ergonomie 37
Erosion 22
Exkoriation 22
Eyeliner 38, 49, 114

F

Falldokumentationen 130 ff.
Fotodokumentation 26 ff.
— Checklisten 32 f.
Funktionsprüfung 18

G

gerichtete Injektion 45, 60 f., 91
Gesetz gegen unlauteren Wettbewerb (UWG) 23
Glabella 7 ff., 16, 58 ff., 80, 132 f., 144, 160 ff., 170 f.
Gravimetrie 125
„Gummy Smile“ *siehe* Zahnfleischlachen

H

Hautelastizität 72, 75 f., 79, *siehe* auch Snap Test
Hautfarbe 20
Hautqualität 20
Heilmittelwerbegesetzes (HWG) 23
Hilfsmittel 37 f.

8

Hydro-Lipid-Zustand 20
Hyperhidrose, primäre 3, 124 ff., 182 f.

I
Iod-Stärke-Test 125
Iontophorese 124
Informationsmaterial 23
Injektionslösung, Herstellung 6 ff., 40 f.
Injektionstechniken 41 ff.
— Bi-Level-Technik 46 f., 65 f.
— direkte Injektion 44, 57, 60 f., 111
— EMG-gestützte Injektion 49
— gerichtete Injektion 45, 60 f., 91
— Quaddelung 48, 55 ff., 61, 83, 98
Innervation, neuromuskuläre 4
Inspektion 16
Internalisierung 3

K
Klopftechnik 42
Knitterfalten *siehe* Unterlidfalten
Komplikationen 10, 56 f., 61, 66 f., 71, 75, 79, 83, 87, 91, 95, 99, 103, 107, 111, 115, 119, 123, 127, 178, 182
Kontraindikationen 9 f., 14 f., 20, 75
Konvergenzlinie 55 ff.
Krähenfüße *siehe* seitliche Kanthalfalten

L
Lachfalten 53
Lagerung
— des Patienten 36
— der Präparate 6 ff.
Letybo® 6 f., 9, 40, 188 f.
Lidocain 37 f.
Lidspaltenvergrößerung 76 ff.
Lip Flip 96 ff.
Lokalanästhetika 37 f.
Lupenbrille 37 f.

M
Makula 21
Marionettenlinien 53, 100 ff., 122, 148, 176
Mephisto-Braue 67
Merz-Skalen 16, 167 ff.
Meso-Botox 112 ff.
Micro-Botox 112 ff.
molekulare Struktur 3 ff.
Müller-Muskel *siehe* M. tarsalis
Musculus/i
— corrugator supercilii 45 ff., 52, 58 ff., 63, 65
— depressor anguli oris 52, 100 ff.
— depressor labii inferioris 52, 102 f.
— depressor septi nasi 81, 84 ff.
— depressor supercilia 46 f., 58 ff., 63, 65
— epicranius 10, 46, 48, 54 ff., 61, 63
— extensor digitorum brevis 11
— frontalis 48, 57
— levator anguli oris 52
— levator labii superioris 52, 88 ff.
— levator labii superioris alaeque nasi 48, 52, 81, 83, 87, 88 ff.
— levator palpebrae superioris 42 f., 56 f., 73, 77
— masseter 52, 108 ff.
— mentalis 52, 104 ff.
— nasalis 52, 80 ff., 144
— occipitofrontalis 52, 55
— orbicularis oculi 46 f., 52, 59, 63, 65 f., 68 ff.
— orbicularis oris 10, 24, 52, 86 f., 92 ff., 102 f., 106, 117, 119, 147
— procerus 44, 52, 56, 58 ff., 63, 65, 81
— rectus inferioris/medialis 83
— tarsalis 57, 61, 66, 69, 73, 77
— temporoparietalis 55
— zygomatici major/minor 52, 71, 89 ff.

N
Nachbehandlung 38, 49
Nadelauswahl 39 f.
Narbenbehandlung 116 ff.
Nasenfalten 11, 53, 80 ff., 142 ff.
Nasenspitze 84 ff.
Nebenwirkungen *siehe* Wirkungen, unerwünschte
Nervus/i
— auricularis posterior 55
— facialis 55, 59, 69, 73, 77, 81, 85, 89, 93, 97, 101, 105, 121
— trigeminalis 109
Neurotoxin 3, 6, 9
Neurotransmitter *siehe* Acetylcholin
Nuceiva® 6 f., 9, 40, 188 f.

O
Oberlippe 83, 88 f., 91 ff., 96 ff.
Oberlippenfalten 92 ff., 146 f.
Objektivierung 16
Off-Label-Anwendung 9, 11, 14 f., 124, 178

P
Palpation 18, 20, 44, 55, 90
Papel 21

Patientenmanagement 14 ff.
Pflastersteinkinn 11, 104 ff., 149 f.
Platysma/-stränge 52, 101 f., 120 ff., 150 ff., 177
Präparate 6 ff., 178, 182, 188 f.
— Dosierungen 40 f., 57, 61, 66 f., 71, 75, 79, 83, 87, 91, 95, 99, 103, 107, 111, 115, 119, 123, 127
Praxisorganisation 23
Pustel 21

Q

Quaddel 21
Quaddelung 48, 55 ff., 61, 71, 75, 79, 83, 98 f.

R

Rechtschutzversicherung 23 f.

S

Schwangerschaft 9, 14, 20, 179 f., 183 f.
Schweißdrüsen 182, 124
Schweißtest nach Minor 125 f.
seitliche Kanthalfalten 7, 9, 68 ff., 82, 136 ff., 172 f., 178
Serotypen 2 f., 6 ff., 11
SNAP-25 3 ff.
SNARE-Komplex 3 ff., 15
Spritzenauswahl 39 ff., 189
Squama 21
Stillzeit 9, 14, 179, 183
Stirnfalten 7, 9, 11, 53, 54 ff., 130 f., 156, 168 f., 178
Synapse 3 ff., 11

T

Tetracain 37 f.
Toxizität *siehe* Wirkung, toxische

U

Überkorrektur 10, 42, 56, 67
Ulkus 22
Unterkorrektur 10
Unterlidfalten 72 ff., 140 f.
Unterlippenbereich 92 ff., 97 ff., 103, 106 f., 146 f.

V

Vistabel® 2, 6 f., 11, 40 f., 57, 61, 66 f., 71, 74 f., 79, 83, 87, 91, 95, 99, 103, 107, 111, 119, 123, 127, 188 f.
Vorbehandlung 38

W

Wartezimmer-TV 23
Wirkung 2 ff., 9 f., 14, 24
— Dauer 3, 15, 60, 179, 183
— klinische 3 ff., 9
— Mechanismus 3
— systemische 10
— toxische 3, 9 f.
— unerwünschte 9 ff., 14 f., 24, 42, 75, 102, 111, 178, 182

X

Xeomin® 6, 9, 40 f., 189

Z

Zahnfleischlachen 88 ff., 145
Zornesfalte *siehe* Glabella
Zulassung 6 ff., 11, 68, 124, 188 f.